中医经典导读丛书

脉　经

丛书主编　宋　兴

主　　编　严石林　李正华

副 主 编　刘世云　刘　渊　佘贤武　马烈光

　　　　　张新渝　黄九龄

编　　委（按姓氏笔画排列）

　　　　　冯全生　邓健庭　许利平　江　花　江　泳

　　　　　刘　平　关芳妍　严　俨　杨　帆　杨　文

　　　　　杨　剑　李贤军　李炜弘　任　强　张　弛

　　　　　宋旭明　陈丽平　陈銮香　高　峰　赖方欣

　　　　　路少忠

四川科学技术出版社

图书在版编目（CIP）数据

脉经/严石林，李正华主编. —成都：四川科学技术出版社，2008.6（2022.1重印）
（中医经典导读丛书/宋兴主编）
ISBN 978-7-5364-6503-9

Ⅰ.脉… Ⅱ.①严…②李… Ⅲ.①脉经–注释②脉经–译文 Ⅳ.R241.11

中国版本图书馆CIP数据核字（2008）第063005号

中医经典导读丛书

脉 经

MAI JING

丛书主编　宋　兴
主　　编　严石林　李正华

出 品 人　程佳月
策划编辑　康利华
责任编辑　戴　林
封面设计　韩建勇
版式设计　康永光
责任出版　欧晓春
　　　　　成都市槐树街2号　邮政编码 610031
　　　　　官方微博：http://e.weibo.com/sckjcbs
　　　　　官方微信公众号：sckjcbs
　　　　　传真：028-87734035
成品尺寸　146 mm×210 mm
印　　张　24 字数 580 千　插页4
印　　刷　河北环京美印刷有限公司
版　　次　2008年6月第1版
印　　次　2022年1月第5次印刷
定　　价　168.00元

ISBN 978-7-5364-6503-9

邮购：四川省成都市槐树街2号　邮政编码：610031
电话：028-87734035　电子信箱：sckjcbs@163.com

《中医经典导读丛书》
编委会名单

主　　编 宋兴

学术顾问 邹学熹 陈朝祖

编　　委（按姓氏笔画排列）

编者按：中医学在"回归自然"之理性被重新唤醒的现实社会，越来越受到人们的珍视和推崇，学习研究，蔚然成风。近年来，不断收到广大读者的来信，希望能有一套方便阅读，帮助理解的中医经典著作通俗注译本问世。读者的需要就是我们的追求，医易经典著作是荟萃我国古代百科知识的灿烂文化精品，除精妙绝伦的医药知识外，还蕴含着天文、地理、水利、军事、数术、哲学等极其丰富的百科知识，至今对养生、防病、治病、认识事物、分析问题仍有着很高的科学指导价值。为帮助读者更准确，更深刻地理解这些经典著作的精神实质，我社特组织长期从事易学和中医学研究的资深学者精心编写了这套《中医经典导读丛书》。该丛书对《易经》《黄帝内经》(分为《素问》《灵枢》两个分册)《难经》《神农本草经》《脉经》五大医易经典著作进行了全面、系统、深入的文化信息解读。学者们在完成此项工作时，以"古为今用"为指导原则，既保持了严谨的科学态度，又充分解放思想，在大量参考前人、他人研究成果的基础上，大胆注入自己的研究心得，予以阐扬发挥，因而使得本丛书具有提要精当具体，注释简明易懂，译文浅显通俗，按语新颖活泼，既有严格的科学性，又有广博的知识性，还有很强可读性等突出优点，广泛适用于中医专业工作者、中医院校师生以及对中医学所包罗的其他百科知识感兴趣的一切文化人士阅读、研习。我们把这样一套堪称近年来同类著作中难得的珍品推荐给大家，以此来答谢广大读者长期以来对我们医药书籍寄予的信任和厚望。

编者　2008 年初夏于蓉城

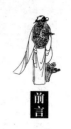

前　　言

　　中医能在现代科技日新月异的时代走向世界，走向未来，是人类健康需要之理性选择的必然结果。人们之所以选择中医，不是因为其历史悠久、内涵古老，而是因为其疗效奇特、疗效可靠。中医疗效不是虚无想象和经验的耦合，是建立在整体、恒动两大体现宇宙运动变化规律的优势理念中的。这两大优势理念，主要是通过医易经典的丰富内涵得到体现的。在中医学重新反思如何走自己的路，以期突出整体恒动理论优势的今天，强调经典著作的学习运用，正在成为共识。由于经典著作本身所存在的文字古奥，语言简练，文化信息密集，学术意蕴宏深，教难、学难、用更难的问题，一直是困扰中医学术传承发展的重大障碍。造成这一障碍的主要原因，一是由于古今时空差异，文化发展巨变，导致了经典文化信息的隐而不彰。二是由于文化发展相互渗透，文化信息错综交织，导致了经典文化信息的晦而难明。近半个世纪以来，虽然也有不少校注、语译、阐释经典类研究性成果问世，但总以随文敷陈者多，独具卓识者少，学术的真知灼见，常常被淹没在僵化的学术风气里。因此，对医易经典文化信息进行符合学术本旨，符合临床实际的解读，要求日益强烈。《中医经典导读丛书》正是顺应这一时代要求而编撰的。

　　中医学术殿堂是古代多学科知识综合运用的庞大体系，从天文到地理，从哲学到文学，从医学到史学，文化信息十分丰富密集。文化信息是学术内容的基本载体和具体体现，离开了对文化信息的充分解读，就无法做到对学术内容的全面了解；离开了对文化信息的深入解读，就无法做到对学术内容的深刻认知。没有全面了解、深刻认知的学术，是绝对谈不上灵活运用的。医易经典文化信息解读，是朴素还原中医学术本质，促进中医回归传统的有效方法，是沟通古今和东西方认识理念，促进中医走向世界，走向未来的重要途径。本丛书以《易经》《内经》《难经》《脉经》《神农本草经》等为研究素材，以弘扬传统为前提，以有利学术传承为目标，以充分解放思想为倡导，以深入浅出为基本要求，以阐明文化内涵为切入点，旨在通过专家对相关经典中语言文字、哲学思想、医学内涵、临床意义等各方面信息的全面研究、朴素解读，深刻揭示各门经典的复杂学术内涵及相互渗透关系，阐明其现实传承价值，运用要点，最终达到学术信息完整清晰，学术理念古今贯通，学术临床紧密结合，以古为新，古为今用的目的。

中医文献浩如烟海，汗牛充栋，为什么要选择这五大经典呢？这是首先应该回答读者的一个问题。《易经》是研究以日月为主要标志的天体运行规律，进而从古天文学引申出万事万物运动变化之理、经纬天地、博综万类的古代哲学著作，因而被历代多学科学术大师奉为百科之母、万事之则、群经之首、学问之宗，而非医学专书。医学不出万事之外，药、病皆在万物之中，理趣互通，二者紧密联系，统一于"法自然"这个朴素认识原则之下。因此，早在医学理论体系创建之初，就开始运用易理阐明医理，而成为中医理论体系之纲领，故有"医易相通"之说。后世研究中医的学者更是强调，只有以易理释医理，才能理明义畅，真正收到纲举目张的良好效果，所以，欲明医，必先知易。《内经》（分为《素问》《灵枢》两个分册）是以从医药实践经验中提炼出的医学理论知识为基本素材，并借助哲学、天文、地理、水利、军事、数术等多学科知识，深刻阐明养生、防病、脏象、病机、诊断、治疗等课题的医学专著，内容极为丰富，既是中医理论体系的奠基性著作,也是中医理论体系的核心。后世临床各科的发展,无不以此为起点。《难经》通过81个中医基础理论问题的讨论,与《内经》的学术内容相互阐释,相互发挥,相互补充,是构成中医基础理论体系的必不可少部分,被历代学者奉为中医理论研究的又一津梁之作。《神农本草经》通过对365种药物的分类阐述,汇集古人在养生、防病、治病的长期实践中所总结的药物学知识,创造了四气五味、升降浮沉、君臣佐使等系统而又独特的药物研究方法,还总结了相须、相使、相畏、相恶、相杀等丰富的药物配伍运用经验,是我国最早的药物学专著,也是后世药物学发展的基本支架,是中医药理论体系的又一重要组成部分。《脉经》为我国现存最早的诊断学专书,书中结合临床病症,详细讨论并比较分析了临床常见脉象24种,求得了脉、证、诊、治的有机统一。还确立了以桡动脉为基点的寸口诊脉法,是中医理论体系完整组合不可或缺的部分。正是以上五《经》,从理论纲领到生理、病理、药物、诊疗等实质性内容,构成了中医理论的完整大体系。通过注译阐发五《经》,可以从一个较高的视角提纲挈领地把中医学精髓介绍给全社会。这就是本丛书编选的指导思想。

本丛书在体例设计上分为[提要]、[原文]、[词解]、[语译]、[按语]五个部分,各书均按原著篇章段落分段研究阐发。[提要]以篇章为基本单元,撰于篇章之首,其具体内容是对所在篇章内容和精神实质的精辟概括,力求简明具体,不讲空话、废话。[原文]选择学术界已经校勘,且公认的善本作为蓝本。不同版本内容有出入者,以择善而从为原则,直接选取其中一家之言为参考,不作版本校刊等繁琐考证。[词解]主要针对古籍中的生字、难词,进行必要的音义注释,注释内容主要是作者在参考其他文献后,提炼选择的最具代表性见解。注文力求简明通俗,不以经解经,不旁征博引,不出书证。一词多义或歧义,众说纷纭者,选择与原文意义最贴切的见解为依据,并结合作者自己的研究心得以注。[语译]为保持其严谨的科学性，本书仍以直译为主，但为增强其可读性，部分文字艰深，义曲意隐的段落，辅以适当意译，以畅明其义。力求义理准确，语言流畅，文字浅近，既有严谨科学性，又有较强的可读性。[按语]是对译文的补充发挥，主要针对文义晦涩艰深，单凭译文难以透彻阐明其义，或意蕴宏博，非译文所能包容，或本义褊狭，后世学者引申发挥颇多新意者而发。需要展开讨论的地方，则兼采百家，融会古今，不拘一格地充分展开，总以把问题说清楚，以有利阅读理解为目的。按语内容充分展示了古今学者以及作者本人，围绕某一学术命题所阐发的新颖而又深刻的见解，既有深度，又有广度。各个部分的内容皆以通、明、信、达为原则。

具体而言，五经各有特色，各有侧重。《易经》文字古奥，义理隐曲，在今天，无论医者、学者，真正有所造诣的人，为数极少。本丛书着重在阐明易学与医学的关系，易理对医理的指导价值，易理在医学中的具体运用等方面下工夫，不涉占卜预测等内容。力求释玄理为通说，化艰深为浅易，赋古义以新知，弃虚妄求实用。《内经》中的《素问》《灵枢》两个分册，都历代研究者众，注本、译本不少，但或繁征博引，或各执一偏，或附会曲说，往往令初涉者眼花缭乱，莫衷一是。本丛书以"择善而从"为原则，对其医学内容进行了通注通译，明是非于文中，发至理于文外。通过按语的充分阐扬发挥，对其他与医学相关的内容，作了丰富多彩而又生动活泼的讨论，使读者能在阅读本书时，既准确获得中医学知识，又能广泛了解该书中所涉及的其他百科知识，真正懂得，没有百科的丰富借鉴，中医学就不可能建立起运用阴阳五行提纲挈领的归纳认识方法来。换句话说，如果没有对其他各科的深刻理解、借鉴即便最大限度地放飞人们的想象，中医学对整体观的运用，充其量发展到人与地球关系的认识水平，永远无法延伸到宇宙全息大统一论上去，最终创造出天人合一的整体医学思想来，当然也就不可能实现对神奇生命现象的深刻理解,从而完成以功能定位为基本生命单元的古代人体生理病理学术体系的构建。《难经》文简意赅,发挥颇难,本丛书集历代《难经》研究学者之不同学术见解,着重阐明了该书学术上对中医基础理论建设的巨大贡献,在内容上与《内经》相互补充,相互发挥的复杂联系,并结合临床实际,阐明了它在现实临床实践中的运用价值。《神农本草经》所涉药物知识,后世发展甚多,古今差异很大,本丛书既充分珍视该书所创建的传统中药研究方法,详细阐明各药性、味、归经、配伍、运用要点,又在按语部分大量吸收了现代药理研究成果,使古论与新知相互发挥,以拓宽读者视野,活跃读者思维。《脉经》所涉诊断学知识,自秦汉迄今,代有长足进步,本丛书继承了该书的实用主义优点,着重在阐明其运用价值方面下了很大工夫,逐一讨论了每种脉象的现实临床诊断意义,并在讨论中博综历代名家高论,结合当代实践新知,尽可能准确、深刻地阐明各种脉象的表达特点、病理本质,使读者能知其象而明其理,释其疑而得其真。

总之,在此项研究工作中,我们始终坚持的研究原则是:不唯书,只唯实,力求思想充分解放;不尚古,只尚真,力求内容朴实可靠;既为学,更为用,力求理论与实践紧密结合。旨在释玄理为通说,赋古义以新知,力求令读者耳目一新,开卷受益。

致谢:

本丛书的问世,得感谢广大读者的热情关注和大力支持,正是广大读者的渴求和期盼,给了我们编著本书的信心和勇气。得感谢四川省中医药管理局的大力扶持,是四川省中医药管理局在本书编撰的最困难时期,设立"中医经典文化信息解读"专题,予以大力支助,才使此项研究工作得以顺利完成。得感谢四川科学技术出版社的悉心指导,从选题到体例设计,都倾注了他们的大量心血。

在本丛书编写过程中,丛书主编负责拟定选题,编写大纲及样章,审订各分册稿件;分册主编负责各个分册的编写及审稿改稿;分册副主编协助所在分册主编的稿件编写及审改;编委负责完成所承担部分的稿件编写及校改;学术顾问负责丛书编撰过程中的解难答疑。本丛书是全体同仁十易寒暑,无怨无悔,甘苦与共结出的丰硕成果,在此一并致谢。

《中医经典导读丛书》编撰委员会
2008 年初夏

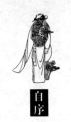

自　序

　　西晋太医令王叔和所著《脉经》十卷,取《素问》《灵枢》《难经》《伤寒杂病论》诸家论脉的精华,荟萃西晋以前研究脉学方面的重要成就,是中医的第一部脉学专著。宋·林亿等人给予高度评价,认为该书具有"占外以知内,视死而别生"的重要作用。但当《脉经》刊行不久,宋·高阳生则撰写《脉诀》,以其浅显易读而流行于世。尽管许多医家认为《脉诀》"文理多谬,意不相联",在学术观点上存在一定错误或不足。客观而言论,仍不愧为普及《脉经》的重要著作。以至到了元、明时代,《脉经》反而无人知晓。所以有人评价说:"《脉诀》出而《脉经》没"。分析其原因,主要由于《脉经》文字简僻古奥,读者难懂;文义幽微深邃,病机难明,不唯初学者难明其意,就是具有一定学术水平的人也不易通晓。加之距今年代日久,社会背境,文化氛围都发生了很大变化,必然影响其发扬光大。近代经过诸多前辈的不懈努力,对《脉经》做了大量的点校、注释和语译,使许多生僻疑难得以昌明,内容文意易于理解,但仍难为普通的医务工作者和广大读者所接受。

　　本书在继承前人研究成果的基础上,根据现代社会广大群众的需求和本着消除对中医脉诊的许多误解及神秘感觉,并为了让更多的人了解切脉的常识、熟悉常见脉象的基本特征,掌握脉象在诊病中的重要意义,故以浅显的文字,通俗的语言,重新对《脉经》进行编撰。因此在对《脉经》的原文进行注释、语译时,主要参阅、综合前贤的认识,提炼选择最有代表意义的见解,概括其精神实质,以简明的语言表达出来。文中凡所采用者,都通过自己的认真思考,确能反映其本来意义;若有不同认识,也以直接的方式表达出精神。严格遵循本丛书的编写原则,不逐词逐句的注释,不以经解经,不旁征博引,不出书证。对每段原文做按语时,则根据现代的中医基础理论研究成果对脉象的形象特征、形成原理、病因病机、临床运用进行了深入浅出的阐述,力求使《脉经》的许多高深理论为众人所能接受,真正成为一部家喻户晓的不朽传世之作。

由于《脉经》文字艰深,义博隐曲,要使《脉经》真正通俗化,还有一个漫长的过程。对于原文的理解和阐述,由于个人水平有限,错误在所难免,但求指正。

编　者

2008 年初夏

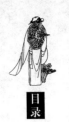

目　　录

目录

校定脉经序

【原文】臣等承诏典校[1]古医经方书,所校雠[2]中,《脉经》一部乃王叔和之所撰集也。叔和,西晋高平人,性度沉靖[3],尤好著述,搏通[4]经方,精意诊处,洞识[5]修养之道。其行事具唐·甘伯宗名医传中。

【注释】[1]承诏典校:接受皇帝命令主管医书的校勘工作。[2]校雠:(音愁):即校对勘误。[3]沉靖:即沉静。[4]搏通:博览通晓。[5]洞识:深刻理解。

【语译】我们几个大臣接受皇上命令,主管校对勘误古代医学经典著作及方书等方面的工作,在所校勘整理的医学著作中,《脉经》一部医籍是由王叔和编著。王叔和,是西晋时代的高平人氏,他的性格沉静,尤其喜欢著书立说,博览通晓医经方书,精心研究诊治疾病的医疗技术,深刻懂得保健身体、修养性格的道理。他的高尚品行和事迹全部记载于唐代甘伯宗所编撰的《名医传》一书中。

【原文】臣等观其书,叙阴阳表里,辨三部九候,分人迎、气口、神门[1],条[2]十二经、二十四气、奇经八脉,以举五脏六腑、三焦、四时之痾[3],若网在纲,有条而不紊,使人占外以知内,视死而别生。为至详悉,咸可按用。其文约,其事详者独何哉?盖其为书,一本《黄帝内经》,间有疏略未尽处,而又辅以扁鹊、仲景、元化之法,自余奇怪异端不经之说,一切不取。不如是何以历数千百年而传用无毫发之失乎!又其大较,以谓脉理精微,其体难辨,兼有数候俱见、异病同脉之惑,专之指下,不可以尽隐伏。而乃广述形证虚实,详明声色王相[4],以此参伍[5],决死生之分,故得十全无一失之缪,为果不疑。

【注释】[1]人迎、气口、神门:左寸脉为人迎,右寸脉为气口,左右两手尺脉为神门。[2]条:分条论述。[3]痾:通疴,指病证。[4]声色王相:指声音、颜色与脉象的相生相克关系。[5]参伍:相互比较、验证。

【语译】我们几个大臣观看了叔和这本书,该书叙述脉象的阴阳表里,辨别脉位的三部九候,分别以诊候人迎、气口、神门等方法来分条叙述十二经脉、二十四经气、奇经八脉方面的内容,以列举五脏六腑、三焦、四时的病证,好像网系于纲,既有条理,又不紊乱,使人能通过观察体表的情况便知道体内的病理变化,从而判断疾病的生死吉凶。该书论述极为详细清楚,全部可以作为临床运用的依据。此书文词简明扼要,记录事理十分详细,为什么会有如此突出的成就呢?因为叔和所著此书,完全源于《黄帝内经》,原书有疏忽省略不够详尽之处,又按扁鹊、仲景、华佗的法度作了补充,若有多余、奇谈怪论、违反正道、不合经典的地方,则一概不取。如果不是这样,为何能经历数千百年之久,仍流传使用而且没有丝毫的流失呢!再从大略而言,因为脉学理论精细微妙,脉体形象很难辨别,有时又有同一病证见几种脉象,不同的病证见同一脉象,使人迷惑不解的复杂情况。所以只凭指下脉象的感觉,就不能完全了解深隐潜伏不显的内容。因此必须广泛论述形体证候的虚实,详细阐明声音、颜色与脉象的相生相克关系。用这些来相互对比,判断生死吉凶，所以能够达到十分完美、无一过失的地步，这的确是毋庸置疑的。

【原文】然而，自晋室东渡，南北限隔，天下多事，於养生之书实未皇暇[1]，虽好事之家[2]仅有传者，而承疑习非，将丧道真，非夫圣人曷为厘正[3]？恭惟主上体大舜好生之德[4]，玩神禹叙极之文[5]，推锡[6]福之良心，鉴慎疾之深意，出是古书，俾[7]从新定。臣等各殚[8]所学，搏求众本，据经为断，去取非私。

【注释】[1]皇暇：空闲、闲暇。[2]好事之家：爱好修身养性的人。[3]曷为厘正：怎么会为之订正。[4]体大舜好生之德：实施像虞舜爱惜生灵那样的品德。[5]玩神禹叙极之文：珍惜夏禹论述治国准则那样的重要文献。[6]锡：通"赐"。[7]俾：使之意。[8]殚（音单）：竭尽。

【语译】然而，自晋室东迁之后，出现南北对立、阻隔不通、天下多事的复杂局势，对于保养身体之类的书籍确实没有空闲时间去研究，虽然有些爱好修身养性的人略有传授，然而继承学习的内容都是有疑问、有错误的东西，这将会丧失真正的、正确的道理，不是品格高尚、智慧超群的人，怎么会重新进行修订呢？只有尊敬的皇上才能体现虞舜那样爱惜生灵（百姓）的仁义道德，珍惜夏禹论述治国准则那样的重要文献，施行给予百姓幸福的仁义之心，深切教导人们重视疾病的鉴别诊断，于是拿出这本古代医书，令我们重新进行修订整理。我们竭尽所有学识，广泛地寻求各种版本，根据经典进行判断，去除和保存的内容，均不包含个人见解。

【原文】大抵世之传授不一，其别有三：有以隋·巢元方时行《病源》为第十卷者，考其时而缪自破；有以第五分上下卷,而撮[1]诸篇之文,别增篇目者,推其本文,而义无取。稽[2]是二者,均之未见厥[3]真,各秘其所藏尔!

【注释】[1]撮:撮合。[2]稽:考证、考核。[3]厥:其,它们。

【语译】大体而言,世上所传授的该书版本不尽一致,可分为三类:有以隋代巢元方所著、流行最广的《诸病源候论》为本书第十卷的内容,对于这种版本,只要考察王叔和、巢元方分别所处的时代,错误也就不攻自破;有把第五卷分为上下卷,来统率各篇内容,另外增加一些篇章题目,这样的版本,只要推敲其版本的文字,则没有什么内容值得可取。考证这两种版本,都能看出不是真正的版本,只是收藏的人各自认为他们所藏的版本比较珍贵罢了。

【原文】今则考以《素问》、《九墟》[1]、《灵枢》、《太素》、《难经》、《甲乙》、仲景之书,并《千金方》及《翼》说脉之篇以校之,除去重复,补其脱漏,其篇第亦颇为改易,使以类相从,仍旧为一十卷,总九十七篇,施之于人,俾披[2]卷者足以占外以知内,视死而别生,无待饮上池之水[3]矣。

国子博士[4]臣高保衡、尚书屯田郎中[5]臣孙奇、光禄卿直秘阁[6]臣林亿等谨上。

【注释】[1]《九墟》:《灵枢经》传本之一。[2]披:翻阅。[3]上池之水:《史记》记载,扁鹊饮服上池中的水,医术大精,能洞察患者疾病。[4]国子博士:掌管国家教育、考试的行政长官。[5]尚书屯田郎中:掌管开荒种地的行政长官。[6]光禄卿直秘阁:管理膳食、帐幕、校理的行政长官。

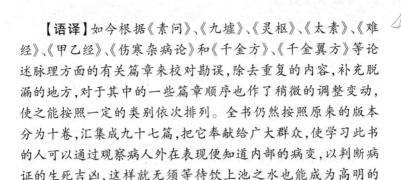

【语译】如今根据《素问》、《九墟》、《灵枢》、《太素》、《难经》、《甲乙经》、《伤寒杂病论》和《千金方》、《千金翼方》等论述脉理方面的有关篇章来校对勘误，除去重复的内容，补充脱漏的地方，对于其中的一些篇章顺序也作了稍微的调整变动，使之能按照一定的类别依次排列。全书仍然按照原来的版本分为十卷，汇集成九十七篇，把它奉献给广大群众，使学习此书的人可以通过观察病人外在表现便知道内部的病变，以判断病证的生死吉凶，这样就无须等待饮上池之水也能成为高明的医生。

国子博士臣高保衡、尚书屯田郎臣孙奇、光禄卿直秘阁臣林亿等敬上。

脉经序

【原文】脉理精微,其体难辨,弦紧浮芤,展转[1]相类,在心易了[2],指下难明。谓[3]沉为伏,则方治[4]永乖[5];以缓为迟,则危殆[6]立至,况有数候俱见[7],异病同脉者乎?

【注释】[1]展转:翻来覆去,来回反复。[2]了:明白。[3]谓:认为。[4]方治:治疗。[5]乖:违反,错误。[6]殆(音带):危险。[7]见(音现):出现。

【语译】脉学的道理十分精深微妙,脉象的形态实在难以辨别,例如弦脉和紧脉,浮脉和芤脉,脉形变化来回反复,相互类似,在理论上虽然容易明白,到了临床诊脉时却难以判断清楚。如果误将沉脉认为伏脉,辨证施治时就会发生错误;若是把缓脉误认为迟脉,诊断错误,危险就会立刻到来。更何况临床上还会存在几种脉象可以同见于一病,不同病证可以见到相同脉象的情况呢?

【原文】夫医药为用,性命所系。和[1]、鹊[2]至妙,犹或加思[3];仲景明审[4],亦候形证,一毫有疑,则考校以求验。故伤寒有承气之戒,呕哕发下焦之问。而遗文[6]远旨[7],代寡能用;旧经秘述[8],奥而不售[9]。遂令末学,昧于原本,斥兹偏见[10],各逞己能,致微疴成膏肓[11]之变,滞固[12]绝振起之望,良有以也[13]。

【注释】[1]和:指秦医和。[2]鹊:指扁鹊。[3]加思:多思,留神注意。[4]明审:明于辨证。[5]哕:呃逆。[6]遗文:古代留下的医学文献。[7]远旨:深奥的意义。[8]秘述:隐秘的论述。[9]售:卖出去,施行。这里指传播。[10]斥兹偏见:指责这些理论是不正确的见解。[11]膏肓(音荒):指心下膈上之深隐部位,药力不易到达,病情不易治愈。[12]滞固:顽疾。[13]良有以也:以,原因。形容确实有其原因。

【语译】医药的作用,与人的生命紧密相关。医和、扁鹊的医术极为高明,临证时还要反复进行思考,张仲景那样明于辨证的医生,也要结合观察患者的形体和症状,才能作出正确的诊断。只要有丝毫的疑问,就要对病人进行认真的考察核对以求得验证。所以在治疗伤寒病时有审慎使用承气汤的告诫,对于呕吐呃逆的症状,要对下焦的表现进行询问。况且前人留下的医学文献含义深远,历代很少人能领会运用;古代医经中深奥隐秘的论述,艰深难懂,因而不利于广泛传播。于是使后世医学知识浅薄的人,对脉象形成原理搞不清楚,反而指责这些理论是不正确的,于是各自炫耀自己的才能,致使轻微的病证发展成为无法医治的病变,顽固的病证断绝治愈的希望,确实是有其原因的啊!

【原文】今撰集岐伯以来,逮[1]于华佗经论要诀,合为十卷,百病根原,各以类例相从[2],声色证候,靡[3]不该备,其王、阮、傅、戴、吴、葛、吕、张[4],所传异同,咸悉[5]载录。诚能留心研穷,究其微赜[6],则可以比踪古贤[7],代无夭横[8]矣。

【注释】[1]逮:及,到。[2]类例相从:依类排列。[3]靡(音米):没有。[4]王、阮……张:指古代的一批著名医家。王,指两汉齐王侍医王遂。阮、傅、戴,所指不详。吴,疑指华佗弟子吴普。葛,疑指葛洪之祖葛玄。吕,疑指三国时吴太医令吕广。[5]咸悉:全部。[6]赜(音则):深奥,玄妙。[7]比踪古贤:此指赶上古代名医。[8]夭横:早死、不正常死亡。

【语译】现在我编集了从岐伯以来,直到华佗时代的有关脉学经典理论和辨脉治病的重要方法,汇合为十卷,对各种疾病的根源,分别按照不同的类别依次排列,病人的声音、色泽、证候、脉象无不具备,其中对王、阮、傅、戴、吴、葛、吕、张各位医家所论述和注解医经的不同观点,都全部作了记载和收录。如果能够认真、精心地研究,探索其中精微深奥之处的道理,就可以赶上古代名医精湛的医术,后代也就没有早死或不正常死亡的人了。

卷第一

脉形状指下秘决第一

【提要】论述二十四种脉象的形态表现,同时举出八组相似脉象,进行鉴别比较。

【原文】浮脉,举[1]之有余,按[2]之不足。浮于手下。

芤脉,浮大而软,按之中央空,两边实。一曰手下无,两傍有。

洪脉,极大在指下。一曰浮而大。

【注释】[1]举:手指尖轻轻接触皮肤为举。[2]按:手指加力重按至筋骨叫按。

【语译】浮脉,轻手触按病人脉搏所在部位皮肤,指下感觉脉搏跳动有一定力量,重按时感觉脉搏的跳动力量不足。(有的医家则单凭轻取时脉搏有浮泛于指下的感觉叫浮脉。)

芤脉,脉象的部位表浅,形状偏大,按压时脉管软弱无力,脉管中央感觉空虚,两侧管壁感觉充实。(一说,按脉时手下没有脉象跳动的感觉,而在两旁能实实在在地感觉到脉象跳动。)

洪脉,切脉时在指下感觉脉象的形状极其宽大。一说,脉的部位表浅,形状宽大。

【按语】浮脉:浮即漂浮,有浮起、上浮之意。浮脉既是病脉之一,又是一种类脉。作为一种具体的病脉,后人描述为轻取即得,重按稍减而不空,举之泛泛有余。也就是说,浮脉轻按就能感觉到脉象的搏动,并随着切脉指力的加重,脉搏的形态(脉形)和跳动弹指的力量(脉力)逐渐减小;当指力由重减轻时,脉形和脉力又逐渐增大,恢复至原来的表现。总之,浮脉的脉象是轻取即得,无论是脉形和脉力在轻取时都表现得最清楚。作为类脉是对脉位表浅的一类脉象的概括,如洪、芤、革、散、濡等脉,均可轻取即得,都属于浮脉类,但在脉形和脉力上又各有不同特点,故与浮脉又有区别。

芤脉:芤为一种草名,有中央空虚之意。芤脉具有浮、大、中空、管壁似葱四大特点。浮,是指脉位表浅,轻取即得。大,是指脉形宽大,属大脉类。中空,是指脉搏中央空虚。对《脉经》中"按之中央空,两边实",在学术界有三种不同的观点:①浮沉俱有,中取独空。即轻取重取均能感觉脉搏跳动,中取则无(《诊家正眼》)。②边实中空。即按之中心无脉,两旁有脉搏动(《脉经》)。③中间空,四周实。由于切脉时指腹的力量较大,按脉时指下有空虚感,指旁四周指力较小,血液从管旁流过,四周有脉搏跳动之感(《濒湖脉学白话解》)。受出血量多少、出血时间长短、动脉管壁弹性等多种因素的影响,三种现象均可能出现,临床有一定参考价值。其中第一种观点影响较深,流传最广,已逐渐被大家公认。

洪脉:洪,有大、宽等意义。《脉经》对洪脉只提出脉形宽大、脉位表浅的论述,后人作了较大的补充:一是认为洪脉脉位表浅,脉形宽大,搏动有力,属于实脉范畴;二是认为洪脉具有"来盛去衰"的重要特征。所谓"来盛去衰",是指脉象来势盛壮,去势稍衰,即脉跳上升时弹指有力,回落下降时骤然陷落,对诊断洪脉具有特殊意义。但又有人提出,大多数脉搏在回落时,脉势皆比上升时弱,去衰不是洪脉独有,故认为洪脉当以浮大有力为主要特征。从近代脉图描记证实,洪脉脉图振幅增大,升支快速升起,降支骤然下落,证明"来盛去衰"确实存在,当为洪脉的特征之一。

洪脉又有钩脉之称,是形容洪脉来时如波涛汹涌,浪头前曲,如钩之状,故有洪脉来势如"波涛汹涌"之说,这种比喻对于理解和掌握洪脉有一定帮助。

【原文】滑脉,往来[1]前却[2]流利,展转[3]替替然[4],与数相似。一曰浮中如有力,一曰漉漉[5]如欲脱。

数脉,去来促急[6]。一曰一息[7]六七至[8],一曰数者进[9]之名。

促脉,来去数,时一止复来。

【注释】[1]往来:脉搏跳动由沉到浮为"来",由浮回沉为"往",又叫"去"。[2]前却:上进下退之意。[3]展转:翻来复去、反反复复之意。[4]替替然:形容脉象滑动持续不断的样子。[5]漉漉:形容水由高处向下流动。[6]促急:形容脉搏跳动短快急迫。[7]息:医生一呼一吸的时间叫一息。[8]至:脉搏跳动一次叫一至。[9]进:向前,比原来跳动次数增多。

【语译】滑脉,脉搏由沉往上跳动,再向下回落,上进下退,医生指下感觉脉搏跳动流利,反复滑动不休,搏动较快,脉率与数脉相似。(一说滑脉的形状为浮取之时感到脉动搏指有力;另一说为滑脉的跳动如流水自高而下那样流利。)

数脉,脉搏上跳和下落的速度短快急迫。(一说脉搏在医生一呼一吸的时间内,跳动六七次;另一说为数指脉搏跳动次数增加变快的意思。)

促脉,脉上跳回落搏指的速度较快,有时出现不规则的停歇,稍一止歇,脉搏又立即开始跳动。

【按语】滑脉:滑,有流利、滑利、畅利之意。滑脉是形容脉中血液运行十分流利,指下有脉动应指圆滑的感觉,好像珠子在盘中滚动一般。是因滑脉的脉管弹性较好,扩张收缩较快,

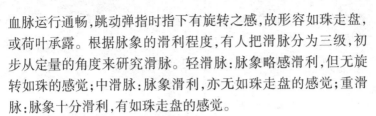

血脉运行通畅，跳动弹指时指下有旋转之感，故形容如珠走盘，或荷叶承露。根据脉象的滑利程度，有人把滑脉分为三级，初步从定量的角度来研究滑脉。轻滑脉：脉象略感滑利，但无旋转如珠的感觉；中滑脉：脉象滑利，亦无如珠走盘的感觉；重滑脉：脉象十分滑利，有如珠走盘的感觉。

数脉：《脉经》对数脉有两种解释，一是指脉搏速度的快慢。数者，言其快、急速之意。脉搏速度快于正常人，医生一呼一吸病人脉搏跳动5～6次，相当于每分钟90～120次。有人认为一呼一吸5次以上为数脉，不仅包括7～8次的疾脉，还包括脉速跳动偏快的滑脉、动脉在内。这样的认识，是把数脉当成一种类脉来看待。二是指脉搏跳动的趋势。认为数脉不应取决于脉搏跳动次数的快慢，而是脉搏上跳下落的趋势较快。此种认识，才能解释张仲景《伤寒论》中同一只手出现"寸口脉沉而迟，关上小紧数"的说法。现代大多数人同意前种说法，但后种说法亦不能否认。否则，同一手脉搏，怎么可能寸口迟、关部数两种速度完全相反的脉象同时出现呢？

促脉：促，急促之意。指脉搏跳动较快，但是节律不整齐，出现不规则间歇，间歇时间相对较短，止后随即又快速跳动，且跳动较为有力，以补偿停止跳动的损失。

【原文】弦脉，举之无有，按之如弓弦状。一曰如张弓弦，按之不移。又曰浮紧为弦。

紧脉，数[1]如切绳[2]状。一曰如转索之无常。

【注释】[1]数（音朔）：此指紧脉的脉象近似于切按绳索的感觉。[2]切绳：按之如转动的绳索。

【语译】弦脉，轻取时不能感觉到脉搏的跳动，重按时感觉脉管紧张，如按在弓弦上一样。（一说，弦脉的形状如同两端绷

13

紧的弓弦,切按时感觉脉形极其稳重,不易变更;另一说,浮脉兼有一定紧张度的脉象为弦脉。)

紧脉,脉管紧张,切脉时如同按在拉紧的绳索上一样。(一说,紧脉的形状如手指按在转动的绳索上,无固定位置。)

【按语】弦脉:弦,是弓上的绳索,有一定的紧张度。关于弦脉的部位,《脉经》中有两种看法,一种认为轻取不得,重按始得,别一种则认为弦脉是浮脉带有一定的紧张度,脉位表浅,两种观点相互矛盾。现代不以脉位为判断依据,主要是从形态方面进行识别。弦脉的脉象是端直以长,状如琴弦。具有两大特点:一是脉体较长,直上直下,如按在较长的竹竿上一样,指下有挺直的感觉;二是脉形紧张度增加,有一定张力,如按在琴弦或弓弦上,轻取有紧张感,重按稳重不移。弦脉有不同的紧张度,轻者如按在琴弦上的感觉,有一定的柔软性;重者如按在弓弦上一样,缺乏柔软感。

紧脉:紧,有紧急、紧束之意。紧脉脉形紧张劲急,应指有力,切之如按在牵紧绷直、不停转动着的绳索上一般,有左右弹指的感觉。主要包括脉长、紧张、有力、绞转、弹指等基本要素。有人认为紧脉的主要特征是形如转索,左右弹指。所谓转索,是指绳索转动,绳索表面凹凸不平,凹凸交替出现,切脉时脉搏左右两旁有弹指的感觉。但在临床上要体会这种感觉有一定难度,不好掌握。有人则认为紧脉与弦脉相类,只不过紧脉比弦脉弹指力量较强,紧张度较高,更少柔和之象。如李中梓说:"盖紧之挺急而劲,与弦相类,但此之于弦,更有加于挺劲之异。"后一种说法,有较强的适用性,便于临床操作。有人认为紧脉多因受寒所致,脉管收缩,脉形似乎应当变小。可是从测得的脉宽图表明,紧脉的脉形一般宽于正常。这是因为,寒邪虽能收缩脉管,但也因邪正斗争激烈,脉气向外扩张,故不仅使脉管变得紧张有力,同时也使脉管扩张而脉形大于正常。

【原文】沉脉，举之不足，按之有余。一曰重按之乃得。

伏脉，极重指按之，著骨[1]乃得。一曰手下裁[2]动。一曰按之不足，举之无有。一曰关上沉不出名曰伏。

革脉，有似沉状，实大而长，微弦。《千金翼》以革为牢。

实脉，大而长，微强，按之隐指愊愊然[3]。一曰沉浮皆得。

【注释】[1]著骨：著即着，切脉重按至筋骨之意。[2]裁：通才。[3]愊愊（音壁壁）然：郁结、坚硬充实的样子。

【语译】沉脉，轻按虽能感觉到脉搏的跳动，但脉形、脉力都明显不足，重按才感觉脉形明显，搏动有力。（另一说法为沉脉轻取、中取皆不能触切，必须重按才能感觉脉的跳动。）

伏脉，用极重指力按压，一直重按到筋骨之处才能感觉到脉搏跳动。（一说是在手的下方，用力重按至骨，指下才能感觉到脉搏的搏动；另一说为重按才感到脉搏隐隐约约的搏动，呈现不足之象，轻取则感觉不到脉搏的搏动；又有一说为两手关部脉搏沉而不浮，名曰伏脉。）

牢脉，脉位像沉脉伏脉一样深沉，脉形大、长而有力，稍微带有弦象。（《千金翼方》以"革"为"牢"）。

实脉，脉形粗大，脉位超过了寸关尺三部，具有长脉的特点，脉势稍微强劲，按之应指，坚实有力。（另一说法是无论在浮部轻取或重按到沉部，都可感到脉跳的搏动。）

【按语】沉脉：沉即深沉，有下沉、沉潜之意。沉脉亦有类脉和病脉之分。凡重按始得的脉象均属沉脉的范畴，如伏脉、弱脉、牢脉等。病理性沉脉的脉象为举之不足，按之有余，即浮取中取均有脉跳应指，而以沉取最为明显有力；或轻取不能感到脉搏跳动，中取逐渐有所感觉，重按至筋骨才感到脉跳明显；或轻取、中取均无脉搏跳动，重按才能取得。脉形大小适中，脉力强弱适当。

伏脉：伏，隐伏之意。伏脉的脉形可分为二：一是脉管部位极深，浮取、中取无脉象，重按至筋骨始得，而且脉象跳动不太明显，似有似无，二是脉体沉伏不见，即使按至筋骨也感觉不到脉搏跳动，称为"无脉症"或"欲绝脉"。《脉经》中谈到关脉沉而不浮为伏，有一定道理。因为关脉部位深沉，寸脉、尺脉的脉位亦随之较深，自然当为伏脉。

牢脉：牢，坚牢之意。牢脉的脉象是沉取实大弦长，具有三大特点：一是部位较深，轻取中取不得，重按方得；二是脉体宽大弦长，坚牢不移；三是脉势强实，搏指有力。实际上牢脉属于五合脉，分别具有沉、大、实、弦、长五种脉象的特点。《脉经》称牢为革，但根据原文的描述，与后世牢脉的脉象基本相似，故大多按照《千金翼方》的意见，改革为牢。

实脉：实，充实、有力之意。主要特征为浮、中、沉三部切按时脉搏跳动应指充实有力，为有力脉的总称。有人认为实脉必须具有大、长、浮、有力四大特点，实际上，只要具备有力的要素，即可判断为实脉。

【原文】微脉，极细而软，或欲绝，若有若无。一曰小也。一曰手下快。一曰浮而薄[1]。一曰按之如欲尽。

涩脉，细而迟，往来难且散，或一止复来。一曰浮而短。一曰短而止。或曰散也。

细脉，小大于微，常有，但细耳。

软脉，极软而浮细。一曰按之无有，举之有余。一曰细小而软。软，一作濡[2]。曰濡者，如帛衣在水中，轻手相得。

弱脉，极软而沉细，按之欲绝指下。一曰按之乃得，举之无有。

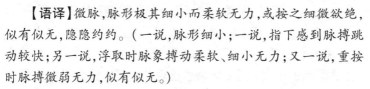

【注释】[1]薄:有轻、少之意。[2]濡:柔细、软弱之意。

【语译】微脉,脉形极其细小而柔软无力,或按之细微欲绝,似有似无,隐隐约约。(一说,脉形细小;一说,指下感到脉搏跳动较快;另一说,浮取时脉象搏动柔软、细小无力;又一说,重按时脉搏微弱无力,似有似无。)

涩脉,脉形细小而脉搏跳动迟缓,指下感到脉搏来去跳动时艰难不畅,且脉形有松散之象,间或有一歇止,止后又来。(一说脉位浮浅,脉的长度不足寸、关、尺三部,即脉形偏短;又一说为脉形短而脉跳有歇止;还有一说指脉形散漫疏松而不紧聚。)

细脉,脉形比微脉稍大,时常能感觉脉搏跳动,只是脉形细小一些。

软脉,脉搏管壁接触时感觉极其柔软,脉位表浅,脉形细小。(一说,重按不能触及脉搏跳动,轻取时能明显感觉脉搏跳动;另一说,软脉脉形细小而柔软无力。软,亦作濡。所谓濡脉,是脉搏形态好像飘浮在水面的丝绸衣服一样,必须轻手才能触到它。)

弱脉,脉搏管壁极其柔软,脉位深沉,脉形细小,重按时感觉指下的脉搏好像要断绝一样。(另一说,重力按压时方可触及,若轻手按之则感觉不到脉搏跳动。)

【按语】微脉:微,细弱、不明显之意。微脉的脉象是极细极软,按之欲绝,若有若无。脉形极细小,脉跳应指极无力,指下按之欲绝,若有若无,模糊不清。关于微脉的脉位是否一定要轻取或重取,不必拘泥。有人认为,微脉见于浮位,可看成是濡脉;微脉见于沉位,则看成弱脉;中取脉形极细极软,应指模糊,才是微脉。这种观点,有利于临床操作。至于微脉是否偏快,尚无定论,要结合具体情况才能判断。医书中形容相兼脉有时提到微的名称,此时不是指脉象细微的概念,而是形容"少许"、

"略微"之意。如脉微数,是指脉略微偏快,不是指数而应指不清的脉象。

涩脉:涩,滞涩、不流利之意。现代常以往来滞涩、如轻刀刮竹者为涩脉,主要形容涩脉的搏动不太流利。但在临床上体会起来却十分困难。实际上《脉经》早已把涩脉的脉象归纳为细(脉形小于正常)、迟(脉来速度较慢)、散(脉形浮虚松散)、止(脉搏跳动有停顿)、短(脉的长度不及寸关尺三部)、浮(脉搏位置表浅)、难(脉搏跳动不流利)等七大特征。古代文献对涩脉的争论较大,众说纷纭。不过综合起来,只是不同意《脉经》中涩脉位置表浅的说法,把浮改为虚(弹指无力),变成细、迟、散、止、短、虚、难七个要素,为诊断涩脉提供了重要参考。《濒湖脉学》说:"参伍不调名曰涩",所谓"参伍不调"有人理解为脉搏上下起伏的跳动(振幅)较小,指下搏动的脉力不均匀,时强时弱;有人则认为脉搏的频率不规则,时快时慢。这两种描述,补充了《脉经》的不足,能较形象地表现涩脉的特征,既便于临床操作,又能充分反应气血运行不畅的病机,均有助于对涩脉的理解和掌握。

细脉:细,窄、小之意,细脉又名小脉。现代认为细脉的脉象是脉细如线,应指明显,与《脉经》的提法大体相似。只不过更明确地指出细脉的宽度如线一般,脉体柔软无力,但应指却脉形较为明显。

软脉:现今没有软脉的名称,已根据《脉经》之意改软脉为濡脉。濡,无力之意。浮而细软为濡脉。脉居浮位,中、沉均不明显,脉形细小,指下无力。有人提出濡脉的主要特征是脉来柔软,脉力逊于平脉,但又强于微脉。认为濡脉对脉位的浮沉,至数的徐缓,脉体的长短、宽窄均无特定要求。这种认识有不妥之处,如果不注意濡脉脉位的深浅划分,一方面对于细、微、濡、弱四种同具柔软无力的脉象来说,鉴别诊断极为不利;另一方面,现代脉图记录,濡脉在切脉压力增大时,脉波急剧下降,亦充分说明濡脉具有脉位表浅的特征。其实《脉经》"极软而浮细","按之无有,举之有余"的论述早已强调了濡脉脉位表浅。

弱脉:弱,不盛,有弱小之意。现代认为弱脉的脉象为沉而细软。即脉形极细,脉力极软,脉位极沉,概括为沉细无力。《脉经》"按之欲绝"之说,与现今伏脉的脉象容易混淆,似有不妥之处,故舍而不取。有人认为弱脉兼迟象,可供参考。

【原文】虚脉,迟大而软,按之不足,隐指豁豁然[1]空。

散脉,大而散。散者,气实血虚,有表无里。

缓脉,去来亦迟,小驶[2]于迟。一曰浮大而软,阴[3]浮与阳同等。

迟脉,呼吸三至,去来极迟。一曰举之不足,按之尽牢。一曰按之尽牢,举之无有。

【注释】[1]豁豁(音霍霍)然:形容脉形空虚,大而无力的样子。[2]驶:快之意。[3]阴:阴性,尺脉在下,部位属阴,故尺为阴脉。以此相对,下面的阳,系指寸脉。

【语译】虚脉,脉搏跳动速度缓慢,脉形宽大,脉搏管壁柔软,重按时感觉脉象搏动不足,指下有空虚、大而无力的感觉。

散脉,脉形宽大而松散无根。散脉在主病方面可主温病卫、气、营、血辨证中的气分证而夹有实邪,营分、血分证而出现虚衰,这是气分实而血分虚。气实正气抗邪于外而病位表浅,血虚不足正虚于内而病位在里,所以浮取有脉而沉取无脉,这就叫做有表无里。

缓脉,脉上升下降的速度均较为迟慢,但比迟脉稍快一些。(一说,缓脉的脉位表浅,轻取即得,脉形宽大,脉管触之柔软,尺部与寸部脉的脉形同等。)

迟脉,一呼一吸脉跳动三次,脉搏上升回落的速度极为迟缓。(一说,轻按之感到脉搏无力,重按之感到脉搏深沉坚实有力。又一说,重按之感到脉搏深沉坚实有力,轻按之感觉不到脉搏跳动。)

【按语】虚脉:虚,无力之意。现代认为虚脉的脉象是举之无力,重按空虚,应指松软,为无力脉的总称,故又称之为纲脉。主要特征为浮、中、沉三部按之无力。《脉经》提出虚脉具有迟、大、软、空四大要素,后世有许多医家亦认为虚脉脉形松软宽大,属大脉类。但是,严格而论,虚脉重点表现应为脉势不足,三部脉跳应指力量较差,而大、迟等要素本非虚脉所固有,大多属于相兼之脉。

散脉:散,有松散之意。现代认为散脉浮大无根,至数不齐,脉力不均。具有两大特点:一是轻取即得,脉位表浅,脉形宽大,按之涣散;中取乏力,渺然无踪;重按脉形消失。二是至数不齐,节律紊乱,时快时慢;指下感到脉力不均,时强时弱,跳动无力,称为无根之脉。《脉经》未论及脉搏节律和脉力的变化,后世的补充丰富了对散脉形态的认识。

缓脉:缓,有和缓、怠缓之意。现代认为缓脉有正常和病脉之分。正常缓脉脉象和缓,一息脉跳四次,应指有一定力量,脉率不快不慢,脉位不浮不沉,脉形不大不小,脉搏节律均匀,所谓从容和缓,称为平脉。病理性缓脉为脉来怠缓,松懈无力。但有两种观点,一是根据《脉经》"小驶于迟"的观点,强调以脉率的快慢作为判断标准,提出缓脉的脉率比正常脉(72次/分)稍慢,一息脉跳不足四次,但又比迟脉(60次/分以下)稍快,大约相当于60~70次/分;二是以《脉经》"去来亦迟"的观点,认为当从脉势上论缓脉,不重在至数,而重在脉搏上升和下降的速度迟慢。近代从脉图上观察,缓脉脉跳节律一般正常,但脉来搏指后回落速度较为缓慢(脉图降支坡度平缓),证明缓脉的脉势确实存在怠慢的特征。有人从脉体大小区分,认为缓脉形体宽大而纵缓,把缓脉划归大脉类,亦可供参考。

迟脉:迟,缓慢之意。迟脉多以脉搏至数划分,常以一息不足四次者为迟脉,或言脉搏每分60次以下者为迟脉。这与《脉经》"呼吸三至"的观点基本相同。《金匮·胸痹篇》有"寸口脉沉而迟,关上小紧数"之说,若以至数划分迟数,寸与关脉本是一脉贯通,怎么会有寸脉慢而关脉快的现象呢?所以,有人又根据《脉经》"去来极迟"之论,认为迟脉不能只看至数,还得从脉跳去来的趋势上判断。脉跳升降迟慢者,不论脉跳快慢,均可叫迟脉。这样就可解释同一部脉,脉率相同,而脉势有别。当然,此种解释亦存在不少矛盾,一是寸关脉相隔如此之近,脉势上能否存在这样大的反差,使人费解,二是脉势来去迟慢,与涩脉、缓脉难于鉴别。尽管如此,总比单纯从脉搏至数解释较妥,说明应当把两种观点结合起来,才能全面理解迟脉。至于《脉经》中有关迟脉具有重按坚实有力的说法,显得过分拘泥,迟脉重在脉跳的快慢,而不讲究脉位的深浅和有力无力。

【原文】结脉,往来缓,时一止复来。按之来缓,时一止者,名结阳;初来动止,更来小数,不能自还,举之则动,名结阴。

代脉,来数中止[1],不能自还,因而复动。脉结者生,代者死。

动脉,见于关上,无头尾,大如豆,厥厥然[2]动摇。《伤寒论》云:阴阳相搏名曰动。阳动则汗出,阴动则发热,形冷恶寒。数脉见于关上,上下无头尾,如豆大,厥厥动摇者,名曰动。

【注释】[1]来数(音树)中止:此指脉搏上升下落跳动一定次数后出现停止的现象。数,指次数。[2]厥厥然:形容脉形短缩跳动的样子。

【语译】结脉，脉搏上升下落速度较为缓慢，时而有一停歇，然后又再跳动。（一说，重按脉搏跳动速度较为迟缓，时而停跳一次，叫做"结阳"；如果脉搏停歇之后，再次出现的脉搏跳动的脉率稍有增快，不能自行恢复到原先的脉率，轻取之则脉搏跳动明显，这叫做"结阴"。）

代脉，脉搏上升下落跳动一定次数后出现停止，止后时间较长，不能自行补偿停止跳动后的损失，接着才是另一次跳动。出现结脉的病情轻，预后较好，可以好转；出现代脉的病情重，预后差，可致死亡。

动脉，脉跳只见于关部，寸部与尺部无脉，显得无头无尾，脉形的大小好似豆粒，短短地跳动摇摆。（《伤寒论》说：人体生理功能失调，引起阳气与阴气互相搏击，脉气不能贯通三部，而出现动脉。动脉见于寸部可见出汗的症状，见于尺部则见发热的症状，身体发冷恶寒。如果关部出现数脉，寸、尺部无脉搏跳动，脉体短小，无头无尾，脉的形状如豆粒大小，短短地跳动摇摆，这也是动脉。）

【按语】结脉：结，有凝结、凝积、邪结之意。现代认为结脉脉来缓而一止，止无定数。其特点是脉率迟慢，出现不规则间歇。间歇时间不等，相对代脉停止时间较短，再来搏动时脉率加快，即《脉经》中所提到的"更来小数"，且较正常脉力增强。包括迟缓、停顿、不规则三大要素。《脉经》中关于轻取时脉来一停为"结阴"，重取时脉来一停为"结阳"，以浮沉辨结脉的阴阳，有一定临床参考价值。现代认为结脉经过短暂停止跳动后，立即又加快脉搏搏动，是能够补偿其损失的，因此，《脉经》中"不能自还"的提法值得商榷。

代脉：代，更代、更换之意。现代认为代脉的脉象是脉来一止，止有定数。但在学术界有两种观点，一是"止有定数"论代脉，即不管脉率快慢，只要跳动中有停止，止有定数，为有规律的间歇,间歇时间较长,不能自行补偿,停止后较久再跳,脉再来跳动无力,即为代脉。其中,有规则间歇,可为二联律(一跳一止,或一强一弱),或三联律(二跳一止,或二强一弱)。亦有人认为,代脉是脉来缓慢,止有定数。但这种认识限制过多,应以不分快慢较妥。二是以"更换"论代脉,认为不应以"止有定数"来界定代脉,而是脉无定候,更变不常,脉来歇止后,出现乍疏乍数、乍强乍弱、时大时小、交替更换的脉象。如张景岳说:"凡见忽大忽小,乍迟乍数,倏而变更不常者,均为之代。"第一种说法已被公认,第二种说法亦有一定道理,可供临床参考。

动脉:动,跳动、动摇之意。现代认为动脉的脉象是脉形如豆,滑数有力,具有短、滑、数、实四种特征。即脉形短小如豆,脉率增快,脉跳往来流利,脉搏弹指有力。有人把动脉脉形描述为,中间凸起,两头下陷。寸、关、尺三部均可见到动脉,寸动则关、尺不足,尺动则关、寸不足,关动则中间突起,两头陷下。故有人说,动脉独见于关。至于《脉经》中"厥厥动摇",有人解释为"短短地摇摆",有人指脉来"一踯一踯地跳动",以后者说法较妥。有人认为,动脉乃滑脉与数脉的相兼脉,重按时感觉脉来跳动高大,此种说法可供参考。

【原文】浮与芤相类。与洪相类。弦与紧相类。滑与数相类。革与实相类。《千金翼》云:牢与实相类。沉与伏相类。微与涩相类。软与弱相类。缓与迟相类。软与迟相类。

【语译】浮脉与芤脉的脉象形状相似(与洪脉亦相似)。弦脉与紧脉的脉象形状相似。滑脉与数脉的脉象形状相似。革脉与实脉的脉象形状相似(《千金翼方》说:牢脉与实脉的脉象形状相似)。沉脉与伏脉的脉象形状相似。微脉与涩脉的脉象形状相似。软脉与弱脉的脉象形状相似。缓脉与迟脉的脉象形状相似(软脉与迟脉的脉象形状相似)。

【按语】浮脉与芤脉、洪脉均脉位表浅,轻取即得,属于浮脉类,故为相似脉。浮脉脉形大小属中等,轻取脉象最明显,中取、沉取按之力量稍减而不空;芤、洪脉脉形皆大,但芤脉浮大中空,洪脉浮大有力,来盛去衰,二者又有区别。

弦脉与紧脉,脉管壁均较为紧张,脉形十分相似。弦脉管壁紧张度稍低,如按琴弦;紧脉紧张度较高,如按绷紧转动之绳索,弹指力量比弦脉强,二者以此为别。

滑脉与数脉,脉率均比正常脉偏快,同属数脉类,故为相似脉。数脉重点在脉率偏快,滑脉则不在于脉搏跳动的快慢,而是以脉跳往来流利为特征,如珠走盘,与数脉又有所不同。

《脉经》中论述的革脉,实际是牢脉,《千金翼方》直接改革为牢,牢脉与实脉同具大而有力的特征,故为相似脉。牢脉脉位较深,兼有弦、长的特点,实脉则是浮、中、沉三部皆有力,不拘泥于脉位深沉,与牢脉自有不同之处。

沉脉与伏脉,脉位均深,重按始得,同属沉脉类,故为相似脉。伏脉按至筋骨始得,比沉脉位置更深,脉力更弱,脉形更不清楚,故不相同。

微脉与涩脉,在脉形方面均极为细小,有相似之处。不过微脉的形态若有若无,按之欲绝;涩脉则以往来艰涩不畅为特征,二者自然不同。

《脉经》中的软脉,实为濡脉,与弱脉同为细小无力的脉象,故属相似脉。但软脉的脉位表浅,轻取即得;弱脉的脉位较深,重按始得,在脉位上有较大区别。

缓脉与迟脉,二者脉率缓慢,故为相似脉。迟脉一息不足三次,缓脉比迟脉稍快,比正常脉慢,一息三至四次之间,脉率快慢上有一定区别。

平脉[1] 早晏[2] 法第二

【提要】提出诊脉的最佳时间，不仅充分论述其理论根据，而且强调脉诊应当四诊合参，才能判断病情的轻重及预后。

【原文】黄帝问曰：夫诊脉常以平旦[3]，何也？岐伯对曰：平旦者，阴气未动，阳气未散[4]，饮食未进，经脉未盛，络脉调均，《内经》作调匀。气血未乱，故乃可诊，过此非也。《千金》同。《素问》《太素》云：有过之脉。切脉动静而视精明[5]，察五色，观五脏有余不足，六腑强弱，形之盛衰。以此参伍[6]，决死生之分。

【注释】[1]平脉：指切脉诊断病情。[2]晏：晚。[3]平旦：指早晨。[4]阴气未动，阳气未散：阴气尚未扰动，阳气还未宣散。[5]精明：此指两目之精神目光。[6]参伍：相互参考。

【语译】黄帝问道：诊脉的时间宜在早晨日出之前，这是为什么？岐伯回答说：早晨的时候，人还处在休息状态，阴气未受到活动的干扰，保存于体内的阳气还未向外发散，未进饮食，运行于经脉之中的气尚未充盛，循行于细小络脉之中的气还处于协调平衡的状态，气血运行流畅不乱，所以可以进行诊脉，过了这段时间，就不适宜了(《千金》同。《素问》《太素》说：可以诊察有病的脉象)。在切脉观察脉搏动静变化的同时，还要观察病人两目的精神目光和面部颜色、光泽等变化，相互参合，以此来了解人体五脏的虚实，六腑的强弱，形体的盛衰。通过相互对比分析，就可推测病情的轻重及预后的好坏。

【按语】《脉经》把诊脉的最佳时间选择在清晨，是因为此时人还处于安静的状态，未受到外界各种因素的干扰，气血运行通畅协调，切脉时最能诊察病脉的变化。但不能机械地理解而排除其他时间诊脉的可能性，主要强调必须保持一个相对安静的环境，否则很难满足临床的需要。实际上，无论在上午、下午或晚上任何一个时间，诊脉前只要适当休息一段时间，安静下来后，皆可进行诊脉。此外，应当注意，切脉仅是诊察病情的方法之一，还应与望诊等其他诊病方法相互结合，才能全面收集病情，为判断疾病的轻重缓急、预后吉凶提供可靠依据。

分别三关境界脉候所主第三

【提要】论述寸口诊脉的具体部位，寸、关、尺三部的位置划分。并从阴阳互根的道理出发，指出寸口脉有三阴三阳不同的脉象，还明确阐述寸、关、尺脉在诊病中分别所主病证的范围，为现代寸口诊脉方法的确立奠定了坚实的基础。

【原文】从鱼际[1]至高骨[2]，其骨自高。却行一寸，其中名曰寸口。从寸至尺，名曰尺泽[3]，故曰尺寸。寸后尺前名曰关。阳出阴入，以关为界。阳出三分，阴入三分，故曰三阴三阳。阳生于尺动于寸，阴生于寸动于尺。寸主射[4]上焦，出[5]头及皮毛竟[6]手；关主射中焦，腹及腰；尺主射下焦，少腹至足。

【注释】[1]鱼际:手掌拇指后内侧隆起的肌肉称为鱼,鱼的外侧边缘称为鱼际。[2]高骨:手腕后桡侧高起的桡骨茎突。[3]尺泽:指寸口脉中的尺脉部位。[4]射:测度,引申为诊察。[5]出:推。此为进而推及的意思。[6]竟:终止的意思。

【语译】从拇指后鱼际到手腕后拇指侧(桡侧)的高骨,即腕后较高的骨节标志—桡骨茎突,往后倒退一寸,其中这一区间的部位称为寸口;从寸口脉中的寸脉到后半部的尺脉,称为尺泽,所以这一部位叫做尺寸。寸脉之后、尺脉之前,称为关部。阳脉之气主出,阴脉之气主入,都是以关部为界限。阳脉之气出于寸口可分为三阳之气,阴脉之气入于寸口亦可分为三阴之气,因而表现出三阴三阳不同的脉象,所以叫做三阴三阳。阳脉之气生于尺部而搏动于寸部,阴脉之气生于寸部而搏动于尺部。寸脉主要诊察上焦的病变,进而推及可观察头部、皮毛,一直到手的病变为止;关脉主要诊察中焦,包括腹部及腰部的病变;尺脉主要诊察下焦,包括少腹到足部的病变。

【按语】现代寸口诊脉法中三关部位的划分,以腕后桡骨茎突稍微内方的部位定关,关前为寸部,关后为尺部,就是根据《脉经》而来。寸脉在上为阳,尺脉在下为阴,阳主出而分三阳,阴主入而分三阴,阳脉根于下,阴脉根于上,反映了寸口脉阴阳的划分和互根的关系。寸脉诊上焦,关脉诊中焦,尺脉诊下焦,对寸口脉诊病的范围作了原则性的规定,这与《内经》上部脉诊人体上部,下部脉诊人体下部病变的精神基本一致,为五脏六腑的寸、关、尺定位提供了重要依据。

辨尺寸阴阳荣卫度数第四

【提要】讨论切脉独取寸口的原理,寸口诊脉法中尺与寸的名称和阴阳、位置的划分,以及太过、不及、覆脉、溢脉的脉象表现及诊断意义。

【原文】夫十二经皆有动脉[1],独取寸口,以决五脏六腑死生吉凶之候者,何谓也? 然:寸口者,脉之大会[2],手太阴之动脉也。人一呼脉行三寸,一吸脉行三寸,呼吸定息[3],脉行六寸。人一日一夜,凡一万三千五百息,脉行五十度[4],周于身。漏水下百刻[5],荣卫行阳二十五度,行阴亦二十五度,为一周,晬[6]时也。故五十度而复会于手太阴。太阴者,寸口也,即五脏六腑之所终始,故法取于寸口。

【注释】[1]动脉:经脉循行部位脉搏跳动应手之处。[2]大会:经脉之气总会合、总会聚的意思。[3]定息:一呼一吸为一息,用呼吸的时间,定脉跳的次数,谓之定息。[4]脉行五十度:度,次数,此指脉气环行全身的周次。[5]漏水下百刻:古代以铜壶盛水滴漏计时,壶中有铜人抱漏箭,上刻度数作为计时标准,漏水下百刻,为一昼夜的时间。[6]晬:一周时,此为一昼夜。

【语译】十二经脉中每条经脉上各自都有跳动搏指的动脉,单独切按寸口脉,为什么可以判断五脏六腑疾病的轻重缓急及预后吉凶呢? 答:寸口脉,是十二经脉经气的总会,手太阴肺经经脉搏动应指的地方。正常人一呼气脉搏跳动 2 次，脉气运行三寸，一吸气脉搏跳动 2 次，脉气运行三寸，一次呼吸结束，脉气共运行六寸。人在一日一夜中呼吸一万三千五百次，脉气环行人身共五十周，环绕全身。用铜壶盛水，水漏下一百个刻度为一昼夜，其间营卫之气白天环行身体的阳部二十五周，黑夜环行身体的阴部二十五周，合起来就称为一周，即一昼夜。所以脉气从手太阴肺经开始，环行人身五十周以后，又重新会合于此。手太阴肺经的脉气，反映在寸口脉上，这里是五脏六腑气血环行起止的地方，所以诊脉可以采取独取寸口的方法。

【按语】据《灵枢·五十营》载，人体经脉共长十六丈二尺，脉搏跳动一息运行六寸，循行人身一周呼吸二百七十息。脉气一昼夜环行人身五十周次，故总计为一万三千五百息。诊脉独取寸口，是因寸口为手太阴肺经经脉上搏动应指的动脉，此处为十二经脉经气环周运行起止会聚的地方，称为脉之大会，同时又是五脏六腑气血运行的通路。五脏六腑功能的强弱和气血的盛衰，可以影响脉气运行，从而将其病变信息反映于寸口。因此，只要切按寸口脉搏就可诊断全身的病变。

【原文】脉有尺寸，何谓也？然：尺寸者，脉之大会要也。从关至尺是尺内，阴之所治[1]也；从关至鱼际是寸口内，阳之所治也。故分寸为尺，分尺为寸。故阴得尺内一寸，阳得寸内九分，尺寸终始一寸九分，故曰尺寸也。

【注释】[1]治：治理、管理。

【语译】诊脉部位有尺、寸二脉,怎样划分呢？答:尺脉和寸脉,是十二经脉脉气会合的地方。从关部后到肘部尺泽是尺脉的范围,属于阴气所管理;从关部前到鱼际是寸脉的范围,属于阳气所管理。所以,分去关部以上的一寸,余下的就是尺部;分去关部以下的一尺,余下的就是寸部。然而实际应用中尺脉只取尺内的一寸,寸脉只取寸内的九分,尺和寸起止共长一寸九分,所以叫做尺寸。

【按语】寸口脉是以中指同身寸作为度量单位,从鱼际后的腕关节横纹到肘关节横纹的尺泽穴共长一尺一寸,通过分寸为尺,分尺为寸,寸口脉的实际长度,寸脉为九分,关、尺脉为一寸,共计长度为一寸九分。

【原文】脉有太过,有不及[1],有阴阳相乘[2],有覆有溢[3],有关有格[4],何谓也？然:关之前者,阳之动也,脉当见九分而浮。过者法曰太过,减者法曰不及。遂[5]上鱼为溢,为外关内格,此阴乘之脉也。关之后者,阴之动也,脉当见一寸而沉。过者法曰太过,减者法曰不及。遂入尺为覆,为内关外格,此阳乘之脉也,故曰覆溢。是真脏之脉[6]也,人不病自死。

【注释】[1]太过、不及:脉搏超过正常位置的长度叫太过,不满正常位置的长度叫不及。[2]阴阳相乘:乘有乘袭侵犯的意思,"阳"指寸脉,"阴"指尺脉。指寸口脉搏长度发生异常变化。[3]有覆有溢:脉动长度向下超过尺部,有如自上往下倾覆,故称为"覆";脉动长度向上超过鱼际,有如从下向上满溢,故称为"溢"。[4]有关有格:此指阴阳之气互相格拒,闭阻不通。[5]遂:往、进、达之意。形容过盛之脉直前无阻的状态。[6]真脏之脉:脉无胃气,毫无从容和缓的感觉。

【语译】脉象有太过和不及,有阴阳之脉相互乘袭,有下覆上溢,有关有格,是什么意思呢?答:关部脉的前面为寸脉,是阳脉搏动的地方,脉象长度应当为九分,脉象的部位表浅而现浮象。超过九分的长度,称为太过的脉象;不满九分的长度,称为不及的脉象。脉的长度超过本来的部位,向上达到鱼际,有如从下向上满溢的意思,故称为溢脉。这是阳气被闭郁于体外,阴气被格拒于体内,形成亢盛的阴气由下向上乘袭阳位的脉象。关部脉的后面为尺脉,是阴脉搏动的地方,脉的长度大约有一寸,脉位较深沉。脉位超过一寸的长度,叫做太过的脉象;不足一寸的长度,叫做不及的脉象。脉的长度向下深入达尺部,好像由上往下倾覆的样子,称为覆脉。这是阳气被关闭于体内,阴气被格拒于体外,形成阳气亢盛向下乘袭阴位的脉象,所以称之为覆脉和溢脉。覆脉和溢脉都属于无胃气、无神气、无根的真脏脉。见到这些脉象的人,外表虽未见明显的病象,但往往容易死亡。

【按语】寸口诊脉法中寸口部位的长度共一寸九分。关脉以前的寸脉长九分,关脉以后的尺脉长一寸。超过、不足寸脉或尺脉的长度,称为太过或不及的脉象,说明阳气或阴气有过胜或不足的表现。如果寸脉的长度不仅超过本位,而且向上到达鱼际,称为溢脉,是阳气亢盛闭郁于外,阴气被拒格于内的脉象。同样,尺脉的长度向下超过本位,叫做覆脉,是阳气亢盛于内,阴气被拒格于外的脉象。两种脉象均是缺乏胃、神、根的真脏脉,提示该病预后较差,容易死亡。

平脉视人大小长短男女逆顺法第五

【提要】论述脉诊应与形体、性情相结合以判断病情的顺逆，同时指出正常脉象可随性别、年龄的不同而发生生理性的变异。

【原文】凡诊脉当视其人大小、长短及性气缓急。脉之迟速、大小、长短，皆如其人形性者则吉，反之者则为逆也。脉三部大都欲等，只如小人、细人、妇人脉小软。小儿四、五岁，脉呼吸八至、细数者吉。《千金翼》云：人大而脉细，人细而脉大，人乐而脉实，人苦而脉虚，性急而脉缓，性缓而脉躁，人壮而脉细，人羸而脉大，此皆为逆，逆则难治。反此为顺，顺则易治。凡妇人脉常欲濡弱于丈夫。小儿四、五岁者，脉自驶疾，呼吸八至也。男左大为顺，女右大为顺。肥人脉沉，瘦人脉浮。

【语译】凡是诊脉的时候应当结合看病人形体的胖瘦、高矮，性情的和缓或急躁，再参合脉象速度的快慢、脉形的大小、脉搏的长短，只要与病人的形体、性情相适应，均是顺证，若脉与形体相反，则为逆象。脉的寸、关、尺三部，形象要大略相等。只是像个子矮小、形体瘦弱的人及妇女，脉形才细小而柔软。四五岁的小儿，一呼一吸脉跳八次，脉象细数，仍属正常生理现象。(《千金翼方》说：身材高大的人而脉形细小，身材瘦小的人而脉形宽大，性格快乐的人而脉跳有力，心情痛苦的人而脉跳乏力，性情急躁的人而脉跳和缓，性情和缓的人而脉跳躁急，身体壮实的人而脉形细小，身体虚弱的人而脉形宽大，这些都是反常现象，提示预后不良，难以治疗。反之则为正常现象，预后良好，易于治愈。一般妇女的脉象常比男子软弱，四五岁儿童脉搏跳动较快，一呼一吸搏动八次，这属正常生理现象。男子左脉大于右脉，女子右脉大于左脉，均为正常现象。肥胖之人脉象多沉，瘦削之人脉象多浮。）

【按语】形体的强弱、胖瘦、高矮及性情的缓急反映了人的体质特点，有其相应的脉象特征，故诊脉时应注意二者相互结合。若脉象主病与形体、性格的特征相应，脉症相合，病情预后较好；二者相反，预后较差。人体正常的脉象应当是寸、关、尺三部的大小形态相同，但随性别、年龄的不同可以发生一定变异。如男子生理上气旺，气从左升而主左；女子生理上血盛，血从右降而主右，故男人比妇女脉较强，男子脉左侧较大，妇女脉右侧较大。婴幼儿脉搏较快，一息七八次，四五岁一息五六次为正常生理现象。胖人皮下脂肪较厚，脉位较深而多沉；瘦人皮下脂肪较少，脉位较浅而多浮。

持脉轻重法第六

【提要】论述以小豆的重量作为切脉指力轻重的判断标准，分为五种不同的指力，由浅入深，由轻到重地诊察五脏之脉。

【原文】脉有轻重，何谓也？然：初持脉如三菽[1]之重，与皮毛相得者，肺部也。菽者，小豆。言脉轻如三小豆之重。吕氏作大豆。皮毛之间者，肺气所行，故言肺部也。如六菽之重，与血脉相得者，心部也。心主血脉，次于肺，如六豆之重。如九菽之重，与肌肉相得者，脾部也。脾在中央，主肌肉，故次心，如九豆之重。如十二菽之重，与筋平者，肝部也。肝主筋，又在脾下，故次之。按之至骨，举之来疾[2]者，肾部也。肾主骨，其脉沉至骨。故曰轻重也。

【注释】[1]菽：吕氏指大豆。[2]举之来疾："举之"，是切脉时由沉到浮，指法为上举轻按。"来疾"，是脉来急数。

【语译】诊脉指力有轻重不同，应如何理解呢？答：开始切脉的时候所用指力大约相当于三粒大豆的重量，轻按到皮毛即可感觉到脉搏跳动，为肺部的脉象（菽是小豆，比喻脉的搏动力量轻如三粒小豆的重量；另外，吕氏认为不是小豆而是大豆。皮毛是肺气运行所到之处，所以说轻取可诊察肺脏的病证）。指力大约相当于六粒大豆重量，按至血脉才可以感觉脉搏的跳动，为心部的脉象（心主血脉，部位低于肺脏。应以六粒大豆重量的指力诊察心脏的病证）。指力大约相当于九粒大豆的重量，按至肌肉才能感觉脉搏的跳动，为脾部的脉象（脾在中央，主肌肉，位置低于心，应以九粒大豆重量的指力诊察脾脏的病证）。指力大约相当于十二粒大豆的重量，按至与筋相平之处才能感觉脉搏的跳动，为肝部的脉象（肝主筋，部位又在脾之下，故指力较候脾重）。重按至骨，手指向上抬举轻按时脉来急速，为肾的脉象（肾主骨，所以其脉深沉至骨才能触到）。所以说切脉的指法有轻重之分。

【按语】《脉经》提出切脉指力的大小有五种，并以大豆的重量作为计量单位。三粒大豆重量的指力以候肺脏，六粒大豆重量的指力以候心脏，九粒大豆重量的指力以候脾脏，十二粒大豆重量的指力以候肝脏，按至骨的指力以候肾脏。现代切脉的指力已简化为轻、中、重三种。心、肺同属上焦,指力大体相当,均为轻按至皮毛;肝肾属下焦,部位最深,指力要重按至筋骨;脾属中焦,指力不轻不重,介于二者之间。称为举、按、寻,或浮、中、沉三种手法。

两手六脉所主五藏六府阴阳逆顺第七

【提要】主要论述寸口诊脉法中寸、关、尺三部五脏的部位划分,并从脏腑经络阴阳表里相合的关系,提出六腑的诊脉部位。

【原文】《脉法赞》云:肝心出左,脾肺出右,肾与命门,俱出尺部。魂魄谷神,皆见寸口。左主司官[1],右主司府。左大顺男,右大顺女。关前一分,人命之主。左为人迎,右为气口。神门决断[2],两在关后。人无二脉,病死不愈。诸经损减,各随其部。察按阴阳,谁与先后。《千金》云:三阴三阳,谁先谁后。阴病治官,阳病治府。奇邪所舍[3],如何捕取。审而知者,针入病愈。

【注释】[1]司官:指诊察五脏。[2]神门:此处言两尺脉以候肾脏。[3]奇邪:指病邪。

【语译】古老的医籍《脉法赞》说:肝和心脏的脉象反映在左手的关部和寸部,脾和肺脏的脉象反映在右手的关部和寸部,肾与命门的脉象分别反映在两手的尺部。肝藏魂,肺藏魄,脾主谷气,心藏神,脏腑所主的魂魄、谷气、神气的变化信息,都可反映于寸口的脉象上。左手的脉主管脏的病变,右手的脉主管腑的病变。男子左手脉稍大为顺,女子右手脉稍大为顺。关部前一分之处,左寸诊察心脏,右寸诊察肺脏,心主血,肺主气,为人生命的主宰。故左寸脉称为人迎,右寸脉称为气口。肾脏、命门在生命活动中有决定的意义,诊脉的部位在两关之后的尺部。人如果没有两手尺脉,表明病情危重难愈,容易死亡。各经脉如果因病变的影响,功能受到损伤而减退,就会在寸口脉相应的部位上表现出病变信息。通过审察、切按来分辨脉象的阴阳,可测知疾病的先后(《千金》亦说:分辨脉的三阴三阳,可测知病变的先后)。如果是阴经的病变,应当治脏;阳经的病变,应当治腑。对病邪居留潜藏的地方,应考虑如何通过切脉去诊察清楚。通过审察,详明病情,治疗时就可以收到针到病除的效果。

【按语】本条提出左手寸脉候心,关脉候肝,尺脉候肾,右手寸脉候肺,关脉候脾,尺脉候命门的寸口诊脉的脏腑部位划分法,为后世两手寸、关、尺的脏腑定位奠定了基础。左手心、肝、肾,右手肺、脾、命,是当今流传最广,运用最多的诊脉脏腑分位法。

本条还提出左寸人迎、右寸气口、两尺神门的诊脉方法,以及男子脉象左手大于右手,女子脉象右手大于左手的论述。尽管这些认识如今已经不太被人重视,还是有一定的临床意义,有待进行深入研究。

【原文】心部在左手关前寸口是也,即手少阴经也。与手太阳为表里,以小肠合为府,合于上焦,名曰神庭,在龟—作鸠尾下五分。

肝部在左手关上是也,足厥阴经也。与足少阳为表里,以胆合为府,合于中焦,名曰胞门,—作少阳。在太仓左右三寸。

肾部在左手关后尺中是也，足少阴经也。与足太阳为表里，以膀胱合为府，合于下焦，在关元左。

肺部在右手关前寸口是也，手太阴经也。与手阳明为表里，以大肠合为府，合于上焦，名呼吸之府，在云门。

脾部在右手关上是也，足太阴经也。与足阳明为表里，以胃合为府，合于中焦，脾胃之间，名曰章门，在季胁前一寸半。

肾部在右手关后尺中是也，足少阴经也。与足太阳为表里，以膀胱合为府，合于下焦，在关元右。左属肾，右为子户，名曰三焦。

【语译】心脏的诊脉部位在左手关前的寸脉，属手少阴经，与手太阳经互为表里，心脏与小肠相配合而以小肠为腑，两经相合于上焦，相合的部位名叫神庭，位置在龟尾穴下五分之处。

肝脏的诊脉部位在左手关脉，属足厥阴经，与足少阳经互为表里，肝脏与胆相配合而以胆为腑，两经相合于中焦，相合之处名叫胞门（一叫少阳），部位在太仓穴左右旁开三寸之处。

肾脏的诊脉部位在左手关后的尺脉，属足少阴经，与足太阳经互为表里，肾脏与膀胱相配合而以膀胱为腑，两经相合于下焦，其部位在关元穴左侧。

肺脏的诊脉部位在右手关前的寸脉，属手太阴经，与手阳明经互为表里，肺脏与大肠相配合而以大肠为腑，两经相合于上焦，相合之部称为呼吸之府，在云门穴处。

脾脏的诊脉部位在右手关脉，属足太阴经，与足阳明经互为表里，脾脏与胃相配合而以胃为腑，两经相合于中焦脾胃之间名叫章门穴的部位，在季胁前一寸半之处。

　　肾脏的诊脉部位在右手关后的尺脉,属足少阴经,与足太阳经互为表里,与膀胱相配合而以膀胱为腑,两经相合于下焦的部位,在关元穴的右侧。左尺部位属肾,右尺为命门,在女子为子户,子户别名三焦。

　　【按语】《脉经》根据十二经脉阴阳表里相合的理论划分左右两手寸、关、尺五脏六腑的部位,从而得出左手寸部候心、小肠,关部候肝、胆,尺部候肾、膀胱;右手寸部候肺、大肠,关部候脾、胃,尺部候肾、膀胱的结论。其中左关肝胆、右关脾胃的论述后世少有争议,但后世对左寸心与小肠、右寸肺与大肠、两尺肾与膀胱的提法颇有争议。根据《内经》"上竟上,下竟下"的原则,寸脉应主要诊断胸以上的脏腑。因此,左寸部应候心与膻中,右寸部应候肺与胸中;尺部应候腰以下的脏腑,故两尺部应候肾与小腹。

　　此外,本段经文,颇多费解之处,特别是有关"神庭"和"胞门"的部位与现代提法差异较大。原文是否有脱简或错误,为保存原貌,未作修改变动,有待今后考证。

辨藏府病脉阴阳大法第八

　　【提要】从脉象的迟、数上辨别疾病在脏在腑,属阴属阳,为寒为热,同时论述肺、肾、肝、心四脏的正常脉象。

　　【原文】脉何以知藏府之病也?然:数者府也,迟者藏也。数即有热,迟即生寒。诸阳为热,诸阴为寒。故别知藏府之病也。府者阳,故其脉数;藏者阴,故其脉迟。阳行迟,病则数;阴行疾,病则迟。

脉来浮大者,此为肺脉也;脉来沉滑如石,肾脉也;脉来如弓弦者,肝脉也;脉来疾去迟,心脉也。脉来当见而不见,为病。病有深浅,但当知如何受邪。

【语译】脉诊应当如何了解脏腑的疾病呢? 答:数脉主腑病,迟脉主脏病。脉数表示有热,脉迟表示有寒。出现数脉之类的阳脉是热证,出现迟脉之类的阴脉则是寒证,由此可辨别诊断脏腑的病证。腑的属性为阳,所以见数脉;脏的属性为阴,所以见迟脉(阳气的运行宜迟缓,变快出现数脉则为病;阴气的运行宜略快,变慢出现迟脉则为病)。

脉象浮大,这是肺脉;脉象沉滑如石,是肾脉;脉象形似弓弦,是肝脉;脉上升时较急促,下落时较慢,是心脉。每个脏腑均有相应的正常脉象,如肝脏本应脉略弦而没有见到,则为发生病变。病有深重轻浅的不同,但是应当通过脉象知道是感受何种病邪而发病。

【按语】以迟脉数脉为纲,讨论属脏属腑,属阴属阳,属寒属热,是脉象在诊断疾病病类、部位、性质等方面的具体运用,对临床辨证有重要的指导意义。提出肺脉浮大、肾脉沉滑、肝脉弦、心脉来疾去迟为正常生理脉象,为诊断五脏病奠定了基础。

应当注意,以迟数脉辨脏腑、寒热、阴阳只是一种大法,不能机械理解。临床上有迟脉主热、数脉主寒、腑病脉迟、脏病脉数的特殊现象,应当四诊合参,灵活运用,不可刻舟求剑。

辨脉阴阳大法第九

【提要】论述以浮沉作为辨别脉象阴阳的大法。论述了五脏的常脉和病脉、脉证相符和脉证不符的多种现象，并阐述两种及三种脉象同时并见的情况与吉凶顺逆。

【原文】脉有阴阳之法，何谓也？然：呼出心与肺，吸入肾与肝，呼吸之间，脾受谷味也，其脉在中。浮者阳也，沉者阴也，故曰阴阳。

【语译】通过脉象有辨别阴阳的方法，是怎样的呢？答，心与肺脏主人的呼气，脉位居上；肾与肝脏主人的吸气，脉位居下；呼气与吸气之间，脾接受水谷饮食五味之气，脉位居中。在上者脉浮属阳，在下者脉沉属阴，所以说脉象有阴阳之分。

【按语】呼气自内而出，由下达上，由心肺所主。心肺居上焦，其病脉位表浅，在外为阳；吸气自外而入，由上达下，由肝肾所主。肝肾居下焦，其病脉位较深，在内为阴；脾胃主水谷之气，脉位居中。以脉位的浮沉辨别脉象的阴阳，可作为诊病的重要提纲。

【原文】心肺俱浮，何以别之？然：浮而大散者心也，浮而短涩者肺也。肾肝俱沉，何以别之？然：牢而长者肝也；按之软，举指来实者肾也。脾者中州，故其脉在中。《千金翼》云：迟缓而长者脾也。是阴阳之脉也。

【语译】心肺之脉俱于浮位,应当如何分辨呢? 答:脉位表浅,脉形偏大而散漫的是心脉;脉位表浅,脉来偏短而略不流畅的是肺脉。肾与肝的脉象均在沉位,又应当如何区别呢? 答:脉坚实有力而弦长的是肝脉;用手向下重按时脉管较软,而手指向上抬举时脉较充实的是肾脉。脾居中焦,脉位在轻取和重取之间。(《千金翼》说:脉来迟慢而长的是脾脉。以上均是辨别脉象阴阳的方法。)

【按语】本节提出心肺脉俱浮、肝肾脉俱沉的鉴别方法。认为心脉浮大而散,肺脉浮短而涩,肝脉沉牢而长,肾脉沉而有力,脾脉迟缓而长,是两手寸、关、尺五脏正常脉象的特点。

【原文】脉有阳盛阴虚,阴盛阳虚,何谓也? 然:浮之损[1]小,沉之实大,故曰阴盛阳虚;沉之损小,浮之实大,故曰阳盛阴虚。是阴阳虚实之意也。阳脉见寸口,浮而实大。今轻手浮之,更损减而小,故言阳虚;重手按之,反更实大而沉,故言阴实。

【注释】[1]损:此指脉力减弱。

【语译】脉象有阳盛阴虚、阴盛阳虚,应怎样分辨呢? 答:轻取按脉时弹指力量减弱而脉形细小,沉取重按时搏指充实有力而粗大,是阴盛阳虚;重按时脉弹指力量减弱而脉形细小,轻按时脉搏指充实有力而粗大,是阳盛阴虚。这就是从脉象上来辨别阴阳虚实的大意。(寸口部位见到阳脉,脉形应浮而实大。今轻手浮取,脉形受损而变得细小,故称为阳虚。若重手沉取,脉形反而更实大而深沉,故称为阴盛。)

【按语】本条通过脉位的浮沉、脉力的强弱、脉形的大小判断病性的阴阳虚实。即浮取时脉力弱、脉形细为阳虚,脉力强、脉形大为阳盛;沉取时脉力弱、脉形细为阴虚,脉力强、脉形大为阴盛。这些对辨别病证的阴阳虚实具有重要的指导意义。

【原文】经[1]言:脉有一阴一阳,一阴二阳,一阴三阳;有一阳一阴,一阳二阴,一阳三阴。如此言之,寸口有六脉俱动耶? 然:经言如此者,非有六脉俱动也,谓浮、沉、长、短、滑、涩也。浮者阳也,滑者阳也,长者阳也;沉者阴也,涩者阴也,短者阴也。所以言一阴一阳者,谓脉来沉而滑也;一阴二阳者,谓脉来沉滑而长也;一阴三阳者,谓脉来浮滑而长,时一沉也。所以言一阳一阴者,谓脉来浮而涩也;一阳二阴者,谓脉来长而沉涩也;一阳三阴者,谓脉来沉涩而短,时一浮也。各以其经所在,名病之逆顺也。

【注释】[1]经:指《难经》。

【语译】《难经》上说:脉象有一阴一阳,一阴二阳,一阴三阳;又有一阳一阴,一阳二阴,一阳三阴。按照这样的说法,寸口部分有六种脉象会同时跳动吗? 答:《难经》这种说法,并不是指六种脉象会同时跳动,而是指出有浮、沉、长、短、滑、涩六种脉象。浮为阳脉,滑为阳脉,长为阳脉;沉为阴脉,涩为阴脉,短为阴脉。之所以说一阴一阳,是指脉来沉(阴脉)而滑(阳脉)的意思;一阴二阳,是说脉来沉(阴脉)滑(阳脉)而长(阳脉);一阴三阳,是说脉来浮(阳脉)滑(阳脉)而长(阳脉),但时而有一沉(阴脉)脉出现。之所以说是一阳一阴,是说脉来浮(阳脉)而涩(阴脉);一阳二阴,是说脉来长(阳脉)而沉(阴脉)涩(阴脉),一阳三阴,是说脉来沉(阴脉)涩(阴脉)而短(阴脉),但时而有一浮(阳脉)脉出现。根据各脏腑经脉在寸口上相应部位的脉象变化,可以辨明疾病的轻重缓急、吉凶顺逆。

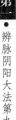

【按语】浮、滑、长为阳脉,沉、涩、短为阴脉,根据脉象出现于寸口时的阴阳配搭关系,以阳脉为主者病轻,以阴脉为主者病重,从而可推测疾病的轻重缓急而得知其预后吉凶。

【原文】凡脉大为阳,浮为阳,数为阳,动为阳,长为阳,滑为阳;沉为阴,涩为阴,弱为阴,弦为阴,短为阴,微为阴,是为三阴三阳也。阳病见阴脉者反也,主死;阴病见阳脉者顺也,主生。

【语译】凡是大脉属阳,浮脉属阳,数脉属阳,动脉属阳,长脉属阳,滑脉属阳;沉脉属阴,涩脉属阴,弱脉属阴,弦脉属阴,短脉属阴,微脉属阴,这就是脉象上的三阴三阳。阳病见到阴脉,为逆证,容易死亡;阴病见到阳脉,为顺证,多有生机。

【按语】本段提出脉象的阴阳属性划分,其中大、浮、数、动、长、滑为阳脉,沉、涩、弱、弦、短、微为阴脉,对脉象阴阳属性的划分有重大意义。阳病见阴脉,为邪盛正虚,病情为逆,预后不好;阴病见阳脉,为正盛邪衰,病情为顺,预后较佳。

【原文】关前为阳,关后为阴。阳数则吐血,阴微则下利;阳弦则头痛,阴弦则腹痛;阳微则发汗,阴微则自下;阳数口生疮,阴数加微必恶寒而烦挠不得眠也。阴附阳则狂,阳附阴则癫。得阳属府,得阴属藏。无阳则厥,无阴则呕。阳微则不能呼,阴微则不能吸。呼吸不足,胸中短气。依此阴阳以察病也。

【语译】关前的寸部属阳,关后的尺部属阴。寸脉数就会吐血,尺脉微数就会下利;寸脉弦就会引起头痛,尺脉弦就会导致腹痛;寸脉微就会引起出汗,尺脉微就会出现腹泻自利;寸脉数就会发生口舌生疮,尺脉数而兼微细必恶寒而心烦躁扰、睡眠不安。阴脉归附于阳脉,尺、寸部俱见阳盛之脉则会见到狂证;阳脉归附于阴脉,寸、尺部俱见阴盛之脉则会见到癫证。切得阳脉属于腑病,出现阴脉多属脏病。寸部无脉多为厥逆,尺部无脉多为呕吐。寸脉微弱则呼气困难,尺脉微弱则吸气困难。呼气和吸气都减少不足,胸中就会出现短气。临床上可根据这些阴阳脉象来诊断病情。

【按语】关前的寸部为上焦,其性属阳;关后的尺部为下焦,其性属阴。寸脉属阳而见数脉,说明阳热炽盛,逼血妄行则为吐血;尺脉属阴而见略数之脉,是热邪下注则为腹泻下利。寸脉主上而见弦脉,则为头痛;尺脉主下而见弦脉,则为腹痛。寸脉微是肺的阳气不足,不能卫外为固则易出汗;尺脉微是肾的阳气虚衰,不能温脾暖土则腹泻自利。寸脉数是心火亢盛,心开窍于舌,心火上炎,则为口舌生疮;尺脉数而微细无力是肾阳虚推动无力而脉数,失于温煦而必然兼恶寒,虚阳上扰、心神不安而虚烦躁扰、睡眠不安。尺脉归附于寸部阳脉,尺、寸部俱见阳脉是阳气偏亢,热扰心神、精神错乱而见狂证;寸脉归附于尺部,寸、尺部俱见阴脉,是阴气偏盛,寒凝痰聚、痰迷心窍而为癫。腑为阳,切得阳脉属于腑病;脏为阴,切得阴脉属于脏病。寸部无脉,心的阳气衰微,不能温养心神和四肢,故发为厥逆之证;尺部无脉,肾阳虚衰,火不暖土,胃寒气逆则发为呕吐。寸脉微弱,肺气虚而不主呼吸,可见呼气困难;尺脉微弱,肾气虚不主纳气,可见吸气困难。呼气和吸气都不足,胸中之气减少,呼吸表浅,必然出现短气。可根据寸脉尺脉属阴属阳以及分属的脏腑来审察疾病和推测病机变化。

【原文】寸口脉浮大而疾者,名曰阳中之阳,病苦烦满,身热,头痛,腹中热。

寸口脉沉细者,名曰阳中之阴,病苦悲伤不乐,恶闻人声,少气,时汗出,阴气不通,臂不能举。

尺脉沉细者,名曰阴中之阴,病苦两胫酸疼,不能久立,阴气衰,小便余沥,阴下湿痒。

尺脉滑而浮大者,名曰阴中之阳,病苦小腹痛满,不能溺,溺即阴中痛,大便亦然。

【语译】寸脉浮大而见急速的疾脉,称为阳中之阳脉,病者感觉的痛苦是胸中烦躁满闷,身体发热,头痛,腹中发热。

寸脉沉细,称为阳中之阴脉,病者感觉的痛苦是心中悲伤,闷闷不乐,不喜欢听到人的声音,呼吸时气息微弱而少气,时有汗出,阴气不能流通,手臂不能上举。

尺脉沉细,称为阴中之阴脉,病者感觉的痛苦是两小腿酸疼,不能长久站立,阴气虚衰,尿后小便点滴不尽,前阴下面潮湿而瘙痒。

尺脉滑而浮大,称为阴中之阳脉,病者感觉的痛苦是小腹疼痛而胀满,不能排尿,排尿时感觉尿道内疼痛,排大便时也有疼痛感。

【按语】寸脉在上属阳,见到浮大而数的脉象,所以称为阳中之阳脉。寸脉候心肺,其脉浮大而数,浮为在上,数大为热,热扰心神,则烦躁不宁;热滞肺气,则胸中满闷;阳热炎盛,蒸达于外,则全身发热;上炎于头,热阻经络,则头痛;热势向下,炽盛于腹,则腹中发热。

沉细为阴脉,寸口见沉细二脉,故为阳中之阴脉。沉为在里,细为气血不足,寸脉沉细为气血不能养心,心不藏神,难行喜志,故悲伤不乐;心志消沉,故不愿意听到别人的声音;肺主气而司呼吸,肺气虚弱,不主呼吸,故呼吸表浅而少气;肺气虚,不能卫外而固,肌腠疏松而汗自出;心、肺经脉循行手臂内侧,心、肺气血不足,不能上养手臂,功能受限而不能上举。

尺脉居下而属阴,沉细为阴脉,故称为阴中之阴脉。尺脉以候肾,尺脉沉细,为肾气不足。肾主骨,肾气虚,无力作强,故两胫酸软疼痛,不能久立;肾气虚衰,不能固摄膀胱,则小便余沥;肾气不固,湿气下注,故前阴部潮湿;湿郁生风,行于皮里而作瘙痒。

浮、大、滑脉属阳,尺部见之,故称为阴中之阳脉。浮、大、滑脉主阳盛,阳热盛于小腹,阻滞气机,气血不通,而致小腹疼痛胀满;热郁膀胱,气化不行,故致小便闭塞不通;阳热郁结下焦,气机不畅,大小便不利,故便时前后二阴有疼痛的感觉。

【原文】尺脉牢而长,关上无有,此为阴干阳,其人苦两胫重,少腹引腰痛。

寸口脉壮大,尺中无有,此为阳干阴,其人苦腰背痛,阴中伤,足胫寒。

夫风伤阳,寒伤阴。阳病顺阴,阴病逆阳。阳病易治,阴病难治。在肠胃之间,以药和之;若在经脉之间,针灸病已。

【语译】尺部脉牢而长,关部以上难以触及脉搏,这是阴寒过盛,干犯阳位,病人感觉的痛苦是两小腿沉重,少腹牵引腰部作痛。

寸部脉盛大有力,尺部难以触及脉搏,这是阳气过盛,干犯阴位,病人感觉的痛苦是腰背疼痛,前阴受到损伤,足胫感觉寒冷。

风邪伤人阳气,寒邪伤人阴气。阳气病时阴气尚顺,阴气病时阳气易逆。故阳病较易治疗,阴病较难治疗。病在肠胃中间,当用药物调和;如果病在经脉中间,宜用针灸治疗,可使疾病痊愈。

【按语】尺脉见沉、大、实、弦、长的牢脉,是阴寒内盛于下,关部以上无脉,是阴邪闭郁阳气,故叫阴盛犯阳。阴盛于下,在上的阳气不能温暖下焦,肾阳虚衰,作强无能,故双下肢沉重难行;腰为肾之府,少腹为肝经经脉循行之处,肝肾同源,阳虚温煦失职,气血凝滞不通,则少腹、腰部牵引疼痛。

寸阳尺阴,寸脉大而有力,尺部无脉,是阳盛加凌于阴位,阴气受到制约而弥漫于下。尺以候肾,尺部无脉,肾阳大虚,不能温煦腰背、前阴、足胫,则腰背痛,前阴痛,足胫发冷。

风为阳邪,易伤阳分;寒为阴邪,易伤阴分,此乃同气相求。阳病病位轻浅,未及于阴,故阴气尚顺,病轻则容易治疗;阴病病位深重,必损伤阳气,阴盛于下,虚阳容易上逆,病情深重,难于治疗。病在胃肠,药物容易吸收,故宜药物调治;若在经脉之间,药物难及,宜用针灸治疗,则病易痊愈。

平虚实第十

【提要】主要从脉象、病情、症状等三个方面论述虚实辨证。阐述虚、实、重实的概念及经络俱实的辨证,提出虚实辨证当参照"皆从其物类始"的基本规律。

【原文】人有三虚三实,何谓也?然:有脉之虚实,有病之虚实,有诊[1]之虚实。脉之虚实者,脉来软者为虚,牢者为实。病之虚实者,出[2]者为虚,入[3]者为实;

言者为虚,不言者为实;缓者为虚,急者为实。诊之虚实者,痒者为虚,痛者为实;外痛内快[4],为外实内虚,内痛外快,为内实外虚。故曰虚实也。

【注释】[1]诊:此指证候。[2]出:指精气外泄而损耗。[3]入:指邪气侵入。[4]快:舒畅之意。

【语译】人的疾病有三虚三实,是什么意思呢?答:有脉象的虚实,有病情的虚实,有证候的虚实。脉象的虚实,脉来柔软无力的属虚,牢实有力的属实。病情的虚实,疾病精气外泄而损的属虚,邪气侵入而得的属实;能够说话的属虚,不能说话的属实;发病缓的属虚,发病急的属实。证候的虚实,自觉瘙痒的属虚,自觉疼痛的属实。外部疼痛而内部舒适的属于外实内虚,内部疼痛而外部舒适的属于内实外虚。所以疾病有虚实的不同。

【按语】辨证候的虚实,脉象无力的属虚证,有力的属实证;从邪正关系而言,"邪气盛则实,精气夺则虚"。从言语而论,一般是以声高有力者为实,声低无力为虚。此处以能言者为虚,不能言者为实,大概是指邪气闭阻心神而不能言语者属实证;邪闭得开,虽神清能言,但正气已衰,故为虚证。从发病而言,新病、起病急者为实证;久病、起病缓者为虚证。痒者为虚,只能指血虚生风的一类瘙痒病证而言,若为风湿热邪所致皮肤瘙痒,不属虚证;痛者为实,是因邪气阻塞不通,痛而拒按者,才是实证;若因气血失荣而致,痛而喜按者,则为虚证。

【原文】问曰:何谓虚实?答曰:邪气盛则实,精气夺则虚。何谓重实[1]?所谓重实者,言大热病,气热脉满,是谓重实。

问曰:经络俱实如何? 何以治之? 答曰:经络皆实,是寸脉急而尺缓也,当俱治之。故曰滑则顺,涩则逆。夫虚实者,皆从其物类始。五脏骨肉滑利,可以长久。

【注释】[1]重(音虫)实:实上加实之意。

【语译】问道:什么叫做虚证、实证? 回答道:邪气亢盛有余的为实证,精气亏损不足的为虚证。什么叫做重实? 所谓重实,是指患大烧大热病证时,阳气亢盛而发热,脉又充盛而实满,热上加热,就叫做重实。

问道:经和络两者都实是什么意思? 怎样来治疗呢? 回答道:经和络两者都实,是指寸脉数而尺脉缓,经和络都应治疗。所以说,脉来滑利是气血充盛,故为顺证;脉来滞涩是气血不畅,故为逆证。辨别虚实,可以通过取类比象的方法推求其理。如果五脏的气血骨肉通畅,人的寿命就可以健康长久。

【按语】虚与实是分别从邪正双方而言,"实"是针对邪气,只能说邪气盛则实,而不能说正气盛实;"虚"是针对正气,只能提精气不足则虚,而不能提邪气衰则虚。所谓重实,是实上加实,如阳热证见实脉,为病情不利。

寸脉急速是邪热逼迫,尺脉纵缓是湿邪停留,两者皆属于邪气亢盛,故称经络俱实,当用祛邪的方法进行治疗。虚实的辨证可用取类比象的方法进行归类,为证候的辨别提供依据。

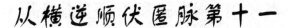

从横逆顺伏匿脉第十一

【提要】主要根据五行生克乘侮的理论论述脉象互相乘侮的规律,说明脉象有从、横、逆、顺,阴阳之脉有互相乘袭、隐伏的情况。

【原文】问曰:脉有相乘,有从、仲景从字作纵字。有横、有逆、有顺,何谓也? 师曰:水行乘火,金行乘木,名曰从;火行乘水,木行乘金,名曰横;水行乘金,火行乘木,名曰逆;金行乘水,木行乘火,名曰顺。

【语译】问道:脉有互相乘侮,其中有从(仲景从字作纵字)、有横、有逆、有顺,是何意义? 老师答道:水行旺盛乘火,金行旺盛乘木,叫做从;火行旺盛反侮水,木行旺盛反侮金,叫做横;水行旺盛反而影响金,火行旺盛反而影响木,叫做逆;金行旺盛影响水,木行旺盛影响火,叫做顺。

【按语】根据脉象的五行归类和生克乘侮关系可推断疾病的顺逆吉凶。水克火,水旺则乘火;金克木,金旺则乘木,顺从了正常的相克方向,故为从。水克火,火旺则反侮水;金克木,木旺则反侮金,违背了正常的相克方向,故为横行。金生水,水旺影响金,木生火,火旺影响木,是子病犯母,故为逆传;金旺影响水,木旺影响火,是母病及子,故为顺传。

【原文】经言:脉有伏匿[1]者,伏匿于何脏,而言伏匿也? 然:谓阴阳更[2]相乘,更相伏也。脉居阴部反见阳脉者,为阳乘阴也,脉虽时沉涩而短,此阳中伏阴也;脉居阳部反见阴脉者,为阴乘阳也,脉虽时浮滑而长,此为阴中伏阳也。重阴[3]者癫,重阳者狂。脱阳者见鬼[4],脱阴者目盲。

【注释】[1]伏匿(音逆):潜伏、隐藏之意。[2]更:有更替之意。[3]重阴:"重"为重复、重叠的意思。重阴,是指尺、寸部均见阴脉。[4]见鬼:指精神错乱。

【语译】医经上说:脉有隐伏潜藏的现象,究竟隐伏于哪一脏,才能叫做伏匿呢?回答说:这是说阴阳之脉有互相乘袭、互相隐伏的情况。脉在阴部(尺部)反而见到阳脉,是阳脉乘袭于阴部,虽然有时也见到沉涩而短的阴脉,这是阳脉之中隐伏有阴脉的现象。脉在阳部(寸部)反而见到阴脉,是阴脉乘袭于阳部,虽然有时也见到浮滑而长的阳脉,这是阴脉之中隐伏有阳脉的现象。尺、寸部均见阴脉的为重阴,多主癫证;尺、寸部均见阳脉的为重阳,主狂证。阳气亡失的可出现妄言见鬼,阴精亡失的可出现目视不明。

【按语】癫病静而少言,属阴。寸、尺脉均见到阴脉,说明阴气较盛,寒凝痰阻,容易痰迷心窍而形成癫病;狂病动而多言,属阳。寸、尺脉均见到阳脉,说明阳气较盛,热扰心神而形成狂病。脱阳为阳气严重耗损而亡失,心神失养,精神散乱,神志失常,故妄言如见鬼状;脱阴为阴血过度耗损,不能上养于目,故目视不明。

辨灾怪恐怖杂脉第十二

【提要】论述残贼的含义,紧脉、滑脉的成因,灾怪的变异。论述恐怖、羞愧、不饮等引起的脉症,根据病人的语言、形体、姿态以诊断病证。阐述如何辨别诈病及处理办法。

【原文】问曰:脉有残贼[1],何谓? 师曰:脉有弦、有紧、有涩、有滑、有浮、有沉,此六脉为残贼,能与诸经作病。

问曰:尝为人所难,紧脉何所从而来? 师曰:假令亡汗,若吐,肺中寒,故令紧;假令咳者,坐[2]饮冷水,故令紧;假令下利者,以胃中虚冷,故令紧也。

【注释】[1]残贼:伤残损伤之意。[2]坐:因为之意。

【语译】问道:脉有伤残损害,是什么意思? 老师答道:脉有弦、紧、涩、滑、浮、沉,这六种都称为残贼脉,能引起诸经脉损伤发生疾病。

问道:曾经被人提出的问题所为难,紧脉是怎样产生的? 老师答道:假如因汗出过多,或呕吐,肺为寒邪中伤,所以引起脉紧;假如患咳嗽病,因为口渴而饮用冷水,所以引起脉紧;假如腹泻下利的病人,胃中有虚寒,所以导致脉紧。

【按语】紧脉的成因有三种情况:一是因为发汗过多或呕吐过甚损伤阳气,肺为寒邪中伤,而产生紧脉;二是因感受寒邪,肺失宣降而咳嗽，或饮用冷水损伤阳气而引起紧脉；三是腹泻下利损伤阳气，胃中虚寒内盛而引起紧脉。以上三种原因皆是受寒所致，寒主收引，脉管收缩，脉气紧张而致紧脉。

【原文】问曰：翕奄沉[1]名曰滑，何谓？师曰：沉为纯阴，翕为正阳，阴阳和合，故脉滑也。

问曰：脉有灾怪[2]，何谓？师曰：假令人病，脉得太阳，脉与病形证相应，因为作汤，比[3]还送汤之时，病者因反大吐若下痢，仲景痢字作利。病腹中痛。因问言：我前来脉时，不见此证，今反变异，故是名为灾怪。因问：何缘作此吐痢？答曰：或有先服药，今发作，故为灾怪也。

【注释】[1]翕（音吸）奄沉：翕，浮动的意思，此指脉搏由沉向上跳动。奄，忽然的意思。沉，指脉跳向下回落。翕奄沉，是指脉搏向上浮动，又忽然向下回落的意思。[2]灾怪：此指按正常方法治疗后，病情反而加重，出现灾害性变异。[3]比：此有等到的意思。

【语译】问道：脉上升下落快速流利，称为滑脉，是什么道理？老师回答：脉下落为纯阴，脉上升为正阳，阴阳之气调和会合，所以使脉气流利而出现滑脉。

问道：脉有灾怪，是怎样一回事？老师回答：假如有人患病，切脉为太阳病的脉象，病人的脉象与症状表现相符合，因此给病人处方，制作汤药，等到回来给病人送汤药的时候，病人反而出现剧烈呕吐、腹泻下利、腹痛等症状。因而问道：初来切脉时，没有这些症状，现在反而出现异常变化，所以叫做灾怪。又问道：是什么原因引起这样的吐泻？答道：或者是原先已服过药，如今才发作，所以产生这样的灾怪。

【按语】滑脉上升下落的速度流利,是因为机体的阴阳调和,气血旺盛,脉气十分流畅,故易产生滑脉。说明滑脉可见于正常之人。

脉有灾怪,是说明诊脉可受其他因素的影响而发生变异。初诊时脉症相合,还未等到服药,病情就发生变异,是由其他原因影响所致,故诊脉时应全面分析病情。

【原文】问曰:人病恐怖,其脉何类? 师曰:脉形如循丝累累然[1],其面白脱色。

问曰:人媿者[2],其脉何等类? 师曰:其脉自浮而弱,面形乍白乍赤[3]。

问曰:人不饮,其脉何类? 师曰:其脉自涩,而唇口干燥也。

【注释】[1]累累然:形容脉跳连续不断。[2]媿:与愧意同。[3]乍白乍赤:忽白忽红。

【语译】问道:人有受到恐怖惊吓而致病,脉象表现怎样? 老师回答:脉形细小如触按在丝线上一样,脉跳连续不断,面色苍白像脱血一样。

问道:人感到羞愧的时候,脉象表现为哪一类? 老师回答:脉象自然表现为浮而虚弱无力,面色阵阵发白阵阵发红。

问道:当人久没饮水,脉象表现为哪一类? 老师回答:脉象自然表现为往来艰涩,而且唇口干燥。

【按语】恐伤肾,恐怖时肾气受损,脉气失于升举,故脉管细小如线;恐则气下,气机下陷,气血不能上荣于面,故面容苍白而失色。

羞愧时心潮起伏,气血不调。若受到羞辱时,气机受损,鼓动无力,脉气较弱,故脉跳虚弱无力,气血不能上荣于面而阵阵面白;若心中激动,阳气外张,而使脉位表浅,气血上涌而使面色阵阵发红。

久未饮水,津液缺乏,脉失滋润,血流不畅而见涩脉;津液不能上养唇口而致口干唇燥。

【原文】言迟者,风也;摇头言者,其里痛也;行迟者,其表疆[1]也;坐而伏者,短气也;坐而下一膝者,必腰痛;里实护腹如怀卵者,必心痛。

师持脉病人欠[2]者,无病也;脉之因伸者,无病也。一云呻者病也。假令向壁卧,闻师到,不惊起,而目眄视[3],一云反面仰视。若三言三止,脉之咽唾,此为诈病。假令脉自和,处言[4]此病大重,当须服吐下药,针灸数十百处乃愈。

【注释】[1]疆:同强,有强盛的意思。[2]欠:哈欠。[3]眄(音免):斜着眼睛扫视。[4]处言:断言、告诉。

【语译】言语謇涩而迟缓,属于风病;边摇头边说话,是因体内有疼痛;行动迟缓,是表邪强盛;坐而喜欢俯伏,是呼吸短促;坐而下伸一只脚,一定是有腰痛;里有实证,以手掩护腹部好像怀中抱卵一样,必定是心下腹部疼痛。

医生按脉诊病时病人老是打呵欠,是没有病痛;切脉时病人引伸肢体,伸懒腰,也是没有病(另一说法:诊脉时呻吟不已,是有病)。如果病人面向墙壁侧卧,听到医生到来时并不惊起,而是用眼睛微微向医生扫视一下(另一说法:向相反的方向仰视),或说话吞吞吐吐、说说停停,给他诊脉时他又不断吞咽唾液,这是假装害病。如果脉象表现自然调和,医生就有意向病人说,此病很严重,必须服用涌吐泻下药,并针灸几十至几百处才能治愈。

【按语】言语謇涩迟缓,是风痰阻滞舌络,舌强难言,为风中经络或中风后遗症。体内疼痛,上扰心神,心烦不安,故病人说话时头部时而摇动。外感风寒湿邪,阻碍经络,肢体疼痛,湿性又重着,故使人行动困难而迟缓。坐而喜伏,是肺气虚衰,呼吸表浅而短气。腰部疼痛强着,活动受限,坐时下伸一脚,可缓解腰部的疼痛。心下疼痛的实证,拒按,以手护之,可防止不慎触压而加重疼痛。医生诊脉时,病人打呵欠或伸懒腰是心不在焉,说明没有什么痛苦,故可判断为无病。装病之人,用打针吃药以恐吓,就可真象大白。本节不仅论述了望形态方面的内容,而且指出诊断和处理方法。

迟疾短长杂脉法第十三

【提要】论述实邪、虚邪、贼邪、微邪、正邪的概念,说明脉的逆顺规律和辨虚实阴阳大法,讨论多种脉象的临床表现。

【原文】黄帝问曰:余闻胃气、手少阳三焦、四时五行脉法。夫人言脉有三阴三阳,知病存亡,脉外以知内,尺寸大小,愿闻之。岐伯曰:寸口之中,外别浮沉,前后左右,虚实死生之要,皆见寸口之中。脉从前来者为实邪,从后[1]来者为虚邪,从所不胜来者为贼邪,从所胜来者为微邪,自病—作得者为正邪。外结者病痈肿,内结者病疝瘕也。间来而急者,病正在心,癥[2]气也。脉来疾者,为风也;脉来滑者,为病食也;脉来滑躁者,病有热也;脉来涩者,为病寒湿也。脉逆顺之道,不与众谋。

【注释】[1]从前,从后:根据五行相生的规律,从前来是指我之前的子脏,从后来是指我之后的母脏。[2]癥:言其形状可徵验,多指有形之包块。

【语译】黄帝问道:我听说过胃气、手少阳三焦、四时五行脉法等理论。有人说脉象分为三阴三阳,可知疾病的生死存亡,由此切按脉象,可测知身体内部的病变,尺、寸脉象有大有小,希望听到这方面的道理。岐伯回答说:寸口脉中,在外有浮沉、前后、左右,虚实死生的要领,都可从寸口脉之中得到区别。病脉中,如果从我之前的子脏传来,则是实邪;从我之后的母脏传来,则是虚邪;从克我之脏传来,则是贼邪;从我克之脏传来,则是微邪;本脏自己患病(一作得),则是正邪。脉浮而结,是邪在体表结聚而形成痈肿病;脉沉而结,是邪气内结而形成疝瘕病。脉搏跳动,时而出现急速之象,病正在心,是癥病。脉跳快数,为风病;脉跳滑利,为食积病;脉跳滑而躁动,为热邪致病;脉往来艰涩,为寒湿致病。脉逆顺的道理,不必与一般人研讨。

【按语】前、后,所不胜、所胜,是从五行相生、相克传变的关系来讨论疾病的轻重缓急。按照相生规律的传变,母病传子是顺传,母虚及子,其病多虚,故为虚邪;子病传母是逆传,子实传母,其病多实,故为实邪。按照相克规律的传变,相乘传变病深重,克我者为所不胜,所不胜传来属相乘,伤害较重,故为贼邪;相侮传变病较轻,我克者为所胜,所胜传来者属相侮,伤害较轻,故为微邪。

心下癥气,是心气结聚而不通,影响脉气的运行,心跳被迫加快,以疏通其气滞,故脉跳时而急速。风为阳邪,风性善行而数变,故风病脉来快数。食积搏击气血,故脉来滑利。热病火炎热炽,逼迫激荡,故脉来滑数而躁动。寒湿之邪,阻碍气血运行,故脉来艰涩不利。

【原文】师曰：夫呼吸者，脉之头[1]也。初持脉来疾去迟，此为出疾入迟，为内虚外实；初持脉来迟去疾，此为出迟入疾，为内实外虚也。

【注释】[1]头：首、始之意，即开始。

【语译】老师说：呼吸时气动血行，脉气亦开始运行。初按脉时，脉跳上升较快，下降较慢，表示脉气由内出外时运行快，由外入内时运行慢，属内虚外实；初按脉时上升较慢下降较快，表示脉气由内出外时运行慢，由外入内时运行快，属内实外虚。

【按语】来者为阳，去者为阴，出者为阳，入者为阴，外为阳，内为阴。故以脉之来、出以候外，去、入以候内。正气虚于内，阳气浮于外，脉气随阳气的外浮而迅速向外运行，脉跳急速上升；外有邪气阻塞，影响脉气向内运行，脉跳回落下降缓慢，故脉来疾去迟，主内虚外实。内有实邪阻滞，影响脉气运行，脉气上升缓慢；外虚正气向外鼓动力弱，脉气迅速回落而下降较快，故来迟去疾，主内实外虚。初按脉时感觉较敏感，容易体会脉搏跳动的细微变化，故以初持脉时的感觉为准。此从脉的出入快慢辨证候的内外虚实。

【原文】脉数则在府，迟则在藏。脉长而弦病在肝，扁鹊云：病出于肝。脉小血少病在心，扁鹊云：脉大而洪病出于心。脉下[1]坚上虚病在脾胃，扁鹊云：病出于脾胃。脉滑一作涩。而微浮。病在肺，扁鹊云：病出于肺。脉大而坚病在肾。扁鹊云：小而紧。

脉滑者多血少气，脉涩者少血多气，脉大者血气俱多。又云：脉来大而坚者，血气俱实；脉小者，血气俱少。又云：脉来细而微者，血气俱虚。沉细滑疾者热，迟紧为寒。又云:洪数滑疾为热,涩迟沉细为寒。脉盛滑紧者,病在外热;脉小实而紧者,病在内冷。

脉小弱而涩者,谓之久病;脉滑浮而疾者,谓之新病。

脉浮滑,其人外热,风走刺[2],有饮,难治。脉沉而紧,上焦有热,下寒,得冷即便下。脉沉而细,下焦有寒,小便数,时苦绞痛,下利重。脉浮紧且滑直者,外热内冷,不得大小便。

【注释】[1]下:此指关脉。[2]风走刺:此指风邪走窜击搏,而见皮肤刺痛的病证。

【语译】数脉多属腑病,迟脉多属脏病。脉长而弦多属肝病(扁鹊说:弦脉出于肝),脉小多主血少,病在心(扁鹊说:脉大而洪,病出于心),关脉坚实而寸脉虚弱主病在脾胃(扁鹊说:病出于脾胃),脉滑(一作"涩")而微浮多属肺病(扁鹊说:病出于肺),脉大而坚实,多属肾病(扁鹊说:小而紧)。

脉滑为多血少气,脉涩为少血多气,脉大为血气俱多。又一说法是:脉形大而坚实为血气俱实;脉形小为血气俱少。又一种说法是:脉形细而微为血气俱虚。沉细滑疾为热证,迟紧多主寒证(又一种说法:洪数滑疾主热,涩迟沉细主寒)。脉盛大滑紧,主表热证;脉小坚实而紧,主里寒证。

脉小弱而涩的主久病;脉滑浮而疾的主新病。

脉浮滑,此人有热,为风走刺病,如平素有饮证,则难治。脉沉而紧,主上焦有热,下焦有寒,再外感风邪或内伤生冷就会发生泄泻。脉沉而细,主下焦有寒,小便频数,时感少腹绞痛,下利不止,肛门坠胀。脉浮紧而滑,脉体挺直而长,主外热内寒,大小便不通。

【按语】腑为阳,数为阳脉,故脉数病在腑;脏为阴,迟为阴,故脉迟病在脏。肝病气机不调,而脉来弦长。心病气血不足,脉管失充,故脉来细小。如果心火亢盛,里热蒸腾,可见洪大之脉。关脉以候脾胃,关脉有力,寸脉不足,说明脾胃有病。肺有痰热,脉多滑而微浮;肺有痰瘀,脉多涩而微浮。肾阳虚衰,脉多小而紧;大而坚实之脉,除肾实证时偶尔可见外,由于肾病多虚少实,故临床并不多见。

脉滑者为气血旺盛、脉气通利的反映,所谓多血少气之说值得商榷;涩脉多为气滞血瘀,血少脉气运行不畅可见涩脉,气盛,气郁化火,热盛伤津,血液稠黏而壅滞,故也可见到涩脉。气血俱盛,脉管充实,而致脉大坚实。气血俱虚,血少失于充养,气少失于鼓动,既可见细小之脉,又可见微脉。阴虚火旺之人,阴亏血脉失充而细,热盛加速血行而脉来滑疾,此属里证,故见沉细滑疾之脉。虚寒之证,脉来迟缓;实寒之证,脉来紧实,故迟紧为寒。紧脉为风寒束表,肌腠闭塞,阳气不得外泄,郁而化热,盛大而滑之脉为热邪壅盛,故盛滑紧脉多主表热之证。内冷为阴寒内盛,寒主收引,脉管收缩,故脉来细小有力而紧。

久病气血亏虚,血行不畅,故脉来小弱而涩。新病正气邪气俱盛,邪正斗争激烈,故脉多浮滑而疾。

浮脉多为风邪在表,滑脉主热,浮滑脉多为风热表证,风邪行于皮里,阻塞经络,故常见风邪刺痛的症状。若平素内有饮邪者,为阳气虚衰,正气大虚,不能抗邪,故其病难治。脉沉紧为阴寒盛于下,阳气浮于上,故下焦有寒,上焦有热。感受寒邪或内伤生冷,阳气更伤,脾肾阳虚而致腹泻下利。脉沉而细者,阴寒盛于下,肾气不固,则小便频数;寒主凝滞,经脉不通,故少腹绞痛;肾虚滑泻,故下利不止而肛门坠胀。脉浮滑为表有热,紧脉为里有寒,阳虚气不能推动,气化不行,则小便不通;推动无力,则大便不行,故不得大小便。

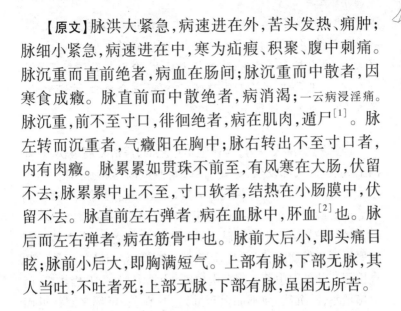

【原文】脉洪大紧急，病速进在外，苦头发热、痛肿；脉细小紧急，病速进在中，寒为疝瘕、积聚、腹中刺痛。脉沉重而直前绝者，病血在肠间；脉沉重而中散者，因寒食成癥。脉直前而中散绝者，病消渴；一云病浸淫痛。脉沉重，前不至寸口，徘徊绝者，病在肌肉，遁尸[1]。脉左转而沉重者，气癥阳在胸中；脉右转出不至寸口者，内有肉癥。脉累累如贯珠不前至，有风寒在大肠，伏留不去；脉累累中止不至，寸口软者，结热在小肠膜中，伏留不去。脉直前左右弹者，病在血脉中，胚血[2]也。脉后而左右弹者，病在筋骨中也。脉前大后小，即头痛目眩；脉前小后大，即胸满短气。上部有脉，下部无脉，其人当吐，不吐者死；上部无脉，下部有脉，虽困无所苦。

【注释】[1]遁尸：病邪停留在肌肉血脉之间，发作时心腹胀满刺痛，气息喘急，旁攻两胁，上冲心胸，反复发作的病证。[2]胚（音培）血：凝结的坏血。

【语译】脉洪大紧急，是外在的表证正迅速发展，引起头部发热、痛肿等病证；脉细小紧急，是在中的里证正迅速发展，寒气内阻形成疝瘕、积聚、腹中刺痛等证。脉沉甚而径直到达前部又突然中断，主瘀血结聚在肠间；脉沉甚而其中带有松散之象，主因寒冷饮食积聚所形成的癥病。脉直接到达前部而中部出现散漫中断，主消渴病（一说主浸淫痛病）；脉沉甚，上不能到达寸口，只在关、尺部来回往返而且时有中断，主病在肌肉，为遁尸病。脉搏向左转动而沉甚，为气癥病，是阳邪结聚于胸中；脉向右转动而不能到达寸部，主体内有肉癥病。脉跳连续不断形如一串珠子，而又不能向前，是有风寒在大肠，隐伏停留不去；脉跳连续而时有停止不行，寸口脉软，主有邪热蕴结在小肠

卷第一 · 迟疾短长杂脉法第十三

61

膜中,隐伏停留不去。脉端直前来左右弹指,主病在血脉之中,坏血凝结为病。脉向后而左右弹指,主病在筋骨中间。脉来前大后小,会引起头痛目眩;脉来前小后大,会引起胸满短气。寸部有脉,尺部无脉,此人应当呕吐,不呕吐则会死亡;寸部无脉,尺部有脉,虽为病所困而尚无大害。

【按语】脉洪大有力,为外感阳热之邪,病情发展很快,热邪向上炎蒸,则头部发热;热盛血壅,腐血败肉,则为痈肿。脉细小紧急,是寒邪直中,寒凝气滞血瘀,则形成疝瘕、积聚、腹中刺痛等证。脉沉甚而直接到达前部又突然中断,主瘀血结聚在肠间,脉气阻滞,运行不畅。脉沉甚而带有松散之象,为寒冷饮食积聚所形成的瘕病,阻碍气血运行,脉道失养而脉气松散。脉直接到达寸部而中部出现散漫中断,为消渴病,中上焦热盛,而下焦精亏;脉沉甚,前不能上至寸口,只在关、尺部来回往返而且时有中断,为病邪停留在肌肉与血脉之间的遁尸病,疼痛在心腹部,中下焦气血不利。气升于左,脉搏向左转动而沉甚,为阳邪结聚于胸中,气机阻滞形成的瘕病引起;脉搏向右转动而不能到达寸部,为血行不畅,形成体内的肉瘕病,阻碍脉气运行。脉来连续不断形如连贯的珠子,而又不能前达,为风寒直中大肠,邪正相争,邪气潜伏,留连不去所致。脉来连续而时有停止,寸口脉软,是邪热蕴结隐伏在小肠膜中,留连不去,气血不能上至。脉向前而左右弹指,为病在血脉之中,败血将凝结为病,由于心主血脉,所以寸脉现紧象。脉向后而左右弹指,主病在筋骨中间,由于肝肾主筋骨,故尺脉现紧象。脉来前大后小,为阳气亢盛于上,则为头痛目眩;脉来前小后大,为阳明腑实不通,浊气上逆而引起胸满短气。寸部有脉,尺部无脉,为痰浊闭阻,肺气不降,故当用吐法,宣通气机进行治疗;若不用吐法,痰迷心窍,则会引起会死亡。寸部无脉,尺部有脉,为肾气犹存,故虽然病重,而尚无大危害。

【原文】夫脉者,血之府也,长则气治,短则气病,数则烦心,大则病进,上盛则气高,下盛则气胀,代则气衰,细则气少,《太素》细作滑。涩则心痛。浑浑革革^[1],至如涌泉,病进而危;弊弊绰绰^[2],其去如弦绝者死。短而急者病在上,长而缓者病在下;沉而弦急者病在内,浮而洪大者病在外;脉实者病在内,脉虚者病在外。在上为表,在下为里;浮为在表,沉为在里。

【注释】[1]浑浑(音滚滚)革革(音急急):浑,通"滚",浑浑,形容脉形盛大。革革,形容脉跳急速。[2]弊弊绰绰(音缀缀):此言脉搏虚微无力,模糊不清,若隐若现,跳动缓慢。

【语译】脉是血液会聚的地方,脉管偏长的气机调畅,脉管偏短的气机郁滞,脉数的心烦不安,脉大的疾病正在发展,上部寸脉盛可见气向上逆,下部尺脉盛可见腹部气胀,脉代是脏气衰微,脉细是气虚衰少(《太素》细作滑),脉涩是心中疼痛。脉形盛大脉跳急速,如不断涌出的泉水,是疾病发展到危重阶段;脉来模糊无力,跳动缓慢,脉去如弦,突然断绝,容易死亡。脉短而急快的病位在上,脉长而缓慢的病位在下;脉沉而弦急的病位在内,脉浮而洪大的病位在外;脉实有力的病位在内,脉虚无力的病位在外。病在上部的主表证,病在下部的主里证;浮脉为病在表,沉脉为病在里。

【按语】长脉是上超过寸脉,下超过尺脉,为血脉调和,气机调畅,故为正常之象。脉短为脉气受到阻遏,故多为气虚或气机受到郁滞。脉数为有热,热扰心神,故致心烦不安。大脉为邪气亢盛,故病情在不断发展。上部的脉盛大有力,为肺气闭阻,故肺气上逆而气上涌。下部脉盛大,为肠胃气滞,则腹部胀满。代脉为脉来有规则的停顿,是脏气大衰,脉气不能衔接。

细脉为气虚不能升举,故脉管细小。涩脉为气滞血瘀,心脉阻滞,故为心痛。脉来盛大急速,是阳热亢盛,正气大伤的表现,故主病情危急。脉来模糊不清,微细欲绝,是阳气大虚,元气欲脱,故患者将死亡。脉短而快的一般为阳热较盛,邪热炎上,故多为上部病变。脉长而缓为阴寒偏盛,寒湿下趋,故多为下部病变。脉沉而弦急,为阴寒内结,邪气内伏,故病在内。脉浮而洪大,阳热外泄,故病在外。脉实有力为邪气内结,闭郁脉气,故病在内。脉虚为阳气外浮,脉位外移,故病在外。脉在上部为心肺病变,心肺属阳,肺主皮毛,多见表证。脉在下部为肝肾病变,肝肾属阴,故多为里证。脉浮为正气抗邪于外,脉位外移,故多为表证。脉沉为正虚于内,脉位内藏,故多为里证。

平人得病所起第十四

【提要】讨论五脏脉与得病季节,五脏疾病与五季、五方、五畜的关系,用五行学说来阐明五脏疾病的原因及发病时间。阐述王脉、相脉、胎脉、囚脉、休脉、死脉的原因。指出季节、居处环境、饮食卫生对疾病的影响。

【原文】何以知春得病?无肝脉也。无心脉,夏得病;无肺脉,秋得病;无肾脉,冬得病;无脾脉,四季之月[1]得病。

假令肝病者,西行,若食鸡肉得之,当以秋时发,得病以庚辛[2]日也。家有腥死,女子见之,以明要为灾。不者,若感金银物得之。

假令脾病,东行,若食雉[3]、兔肉及诸木果实得之。不者,当以春时发,得病以甲乙日也。

假令心病,北行,若食豚[4]、鱼得之。不者,当以冬时发,得病以壬癸日也。

假令肺病,南行,若食马肉及獐鹿肉得之。不者,当以夏时发,得病以丙丁日也。

假令肾病,中央,若食牛肉及诸土中物得之。不者,当以长夏时发,得病以戊己日也。

【注释】[1]四季之月:指春、夏、秋、冬四季的最后一个月份,即三、六、九、十二月。[2]庚辛:古代以十天干纪日,每一天干纪一日,十日一循环。十天干中以甲胆乙肝属木,丙小肠丁心属火,戊胃己脾属土,庚大肠辛肺属金,壬膀胱癸肾属水,金克木,故肝病得于庚辛日。[3]雉(音制):野鸡。[4]豚(音囤):猪。

【语译】如何知道是春季的疾病?诊脉未见肝脉。未见心脉,是夏季得病;未见肺脉,是秋季得病;未见肾脉,是冬季得病;未见脾脉,是每一季的最后一个月得病。

假如患肝病,是因向西方走行,或因吃了鸡肉,则会在金气当令的秋季时发病,得的日期多在庚、辛日。如果家中有腥气的食物,更容易加重病情。若发生在女子,则将形成灾害。如果不是,就是接触了金银物品而致。

假如患脾病,是因向东方走行,或因吃了野鸡或兔子肉或各种树木的果实而得病。假如不是,则可能在春季发病,日期多在甲、乙日。

假如患心病,是因向北方走行,或者因吃了猪、鱼肉所致。假如不是,则可能在冬季发病,日期多在壬、癸日。

假如患肺病,是因向南方走行,或者因吃了马肉和獐、鹿肉所致。假如不是,则可能在夏季而发病,日期多在丙、丁日。

假如患肾病，是因向中央地方走行，或者因吃了牛肉及各种产于土中的食物所致。假如不是，则可能长夏季节发病，日期多在戊、己日。

【按语】此段根据五行的相克关系推测发病的原因和日期。肝五行属木、季节属春，春季应见肝之弦脉为顺，若不见弦脉，就可推测是春季所得的疾病。四季脉中，心脉洪、肺脉浮、肾脉沉，故不见洪脉为夏得病，不见浮脉为秋得病，不见沉脉为冬得病。脾主四季之末，为长夏，脾脉多缓，不见缓脉，为长夏得病。

东方、野鸡、兔子、果实五行归类属木，木旺乘脾土，故这类事物均是引起脾病的原因。天干中，胆属甲、肝属乙，肝胆五行又属木，所以木乘土的发病日期多在甲、乙之日。其他脏腑的推理相同，不再赘述。

【原文】假令得王脉[1]，当于县官家得之。

假令得相脉，当于嫁娶家得之，或相庆贺家得之。

假令得胎脉，当于产乳家得之。

假令得囚脉，当于囚徒家得之。

假令得休脉，其人素有宿病，不治自愈。

假令得死脉，当于死丧家感伤得之。

何以知人露卧得病？阳中有阴也。

何以知人夏月得病？诸阳入阴也。

何以知人食饮中毒？浮之无阳，微细之不可知也，但有阴脉。来疾去疾，此相为水气之毒也；脉迟者，食干物得之。

【注释】[1]王脉：指脉象与时令变化相适应。

【语译】假如切得病人是旺脉,应当是在县官家中得到的疾病。

假如切得病人是相脉,应当是在出嫁或是娶亲的家中得到,或是在相互庆贺的家中得到的疾病。

假如切得病人是胎脉,应当是在有产妇哺乳的家中得到的疾病。

假如切得病人是囚脉,应当是在囚徒的家中得到的疾病。

假如切得病人是休脉,此人平素患有旧病,不经治疗会自然痊愈。

假如切得病人是死脉,应当是在死人丧事的家中感伤而得的疾病。

怎么知道是暴露身体睡眠而得的病?是因为属阳的寸口脉中见有属阴的沉细脉。

怎么知道是夏季而得病呢?是因为诸阳脉入于属阴的尺脉部分。

怎么知道是饮食中毒呢?病人的脉象轻按浮取时阳脉不明显,脉体微细难于觉察,只是沉取有脉(阴脉)存在。如果脉象跳动上升回落都急疾,这是中了水气的毒;如果脉跳迟缓,是食干性食物中毒。

【按语】此段内容比较深奥,如王脉、胎脉、相脉、囚脉、休脉、死脉具体的脉象很难理解,引起的机理亦较难评述,存疑待考。

诊病将差难已脉第十五

【提要】主要以寸关尺脉及寸口、人迎脉来辨别自愈、难愈等疾病预后转归。

【原文】问曰：假令病人欲差，脉而知愈，何以别之？师曰：寸、关、尺大小迟疾浮沉同等，虽有寒热不解者，此脉阴阳为平复，当自愈。

人病，其寸口之脉与人迎之脉小大及浮沉等者，病难已。

【语译】问道：假如病人将要好转痊愈，如何通过切脉而辨别将要好转痊愈呢？老师答道：病人寸、关、尺三部脉在大小、快慢、浮沉等方面的表现都完全等同，虽然寒热症状尚未解除，这种脉象表明阴阳之气已经平和，正气即将恢复，疾病会自己向着好转痊愈方向发展。

人患病，寸口脉和人迎脉在大小及浮沉等方面的表现都完全等同，这是反常现象，疾病难于治愈。

【按语】从脉象判断病情的好坏主要在于脉象的阴阳是否调和。寸、关、尺三部脉大小、快慢、浮沉等同，说明寸口三部有脉，不大不小，不浮不沉，不快不慢，阴阳调和，是为平脉，故主病情好转向愈；腕后寸口脉在下属阴候里，咽喉两旁人迎脉在上属阳候表，正常情况下，人迎脉应大于寸口脉，若两部脉大小浮沉相等，说明在里的脏腑阴阳离绝，阳气外浮，难于恢复好转，其病难治。

卷第二

平三关阴阳二十四气脉第一

【提要】讨论两手寸关尺六部脉中,分别有阳绝、阳实、阴绝、阴实四种脉象,合之共有二十四种脉象。提出每部脉浮取、沉取分别所主的腑或脏的名称,并从虚实的角度分别讨论腑或脏所主的病证,提出针刺的治疗法则。

【原文】左手关前寸口阳绝者,无小肠脉也。苦脐痹,小腹中有疝瘕。王月[1]王字一本作五。即冷上抢心。刺手心主经治阴,心主在掌后横理中。即大陵穴也。

左手关前寸口阳实者,小肠实也。苦心下急痹,一作急痛。小肠有热,小便赤黄。刺手太阳经治阳。一作手少阳者非。太阳在手小指外侧本节陷中。即后溪穴也。

左手关前寸口阴绝者,无心脉也。苦心下毒[2]痛,掌中热,时时善呕,口中伤烂。刺手太阳经治阳。

左手关前寸口阴实者,心实也。苦心下有水气,忧恚发之。刺手心主经治阴。

【注释】[1]王月:指夏令三个月份。[2]毒:剧烈之意。

【语译】左手关前寸部浮取的阳脉虚弱无力,是小肠经气不足。病人为肚脐部气机阻滞而疼痛感到痛苦,小肠中有疝气、癥瘕等病证,每当小肠经气偏旺的月份(一本王字作五),即感觉小腹有冷气上逆直冲心中。应当针刺手厥阴心包络经脉的穴位,治疗阴经,调整阳经。手厥阴经的穴位在掌后横纹中,即大陵穴。

左手关前寸部浮取的阳脉坚实有力,是小肠经实证。病人为心下拘急疼痛或有心下急痛而感到痛苦,是小肠有邪热,小便表现为赤黄。当针刺手太阳小肠经的穴位(一作手少阳三焦经是错误的),治其阳经,以泻邪热。手太阳经的穴位在手小指外侧本节陷中,即后溪穴。

左手关前寸部沉取的阴脉虚弱无力,是心的经气不足。病人感觉心下有剧痛,手掌中部发热,经常发生呕吐的症状,口腔伤破糜烂。当针刺手太阳小肠经的穴位,治其阳经,调整阴经。

左手关前寸部沉取的阴脉坚实有力,是心经实证。病人为心中忧愁怨恨太过引起水气停留而感到痛苦,当针刺手厥阴心包络经的穴位,治其阴经,以泻实邪。

【按语】六腑属阳,在外,所以左寸脉浮取为阳脉,以候小肠。左寸脉浮取虚弱无力,是小肠经气虚寒。肚脐为小肠所在的部位,气虚推动无力,寒气凝滞,气机阻塞,故作脐腹疼痛。气虚升举无力,下陷而成疝气;寒凝血瘀,而成癥瘕。到了小肠经气旺盛的时候,阴寒更盛,寒气上攻,故自觉小腹有冷气上冲。阳经虚弱,针刺手厥阴经的大陵穴,从阴调阳,以达到治疗小肠经病变的目的。

左寸脉浮取坚实有力,是小肠实热证。小肠实热,火热上炎,热气郁结,气机不通,而致心下拘急疼痛;小肠主液,热灼津伤,而致小便短赤热痛。阳经充实,治疗当取手太阳小肠经的后溪穴,以泻阳经的实热邪气。

五脏属阴,在下,所以左寸脉沉取为阴,以候心脏。左寸脉沉取虚弱无力,为心虚不足的证候。若心阳虚衰,虚寒内盛,寒凝气滞,可致心下剧烈疼痛;心阳虚,火不生土,胃寒气逆,故时常发生呕吐;手少阴心经脉循于手掌心,若心阴亏损,虚热内扰,可使手掌中发热;虚热上扰舌窍,可使口舌生疮,溃烂疼痛。阴经虚弱,治疗取手太阳小肠经的穴位,从而达到调整阴经的目的。

左寸脉坚实有力,是心经实证。是因忧愁怨恨引起气机郁滞,气阻津停,水气上逆,停结心下。阴经充实,可针刺手厥阴心包络经的穴位,通过治疗阴经,以祛除实邪。

【原文】左手关上阳绝者,无胆脉也。苦膝疼,口中苦,眒[1]目,善畏如见鬼状,多惊,少力。刺足厥阴经治阴。在足大趾间,即行间穴也。或刺三毛[2]中。

左手关上阳实者,胆实也。苦腹中实不安,身躯习习[3]也。刺足少阳经治阳。在足上第二趾本节后一寸。第二趾当云小趾次趾,即临泣穴也。

左手关上阴绝者,无肝脉也。苦癃,遗溺,难言,胁下有邪气,善吐。刺足少阳经治阳。

左手关上阴实者,肝实也。苦肉中痛,动善转筋。刺足厥阴经治阴。

【注释】[1]眒(音末):视物不明之意。[2]三毛:指足大趾爪甲后方,相当于足大趾第二节处。[3]习习:躁动不安的样子。

【语译】左手关脉浮取虚弱无力,是胆经虚弱。病人感到膝关节疼痛,口中有苦味,眼睛视物不清,容易感到畏惧,如像见到鬼怪一样,易惊恐,少气乏力。治疗当刺足厥阴肝经的穴位,治其阴经,调整阳经。经穴在足大趾与次趾间,即行间穴,或针刺足大趾甲后方丛毛处的穴位。

左手关脉浮取坚实有力，是胆经实证的脉象。病人感到腹中胀满充实，身体躁动不安。治疗当刺足少阳胆经，通过治其阳经，以泻邪实（穴位在足背第二趾本节后一寸处，即足临泣穴）。

左手关脉沉取虚弱无力，是肝经虚证的脉象。病人感到小便癃闭，或遗尿，难启齿对人说话，胁肋下有邪气，容易发生呕吐。治疗当刺足少阳胆经的穴位，治其阳经，调整阴经。

左手关脉沉取坚实有力，是肝经实证的脉象。病人感到肌肉中疼痛，运动容易抽筋。治疗当刺足厥阴肝经，治其阴经，以泻邪实。

【按语】左手关脉以候肝胆，胆为阳腑居外，浮取以得之，肝为阴脏居内，沉取以得之。左关脉浮取虚弱无力，是胆腑虚弱不足。足少阳经脉循行膝关节外侧，胆气不足，经气不行，而致膝关节疼痛。胆气上逆则口苦、目眩而视物不明；胆主决断，胆气虚而胆量小，故心虚胆怯而恐惧害怕，易受惊吓，身软乏力。阳经虚弱，针刺多取足厥阴肝经在足大趾与次趾之间的行间穴，治阴以调阳。

左关脉浮取坚实有力，是胆经实证。胆气不疏，横乘脾土，气滞不通，故腹中胀满而疼痛不舒。少阳枢机不利，身体转侧不便而感到烦躁不安。阳经充实，治疗取足少阳经足小趾与次趾之间的临泣穴，直接泻本经的实邪。

左关脉沉取虚弱无力，是肝经虚证。肝经经脉绕阴器，至少腹，肝气虚，经气不利，影响膀胱气化的功能，可引起小便点滴不通而为癃闭，或致膀胱不能约束而遗尿；肝的经脉分布于胸胁，肝气虚弱，外邪乘虚而入，经气不利而致胁下疼痛；横逆犯胃，胃气上逆而易发生呕吐。阴经虚弱，当针刺足少阳胆经的穴位，从阳治疗，以达到调理阴经的目的。

左关脉沉取坚实有力，是肝经实证。脾主肌肉，肝旺乘脾，脾气失运，肌肉失荣而痛；肝主筋膜，肝气亢盛，损伤筋膜，筋膜挛急,容易发生抽筋的症状。阴经充实,直接针刺足厥阴经的穴位,以泻亢盛的实邪。

【原文】左手关后尺中阳绝者,无膀胱脉也。苦逆冷,妇人月使不调,王月[1]则闭,男子失精,尿有余沥。刺足少阴经治阴。在足内踝下动脉。即太溪穴也。

左手关后尺中阳实者,膀胱实也。苦逆冷,胁下有邪气相引痛。刺足太阳经治阳。在足小指外侧本节后陷中。即束骨穴也。

左手关后尺中阴绝者,无肾脉也。苦足下热,两髀[2]里急,精气竭少,劳倦所致。刺足太阳经治阳。

左手关后尺中阴实者,肾实也。苦恍惚,健忘,目视䀮䀮[3],耳聋怅怅[4],善鸣。刺足少阴经治阴。

【注释】王月:肾与膀胱旺于冬三月。[2]髀(音币):髀骨在股骨之上,即少腹两旁突起之大骨,前连横骨,后连尻骨。[3]䀮䀮(音荒荒):形容眼睛视物昏蒙不明的样子。[4]怅怅(音唱唱):形容耳聋失听。

【语译】左手关后尺脉浮取虚弱无力,是无膀胱经气的脉象。病人感到下肢发冷,妇人出现月经不调,若遇膀胱经气当旺的冬季三月,则会出现月经停闭,男子则见遗精,尿后小便点滴不尽。治疗当针刺足少阴肾经的穴位,治其阴经,调整阳经。穴位的具体位置在足内踝下动脉处,即太溪穴。

左手关后尺脉浮取坚实有力,是膀胱经实证。病人感到下肢发冷,胸胁下有邪气牵引而作痛。治疗当针刺足太阳膀胱经的穴位,治其阳经,以泻邪实。穴位的具体位置在足小趾外侧本节后陷中,即束骨穴。

左手关后尺脉沉取虚弱无力,是肾经不足的脉象。病人感到足底发热,两大腿内侧拘急,精气衰竭虚少,是劳倦太过所致。治疗当针刺足太阳膀胱经的穴位,治其阳经,以调整其阴经。

左手关后尺脉沉取坚实有力,是肾经实证的脉象。病人感到精神恍惚不清,遇事健忘,眼睛视物不清,耳聋听不到声音,经常发生耳鸣。治疗当针刺足少阴肾经的穴位,治其阴经,泻其邪实。

【按语】左手尺脉以候肾与膀胱,膀胱为腑属阳在外,浮取得之;肾为脏属阴在内,沉取得之。左尺脉浮取虚弱无力,是膀胱虚弱。膀胱与肾互为表里,膀胱阳气不足,要影响肾的阳气虚衰,下肢阳气不易到达,肾阳虚失于温煦,易致下肢发冷。肾阳虚,不能温暖胞宫,可致月经失调;特别是在经气旺盛的冬三月,此时阳气当旺反衰,虚寒更甚,寒凝气血瘀阻,可致月经停闭;阳气虚衰,不能固摄精关,男子可见滑精、早泄;不能固摄膀胱,则为尿后小便点滴不尽。阳经虚衰,治阴以调阳,针刺足少阴肾经的太溪穴。

左尺脉沉取坚实有力,为膀胱实证。膀胱的经脉循行肩胛内侧、腰部,下行下肢外侧后缘,感受外邪,经气不通,则肩胛、腰部等胸胁以下的部位相引而疼痛;经气不能温运下肢则足冷。阳经充实,直接取足太阳膀胱经的束骨穴,以泻实邪。

左尺脉沉取虚弱无力,是肾经虚证。足少阴肾经的经脉循行足心、股内侧后缘,肾阴虚,阴虚生内热,故足底发热;阴虚经脉失养而挛急,故两大腿内侧拘急;劳倦过度,耗伤肾气,功能衰退,故精气衰竭而少气。阴经虚衰,当治阳以调阴,取足太阳膀胱经的穴位。

左尺脉沉取坚实有力,是肾经实证。邪气伤肾,影响肾的精气不能上奉于脑,脑失所养,不主神志、记忆、视、听等功能,故可见神志恍惚、健忘、视物不清、耳聋、耳鸣等症状。阴经充实,直接取足少阴肾经的穴位,以泻实邪。

【原文】右手关前寸口阳绝者,无大肠脉也。苦少气,心下有水气,立秋节即咳。刺手太阴经治阴。在鱼际间。即太渊穴也。

右手关前寸口阳实者,大肠实也。苦肠中切痛,如锥刀所刺,无休息时。刺手阳明经治阳。在手腕中。即阳溪穴也。

右手关前寸口阴绝者,无肺脉也。苦短气,咳逆,喉中塞,噫逆。刺手阳明经治阳。

右手关前寸口阴实者,肺实也。苦少气,胸中满彭彭[1],与肩相引。刺手太阴经治阴。

【注释】[1]彭彭:形容胸中胀满的样子。

【语译】右手关前寸脉浮取虚弱无力,是无大肠经气的脉象。病人感到呼吸气息微弱而少气,心下有水气停留,到立秋节即会发生咳嗽。当针刺手太阴经的穴位,治疗阴经,调整阳经。穴位位置在鱼际间,即太渊穴。

右手关前寸脉浮取坚实有力,是大肠经实证的脉象。病人感到肠中绞痛,像针刺刀割一样剧烈,没有停止的时候。当针刺手阳明大肠经的穴位,治疗阳经,以泻邪实。穴位位置在手腕中,即阳溪穴。

右手关前寸脉沉取虚弱无力,是肺经不足的脉象。病人感到呼吸频率增快而气短,咳嗽气逆,喉中气阻,嗳气呃逆。当针刺手阳明大肠经的穴位,治疗阳经,调整阴经。

右手关前寸脉沉取坚实有力,是肺经实证的脉象。病人感到呼吸少气,胸中满闷胀盛,牵引肩部不适。当针刺手太阴肺经的穴位,治疗阴经,以泻邪实。

【按语】右手寸脉候肺与大肠。大肠为腑属阳在外,浮取以得之;肺为脏属阴在内,沉取以得之。右手寸脉浮取虚弱无力,是大肠经虚证。肺与大肠相表里,大肠虚弱引起肺气虚衰,肺气虚,呼吸无力,故致呼吸微弱而少气;肺失宣降,水液不化,而致水停心下。到了立秋季节,感受秋燥之邪,肺气上逆,故易发生咳嗽。阳经虚弱,从阴调阳,治疗取手太阴肺经的太渊穴。

右手寸脉沉取坚实有力,是大肠经实证。邪阻大肠,传导失司,气机阻滞,不通而痛。邪气壅盛阻于大肠,故肠道绞痛剧烈,如同针刺刀割,痛无休止。阳经充实,取手阳明大肠经的阳溪穴,直泻实邪。

右手寸脉沉取虚弱无力,是肺经虚证。肺气虚,不主呼吸,肺气上逆,则引起呼吸短气,咳嗽气逆;气逆咽喉,而致喉中有气机阻塞感;肺气不降,不能带动胃气下行,胃气上逆而致嗳气呃逆。阴经虚弱,宜取手阳明大肠经的穴位,治阳以调阴。

右手寸脉沉取坚实有力,是肺经实证。邪气闭肺,气滞胸中,则感到胸中胀满,牵引肩背而有不适之感,影响呼吸而致少气。阴经充实,直接取手太阴肺经的穴位,以泻实邪。

【原文】右手关上阳绝者,无胃脉也。苦吞酸,头痛,胃中有冷。刺足太阴经治阴。在足大指本节后一寸。即公孙穴也。

右手关上阳实者,胃实也。苦肠中伏伏[1],一作幅幅。不思食物,得食不能消。刺足阳明经治阳。在足上动脉。即冲阳穴也。

右手关上阴绝者,无脾脉也。苦少气下利,腹满身重,四肢不欲动,善呕。刺足阳明经治阳。

右手关上阴实者,脾实也。苦肠中伏伏如坚状,大便难。刺足太阴经治阴。

【注释】[1]伏伏:伏,有隐存、贮藏的意思。此处有藏积之意。

【语译】右手关脉浮取虚弱无力,是无胃气的脉象。病人口吐酸水,头痛,胃中有寒冷的感觉。当针刺足太阴脾经的穴位,治疗阴经,调整阳经。穴位位置在足大趾本节后一寸处,即公孙穴。

右手关脉浮取坚实有力,是胃经实证。病人感觉有食物藏积肠中而壅塞(一作郁结),不思饮食,食后不能消化。当针刺足阳明胃经的穴位,治疗阳经,以泻邪实。穴位位置在足背动脉处,即冲阳穴。

右手关脉沉取虚弱无力,是脾经不足。病人感到呼吸困难而少气,大便溏稀,腹部胀满,身体沉重,四肢乏力不想活动,容易呕吐。当针刺足阳明胃经的穴位,治疗阳经,调整阴经。

右手关脉沉取坚实有力,是脾经实证。病人自觉食物藏积肠中,如同有坚硬结实的包块,大便困难。当针刺足太阴脾经的穴位,治疗阴经,以泻邪实。

【按语】右手关脉以候脾胃。胃为腑属阳在外,浮取得之;脾为脏属阴在内,沉取得之。右关脉浮取虚弱无力,是胃经虚证。胃阴虚,虚热内生,热郁而生酸,胃气上逆而吐酸;虚火上扰于清阳之位而引起头痛;胃阳虚衰,阴寒内盛,故胃中有寒冷的感觉。阳经虚衰,取足太阴脾经的公孙穴,治阴以调阳。

右手关脉浮取坚实有力,是胃经实证。饮食伤胃,停积胃肠,胃肠气滞,故肠中有物积藏而有壅塞之感;胃不纳食,脾不运化,故不思饮食,食后不化。阳经充实,直接取足阳明胃经的冲阳穴,以泻实邪。

右手关脉沉取虚弱无力,是脾经虚证。脾气失运,不能吸收水谷精微,气血不生,故呼吸少气;水谷失运,水湿大量下走肠间,则腹泻下利;气滞肠中,则腹胀;水湿泛溢肌肤四肢,湿性重着,故头身困重,四肢酸软乏力,不想活动;脾失健运,胃失和降,胃气上逆而致呕吐。脾经虚弱,治疗取足阳明胃经的穴位,治阳以调阴。

右手关脉沉取坚实有力,是脾经的实证。邪气困脾,胃肠壅滞,气滞血瘀,肠中藏积有形之物,故感觉肠中有坚硬的包块;肠道气滞,腑气不通,故大便排解困难。阴经充实,直接取足太阴脾经的穴位,以泻实邪。

【原文】右手关后尺中阳绝者,无子户[1]脉也。苦足逆寒,绝产,带下,无子,阴中寒。刺足少阴经治阴。

右手关后尺中阳实者,膀胱实也。苦少腹满,引腰痛。刺足太阳经治阳。

右手关后尺中阴绝者,无肾脉也。苦足逆冷,上抢胸痛,梦入水见鬼,善厌寐[2],黑色物来掩[3]人上。刺足太阳经治阳。

右手关后尺中阴实者,肾实也。苦骨疼,腰脊痛,内寒热。刺足少阴经治阴。

右脉二十四气事。

【注释】子户:此指命门。[2]厌寐:指睡时做噩梦。[3]掩:压迫的意思。

【语译】右手关后尺脉浮取虚弱无力,是命门虚弱的脉象。病人感到足部寒冷,妇人不能怀孕,白带增多,男子无生育能力,前阴有寒冷感。当针刺足少阴肾经的穴位,治疗阴经,调整阳经。

右手关后尺脉浮取坚实有力,是膀胱经实证。病人感到少腹胀满,牵引腰部作痛。当针刺足太阳膀胱经的穴位,治疗阳经,以泻邪实。

　　右手关后尺脉沉取虚弱无力,是肾经不足。病人感到下肢寒冷,自觉有气从小腹上冲胸中而引起疼痛,睡眠时梦见进入水中碰见鬼魂,容易做噩梦,梦中见有黑色的东西压迫在身体上。当针刺足太阳膀胱经的穴位,治疗阳经,调整阴经。

　　右手关后尺脉沉取坚实有力,是肾经实证。病人感到全身骨节疼痛,腰脊疼痛,体内有发热怕冷的症状。当针刺足少阴肾经的穴位,治疗阴经,以泻邪实。

　　以上为二十四种脉象及其主病。

　　【按语】右手尺脉以诊断肾与膀胱病变,膀胱为腑属阳在外,浮取以诊膀胱;肾为脏属阴在内,沉取以诊肾脏。右尺脉浮取虚弱无力,是命门虚弱。命门火衰,不能温暖下部,则足部、前阴有寒冷的感觉;不能温暖胞宫,故妇女不孕;肾气失固,则带下清稀;不能温暖精子,男子则精少不育。治疗取足少阴肾经的穴位,治阴以调阳。

　　右尺脉浮取坚实有力,是膀胱经实证。邪结膀胱,气化不行,故少腹部胀满;膀胱经脉循行腰部,经气不利,故牵引腰部疼痛。阳经充实,直接针刺足太阳膀胱经的穴位,以泻邪实。

　　右尺脉沉取虚弱无力,是肾经虚证。肾阳虚衰,不能温煦下肢,则足部寒冷;肾阳虚,阴寒独盛于下,阳虚于上,阴寒之气上逆,寒凝胸阳而致胸痛;阴寒内盛,故做梦时有掉入水中之感;肾属黑色,肾虚寒,故梦中多见有黑色的物体侵袭。阴经虚弱,取足太阳膀胱经的穴位,治阳以调阴。

　　右尺脉沉取坚实有力,是肾经实证。肾主骨,腰为肾之腑,邪犯肾经,经气不通,故全身骨节、腰脊部疼痛;邪正相争,而致恶寒发热。阴经充实,直接取足少阴肾经的穴位,以泻实邪。

平人迎神门气口前后脉第二

【提要】以脉的虚实为纲,论述两手寸、关、尺脉浮取沉取分别所配脏腑的虚实病变及证候表现。

【原文】

心实

左手寸口人迎[1]以前脉阴实者,手厥阴经也。病苦闭,大便不利,腹满,四肢重,身热,苦胃胀。刺三里[2]。

心虚

左手寸口人迎以前脉阴虚者,手厥阴经也。病苦悸恐不乐,心腹痛,难以言,心如寒,状恍惚[3]。

【注释】[1]人迎:此指左寸而言。[2]三里:属足阳明胃经,在外膝眼下三寸,胫骨外侧一横指处。[3]恍惚:指精神不定。

【语译】心实:左手寸口人迎脉沉取充实有力,是手厥阴心包络经实证。病人有闭塞不通的感觉,大便不畅,腹部胀满,四肢沉重,身体发热,胃脘有胀闷感。治疗当针刺足三里穴。

心虚:左手寸口人迎脉沉取虚弱无力,是手厥阴心包络经虚证。病人感到心慌心跳,心中恐惧,闷闷不乐,心腹疼痛,难以用语言描述,心中似有寒冷之感,精神恍惚,不得安宁。

【按语】寸口诊脉法中,左手关脉前一分为人迎,右手关脉前一分为气口。左手寸口人迎脉,即左寸脉。左寸脉沉取坚实有力,是手厥阴心包络经实证。胃有实邪停滞,胃气不降,则引起胃胀、腹满、便秘等症;实邪化热,则身热、肢重。胃气上干于心,则引起手厥阴经的实证。故治疗取足阳明胃经的足三里穴。

左寸脉沉取虚弱无力,是手厥阴心包络经的虚证。心的阳气虚衰,不能推动气血养心,故自觉心慌、心跳;不能供给心神活动的物质基础,神气不足,故心中恐惧、闷闷不乐;心阳虚衰,寒凝血瘀,故心腹疼痛;心阳虚,胸中阴寒弥漫,故见精神恍惚、心神不宁等症状。

【原文】

小肠实

左手寸口人迎以前脉阳实者,手太阳经也。病苦身热,热来去,汗出一作汗不出。而烦,心中满,身重,口中生疮。

小肠虚

左手寸口人迎以前脉阳虚者,手太阳经也。病苦颅际[1]偏头痛,耳颊痛。

【注释】[1]颅际:颅骨边。

【语译】小肠实:左手寸部人迎脉浮取充实有力,为手太阳小肠经实证。病人感到身体发热,发热时来时退,汗出(一作汗不出)而心烦,心中胀满,身体沉重,口中生疮。

小肠虚:左手寸部人迎脉浮取虚弱无力,为手太阳小肠经虚证。病人感到头颅发际处偏头痛,耳颊疼痛。

【按语】左寸脉浮取充实有力,是手太阳小肠经的实证。小肠实热,邪热郁蒸,故身体发热,时作时退;热迫津液外出,则为汗;热邪上扰心神,则为心烦、心中胀满;上扰口舌,则为口中疮疡;热邪耗气,则为身体沉重。

左寸脉浮取虚弱无力,是手太阳小肠经的虚证。该经的经脉循行耳及面颊部,邪气阻碍经气,故可引起偏头痛、耳颊疼痛。

【原文】

心小肠俱实

左手寸口人迎以前脉阴阳俱实者,手少阴与太阳经俱实也。病苦头痛,身热,大便难,心腹烦满,不得卧,以胃气不转,水谷实也。

心小肠俱虚

左手寸口人迎以前脉阴阳俱虚者,手少阴与太阳经俱虚也。病苦洞泄[1],苦寒,少气,四肢寒,肠澼[2]。

【注释】[1]洞泄:指食已即泻、完谷不化、泻下无度的病证。[2]肠澼:指痢疾。

【语译】心小肠俱实:左手寸部人迎脉浮沉均充实有力,为手少阴心经与手太阳小肠经都有实邪。病人感到头部疼痛,身体发热,大便困难,心烦腹满,失眠,是脾胃之气失于运化传输、饮食停滞所致的实证。

心小肠俱虚:左手寸部人迎脉浮沉均虚弱无力,为手少阴心经与手太阳小肠经虚衰不足。病人有大便洞泄、畏寒、气少不足、四肢寒冷、下痢等症状。

【按语】左手寸脉浮取沉取均充实有力,为心与小肠都有实邪。是因脾胃失运,饮食停积,胃肠气机阻滞,故心腹胀满,大便困难;食积化热,上扰心神,则心烦、失眠;热邪向外向上蒸腾,则引起头痛、身热等症。胃肠实热之邪,上影响于心,故见心与小肠俱实之脉。

左手寸脉浮取沉取均虚弱无力,是心与小肠有虚证。心与小肠虚寒,心阳虚,不能温暖脾土,不能腐化水谷,故大便溏稀,完谷不化;阳虚不能温煦全身四肢,则见少气、畏寒怕冷、四肢不温;小肠虚寒,气血不调,则为虚寒性下痢。

【原文】

肝实

左手关上脉阴实者,足厥阴经也。病苦心下坚满,常两胁痛,自忿忿[1]如怒状。

肝虚

左手关上脉阴虚者,足厥阴经也,病苦胁下坚,寒热,腹满,不欲饮食,腹胀,悒悒[2]不乐,妇人月经不利,腰腹痛。

【注释】[1]忿忿(音愤愤):形容愤愤不平。[2]悒悒(音易易):形容抑郁不畅,忧闷不欢。

【语译】肝实:左手关脉沉取充实有力,为足厥阴肝经实证。病人感到胃脘坚硬胀满,经常两胁疼痛,自觉心中愤愤不平,好像发怒的样子。

肝虚:左手关脉沉取虚弱无力,为足厥阴肝经虚证。病人感到胁下坚硬,恶寒发热,腹部胀满,不思饮食,腹部胀大,闷闷不乐,妇人可见月经不畅、腰腹疼痛等症。

【按语】左手关脉主肝,沉取有力,是肝经实证。肝气郁滞,经气不通,故易两胁疼痛,烦躁易怒;气滞血瘀,结为包块,故感到胸胁心下坚硬胀满。

左关脉沉取虚弱无力,是肝经虚证。肝气不足,气郁不疏,则心中闷闷不乐;气虚血瘀,则胁下起包块而有坚实感;肝气乘脾,脾失健运,则腹满腹胀,不思饮食;肝气不疏,冲任不调,则月经不畅,引腰腹疼痛。

【原文】

　　胆实

　　左手关上脉阳实者,足少阳经也。病苦腹中气满,饮食不下,咽干,头重痛,洒洒[1]恶寒,胁痛。

　　胆虚

　　左手关上脉阳虚者,足少阳经也。病苦眩、厥、痿,足趾不能摇,躄[2]坐不能起,僵仆,目黄,失精晄晄。

【注释】[1]洒洒:形容寒栗怕冷。[2]躄(音壁):指足痿软不能行走。

【语译】胆实:左手关上脉浮取充实有力,为足少阳胆经实证。病人感到腹中气滞胀满,不思饮食,咽喉干燥,头重而痛,洒洒恶寒,胁下疼痛。

　　胆虚:左手关脉浮取虚弱无力,为足少阳胆经虚证。病人感到头目眩晕,四肢寒冷,肢体软弱无力,足趾不能摇动,两脚痿弱无力,只能坐着不能站起,昏仆倒地,不省人事,目睛发黄,视物不清。

【按语】左手关脉亦主胆,浮取有力,为胆经实证。邪犯胆经,胆经经气不利,故胸胁疼痛;邪气偏盛,失于温煦,故寒栗怕冷;胆气横乘脾胃,胃不纳食,故不思饮食;脾气失运而气滞腹中,故腹中气滞胀满;胆气上逆,则咽干、头重痛。

　　左关脉浮取无力,为胆经虚证。胆主少阳春升之气,胆气升,则脏腑之气升。胆气虚弱,气血不能上升,则头晕目眩,视物不清,甚者突然昏倒,不省人事;胆气虚冷,虚则生寒,四肢不温,肢体失养,故四肢寒逆,肢体痿软无力,足趾不能动摇,坐着不能站起;胆气虚,不能促进胆汁正常的分泌,逆行于肌肤,发为黄疸。

【原文】

肝胆俱实

左手关上脉阴阳俱实者,足厥阴与少阳经俱实也。病苦胃胀,呕逆,食不消。

肝胆俱虚

左手关上脉阴阳俱虚者,足厥阴与少阳经俱虚也。病苦恍惚,尸厥[1]不知人,妄见,少气,不能言,时时自惊。

【注释】[1]尸厥:指突然昏倒,不省人事,形体如尸的病证。

【语译】肝胆俱实:左手关脉浮沉均充实有力,为足厥阴肝经与足少阳胆经都有实邪。病人感到胃脘胀闷,呕吐呃逆,饮食不能消化。

肝胆俱虚:左手关脉浮沉均虚弱无力,为足厥阴肝经与足少阳胆经都虚衰不足。病人感到精神恍惚,暴厥昏倒,不省人事,如同死人一样,出现幻觉妄见、少气不足、不能多言、时时自感惊慌不安等症状。

【按语】左关脉浮沉俱充实有力,为肝胆皆实。肝胆失于疏泄,横乘克伐脾胃,胃气郁滞,则胃脘胀满;胃气上逆,则呕吐呃逆;脾失健运,故能食而不化。

左关脉浮沉俱虚弱无力,为肝胆皆虚。肝主谋虑,胆主决断,肝胆气虚,精神失调,故为精神恍惚,如有妄见,甚至昏迷不醒，或胆小怕事而时时惊慌。肝气虚，不主升发之令，肺气不足，故致呼吸少气，不能多言。

【原文】

肾实

左手尺中神门以后脉阴实者，足少阴经也。病苦膀胱胀闭，少腹与腰脊相引痛。

左手尺中神门以后脉阴实者，足少阴经也。病苦舌燥，咽肿，心烦，嗌干，胸胁时痛，喘咳汗出，小腹胀满，腰背疆急，体重骨热，小便赤黄，好怒好忘，足下热疼，四肢黑，耳聋。

肾虚

左手尺中神门以后脉阴虚者，足少阴经也。病苦心中闷，下重，足肿不可以按地。

【语译】肾实：左手尺部神门脉沉取充实有力，为足少阴肾经实证。病人感到膀胱胀满，小便潴留，少腹与腰脊相互牵引作痛。

左手尺部神门脉沉取充实有力，为足少阴肾经实证。病人感到舌上干燥，咽喉肿痛，心中烦躁，咽喉干燥，胸胁时时作痛，气喘咳嗽汗出，小腹胀满，腰背强直拘急，肢体沉重，骨蒸发热，小便赤黄，易怒健忘，足心热疼，四肢发黑，耳聋失聪。

肾虚：左手尺部神门脉沉取虚弱不足，为足少阴肾经虚证的脉象。病人感到心中苦闷，下肢沉重，足部浮肿，不能着地。

【按语】左尺脉沉取充实有力，是肾经实证。肾经邪实，影响膀胱气化，气滞膀胱，故少腹胀满而小便不通；腰为肾之府，膀胱气化不行，则牵引腰脊作痛。

肾经实火上冲,扰口舌,则咽干舌燥,咽喉肿痛;扰心,则心烦;扰肺,肺失宣降,则咳嗽气喘、汗出;肝肾同源,肾经实火,影响肝气不疏,则胸胁时时作痛;肾主骨,腰为肾之府,肾经邪阻,故腰脊强痛拘急,肢体重痛,骨蒸发热;肾主骨生髓通于脑,开窍于耳,肾热上扰脑窍,故烦躁易怒,健忘耳聋;肾热下移,则小腹胀满,小便黄赤,足心发热;黑为肾经本色,实邪阻碍肾经,本色外现,故见四肢色黑。

左尺脉沉取虚弱无力,为肾经虚证。肾阳虚,气化不行,水气泛溢,则为下肢水肿,两足沉重;水气上泛于心,则为心中苦闷。

【原文】

膀胱实

左手尺中神门以后脉阳实者,足太阳经也。病苦逆满,腰中痛,不可俯仰,劳也。

膀胱虚

左手尺中神门以后脉阳虚者,足太阳经也。病苦脚中筋急,腹中痛引腰背,不可屈伸,转筋,恶风,偏枯[1],腰痛,外踝后痛。

【注释】[1]偏枯:指半身不遂。

【语译】膀胱实:左手尺部神门脉浮取充实有力,为足太阳膀胱经实证。病人感到少腹气逆胀满,腰部疼痛,不能俯仰,这是劳伤引起。

膀胱虚:左手尺部神门脉浮取虚弱无力,为足太阳膀胱经虚证。病人感到脚部筋脉拘急,腹中疼痛,牵引腰背,不能屈伸,小腿转筋,恶风,半身不遂,腰痛,外踝后跟处疼痛。

【按语】左尺脉候肾与膀胱。左尺脉浮取充实有力，为膀胱经实证。足太阳膀胱经脉行于腰背，劳累损伤膀胱经气，气胀不舒，故腰背强痛，俯仰屈伸不便。

左尺脉浮取虚弱无力，是膀胱经虚证。膀胱虚寒，寒凝经气，经脉收引，故沿膀胱经脉循行部位腰腿疼痛、抽筋、腹中疼痛，牵引腰背，不能屈伸，外踝后跟处疼痛；风痰湿瘀阻滞，太阳经气不利，影响半身肢体的功能活动，故见半身不遂；太阳经脉主一身之表，经气虚，易为外寒侵犯而恶风怕冷。

【原文】

肾膀胱俱实

左手尺中神门以后脉阴阳俱实者，足少阴与太阳经俱实也。病苦脊疆反折[1]，戴眼[2]，气上抢心，脊痛，不能自反侧。

肾膀胱俱虚

左手尺中神门以后脉阴阳俱虚者，足少阴与太阳经俱虚也。病苦小便利，心痛，背寒，时时少腹满。

【注释】[1]脊疆反折：指脊背强直，角弓反张。[2]戴眼：指双目仰视，不能转动。

【语译】肾膀胱俱实：左手尺部神门脉浮沉均充实有力，为足少阴肾经与足太阳膀胱经俱有实证。病人感到脊背强直，角弓反张，两目上视，不能转动，气逆冲心，脊背疼痛，不能自行转侧。

肾膀胱俱虚：左手尺部神门脉浮沉均虚弱无力，为足少阴肾经与足太阳膀胱经俱有虚证。病人感到小便通利、量多，心痛，背寒，经常少腹胀满。

【按语】左尺脉浮取沉取有力,为肾与膀胱俱实。外邪侵袭太阳及肾的经脉,经气不通,经脉拘急,故致脊背强直,角弓反张,腰背不能活动转侧;太阳经气绝,故为两目上视,不能转动;肾与膀胱气实,气从小腹向上冲逆,可及于心。

左尺脉浮取沉取无力,为肾与膀胱俱虚。肾与膀胱虚寒,阳气不达于背,则背恶寒;寒凝气滞,则心痛、少腹胀满;阴寒盛,津液未伤,大量下渗,故小便通利、量多。

【原文】

肺实

右手寸口气口以前脉阴实者,手太阴经也。病苦肺胀,汗出若露,上气喘逆,咽中塞,如欲呕状。

肺虚

右手寸口气口以前脉阴虚者,手太阴经也。病苦少气不足以息,嗌干,不朝津液。

【语译】肺实:右手寸口关前气口脉沉取充实有力,为手太阴肺经实证。病人感到肺部胀满,汗出如露珠样,气逆喘促,咽中有阻塞感,如像要呕吐的样子。

肺虚:右手寸口关前气口脉沉取虚弱无力,为手太阴肺经虚证。病人感到气少呼吸不能接续,是因肺气虚不能宣散津液,上朝于咽,因而咽干。

【按语】右手关前为气口,即右寸脉,沉取有力,为肺经实证,邪闭肺气,肺失宣降,气滞胸中,则感肺部胀满,气逆喘促;气逆咽喉,则咽中有阻塞感,好像要呕吐一样;痰热壅盛于肺,郁蒸逼迫,故汗多如露。

右寸沉取无力,为肺经虚证。肺气虚不主气司呼吸,故呼吸少气不能接续;气不化津,津不上承,故感咽干。

【原文】

大肠实

右手寸口气口以前脉阳实者，手阳明经也。病苦腹满，善喘咳，面赤身热，喉咽一本作咽喉中如核状。

大肠虚

右手寸口气口以前脉阳虚者，手阳明经也。病苦胸中喘，肠鸣，虚渴，唇口干，目急，善惊，泄白。

【语译】大肠实：右手寸口关前气口脉浮取充实有力，为手阳明大肠经实证。病人感到腹部胀满，易致气喘、咳嗽、面色红赤、身体发热等症，咽喉中如同有痰核阻塞一样。

大肠虚：右手寸口关前气口脉浮取虚弱无力，为手阳明大肠经虚证。病人感到胸中喘促胀满，肠鸣，津亏口渴，唇干口燥，目睛紧急，容易惊恐，容易排泄白色的大便。

【按语】右寸脉浮取有力，为大肠经实证。邪热与燥屎结于大肠，腑气不通，则腹部胀满；肺与大肠相表里，大肠气逆，肺气不降，故容易发生气喘、咳嗽；气逆咽喉，痰气郁结，故有痰核梗阻之感；腑热内蒸上扰，则面色红赤，身体发热。

右寸脉浮取无力，为大肠虚证。大肠虚寒，传导失职，水停肠间，则为肠鸣；大肠寒凝气滞，湿邪偏盛，故泻下白痢，排出白色大便；大肠虚寒，寒水犯肺，肺气上逆，则咳喘胸满；气不化津，津不上承，故口渴唇干；金虚木侮，肝气上逆，则目睛引急；胆气怯小，则容易惊恐。

【原文】

肺大肠俱实

右手寸口气口以前脉阴阳俱实者，手太阴与阳明经俱实也。病苦头痛，目眩，惊狂，喉痹痛，手臂卷，唇吻不收。

肺大肠俱虚

右手寸口气口以前脉阴阳俱虚者,手太阴与阳明经俱虚也。病苦耳鸣嘈嘈[1],时妄见光明,情中不乐,或如恐怖。

【注释】[1]嘈嘈:形容鸣声嘈杂。

【语译】肺大肠俱实:右手寸口关前气口脉浮沉均充实有力,为手太阴肺经与手阳明大肠经均有实证。病人感到头痛,目眩眼花,惊恐狂乱,咽喉肿痛,手臂卷曲,口唇松弛难合。

肺大肠俱虚:右手寸口关前气口脉浮沉均虚弱无力,为手太阴肺经与手阳明大肠经均有虚证。病人感到耳中鸣响,听到嘈杂的声音,时而眼中幻觉发现光亮,心中闷闷不乐,或是有恐怖的感觉。

【按语】右寸脉浮取沉取均有力,为肺与大肠俱实。肺热壅盛,阳明腑实,邪热上扰头部,则为头痛、眼花、咽喉肿痛;扰乱心神,则为惊恐狂乱;太阴阳明经气不舒,故手臂卷曲、口唇松弛难合。

右寸脉浮取沉取皆无力,为肺与大肠俱虚。肺气虚衰,宗气不足,不能上养耳目,则耳鸣嘈杂,眼有幻觉;气虚不能养心,心神不足,则心中不乐,时觉恐怖。

【原文】

脾实

右手关上脉阴实者,足太阴经也。病苦足寒胫热,腹胀满,烦扰不得卧。

脾虚

右手关上脉阴虚者,足太阴经也。病苦泄注,腹满,气逆,霍乱呕吐,黄疸,心烦不得卧,肠鸣。

【语译】脾实:右手关脉沉取充实有力,为足太阴脾经实证。病人感到下肢寒冷而小腿发热,腹部胀满,心烦躁扰,失眠难卧。

脾虚:右手关脉沉取虚弱无力,为足太阴脾经虚证。病人感到腹泻如注,腹部胀满,胃气上逆,霍乱呕吐,黄疸,心烦不能安卧,肠鸣。

【按语】右关脉沉取有力,为脾经实证。寒湿或湿热困脾,使脾失健运,气滞腹中而腹部胀满;热扰心神而心烦躁扰,不得安卧;寒湿伤阳而足冷,湿热蕴蒸而小腿热。

右关脉沉取无力,为脾经虚证。脾阳虚衰,运化失职,气滞腹中而腹部胀满;水湿下注而肠鸣,腹泻如注;脾虚及胃,胃气上逆,则呕吐;脾气虚,血不养心而心中烦乱,不能安卧;脾虚失运,寒湿内停,阻碍肝胆,胆失疏泄,胆汁逆乱,发为黄疸。

【原文】
胃实
右手关上脉阳实者,足阳明经也。病苦腹中坚痛而热,《千金》作病苦头痛。汗不出,如温疟[1],唇口干,善哕,乳痈,缺盆腋下肿痛。

胃虚
右手关上脉阳虚者,足阳明经也。病苦胫寒,不得卧,恶寒洒洒,目急,腹中痛,虚鸣。《外台》作耳虚鸣。时寒时热,唇口干,面目浮肿。

【注释】[1]温疟:指热邪内伏,复感疟邪所致的疟证。

【语译】胃实:右手关脉浮取充实有力,为足阳明胃经实证。病人感到腹中胀满,坚硬疼痛而发热(《千金》作病人感到头痛),不出汗,好像温疟病一样,唇干口燥,易作呃逆,易患乳痈病,缺盆与腋下出现肿痛。

胃虚:右手关脉浮取虚弱无力,为足阳明胃经虚证。病人感到小腿寒冷,失眠难卧,洒洒恶寒,目系拘急,腹中疼痛,肠中虚鸣(《外台》作耳声低鸣)。时寒时热,唇干口燥,面部和眼睑浮肿。

【按语】右关脉浮取有力,为胃经实证。胃有实邪,与胃气互结,形成硬块,故腹中坚硬疼痛;实热郁蒸而发热;阳热闭郁,不能外透,则无汗,好像温疟一样,只有发热,而无恶寒;热甚伤津而唇口干燥;热伤胃气,胃气上逆,故易作呃逆;阳明经脉循行乳中、缺盆,胃热亢盛,热盛血壅,发为乳痈,引缺盆、腋下等处肿痛。

右关脉浮取无力,为胃经虚证。胃阳虚衰,寒凝气滞,则腹中疼痛,肠中虚鸣;阳失温煦,则小腿寒冷,洒洒恶寒;阳明经脉行于头面,旁行目内眦,经气不利,则目系拘急;胃气虚,不能运化水湿,水气泛溢,则面部和眼睑浮肿;胃气虚,不养心神,则睡眠不能安卧;胃阴虚,失于滋润,则唇口干燥。

【原文】

脾胃俱实

右手关上脉阴阳俱实者,足太阴与阳明经俱实也。病苦脾胀腹坚,抢胁下痛,胃气不转,大便难,时反泄利,腹中痛,上冲肺肝,动五脏,立喘鸣,多惊,身热,汗不出,喉痹,精少。

脾胃俱虚

右手关上脉阴阳俱虚者，足太阴与阳明经俱虚也。病苦胃中如空状，少气不足以息，四逆寒，泄注不已。

【语译】脾胃俱实：右手关脉浮沉均充实有力，为足太阴脾经与足阳明胃经实证。病人感到脾经所主的腹部作胀，腹中坚硬，上引两胁下痛，脾胃之气不能运化输布，大便难解，有时反而泄泻，腹中疼痛，上犯肺肝，扰动五脏，立刻引起气喘痰鸣，容易受惊，身热，无汗，咽喉肿痛，精气衰少。

脾胃俱虚：右手关脉浮沉均虚弱无力，为足太阴脾经与足阳明胃经虚证。病人感到胃中空虚，少气不能呼吸，四肢寒冷，大便水泻不止。

【按语】右关脉浮取沉取均有力，为脾胃实证。脾胃气滞血瘀，则腹中坚硬疼痛；土壅木郁，则引两胁下作痛；脾胃之气失运，胃气不降，则大便困难；脾胃失运，水谷下渗，则为腹泻便溏；胃气上逆，扰动肝肺等脏腑，肺气上逆而为气喘痰鸣；脾胃气实，反侮肝胆，肝胆气怯而发惊恐；上冲咽喉而作肿痛；脾胃失运，精血不生，则为精气衰少；脾胃湿热郁闭，则为身热无汗。

右关脉浮取沉取均无力，为脾胃虚弱。脾胃气虚，气血不生，胃中失养，则胃中空虚；肺失所养，则少气不足以息；脾胃虚寒，水湿大量下走肠间，则腹泻如注；阳虚不能温煦四肢，故四肢寒冷。

【原文】

肾实

右手尺中神门以后脉阴实者，足少阴经也。病苦痹，身热，心痛，脊胁相引痛，足逆热烦。

肾虚

　　右手尺中神门以后脉阴虚者,足少阴经也。病苦足胫小弱,恶风寒,脉代绝,时不至,足寒,上重下轻,行不可以按地,少腹胀满,上抢胸胁,痛引肋下。

　　【语译】肾实:右手尺部神门脉沉取充实有力,为足少阴肾经实证。病人经气闭阻不通而身体疼痛,身体发热,心胸疼痛,与脊背、胁部相互牵引作痛,从足下向上发作烦热。

　　肾虚:右手尺部神门脉沉取虚弱无力,为足少阴肾经虚证。病人小腿瘦小无力,恶风怕冷,出现代脉,时有停止,两足发冷,头重脚轻,行走很难着地,少腹胀满,逆气上冲胸胁,牵引肋下疼痛。

　　【按语】右尺脉沉取有力,为肾经实证。足少阴肾经的经脉,起于足小趾,斜走足心,沿下肢上行入肾,又从肾上行,穿过肝脏,通过膈膜,入肺,再从肺络心,注入胸中。邪伤肾经,经气闭阻不通,故心痛,与脊背、胁部相引而痛;邪郁经气,正气抗邪,则身热,从足下沿经络向上发作烦热。

　　右尺脉沉取无力,为肾经虚证。肾阳虚衰,阴寒内生,失于温煦,则恶风怕冷,两足发冷;阳气失于温养,火不暖土,脾气失运,则少腹胀满;下肢失养,则腿足细小软弱;阳虚欲脱,脏气衰危,脉气难续,故见代脉,时有歇止;肾阴虚,水不涵木,阴虚阳亢,则头重脚轻,行走不便;肾虚气逆,上冲胸胁,故胸胁牵引作痛。

　　【原文】

　　膀胱实

　　右手尺中神门以后脉阳实者,足太阳经也。病苦转胞[1],不得小便,头眩痛,烦满,脊背疆。

　　膀胱虚

右手尺中神门以后脉阳虚者,足太阳经也。病苦肌肉振动,脚中筋急,耳聋忽忽[2],不闻,恶风,飕飕[3]作声。

【注释】[1]:转胞:是指脐下疼痛、小便不通的病证。[2]忽忽:形容听力不清爽的样子。[3]飕飕:形容风吹迅速通过发出的声音。

【语译】膀胱实:右手尺部神门脉浮取充实有力,为足太阳膀胱经实证。病人出现转胞、小腹疼痛、小便不通、头痛眩晕、心中烦闷、脊背强直等症。

膀胱虚:右手尺部神门脉浮取虚弱无力,为足太阳膀胱经虚证,病人感到肌肉跳动,小腿筋脉拘挛,耳聋不爽,不能听到声音,恶风,害怕听到风吹迅速通过发出的声音。

【按语】右尺脉浮取有力,为膀胱经实证。膀胱邪实,气化不行,故小便不通,少腹胀痛,名为转胞;足太阳膀胱的经脉从头向下行于背、腰,邪阻经气,故头痛眩晕,腰背强直;邪热扰心,则心中烦闷。

右尺脉浮取无力,为膀胱经虚证。膀胱经气虚弱,气血失养,筋脉挛急,则肌肉跳动,腿脚拘挛;气血不养于耳,听力减退,则耳聋失听,耳鸣失聪;足太阳经脉主一身之表,外邪侵袭,卫外不固,则为恶风,害怕听到风吹迅速通过发出的声音。

【原文】

肾膀胱俱实

右手尺中神门以后脉阴阳俱实者,足少阴与太阳经俱实也。病苦癫疾,头重,与目相引痛厥,欲起走,反眼[1],大风[2],多汗。

肾膀胱俱虚

右手尺中神门以后脉阴阳俱虚者,足少阴与太阳经俱虚也。病苦心痛,若下重不自收,篡反出[3],时时苦洞泄,寒中泄,肾心俱痛。

一说云:"肾有左右,而膀胱无二"。今用当以左肾合膀胱,右肾合三焦。

【注释】[1]反眼:指眼睛上视。[2]大风:此指疠风恶疾。[3]篡反出:指肛门重坠、会阴翻出的感觉。

【语译】肾膀胱俱实:右手尺部神门脉浮沉均充实有力,为足少肾经与足太阳膀胱经实证。病人患有癫病,头部沉重,与眼睛相互牵引而疼痛欲绝,想起来行走,两目上视,大风恶疾,出汗较多。

肾膀胱俱虚:右手尺部神门脉浮沉均虚弱无力,为足少阴肾经与太阳膀胱经虚证。病人感到心痛,直肠有下坠感,肛门不能自动上收,会阴有翻出感,经常泄泻,完谷不化,为里寒泄泻,肾部、心部都有疼痛。

另一种说法,肾有左右二个,而膀胱只有一个。现在应当以左肾配膀胱,右肾配三焦。

【按语】右尺脉浮取沉取均有力,为肾与膀胱俱实。膀胱经脉从头走足,邪气侵犯,经气受阻,故头部有病,头部沉重疼痛,与眼睛相互牵引而痛剧;邪气犯肾,上扰心神,则坐卧不宁而想行走;若为大的风邪扰动,经脉挛急,则可引起目睛上翻,汗出较多。

右手脉浮取沉取均无力,是肾与膀胱俱虚。肾阳虚不能温暖脾阳,脾失升清,中气下陷,则直肠有下坠感,肛门不能自动上收,前阴下坠,有翻出之感。肾阳不能温暖脾阳,不能运化,腐熟无能,则为泄泻,完谷不化。腰为肾之府,肾阳虚,腰府失养而疼痛;肾阳虚,不能上养于心,心阳虚,寒凝气滞而心痛。

右肾合三焦之说,缺乏理论和临床依据,后世少有采用。以左右肾均配膀胱之说较为合理。

平三关病候并治宜第三

【提要】主要论述寸、关、尺三部各种脉象的病机和所主病证,提出相应的治则、药物和针刺治疗,及饮食生活的宜忌。

【原文】寸口脉浮,中风,发热头痛。宜服桂枝汤、葛根汤,针风池、风府,向火灸身,摩[1]治风膏,覆令汗出。

寸口脉紧,苦头痛,骨肉疼,是伤寒。宜服麻黄汤发汗,针眉冲、颞颥[2],摩治伤寒膏。

寸口脉微,苦寒,为衄。宜服五味子汤,摩茱萸膏令汗出。

【注释】[1]摩:摩擦。[2]颞颥(音聂如):指脑空穴。

【语译】寸脉浮,为外感风邪,见发热、头痛等症。宜服桂枝汤或葛根汤,针刺风池、风府等穴位,向火以灸烤其身,用治风膏摩擦治疗,再覆盖被子,帮助出汗。

寸脉紧,病人感到头痛,骨节肌肉疼痛,属伤寒证。宜服麻黄汤发汗解表,针刺眉冲、颞颥等穴位,用伤寒膏来摩擦治疗。

寸脉微,病人感觉怕冷,流鼻血。宜服五味子汤,用茱萸膏,摩擦以帮助出汗。

【按语】风邪束表，正气抗邪于外，升举脉位表浅，故寸脉浮。风邪外袭，卫阳遏郁肌表，故为身热；风邪易伤阳位，头为诸阳之会，风阻头络，则为头痛。治疗宜用桂枝汤或葛根汤，调和营卫，覆被取汗，以祛散风邪；或用针刺、艾灸、涂摩治风膏等方法，祛散风邪，达到治疗目的。

寒邪袭表，寒主收引，脉管紧缩，故寸脉紧。寒凝经脉，经气不通，则头痛、全身骨节肌肉酸痛。治疗用麻黄汤发汗解表，或用针刺、药膏摩擦等方法达到发汗解表的目的。

经常衄血的病人，阴血不足，脉管失于充养，故寸脉微细无力；外又感受表邪，卫阳被遏而恶寒。治疗宜用五味子汤、茱萸膏以滋阴解表，再用摩擦的方法，促进汗出表解。

【原文】寸口脉数，即为吐，以有热在胃管[1]，熏胸中，宜服药吐之，及针胃管，服除热汤。若是伤寒七、八日至十日，热在中，烦满渴者，宜服知母汤。

寸口脉缓，皮肤不仁，风寒在肌肉。宜服防风汤，以药薄熨[2]之，摩以风膏，灸诸治风穴[3]。

寸口脉滑，阳实，胸中壅满，吐逆。宜服前胡汤，针太阳、巨阙泻之。

【注释】[1]胃管：即胃脘。[2]熨：指将中药炒热，布包外熨的方法。[3]诸治风穴：此指风池、风府等治疗风病的穴位。

【语译】寸脉数，立即发生呕吐，是因胃脘有热，上熏胸中。宜服药催吐，并针刺中脘穴，内服清热的汤药。假如伤寒已发病七八日至十日，邪热入里，烦闷口渴，宜服知母汤治疗。

寸脉缓，皮肤麻木不仁，是风寒之邪在肌肉。宜服防风汤，外用药粉薄敷温熨，配合风膏来摩擦，艾灸几个治风的穴位。

寸脉滑,为阳气旺盛,胸中壅塞满闷,呕吐气逆。宜服前胡汤,针刺太阳、巨阙等穴,用泻的手法。

【按语】胃脘积热,邪热上炎胸中,胃气逆而上冲,立即引起呕吐。热则加快血行,邪热上升,故寸部为数脉。治疗宜用催吐药,并配合针刺中脘、口服除热汤以消除中焦的热邪。如果感受伤寒之邪,到七八天,邪郁化热,气分热炽,热扰心神而心烦;热盛伤津而口渴,治疗用知母汤以清热泻火,生津止渴。

风寒之邪由皮肤伤及肌肉,阻碍气血运行,血行缓慢,故脉来缓慢;经脉皮肤失养,则皮肤麻木不仁。治疗宜用防风汤,药物外熨,祛风膏擦摩,艾灸治风的穴位,诸法结合并用,达到祛除风寒之邪的目的。

胸中有痰热阻滞,是阳热实证,故脉来滑实有力。阻碍气机,则胸中壅塞满闷,引起胃气上逆,则呕吐气逆。治疗宜用前胡汤,或用针刺太阳、巨阙穴以祛除痰热之邪。

【原文】寸口脉弦,心下愊愊[1],微头痛,心下有水气。宜服甘遂丸,针期门泻之。

寸口脉弱,阳气虚,自汗出而短气。宜服茯苓汤、内补散,适饮食消息[2],勿极劳。针胃管补之。

寸口脉涩,是胃气不足。宜服干地黄汤自养,调和饮食,针三里补之。三里一作胃管

【注释】[1]愊愊(音壁壁):胀满的样子。[2]消息:增减。

【语译】寸脉弦,心下胀满,微感头痛,心下有水气,宜服甘遂丸,针刺期门穴,用泻的手法。

寸脉弱,为阳气虚弱,见自汗出、呼吸短气等症,宜服茯苓汤或内补散,适当注意饮食的增减,不要过度劳累,配合针刺中

脘穴,用补的手法。

寸脉涩,是胃气虚弱,宜服干地黄汤,自行调养,调和饮食,配合针刺足三里(三里一作胃脘),用补的手法。

【按语】水气、痰饮停于心下,阻碍脉气,则见弦脉。水气犯心,心气受遏,故心下胀满;水气上逆于头,则头微痛。治疗宜用甘遂丸以逐水气,或针刺期门以泻水气。

肺气虚衰,不能升举脉气,故寸口脉弱无力。肺气虚,不主呼吸,则呼吸短气;肺气虚,卫外不固,则自汗出。服茯苓汤、内补汤,调理饮食,针刺中脘,均可调理脾胃,通过补土生金,以达到补肺气的作用。同时注意劳逸结合,防止劳累过度。

脾胃虚弱,不能化生气血,气血虚少,故见涩脉。治疗用干地黄汤补益气血,或通过调理饮食,针刺足三里或中脘穴,调理脾胃,以补气血。

【原文】寸口脉芤,吐血;微芤者,衄血。空虚,去血故也。宜服竹皮汤、黄土汤,灸膻中。

寸口脉伏,胸中逆气,噎塞不通,是胃中冷气上冲心胸。宜服前胡汤、大三建丸,针巨阙、上管,灸膻中。

寸口脉沉,胸中引胁痛,胸中有水气。宜服泽漆汤,针巨阙泻之。

【语译】寸脉芤,为吐血;略见芤象,为衄血。芤脉中取空虚,是因失血所致。宜服竹皮汤或黄土汤,配合灸膻中穴。

寸脉伏,为胸中气逆,吞咽哽噎不利,停留或闭塞不通,是胃中冷气上逆冲心胸所致。宜服前胡汤或大三建丸,针刺巨阙、上脘,配合灸膻中穴。

寸脉沉,胸部牵引两胁部疼痛,为胸中有水气停留。宜服泽漆汤,针刺巨阙穴,用泻的手法。

【按语】吐血量大，脉管空虚，故见芤脉；鼻衄或齿衄，出血量略小，则脉象略芤；均为上部的出血，故寸脉芤。治疗宜用竹皮汤或黄土汤止血，或灸膻中穴以止血。

胃阳虚衰，胃中寒气上逆胸中，郁遏正气，故寸脉沉伏。寒凝气滞，津停为饮，与胃中上逆的寒气结于咽喉，则吞咽哽噎，闭塞不通。治疗宜用前胡汤、大三建汤，结合针刺巨阙、上脘穴，或灸膻中以温中散寒，祛除痰饮。

胸胁有停饮，阻碍心阳，清阳不升，故寸脉沉。饮停胸中，胸阳不振，寒主收引，则胸胁牵引作痛。治疗宜用泽漆汤逐水，或针刺巨阙穴以泻水。

【原文】寸口脉濡，阳气弱，自汗出，是虚损病。宜服干地黄汤、薯蓣丸、内补散、牡蛎散，并粉[1]，针太冲补之。

寸口脉迟，上焦有寒，心痛，咽酸，吐酸水。宜服附子汤、生姜汤、茱萸丸，调和饮食以暖之。

寸口脉实，即生热，在脾肺，呕逆气塞；虚即生寒，在脾胃，食不消化。有热即宜服竹叶汤、葛根汤，有寒宜服茱萸丸、生姜汤。

【注释】[1]粉：指用药粉扑身。

【语译】寸脉濡，为阳气衰弱，常自汗出，属虚损病证，宜服干地黄汤、薯蓣丸、内补散或牡蛎散，配合牡蛎散作粉扑身，针刺太冲穴，用补的手法。

寸脉迟，为上焦有寒，心下疼痛，吞酸或吐酸水，宜服附子汤、生姜汤或茱萸丸，并配合调和饮食以温补。

寸脉实，即热生于脾肺，引起呕吐呃逆，气机闭阻；如寸脉虚，即寒生于脾胃，引起饮食不化。属热证者，宜服竹叶汤或葛根汤；属寒证者，宜服茱萸丸或生姜汤。

【按语】由于劳伤过度而得虚损病,阳气虚弱,不能推动脉气,故脉虚软无力而见濡脉。阳气虚卫外不固,则常自汗出。治疗宜服干地黄汤、薯蓣丸、内补汤或牡蛎散以补益、固摄阳气,外用牡蛎散粉扑身,帮助敛汗,并结合针刺太冲以补益阳气。

胸中有寒,心阳虚衰,寒凝脉气,则寸脉迟。寒凝气滞,则心下疼痛;心属火,胃属土,心阳不能温暖胃土,寒凝生酸,故见吞酸、吐酸等症。用附子汤、生姜汤或茱萸汤,结合调和饮食,以温阳散寒,调和脾胃,达到治疗的目的。

肺胃有邪热,气机闭阻,则寸脉实而有力;胃气上逆,则呕吐呃逆。脾胃有寒,引起饮食消化不良,不能上养于肺,则寸脉虚弱。治疗用竹叶汤、葛根汤以清肺胃之热;用茱萸汤、生姜汤,以散肺胃之寒。

【原文】寸口脉细,发热,呕吐。宜服黄芩龙胆汤。吐不止,宜服橘皮桔梗汤,灸中府。

寸口脉洪大,胸胁满。宜服生姜汤、白薇丸,亦可紫菀汤下之,针上管、期门、章门。

右上部寸口十七条。

【语译】寸脉细,兼见发热、呕吐等症,宜服黄芩龙胆汤。如呕吐不止,宜服橘皮桔梗汤,配合灸中府穴。

寸脉洪大,兼胸胁胀满,宜服生姜汤或白薇丸,也可服用紫菀汤下降除邪,配合针刺上脘、期门、章门等穴。

以上是论述上部寸脉十七条条文。

【按语】发热伤阴,或呕吐伤津,均可引起阴津不足,脉失充养而寸脉细小。治宜用黄芩龙胆汤,以清热泻火生津。如果呕吐不止,是胃热上逆,故用橘皮竹茹汤,配合灸中府穴以清热和胃,降逆止呕。

胸肺有热,邪热蒸腾,故寸脉洪大有力;热邪炼液为痰,痰热郁蒸,气机不利,则胸胁胀满。治宜用生姜汤、白薇丸,配合紫菀汤,针上脘、期门、章门等穴,清热化痰,以除胸肺中的邪热。

以上为寸部十七种不同脉象的主病和治疗。

【原文】关脉浮,腹满不欲食。浮为虚满,宜服平胃丸、茯苓汤、生姜前胡汤,针胃管,先泻后补之。

关脉紧,心下苦满,急痛。脉紧者为实,宜服茱萸当归汤,又大黄汤,两治之良。针巨阙、下管泻之。《千金》云:服茱萸当归汤,又加大黄二两,佳

关脉微,胃中冷,心下拘急。宜服附子汤、生姜汤、附子丸,针巨阙补之。

【语译】关脉浮,常见腹部胀满、不欲饮食等症。脉浮属虚满,宜服平胃丸、茯苓汤或生姜前胡汤,针中脘穴,先用泻法,后用补法。

关脉紧,可见心下满闷、急剧疼痛等症。脉紧属实证,宜服茱萸当归汤,加服大黄汤,两方合用,效果良好。并针刺巨阙、下脘穴,用泻法。(《千金》说:服茱萸当归汤,再加大黄二两,效果更佳。)

关脉微,为胃中有寒,见心下拘挛引急症状。宜服附子汤,或生姜汤,或附子丸,针刺巨阙穴,用补法。

【按语】食停脾胃,阻碍气机,故腹部胀满;影响胃纳脾运,则不思饮食。食停中焦,阻碍脉气,脉实而有力,切按脉搏时,轻取就可触到,故为关脉浮。若脾胃虚弱,无力推动,故见腹中虚性胀满,气虚脉气外浮,故关脉浮虚无力。治疗宜先用平胃丸,消除胃中实邪,然后再用茯苓汤、生姜前胡汤等补益脾胃。或针刺中脘先用补法,后用泻法,以达到调理脾胃的目的。

心下胃脘有实邪停留，阻碍气机，故心下胀闷而发生急剧疼痛，脉气收引而见关脉紧。治疗宜服茱萸当归汤，加大黄，配合针刺巨阙、中脘等穴，以泻胃中的实邪。

胃中虚寒，寒凝收引而心下拘急疼痛，阳气衰微，无力鼓动脉气而关脉微细。治疗宜服附子汤，或生姜汤，或附子丸，配合针刺巨阙以温中散寒。

【原文】关脉数，胃中有客热。宜服知母丸、除热汤，针巨阙、上管泻之。

关脉缓，其人不欲食，此胃气不调，脾气不足。宜服平胃丸、补脾汤，针章门补之。

关脉滑，胃中有热，滑为热实，以气满故不欲食，食即吐逆。宜服紫菀汤下之，大平胃丸，针胃管泻之。《千金》云：宜服朴硝麻黄汤，平胃丸。

【语译】关脉数，是胃中有邪热，宜服知母丸或除热汤，针刺巨阙、上脘穴，用泻法。

关脉缓，病人不思饮食，这是胃气失调、脾气虚之证，宜服平胃丸或补脾汤，针刺章门穴，用补法。

关脉滑，是胃中有热。滑脉主实热，是因为气滞胀满，故不思饮食，食入即上逆呕吐。宜服紫菀汤下其气满，配服大平胃丸，针刺中脘穴，用泻法。(《千金》说：宜服朴硝麻黄汤或平胃丸。)

【按语】胃中有热邪，热则加快血行，故关脉数。治疗宜用知母丸或除热汤以除胃中热邪；或针刺巨阙、中脘以泻胃中热邪。

胃主纳食，脾主运化，胃气不调，脾气虚弱，故不思饮食；气血不生，血失滋养，气失推动，故脉来缓慢。治宜平胃散调和胃气，补脾汤补益脾气。

胃中有实热,与正气相互搏击,故脉往来流利而见滑脉。实热阻碍胃气,则心下气滞胀满;影响胃不纳食,则不欲饮食;阻碍胃气下降,反而上逆,则为呕吐。治疗宜遵照《千金方》的说法,使用朴硝麻黄汤、平胃丸以泻下胃中的实热之邪;或针刺中脘穴,泻下胃中热邪。

【原文】关脉弦,胃中有寒,心下厥逆,此以胃气虚故尔。宜服茱萸汤,温调饮食,针胃管补之。

关脉弱,胃气虚,胃中有客热。脉弱为虚热作病。其说云:有热不可大攻之,热去则寒起。正宜服竹叶汤,针胃管补之。

关脉涩,血气逆冷。脉涩为血虚,以中焦有微热。宜服干地黄汤、内补散,针足太冲上补之。

【语译】关脉弦,为胃中有寒,心下有冷气上逆,这是胃气虚弱之故。宜服茱萸汤,宜用温热的饮食以调理,针刺中脘穴,用补法。

关脉弱,为胃气虚弱,胃中又兼有邪热。脉弱表明是虚热所致。对此另一说法是,虽有热邪,但不能用大量攻下的方法,否则热虽去,阴寒又起。正确的治法是服竹叶汤,针刺中脘穴,用补法。

关脉涩,为血气虚,四肢逆冷。涩脉主血虚,因为中焦兼有微热,宜服干地黄汤或内补散,针刺足背上的太冲穴,用补法。

【按语】胃的阳气虚衰,阴寒内生,寒主收引,脉气紧张,故关部脉弦。胃寒气逆,故心下有冷气自下向上冲逆。治疗宜服茱萸汤,结合饮食温养调理,再配合针刺中脘以温补胃气。

由于胃气虚弱,所以脉搏跳动无力而为虚脉。胃气虚弱,又兼有邪热,其性质为胃有虚热。治疗时不能见有热象,而用大剂苦寒泻火清热的药物,否则,邪热虽除,阳气大伤,阴寒内生而引起寒证。宜用竹叶汤清胃中虚热,配合针刺中脘穴以补益胃气。

脾胃虚弱,气血不生,气少失于推动,血少失于充养,故关部见涩脉。气血衰少,不能濡润四肢,故见四肢逆冷。血虚,阴不制阳,可致虚热内生,故可见到虚热之象。治疗宜服干地黄汤、内补汤,配合针刺太冲穴以补养气血。

【原文】关脉芤,大便去血数斗者,以膈俞伤故也。宜服生地黄并生竹皮汤,灸膈俞。若重下去血者,针关元;甚者,宜服龙骨丸必愈。

关脉伏,中焦有水气,溏泄。宜服水银丸,针关元,利小便,溏泄便止。

关脉沉,心下有冷气,苦满,吞酸。宜服白薇茯苓丸、附子汤,针胃管补之。

【语译】关脉芤,病人大便大量出血,达数斗之多,是膈俞受到损伤的缘故。宜服生地黄汤合生竹皮汤,灸膈俞穴。如果大便继续下血不止,针刺关元穴;更严重的,应服龙骨丸,必定会痊愈。

关脉伏,为中焦有水气,兼见大便溏泄。宜服水银丸,针刺关元穴,通利小便,腹泻就会停止。

关脉沉,为心下有冷气,病人感到胃脘胀满,吞吐酸水。宜服白薇茯苓丸或附子汤,针刺中脘穴,用补法。

【按语】膈俞受损,使脾气不能统摄血脉,故大便下血量多。大量出血后,脉管空虚,故见芤脉。治疗宜服生地黄汤合生竹皮汤,配合灸膈俞,以达到摄血补血的目的。下血继续不止,还应针刺关元穴,温补阳气,增强止血的作用。出血更甚的,应加水饮停于胃中，饮为阴邪，困阻脉气，故关脉沉伏。水湿下走肠间，则引起大便溏稀。宜服水银丸，配合针关元，以利小便。水气化为尿液排出体外，大便变干，则腹泻便止，此即利小便以实大便的方法。

胃中有寒气，寒主收引，不能升举，故脉沉。寒凝气滞，则心下自觉发冷，胃脘胀满不舒；寒郁生酸，随胃气上逆，则为吞吐酸水。治疗宜服白薇茯苓丸或附子汤温中散寒，并配合针刺中脘穴以补益胃气。

【原文】关脉濡，苦虚冷，脾气弱，重下病[1]。宜服赤石脂汤、女萎丸，针关元补之。

关脉迟，胃中寒。宜服桂枝丸、茱萸汤，针胃管补之。

关脉实，胃中痛。宜服栀子汤、茱萸乌头丸，针胃管补之。

【注释】[1]重下病：此指反复下利的病证。

【语译】关脉濡，病患虚寒，脾气虚弱，泄泻频繁发作。宜服赤石脂汤或女萎丸，刺关元穴，用补法。

关脉迟，为胃中有寒，宜服桂枝丸或茱萸汤，针刺中脘穴，用补法。

关脉实，胃中疼痛。宜服栀子汤或茱萸乌头丸，针刺中脘穴，用补法。

【按语】脾气虚寒，饮食难化，津液难消，水湿大量下走肠间，故腹泻频繁发作。阳虚湿盛，阻遏脉气，故见濡脉。治疗宜用赤石脂汤、女萎丸，配合刺关元穴，以达到温补脾阳、固摄止泻的目的。

109

胃有虚寒,阳虚推动无力,故关脉迟缓。宜用桂枝汤、茱萸汤温中散寒,针刺中脘以补益胃气。

胃中有实邪,阻滞胃气,则胃脘疼痛;正气抗邪,则脉实而有力。用栀子汤或茱萸乌头汤祛除实邪,同时针刺中脘以补益胃气。

【原文】关脉牢,脾胃气塞,盛热,即腹满响响。宜服紫菀丸、泻脾丸,针灸胃管泻之。

关脉细,虚,腹满,宜服生姜茱萸蜀椒汤、白薇丸,针灸三管。

关脉洪,胃中热,必烦满。宜服平胃丸,针胃管,先泻后补之。

右中部关脉十八条。

【语译】关脉牢,是脾胃之气壅塞不通,胃热盛,即见腹部胀满鸣响,宜服紫菀丸或泻脾丸,针刺及火灸中脘穴,用泻法。

关脉细,为脾胃虚弱,腹中胀满,宜服生姜茱萸蜀椒汤或白薇丸,针刺及火灸上脘、中脘、下脘三穴。

关脉洪,为胃中有热,必见心中烦躁、腹部满闷之症,宜服平胃丸,针刺中脘穴,先用泻法,后用补法。

以上是有关中部关脉的十八条条文。

【按语】实热之邪,阻碍气机,脾胃之气壅塞不通,则为腹部肠满,肠鸣时作;实热之邪遏伏脉气,则见沉取实大弦长的牢脉。治疗宜用紫菀丸或泻脾丸,针灸中脘穴,以泻脾胃的实热之邪。

脾胃虚寒,不能化生气血,血脉失养,则脉来细小;不能运化,中虚气滞,则腹部肠满。用生姜茱萸蜀椒汤或白薇丸,配合针灸上脘、中脘、下脘三穴,以温中散寒。

胃中实热,里热蒸腾,则关脉洪大。热性上炎,上扰心神,则心中烦躁;胃气阻滞,则腹部满闷。用平胃丸清泻胃热,针刺中脘,先用泻法,以除热邪,后用补法,以益胃气。

上述十八条,为关部十八种脉象的主病和治疗。

【原文】尺脉浮,下热风,小便难。宜服瞿麦汤、滑石散,针横骨、关元泻之。

尺脉紧,脐下痛。宜服当归汤,灸天枢,针关元补之。

尺脉微,厥逆,小腹中拘急,有寒气。宜服小建中汤。一本更有四顺汤。针气海。

【语译】尺脉浮,为下焦风热,小便艰难滞涩,宜服瞿麦汤或滑石散,针刺横骨、关元穴,用泻法。

尺脉紧,脐下疼痛,宜服当归汤,灸天枢穴,针刺关元穴,用补法。

尺脉微,四肢厥冷,小腹拘挛引痛,为下有寒气,宜服小建中汤(另一本还有四顺汤),针刺气海穴。

【按语】下焦受风热之邪的侵犯,正气抗邪于外,则尺部见浮脉。膀胱气化不行,小便不利,则有艰难滞涩之感。宜服瞿麦汤或滑石散以清利下焦湿热;针刺横骨、关元穴,用泻法以祛除邪气。

腹部受寒邪侵袭,寒主收引,脉气收缩,故尺部见紧脉。寒主凝滞,则下腹部疼痛。宜服当归汤,配合灸天枢穴,针刺关元穴,用补法以祛除寒邪。

下焦虚寒,不能温养脉气,则尺脉微细。不能温养四肢,则四肢寒冷;寒主收引、凝滞,故少腹拘挛疼痛。宜服小建中汤或四顺汤温散寒邪,再针刺气海以补益阳气。

【原文】尺脉数,恶寒,脐下热痛,小便赤黄。宜服鸡子汤、白鱼散,针横骨泻之。

尺脉缓,脚弱下肿,小便难,有余沥。宜服滑石汤、瞿麦散,针刺横骨泻之。

尺脉滑,血气实,妇人经脉不利,男子尿血。宜服朴消煎、大黄汤,下去经血,针关元泻之。

【语译】尺脉数,病人恶寒,脐下发热疼痛,小便赤黄,宜服鸡子汤或白鱼散,针刺横骨穴,用泻法。

尺脉缓,两脚软弱,下肢浮肿,小便困难,尿后余沥不尽,宜服滑石汤或瞿麦散,针刺横骨穴,用泻法。

尺脉滑,为血气俱实,可见妇女月经不畅,男子尿血,宜服朴消煎或大黄汤,泻下祛除经络的瘀血,针刺关元穴,用泻法。

【按语】热邪侵犯下焦,邪郁卫阳,肌表失温而恶寒;邪正相争而发热;热郁下焦气机而小腹疼痛;热郁膀胱,气化不行而小便黄赤;热则加快血行而尺部见数脉。宜服鸡子汤或白鱼散清利邪热,并针刺横骨穴,用泻法以祛邪。

湿热之邪侵犯下焦,影响膀胱气化,不能通利小便,而致小便困难,小便后余沥不尽;水湿不能排出体外,泛溢下肢,则为下肢浮肿,两脚软弱无力;水湿停留,阻遏脉气,故脉来缓。宜服滑石汤或瞿麦散,通利小便,并配合针刺横骨穴,用泻法以祛除湿热之邪。

邪热侵犯下焦,使气血俱实,故尺部见滑脉。邪热伤及冲、任二脉,气血运行不畅而瘀滞,则妇女月经不利;邪热伤及血脉,热迫血行,则为尿血。治疗宜服朴消煎或大黄汤,清热泻下,以去经脉之瘀血,或针刺关元,以泻实邪。

【原文】尺脉弦,小腹疼,小腹及脚中拘急。宜服建中汤、当归汤,针气海泻之。

尺脉弱,阳气少,发热骨烦。宜服前胡汤、干地黄汤、茯苓汤,针关元补之。

尺脉涩,足胫逆冷,小便赤。宜服附子四逆汤,针足太冲补之。

【语译】尺脉弦,小腹疼痛,小腹及下肢拘挛引痛,宜服建中汤或当归汤,针刺气海穴,用泻法。

尺脉弱,阳气衰少,发热,骨节烦疼,宜服前胡汤、干地黄汤或茯苓汤,针刺关元穴,用补法。

尺脉涩,小腿厥冷,小便黄赤,宜服附子四逆汤,针刺足太冲穴,用补法。

【按语】寒邪侵犯小腹,寒主收引,脉气紧张,故尺脉弦。寒主收引、凝滞,经脉不通,则小腹疼痛,小腹与下肢拘挛引痛。宜服建中汤或当归汤温中散寒,行血通络;或针刺气海,以泻邪气。

肾中阳气衰少,无力升举脉气,脉力不足,故尺脉沉取极细极软而为弱脉。阳气虚少,虚阳外浮,则为气虚发热;肾阳虚衰,不能温养于骨,则为骨节烦痛。宜服前胡汤、干地黄汤或茯苓汤,并结合针刺关元穴,用补法,以补益阳气。

肾阳虚衰,不能温通血脉,气滞血瘀,即见涩脉;不能温肾暖骨,则为足小腿寒冷;阳虚气化不行,小便停留过久而成黄色。宜服附子四逆汤温补肾阳,或针刺足部太冲穴,用补法,以补肾阳。

【原文】尺脉芤,下焦虚,小便去血。宜服竹皮生地黄汤,灸丹田[1]、关元,亦针补之。

尺脉伏，小腹痛，癥疝[2]，水谷不化。宜服大平胃丸、桔梗丸，针关元补之。桔梗丸，一云结肠丸。

尺脉沉，腰背痛。宜服肾气丸，针京门补之。

尺脉濡，苦小便难。《千金》云：脚不收风痹。宜服瞿麦汤、白鱼散，针关元泻之。

【注释】[1]丹田：此指气海穴。[2]癥疝：指腹中气胀满，心下疼痛的病证。

【语译】尺脉芤，属下焦虚，小便失血，宜服竹皮生地黄汤，灸丹田、关元穴，也可施行针刺，用补法。

尺脉伏，兼见小腹疼痛，心下有包块，按之疼痛，饮食不能消化，宜服大平胃丸或桔梗丸，针刺关元穴，用补法。

尺脉沉，腰背疼痛，宜服肾气丸，针刺京门穴，用补法。

尺脉濡，因小便艰涩困难而感到痛苦（《千金》说：脚不回缩，为风痹）。宜服瞿麦汤或白鱼散，针刺关元穴，用泻法。

【按语】肾气虚衰，不能固摄，则为小便出血；反复出血，失血过多，脉管内血量不足，故尺部出现芤脉。宜服竹皮生地黄汤以补肾气虚衰，并结合艾灸或针刺丹田、关元，用补法，以补益肾气。

下焦阳气虚衰，寒凝气滞，则小腹疼痛；气机凝滞心下，则形成包块，按之疼痛；影响脾气不能运化，则饮食不能消化；气血不通，痹阻脉气，故尺脉沉伏。宜服大平胃丸或桔梗丸，以消导食积；并结合针刺关元穴，用补法，以补益肾阳。

肾阳虚衰，不能温煦腰府，则腰背疼痛；阳气不能温养升提脉气，故尺脉沉。宜服肾气丸以温补肾阳，结合用补法针刺京门穴，以助补阳之功。

下焦有湿热之邪，阻碍膀胱气化，故小便艰涩困难；湿热之邪阻碍脉气,则尺部脉濡。宜服瞿麦汤或白鱼散清热利湿,通利小便,或针刺关元穴,用泻法,以祛除邪气。

【原文】尺脉迟,下焦有寒。宜服桂枝丸,针气海、关元补之。

尺脉实,小腹痛,小便不禁。宜服当归汤,加大黄一两,以利大便;针关元补之,止小便。

尺脉牢,腹满,阴中急。宜服葶苈子茱萸丸,针丹田、关元、中极。

右下部尺脉十六条。

【语译】尺脉迟,属下焦有寒,宜服桂枝丸,针刺气海、关元穴,用补法。

尺脉实,见小腹疼痛、小便失禁等症,宜服当归汤,加大黄一两,以通利大便;针刺关元穴,用补法,以控制小便失禁。

尺脉牢,见腹部胀满、前阴拘急等症,宜服葶苈子茱萸丸,针刺丹田、关元、中极等穴。

以上是下部尺脉十六条条文。

【按语】下焦阳气虚衰,不能推动脉气,故尺脉见迟。宜服桂枝丸温通脉气,结合针刺气海、关元穴,用补法,以补益阳气。

下焦受寒邪侵犯,寒邪阻滞于小腹,气机不畅,则小腹疼痛;寒邪损伤肾气,肾气不能约束膀胱,则小便失禁。治疗宜用当归汤加大黄温散寒邪,通利大便。同时针刺关元,补益肾气而固摄小便。

实寒侵犯小腹,阻碍气机,则腹部胀满;寒主收引,则前阴拘急;寒邪闭阻下焦,则见牢脉。治疗宜服葶苈子茱萸丸,以祛除实寒之邪;同时针刺丹田、关元、中极等穴以补益肾气。

以上是见于尺部的十六种脉象的主病和治疗。

平奇经八脉病第四

【提要】论述奇经八脉的含义、循行起止、生理及病理,阐述奇经八脉脉象的诊断及病证表现。

【原文】脉有奇经八脉者,何谓也? 然:有阳维、阴维,有阳跷、阴跷,有冲、有督、有任、有带之脉。凡此八脉者,皆不拘于经,故曰奇经八脉也。经有十二,络有十五,凡二十七,气相随上下,何独不拘于经也? 然:圣人图设沟渠,通利水道,以备不虞[1]。天雨降下,沟渠溢满,霶霈[2]妄行,当此之时,圣人不能复图也。此络脉流溢,诸经不能复拘也。

【注释】[1]不虞(音于):不能预测。[2]霶霈(音乓沛):形容大雨滂沱的样子。

【语译】经脉中有奇经八脉,是什么意思? 回答说:有阳维、阴维,阳跷、阴跷,冲脉、督脉、任脉、带脉。八脉均不受十二经脉的约束,所以叫做奇经八脉。又问:在人体的经络系统中,经脉有十二条,络脉有十五条,共计二十七条,脉气相随,上下运行全身,为什么只有奇经八脉不受这些经脉的约束呢? 答:如圣人设计开沟渠,疏通水道,防备难以预测的灾害。如果天降大雨,沟渠内水满外流,大雨滂沱妄行,在这个时候,圣人也没法再谋划挖沟渠了。这好像奇经八脉流溢的气血,十二经脉就不能再约制了。

【按语】奇经八脉是有别于十二经脉以外的独立体系,有其独特的循行路线,故不受十二经脉的约束,反而对十二经脉有统率、联络和调节的作用。

【原文】奇经八脉者,既不拘于十二经,皆何起何系也? 然:阳维者,起于诸阳之会;阴维者,起于诸阴之交。阳维、阴维者,维络于身,溢畜不能环流溉灌诸经者也。阳跷者,起于跟中,循外踝而上行,入风池。阴跷者,亦起跟中,循内踝而上行,至咽喉,交贯冲脉。冲脉者,起于关元,循腹里直上,至咽喉中。一云:冲脉者,起于气冲,并阳明之经,夹脐上行,至胸中而散也。督脉者,起于下极之俞,并于脊里,循背上,至风府。冲脉者,阴脉之海也;督脉者,阳脉之海也。任脉者,起于胞门、子户,夹脐上行,至胸中。一云:任脉者,起于中极之下,以上毛际,循腹里,上关元,至咽喉。带脉者,起于季肋,《难经》作季胁。回身一周。此八者,皆不系于十二经,故曰奇经八脉者也。

【语译】奇经八脉,既然不受十二经脉的约束,它们从哪里开始? 联系那些部位呢? 答:阳维脉起于诸阳交会的金门穴,阴维脉起于诸阴交会的筑宾穴。阳维、阴维二脉,维系联络全身诸阴、诸阳各经脉,将全身多余的气血贮藏起来,而不环流灌溉诸经脉。阳跷脉起于足跟外踝下申脉穴,经外踝沿下肢外侧上行,进入颈项两侧的风池穴。阴跷脉起于足跟内踝下的照海穴,经内踝沿下肢内侧上行,到达咽喉部与冲脉相互交会贯通。冲脉起于关元穴,沿腹内正中线直向上行,到达咽喉中。(另一种说法:冲脉起于气冲穴,与阳明经相并,夹脐上行,散布于胸中。)督脉起于身体最下部的会阴穴,沿脊柱里面上行,循行于背部直上,到达风府穴。冲脉为诸阴脉总汇聚,督脉为诸阳脉总汇聚。任脉起于胞门、子户，夹脐两旁上行，到胸中。（另一种说法：任脉起于中极穴之下，向上经过阴毛边缘，沿腹前壁上行，经过关元穴，上至咽喉。）带脉起于季胁部，环绕腰部一周。以上八脉，均不与十二经脉相联属，所以称为奇经八脉。

【按语】督、任、冲三脉同起于胞宫，再向下行，分成三支：督脉下出会阴，向后沿脊柱内侧上行至头，并由头部正中线，到上唇系带处；任脉下出会阴，向前沿腹部、胸部正中线上行至咽喉，再向上环绕唇口，分行至目眶下；冲脉下出会阴后，从气街夹脐上行，经咽喉，环绕唇口，到目眶下。三条经脉同源于胞宫，分三条不同的路线，上至于唇口四周，称为一源而三歧。其中，督脉统率一身阳经，为阳脉之海；任脉统率一身阴经，为阴脉之海；冲脉为全身气血的要冲，调节十二经之气血，故为血海。

【原文】奇经之为病何如？然：阳维维于阳，阴维维于阴。阴阳不能相维，怅然失志[1]，容容[2]《难经》作溶溶。不能自收持。怅然者，其人惊，即维脉缓，缓则令身不能自收持，即失志善忘恍惚也。阳维为病，苦寒热；阴维为病，苦心痛。阳维为卫，卫为寒热。阴维为荣，荣为血，血者主心，故心痛也。阴跷为病，阳缓而阴急；阴跷在内踝，病即其脉急，当从内踝以上急，外踝以上缓。阳跷为病，阴缓而阳急。阳跷在外踝，病即其脉急，其人当从外踝以上急，内踝以上缓。冲之为病，逆气而里急。冲脉从关元至咽喉，故其为病，逆气而里急。督之为病，脊疆而厥。督脉在背，病即其脉急，故令脊疆也。任之为病，其内苦结，男子为七疝[3]，女子为瘕聚[4]。任脉起于胞门、子户，故其病结为七疝、瘕聚。带之为病，苦腹满，腰容容《难经》作溶溶。若坐水中状。带脉者，回带人之身体，病即其脉缓，故令腰容容也。此奇经八脉之为病也。

【注释】[1]怅（音畅）然失志：形容失意而不痛快的样子。[2]容容：形容疲倦无力的感觉。[3]七疝：是指五脏疝及狐疝、癫疝。[4]瘕聚：是指腹中包块，聚散无常，推之可移。

【语译】奇经八脉发生病变时有哪些表现呢？答：阳维脉维系全身诸阳经经脉，阴维脉维系全身诸阴经经脉。如果二脉不能相互维系，就会出现怅然若失表情淡漠、身体软弱无力而不能自收的样子。（怅然若失，是指其人受惊恐，使维脉弛缓，不能维系全身阴经经脉，则身体不能自主活动，心神不安，健忘，精神恍惚。）阳维脉发生病变，则恶寒发热；阴维脉发生病变，则心中疼痛。（是因阳维脉主卫表，卫气失调，则为寒热；阴维脉主营血，心主血，阴维失调，则心痛。）阴蹻脉发生病变，身体外侧弛缓，内侧拘急。（阴蹻脉从内踝上行，发生病变则经脉拘急，表现为内踝以上筋脉拘急，外踝以上筋脉弛缓。）阳蹻脉发生病变，则身体内侧筋脉弛缓，外侧拘急。（阳蹻脉从外踝上行，发生病变则经脉拘急，表现为外踝以上筋脉拘急，内踝以上经脉弛缓。）冲脉发生病变，则气逆上冲而腹中拘急疼痛。（冲脉从关元穴上行至咽喉，故发病时，气逆上冲咽喉，腹中拘急疼痛。）督脉发生病变，则脊背强直，甚至发生昏倒。（督脉循行脊柱内侧，发生病变，则经脉拘急，故脊背强直。）任脉发生病变时，腹中有邪气结聚，男子则为七疝病，女子则为瘕聚病。（任脉起于胞门、子户，即现代子宫，发生病变，则经气凝滞，郁结形成七种疝气、聚散不定的腹中包块。）带脉发生病变，则腹部胀满，腰软无力，如坐水中一样。（带脉绕身一周，发生病变，则经脉纵缓，所以腰部无力。）以上就是奇经八脉所发生的病变及其表现。

【按语】阴维、阳维的主要作用是维系、联络全身阴经、阳经。两经不能相互联络，则会引起经脉功能失调而弛缓，导致全身运动障碍，表现为身体乏力，不能自主活动；同时由于阴阳不能相互维系，阴阳虚衰，易受惊恐，导致精神失常，表现为心神不安、健忘、恍惚等症。阳维脉因维系卫阳,调节肌表而主寒热,阴维脉因维系阴血,调节心营而主心痛。阴跷、阳跷有保持肢体运动轻健矫捷的作用,如果某侧发生病变,该侧经脉挛缩而拘急,另一侧经脉则松弛而纵缓。冲脉为气血运行的通路,冲脉发病,气机上逆,则气从少腹上冲咽喉,表现为气逆之证。督脉行于背脊,经气不通,则腰背强急。任脉行于身前之阴,阴寒凝滞,男子表现为疝气,女子表现为瘕聚。带脉约束纵行诸经,影响中气运行,则腹部胀满;带脉纵缓,经气不能环周镇定,则腰部无力如坐水中。

【原文】诊得阳维脉浮者,暂起目眩,阳盛实,苦肩息,洒洒如寒。

诊得阴维脉沉大而实者,苦胸中痛,胁下支满,心痛。

诊得阴维如贯珠者,男子两肋实,腰中痛;女子阴中痛,如有疮状。

诊得带脉,左右绕脐腹腰脊痛,冲阴股也。

【语译】诊得阳维脉浮,发生短暂的视物旋转,是阳气充盛所致。病人呼吸喘促,张口抬肩,洒淅而恶寒。

诊得阴维脉沉大而实,病人感到胸中疼痛,胁下胀满有支撑的感觉,心中疼痛。

诊得阴维脉往来流利,应指圆滑,男子则为两胁部坚实,腰部疼痛;女子则为前阴部疼痛,如像生有疮疡一样。

诊得带脉有病,左右围绕脐腹至腰脊部疼痛,下引大腿两侧近阴部。

【按语】阳维脉经气浮盛,为阳气亢逆。气逆于目,则引起短暂的目眩;气逆于肺,肺气不降而上逆,则呼吸喘促;卫阳被遏,失却对肌表的温煦,则洒淅而恶寒。

阴维脉沉大有力，为邪气闭塞于诸阴经脉，阻碍气机，因而引起心痛、胸痛，两胁支撑胀满。

阴维脉经气滑利流畅，亦为邪气阻碍阴经经脉，邪正搏击，故脉气流利。经气阻塞不通，男子则为两胁坚实、腰部疼痛；女子则为前阴疼痛、生疮。

带脉环腰一周，阴气乘袭，经脉收引、凝滞，则左右脐腹至腰脊疼痛，牵引大腿两侧。

【原文】两手脉浮之俱有阳，沉之俱有阴，阴阳皆实盛者，此为冲、督之脉也。冲、督之脉者，十二经之道路也。冲、督用事[1]，则十二经不复朝于寸口，其人皆苦恍惚狂痴，不者，必当由豫[2]，有两心也。

两手阳脉浮而细微，绵绵不可知，俱有阴脉，亦复细绵绵，此为阴跷、阳跷之脉也。此象曾有病鬼魅风死，苦恍惚，亡人为祸也。

诊得阳跷病拘急，阴跷病缓。

【注释】[1]用事：此为失调之意。[2]由豫：同犹豫。

【语译】两手轻取时都有阳脉，重取时都有阴脉，阴脉、阳脉皆亢盛有余，此为冲脉和督脉的表现。冲、督二脉，为十二经脉气血运行的通路。冲、督二脉功能失调，则十二经的气血不再朝会于寸口，病人就会发生精神恍惚、狂躁、痴呆等症，如果不是如此，必然出现犹豫不决、三心二意的表现。

两手轻取阳脉浮而细微，柔软绵绵，很难感觉，重按时又俱有阴脉，也是细弱绵绵，这就是阴跷、阳跷二脉的表现。就像曾患有鬼病或风病将要死亡，出现精神恍惚，这种将亡之象是因祸所致。

诊得阳跷脉有病，出现拘急之症；阴跷脉有病，表现为弛缓之症。

【按语】六脉浮取、沉取均有力,为冲脉、督脉的表现,二脉失调,气血逆乱,心神受扰,则精神恍惚、狂躁、痴呆;心神失养,则犹豫不决,三心二意。六脉浮取、沉取均细软无力,为阴跷、阳跷脉的表现,这是因为受到灾祸的影响,精神受到很大的刺激,气血受到很大的损伤,故像患过鬼病、风病一样,精神恍惚。

【原文】尺寸俱浮,直上直下,此为督脉。腰背强痛,不得俛仰,大人癫病,小人风痫疾[1]。

脉来中央浮,直上下痛者,督脉也。动苦腰背膝寒,大人癫,小儿痫也。灸顶上三丸[2],正当顶上。

尺寸脉俱牢,一作芤。直上直下,此为冲脉,胸中有寒疝也。

脉来中央坚实,径至关者,冲脉也。动苦少腹痛,上抢心,有瘕疝,绝孕,遗矢溺,胁支满烦也。

横寸口边丸丸[3],此为任脉。苦腹中有气如指,上抢心,不得俛仰,拘急。

脉来紧细实长至关者,任脉也。动苦少腹绕脐,下引横骨、阴中切痛。取脐下三寸。

【注释】[1]风痫疾:即小儿癫痫病。[2]三丸:此指艾灸三壮。[3]丸丸:形容脉象应指端直圆滑。

【语译】尺、寸都见到浮脉,搏指直上直下,这是督脉有病。病人腰背强痛,不能前俯后仰,成人则患癫痫病,小儿则患风痫病。

脉搏跳动中央见浮脉,直上下搏动,这是督脉为病。病人感到腰背膝部发冷,成人则患癫痫病,小儿则患风痫病。治疗用艾柱在头顶上灸三壮,穴位在头顶正当中。

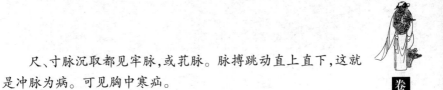

尺、寸脉沉取都见牢脉，或芤脉。脉搏跳动直上直下，这就是冲脉为病。可见胸中寒疝。

脉搏跳动中央坚实，直达关部，这是冲脉为病。病人感到少腹疼痛，上逆冲心，还可见瘕疝、不孕、大小便失禁、两胁支撑胀满、烦闷等症状。

脉来横挺于寸口边，端直圆滑，此为任脉有病。病人感到腹中有指样大小的一股气，上逆冲心，不能前俯后仰，拘挛引急。

脉来紧细实长，直达关脉，这是任脉为病。病人感到少腹痛上绕脐部，向下牵引横骨及前阴剧痛。治疗当取脐下三寸的穴位。

【按语】寸、关、尺三部脉俱浮，脉跳直上直下，是督脉的脉象。督脉行于背脊，邪气阻滞，则腰背膝寒冷、强痛，活动受限，不能俯仰。督脉为风邪所干，则大人癫疾，小儿风痫。治疗用艾灸以祛散风寒。

寸、关、尺三部脉沉实力，脉跳直上直下，是冲脉的表现。冲脉从气街与足少阴肾经相并，经过少腹，上行于胸中。邪闭冲脉，则胸胁胀满、疼痛，少腹疼痛；邪气郁结，则为瘕疝、不孕、大小便失禁等。

寸口边横挺着端直圆滑的脉象，是任脉为病。任脉行于胸腹正中线，冲气上逆，故病人感到腹中有一股气上逆冲心，不能前俯后仰，拘挛引急。

脉紧细实长抵达关脉，亦是任脉为病。寒气凝滞，则少腹绕脐疼痛，下引横骨、前阴剧痛。用灸法治疗以祛除寒邪。

卷第三

朝散大夫守光禄卿直秘阁判登闻检院上护军臣林亿等类次

肝胆部第一

【提要】论述肝胆相合，肝的生理功能及与外界的联系，肝的正常脉象、真脏脉象的特征，肝的异常脉象的表现及主病。并用五行相生、相克的理论，联系季节、时令变化，说明肝与其他脏腑之间的关系，推测疾病的生死吉凶，以指导诊断和治疗。

【原文】肝象木，肝于五行象木。与胆合为府。胆为清净之府。其经足厥阴，厥阴肝脉。与足少阳为表里。少阳，胆脉也，脏阴腑阳，故为表里。其脉弦，弦，肝脉之大形也。其相[1]冬三月，冬水王木相。王[2]春三月，废[3]夏三月，夏火王木废。囚[4]季夏六月，季夏土王木囚。死[5]秋三月，秋金王木死。其王[6]日甲乙，王时平旦、日出[7]；并木也。其困[8]日戊己，困时食时[9]、日昳[10]；并土也。其死[11]日庚辛，死时晡时[12]、日入[13]；并金也。其神魂，肝之所藏者魂。其主色，其养筋，肝气所养者筋。其候目，肝候出目，故肝实则目赤。其声呼，其色青，其臭臊[14]，《月令》云：其臭膻。其液泣，泣出肝。其味酸，其宜苦，苦，火味也。其恶辛。辛，金味。肝俞在背第九椎，募在期门，直两乳下二肋端。胆俞在背第十椎，募在日月，穴在期门下五分。

右新撰。并出《素问》诸经。昔人撰集或混杂相涉，烦而难了，今抄事要分别五脏，各为一部。

【注释】[1]相:是五行之气在四时更迭消长的代名词,本气得助于所生之气的称为"相"。[2]王:本气主时脏气自旺的称为"王"。[3]废:所生之气受本气资生而旺,子盛母衰,本气反衰称为"废"。[4]囚:本气所克之气旺反侮本气的为"囚"。[5]死:克本脏之气的气旺称为"死。"[6]王:是脏腑与时日关系的代名词,脏腑与时日的五行之气相同称为"王"。[7]日出:早晨五至七时。[8]困:脏腑的五行之气克制时日的五行之气称为"困"。[9]食时:上午七至九时。[10]日昳:下午一至三时。[11]死:时日的五行之气克制脏腑的五行之气称为"死"。[12]晡时:下午三至五时。[13]日入:下午五至七时。[14]臊(音骚):即腥膻之气味。

【语译】肝与五行中木的特性相似,故肝在五行属木。肝与胆相互配合,胆为肝之腑,贮藏胆汁,故为清静之腑。肝的经脉名称叫足厥阴,与足少阳胆经互为表里,其中胆为阳腑,肝为阴脏。肝脉弦,是正常生理状态时的主要脉象。肝气得到冬三月之气的资助,是因冬属水,肝属木,水能生木。肝气旺于春天的三个月,衰退于夏天的三个月,是因夏属火,为木之子,夏季火旺,子盗母气,故肝气衰于夏。囚禁于季夏,即农业六月,是因季夏土气旺盛,土反侮木。衰亡于秋季的三个月,是因秋季金气旺盛,金能克木。肝的旺日是甲日、乙日,旺时是平旦、日出,是因甲、乙、平旦、日出属于木。肝的困日是戊日、己日,困时是食时、日昳,是因为他们均属土,土能侮木。肝的死日是庚日、辛日,死时是晡时、日入,是因为他们均属金,金能克木。魂是精神意识思维活动的一部分,肝主情志活动,故肝藏神中之魂。肝主色,肝藏血,肝养筋,是因肝的气血荣养筋膜。肝开窍于目,其外候在目,肝病可见于目,如肝经实火,可见目睛红赤。肝的发声为呼,五色中为青,五臭中为臊(《月令》说:肝与五臭中的膻归为一类)。五液中为泪,泪出于肝所开窍的目。五味中为酸,其所喜的味是苦,苦味属火,火为木子,子盛可令母实。所恶为辛味,辛味属金,金能克木。肝的俞穴在背部第九椎,棘突下旁开一寸半。募穴为期门,位于两乳头直下,第六、七肋间隙处。胆的俞穴在背部第十椎,棘突下旁开一寸半处。募穴为日月,该穴在期门穴下五分处。

以上为新撰之文,内容出自《素问》等诸经典著作,过去人们编辑这部分内容时,往往内容混杂,使纲目不清。今抄摘主要内容,按五脏分类,各为一部。

【按语】肝的生理功能:五行属木,与胆互为表里,脉多弦,藏魂,主筋,开窍于目,五色为青,在声为呼,在臭为臊,五味为酸,五液为泪。肝的俞穴在第九椎旁开一寸半处,募穴为期门。胆的俞穴在第十椎旁开一寸半处,募穴为日月。用五行的相生、相克关系,可以推导出肝气的旺盛、衰退、囚禁、死亡的季节;用天干与五行生克的关系判断肝的旺日、旺时,困日、困时,死日、死时。

【原文】冬至之后得甲子,少阳起于夜半,肝家王[1]。冬至者,岁终之节。甲子日者,阴阳更始之数也。少阳,胆也,胆者,木也,生于水,故起夜半。其气常微少,故言少阳。云夜半子者,水也。肝者,东方木,肝与胆为脏腑,故王东方,应木行也。万物始生,其气来软而弱,宽而虚。春少阳气,温和软弱,故万物日生焉。故脉为弦。肝气养于筋,故其脉弦强,亦法木体强也。软即不可发汗,弱即不可下。宽者开,开者通,通者利,故名曰宽而虚。言少阳始起尚软弱,人荣卫腠理开通,发即汗出不止。不可下,下之而泄利不禁。故言宽虚,通利也。春以胃气为本,不可犯也。胃者,土也,万物禀土而生,胃亦养五脏,故肝王以胃气为本也。不可犯者,不可伤也。

右四时经。

【注释】[1]冬至之后得甲子……肝家王:王即旺。从冬至节后第一个甲子日的夜半子时开始,共六十日,为少阳之气主事,是肝木之气当旺的时间。

【语译】冬至之后到来的第一个甲子日，少阳之气从夜半子时开始主持时令，为肝气开始旺盛的时刻。冬至是一年最后的节气时令，冬至以后，自然界阳气开始回生。甲子日是天地阴阳之气重新开始运转的日子，少阳在腑属胆，胆在五行属木，木生于水，水气旺于夜半子时，故木气自夜半子时开始生发。木气初生时比较微弱，所以称为少阳。肝的特性与东方生发的木气相类似，肝与胆一脏一腑相合，故肝气旺于东方，归属于木。这时万物开始生长，刚刚生长之气较为微弱，人应生发之气，故脉气跳动柔软无力，宽大而虚。好像春天少阳之气温和柔软，万物才能逐渐生长，故脉见弦象。肝的精气荣养筋脉，故肝之脉象亦与筋脉挺直的形象相似；肝属木，故弦脉亦像树木一样端直而长。肝脉软时不可以使用发汗，肝脉弱时不可施以攻下。脉形宽大，是腠理开张，腠理开张则阳气易随汗外泄而虚弱，阳虚容易引起下利，下利则耗气伤阴，故脉形虽然宽大却虚弱无力。以上说明少阳初生之气尚处于软弱状态，人体荣卫腠理开张，发汗则易引起汗出不止。同时亦不宜攻下，下之则泄利不禁。所从说脉宽大而虚是与通利不当的治法有关。春令以胃气为本，不可以损伤胃气。胃在五行属土，万物都要依赖土气而生长，脾胃化生气血，能荣养五脏，故肝气的盛衰取决于胃气的强弱，治疗不宜轻易侵犯和伤害胃气。

以上为讨论四时脉象之经文。

【按语】肝在时令上主春季，即冬至后第一个甲子日，共60天。方位属东方，为少阳初生之气，脉象应木而弦，脉体软弱、宽大无力。由于少阳之气初生，阳气较弱，肌腠疏松，不宜使用发汗、攻下等治法，还应注意保护胃气。

【原文】黄帝问曰：春脉如弦，何如而弦？岐伯曰：春脉肝也，东方木也，万物之所以始生也，故其气来濡弱

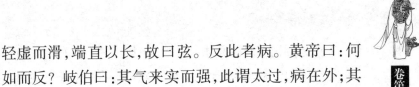

轻虚而滑,端直以长,故曰弦。反此者病。黄帝曰:何如而反? 岐伯曰:其气来实而强,此谓太过,病在外;其气来不实而微,此谓不及,病在中。黄帝曰:春脉太过与不及,其病皆何如? 岐伯曰:太过则令人善忘,忘当作怒。忽忽眩冒[1]而癫疾[2];不及则令人胸胁痛引背,下则两胁胠满。黄帝曰:善。

【注释】[1]忽忽眩冒:形容精神恍惚不清,眩晕胀闷。[2]癫疾:又称"巅疾",指头部巅顶之病。

【语译】黄帝问道:春天出现弦脉,为什么会弦呢? 岐伯答道:春天的脉象与肝相应,肝应东方,五行属木,春天万物开始生发,所以人体的脉气跳动柔软轻虚而滑,端直而长,好像琴弦一样,故称为弦。与此相反的即为病脉。黄帝问道:怎样算是相反的脉象? 岐伯说:脉气跳动充实强劲有力,叫做太过,为病在表;脉气跳动不充实而微弱,叫做不及,为病在里。黄帝问道:春天脉象出现太过与不及,所主的疾病有哪些? 岐伯说:春天脉象太过则使人容易健忘("忘",当作"怒"),精神恍惚不清,头部眩晕胀闷而引起巅顶的疾病;春天脉象不及则使人胸胁疼痛,牵引背部,向下则引起两胁下胀满疼痛。黄帝说:好。

【按语】春天的肝脉多弦,端直以长,轻虚柔软,如同琴弦。是因为禀春天少阳初生之气,树木升发向上,脉应其象,为春季肝脏正常生理脉象。肝脉有力为太过,是因肝火炽盛阳气亢逆所致。肝郁化火而烦躁易怒;热扰心神而精神恍惚;肝阳亢逆而眩晕冒闷。肝脉无力为不及,是因肝的气血不足所致。气血失养,肝的经气不舒,故胸胁作痛,牵引背部,向下则引起两胁下胀满胸胁疼痛。

【原文】肝脉来濡弱招招[1]，如揭[2]长竿末梢曰平。《巢源》云：绰绰[3]如按琴瑟之弦，如揭长竿曰平。春以胃气为本。肝脉来盈实而滑，如循[4]长竿曰肝病。肝脉来急而益劲，如新张弓弦曰肝死。

真肝脉至，中外急，如循刀刃，责责然[5]，《巢源》云：赜赜[6]然。如按琴瑟弦。色青白不泽，毛折[7]乃死。

春胃微弦曰平，弦多胃少曰肝病，但弦无胃曰死。有胃而毛曰秋病，毛甚曰今病。

【注释】[1]招招：形容脉象柔软的样子。[2]揭：高举之意。[3]绰绰（音啜）：形容宽裕舒缓的样子。[4]循：抚摩之意。[5]责责然：十分锐利，借以形容脉象弦急，毫无柔和之象。[6]赜赜（音责）然：音意均同责责然。[7]毛折：毫毛枯焦。

【语译】肝脉来时的形状细弱柔软，如高举起的长竿末梢，叫做平脉。（《巢氏病源》说：脉来有宽裕舒缓的感觉，好像抚按琴弦一样，或如高举起的长竿末梢，叫做平脉。）春令的脉象以胃气为本。肝脉搏动时充盈有力而流利，有如触摸在长竿末梢上的感觉，为肝的病脉。肝脉搏动时强急而更加弦劲，有如按压在新张开的弓弦上的感觉，为肝的死脉。

肝病见到真脏脉时，轻取重取都弦急搏指，末梢如摸在刀刃上那样弦劲而硬，十分锐利，或如按在琴瑟的弦上一样。面色青白而不润泽，毫毛枯焦，容易死亡。

春天有胃气的脉象为微弦，叫做平脉；弦象较甚而缺乏柔和之象，叫做肝的病脉；只弦而毫无柔和之象，叫做肝的死脉。有柔和之象而兼见轻虚而浮，到了秋天就会生病；如果轻浮过甚，现在就会生病。

【按语】肝的正常脉象弦而柔软，如按琴弦，如循长竿，是有胃气之脉,说明肝气舒畅,气血调和。如果脉弦而有缺乏柔软之感,说明肝脏有病。如果脉弦强劲有力、弦急搏指,如按弓弦,如循刀刃,是无胃气之脉,又叫真脏脉,预后较差,其病多死。

【原文】肝藏血,血舍魂。悲哀动中则伤魂,魂伤则狂妄不精[1],不敢正当人[2],不精不敢正当人,一作其精不守,令人阴缩。阴缩则筋挛,两胁骨不举[3],毛悴色夭,死于秋[4]。

春肝木王,其脉弦细而长,名曰平脉也。反得浮涩而短者,《千金》云:微涩而短。是肺之乘肝,金之刻木,为贼邪,大逆十死不治。一本云:日、月、年数至三[5],忌庚辛。反得洪大而散者,《千金》云:浮大而洪。是心之乘肝,子之扶母,为实邪,虽病自愈。反得沉濡而滑者,是肾之乘肝,母之归子,为虚邪,虽病易治。反得大而缓者,是脾之乘肝,土之陵木,为微邪,虽病即差。

肝脉来濯濯[6]如倚竿,如琴瑟之弦,再至曰平,三至曰离经[7]病,四至脱精,五至死,六至命尽。足厥阴脉也。

【注释】[1]不精:指没有精神。[2]不敢正当人:指不欲见人,喜独居室内。[3]两胁骨不举:两胁骨下陷不起。[4]毛悴色夭,死于秋:肝病见皮毛憔悴,气色枯晦者,为病深入脏。秋属金,肝属木,金能克木,故肝病死于秋。[5]日、月、年数至三:地支数到三,三为木的生数,用甲子纪日、纪月、纪年的天干逢甲乙时,甲乙属木,故对木有利。[6]濯濯(音浊浊):形容脉跳搏指激荡的样子。[7]离经:违背正常规律。

【语译】血藏于肝,魂居于肝血之中。悲哀太过扰动肝脏,肝不藏血,则伤魂,魂受伤则发生狂躁妄动,没有精神,不欲见人，喜独居室内(此句另一版本为：精液不能内守，使人前阴收缩)。前阴收缩而筋脉拘挛，两胁骨下陷不起，皮毛枯焦，气色晦暗，秋天容易死亡。

春天肝木主令，其气旺盛，脉多弦细而长，称为平脉。如果反而切得浮涩而短的脉象(《千金》说：微涩而短的脉象)，是肺旺乘肝，金旺克木，为贼邪，属大逆之证，绝大多数不治而死。(另一版本说：用甲子纪日、纪月、纪年时逢三，为甲乙时，对肝有利，而忌庚辛之日。)如果反而切得洪大而散的脉象(《千金》说：浮大而洪的脉象)，是心火乘肝木，子助母气，这是实邪，有病也会自愈。如果反而切得沉濡而滑的脉象，是肾水乘肝，母气资助子气，这是虚邪，有病也容易治愈。如果反而切得大而缓的脉象，是脾土乘肝，土反侮木，这是微邪，有病也会很快痊愈。

肝脉来时搏指激荡，好像触按在长竿上，如同按在琴瑟的弦上，若一呼一吸脉跳二次，叫做平脉；跳动三次，叫做离经脉，主有病；跳动四次，为精气欲脱；跳动五次，为死脉；跳动六次，为生命已绝。这就是足厥阴经的脉象。

【按语】肝的生理功能主藏血，在五志中主魂。过度悲哀等情志活动损伤肝血，血不养魂，魂不内守而妄动，则为狂躁妄动、没有精神、胆小畏惧、不欲见人等表现；肝血不足，血不养筋，筋膜挛急，肝的经脉循行前阴、胸胁，故见前阴收缩而拘挛、两胁骨下陷不起等症；血不濡养面色、皮毛，则皮毛枯焦、面色晦暗；秋季属金，金克木，故肝病到了秋天容易死亡。

肝正常脉象的表现是弦细而长，又叫平脉。如果脉来浮涩而短，或微涩而短，是见到肺的脉象。肺属金，金克木，因此，肝病见肺脉为贼邪。为大逆之证，病重难治。或认为肝病凡是见到属庚、辛的年、月、日，因庚辛属金，金克木，故难治。如果脉来洪大而散，或浮洪而大，是见到心脉。心属火，火为肝之子，子令母实,故为实邪。按五行传变的规律,子病传母病轻浅,故肝病见心脉,其病容易自然好转。如果脉来沉濡而滑,这里"濡"字,不是指现今所说浮而细软的濡脉,而是有软弱之意,故应是沉取软弱而滑的脉象,即见到肾的脉象。肾属水,水生木,子助母气,故为虚邪。根据五行生克规律,母病传子是顺传,故病情仍较轻浅,虽病亦易治疗。如果脉来大而缓慢,是见到脾的脉象。脾属土,土旺侮木,属微邪。按五行相克传变规律,相侮传变,病情较轻,故病后会很快痊愈。

肝病见到弦急而长的脉象,一息(一呼一吸)脉跳四次为平脉,一息脉跳六次为离经之脉,一息八次为失精之脉,一息十次为死脉,一息十二次为绝脉。

【原文】肝脉急甚为恶言,微急为肥气[1],在胁下若覆杯。缓甚为善呕,微缓为水瘕痹[2]。大甚为内痈,善呕衄,微大为肝痹[3]、阴缩、咳引少腹。小甚为多饮,微小为消瘅[4]。滑甚为颓疝[5],微滑为遗溺。涩甚为淡饮,微涩为瘛疭挛筋。

足厥阴气绝则筋缩,引卵与舌。厥阴者肝脉也,肝者筋之合也,筋者聚于阴器而脉络于舌本。故脉弗营则筋缩急,筋缩急则引舌与卵。故唇青,舌卷,卵缩,则筋先死。庚笃辛死[6],金胜木也。

肝死藏,浮之脉弱,按之中如索不来,或曲如蛇行者死。

右《素问》、《针经》、张仲景。

【注释】[1]肥气:为肝积病名。在左胁下,积块如覆杯,其状如肥肉,故称肥气。[2]水瘕痹:为水结于心下,结聚而成,表现为小便不利,遍身虚肿。[3]肝痹:寒凝肝经经脉而引起经脉收引的痹证。[4]消瘅:是指热盛消耗津液,津伤而渴的消渴病。[5]颓疝:指阴囊肿硬重坠,如升如斗,麻木不知痛痒的七疝之一。[6]庚笃(音堵)辛死:庚辛属金,金克木,故肝病至庚日加重,辛日死亡。下文心病壬笃癸死,脾病甲笃乙死等俱同此规律。

【语译】肝脉弦急较甚,表现言语凶恶;脉弦微急,为肥气病,表现为胁下有积块,形似覆着的杯子。肝脉弦缓较甚,可见经常呕吐的症状;肝脉弦细微缓,为积水结聚于心下而形成的水瘕痹。肝脉大而较甚,为内有痈肿,常见呕吐和衄血;肝脉弦而微大,为肝痹,表现为前阴收缩,咳嗽牵引到少腹不适;肝脉细小较甚,则见多饮;肝脉略微细小,则为消渴。肝脉弦滑较甚,为颓疝;肝脉弦而微滑,多为遗尿。肝脉弦涩较甚,多为痰饮;肝脉弦细微涩,为抽搐、筋脉拘挛所致。

足厥阴经脉经气竭绝,则筋膜收缩,牵引到睾丸与舌本。厥阴为肝的经脉,肝合于筋,筋膜聚会于阴器而联络于舌根。故足厥阴经脉失于营养时,筋脉失于滋润而收缩挛急,筋脉缩急则牵引到舌本与睾丸,所以会出现唇青、舌卷、阴囊收缩等症,此为筋先死。庚日病情加重,辛日死亡,这是金气乘木气。

肝脏的死脉,浮取脉虚弱无力,重按如绳索而不易应手,或弯曲如蛇行,主死证。

以上为《素问》、《针经》、张仲景经文的内容。

【按语】肝脉弦硬较甚,是肝阳亢盛所致。阳气亢逆,扰乱情志,精神失常,语言错乱,则见言语凶恶;脉弦微急,是肝气郁滞,气滞痰瘀,痰血凝滞胸胁,则见胁下有积块,形状如覆着的杯子,叫做肥气;肝脉弦缓较甚,是肝气乘犯胃土,胃气上逆,故经常发生呕吐;肝脉弦细微缓,是肝气犯脾,脾失健运,水气停留于心下,小便不利,遍身虚肿,叫做水瘕痹。肝脉大而较甚,是肝火炽盛,热盛血壅,气血壅结,发为痈肿。热盛迫血妄行,而成呕吐和衄血;肝脉弦而微大,是寒凝肝经经脉,发为肝痹,表现为前阴收缩,咳嗽牵引到少腹不适;肝脉细小较甚,为肝病后阴津大伤,病人饮水自救,故而多饮;肝脉略微细小,是燥热伤阴,津伤而口渴思饮,故为消渴。脉弦滑较甚,是水湿阻碍肝气,痰凝血瘀,下坠阴囊,而致阴囊肿硬坠胀,发为㿗疝;脉弦微滑,为湿热之邪,沿肝经经脉下注,影响膀胱气化,尿道失约,则为遗尿。脉弦涩较甚,为肝气郁滞,气不行津,津液停滞,化为痰饮;脉弦细微涩,为肝阴不足,筋膜失养,筋脉挛急,则为抽搐、筋脉拘挛。

肝经经脉下绕阴器,上循喉咙入舌,足厥阴经脉经气竭绝,筋脉失养而收缩挛急,则可牵引到睾丸与舌本。阴寒内盛,寒凝肝经经脉,寒主收引、凝滞,所以出现唇青、舌卷、阴囊收缩等症,是筋先死的征象。

心小肠部第二

【提要】论述心与小肠相合,心的生理功能及与外界的联系,心的正常脉象、真脏脉象的特征,心的异常脉象的表现及主病。并用五行相生、相克的理论,联系季节、时令变化,说明心与其他脏腑之间关系,推测疾病的生死吉凶,以指导诊断和治疗。

【原文】心象火,与小肠合为腑。小肠为受盛之府也。其经手少阴,手少阴心脉也。与手太阳为表里。手太阳小肠脉也。其脉洪。洪,心脉之大形。其相春三月,木王火相。王夏三月,废季夏六月,囚秋三月,金王火囚。死冬三月。水王火死。其王日丙丁,王时禺中、日中[1];其困日庚辛,困时晡时、日入；其死日壬癸，死时人定、夜半^[2]。其藏神，心之所藏者神也。其主臭，其养血，心气所养者血。其候舌，其声言，言由心出，故主言。其色赤，其臭焦，其液汗，其味苦，其宜甘，甘，脾味也。其恶咸。咸，肾味也。心俞在背第五椎，或云第七椎。募在巨阙；在心下一寸。小肠俞在背第十八椎，募在关元。脐下三寸。

右新撰。

【注释】[1]禺中、日中：禺中，上午九至十一时。日中，上午十一至午后一时。[2]人定、夜半：人定，午后九至十一时。夜半，午后十一时至清晨一时。

【语译】心与五行中火的特性相似。心属脏、小肠属腑，在生理功能上相互为用。小肠受盛并容纳由胃初步消化的水谷精微，故称为"受盛之府"。心的经脉为手少阴经(手少阴心经脉)，与手太阳经互为表里(手太阳小肠经脉)。心的正常生理脉象为洪脉，是心脉的主要脉形。心气得助于春季三个月，是因春季木气旺盛，木能生火，心气得以资助；旺盛于夏季三个月；衰废于季夏六月；囚禁于秋季三个月，是因秋季金气旺盛，金旺侮火；衰亡于冬季三个月，是因冬季水气旺盛，水旺克火；其旺日是丙日、丁日，旺时是禺中、日中；其囚日是庚日、辛日，囚时是晡时、日入；其死日是壬日、癸日，死时是人定、夜半。心能主宰人的精神、意识、思维活动，故曰心藏神。心能主臭气，能主血液，是因心气能化生血液。心开窍于舌，故心的外候在舌。心主管声音语言，是因心主神志，能主司舌体的运动，控制声音形成语言。五色中心为赤色，五臭气中心为焦气，五液中心为汗液，五味中心为苦味，心喜欢的是甘味，是因甘味属脾；心厌恶的是咸味，是因咸味属肾。心的俞穴在背部第五椎，棘突下旁开各一寸半处(有人说是第七椎)；心的募穴是巨阙穴，位于心下一寸。小肠的俞穴在背部第十八椎，棘突下旁开各一寸半，其募穴为关元穴，位于脐下三寸。

以上是新撰之文。

【按语】心五行属火，与小肠互为表里，正常生理脉象为洪脉。生理功能为藏神，由血所养，开窍于舌，言为心声，在色为赤，在液为汗，在臭为焦，在味为苦，喜甘味，恶咸味。与时令的关系是：得助于春三月，旺于夏三月，囚禁于秋三月，衰亡于冬三月。旺日是丙日、丁日，旺时是禺中、日中；困日是庚日、辛日，困时是晡时、日入；死日是壬日、癸日，死时是人定、夜半。其理前已讨论，不再赘述。

【原文】心者南方火。心主血，其色赤，故以夏王于南方，应火行。万物洪盛，垂枝布叶，皆下垂如曲，故名曰钩。心王之时，太阳用事，故草木茂盛，枝叶布舒，皆下垂曲，故谓之钩也。心脉洪大而长，洪则卫气实，实则气无从出。脉洪者卫气实，卫气实则腠理密，密则气无从出。大则荣气萌，萌洪相薄，可以发汗，故名曰长。荣者血也。萌当为明字之误耳。血王故明且大也。荣明卫实，当须发动，通其津液也。长洪相得，即引水浆，溉灌经络，津液皮肤。夏热阳气盛，故其人引水浆，润灌肌肤，以养皮毛，犹草木须雨泽以长枝叶。太阳洪大，皆是母躯，幸得戊己，用牢根株。太阳夏火，春木为其母。阳得春始生，名曰少阳。到夏洪盛，名曰太阳，故言是母躯也。戊己土也，土为火子，火王即土相，故用牢根株也。阳气上出，汗见于头，五内干枯，胞中空虚，医反下之，此为重虚也。月当为内，薪当为干，枯燥也，皆字误耳。内字似月，由来远矣，遂以传焉。人头者，诸阳之会。夏时饮水浆，上出为汗，先从头流于身躯，以实其表，是以五内干枯。燥则胞中空虚，津液少也。胞者膀胱，津液之府也。愚医不晓，故反下之，令重虚也。脉浮有表无里，阳无所使。阳盛脉浮，宜发其汗，而反下之，损于阴气。阳为表，阴为里。经言：阳为阴使，阴为阳守，相须而行。脉浮，故无里也。治之错逆，故令阴阳离别，不能复相朝使。**不但危身，并中其母。**言下之不但伤心，并复中肝。

　　右四时经。

　　【语译】心在方位上属南方，五行属火。是因为心主血，其色红赤，心气旺于夏季，位于南方，归属于五行中之火。夏天气候炎热，万物生长旺盛，枝繁叶茂，树叶下垂而弯曲，所以把心脉比为钩状。是因心气旺盛之时，正当阳气旺盛的夏令，草木茂盛，树枝树叶舒展，都下垂卷曲，故将心脉喻如钩。夏季心气与万物盛长之气相应，故脉来洪大而长。脉洪是卫气充实，肌肤固密则精气不能外泄。脉洪的形成是由于卫气充实，卫气充实则腠理致密，腠理致密则精气不能外出，脉气过郁于内而洪盛；脉大是由于体内营阴充盛；充实的营阴与充实的卫气相互搏击，可以发汗宣通荣卫，所以脉形偏长。营阴是血液的主要成分。（"萌"字当为"明"之误。）血旺则脉管内血液充盛，故使脉形宽大。营阴充盛，卫气充实，二者相互鼓动，当致发汗，使津液流行。长而洪大之脉同时出现，提示气候炎热，热易伤津，应当饮水以灌溉经络，滋润皮肤。夏日气候炎热，阳气极盛，津液受到损伤，所以人们常饮水以补充津液，灌溉肌肤，滋润皮毛，好像草木依赖雨露滋润以生长枝叶一样。夏天阳气极盛，故称为"太阳"，脉体上表现为洪大。此种脉象是在其母少阳初生之气的基础上发展而来，还需得到戊己脾胃之气的补养，好像树木之根需得土壤培植，才能牢固其根基。夏天属火，阳气旺盛，称为"太阳"，春天属木，为夏天火气之母，阳气春天开始发生，初生之阳称为"少阳"，由春到夏，阳气极盛，称为"太阳"，所以说春天是夏天盛阳之母。戊己属土，土为火之子，火气旺盛是由于得到土气的资助，所以说用土牢其根基。人体阳气向上,逼迫体内阴液向上向外蒸腾,所以汗出于头部。夏天阳气旺盛,汗出更多,津伤较甚,使人体五脏津液枯燥,膀胱缺乏津液而空虚,医者反用下法,则加重人体津液亏损。("五月"的"月"字当为"内"字,"薪"当为"干"字,有枯燥之意。以上两字皆为字误。"内"的字形与"月"相似,两字误认由来已久,于是误传至今。)人的头部为诸阳经脉交会的部位,夏天喜欢饮水,水入化成津液,随阳气蒸腾上出为汗,汗从头部流向全身躯干,以充实布满体表,因而导致体内五脏六腑枯燥,胞中亦空虚,体内津液减少。胞,指膀胱,是津液汇聚之处。愚医不知,反用下法,更伤津液,导致虚上加虚。脉象虚浮,是因为阴津受到损伤,阴虚不能当好阳气的内守,阳气向外升张而带动脉位变得表浅。这种虚浮之脉,轻取时应指有力,重按则脉力较弱,所以说"有表无里"。阳浮于外而引起的浮脉,治宜发汗以宣泄阳邪,反用下法治疗,就会损伤阴津。阳气在外主表,阴津居内主里。《内经》说:阳在外为阴的护卫,阴在内为阳的内守,二者相互依存、相互为用。阴虚不能为阳之内守,阳气外张脉浮,故为有表无里。由于治疗上的错误,导致阴阳离别,使阴阳失去了相互依存的关系。这样,不但危及本脏自身的安危,而且亦会伤及其母脏。也就是说误用下法,不但伤及心脏,而且还会损伤肝脏。

以上为论述四时脉象之文。

【按语】心的正常生理脉象为洪脉,其脉形特征是来盛去衰,浮大而长。形成的原因是心五行属火,方位属南方,时令主夏季。此时,气候炎热,阳气旺盛,枝叶繁茂,呈下垂卷曲之象,如同心脉气血旺盛,脉气来势汹涌,如波涛浪头卷曲之势,故心脉具有来盛去衰的洪脉的特征。由于营血充实,故脉形宽大。旺盛的营血与充盛的卫气相互搏击,气血通利,故脉管形长。又由于阳气旺盛,卫阳浮张,所以脉位表浅而为浮脉。夏季阳热过盛,逼津外泄,汗出过多,津液内伤,脏腑津亏,不能误用发汗、泻下之法,重伤津液,犯虚虚之戒。

【原文】黄帝问曰:夏脉如钩,何如而钩? 岐伯曰:夏脉心也,南方火也,万物之所以盛长也,故其气来盛去衰,故曰钩。反此者病。黄帝曰:何如而反? 岐伯曰:其气来盛去亦盛,此谓太过,病在外;其来不盛去反盛,此谓不及,病在中。黄帝曰:夏脉太过与不及,其病皆何如? 岐伯曰:太过则令人身热而肤痛,为浸淫[1];不及则令人烦心,上见咳唾,下为气泄[2]。帝曰:善。

【注释】[1]浸淫:指黄水疮初起如粟米,搔破流黄水,迅速蔓延、浸淫成片。[2]气泄:即矢气。

【语译】黄帝问道:夏天的脉形如钩,为什么会有钩脉呢?岐伯回答说:夏天的脉象应于心,心应南方属火。夏天万物生长茂盛,所以脉气向上跳动时充盛有力,往下回落时脉力衰弱,形状如钩,称为钩脉。与此形态相反的为病脉。黄帝问道:什么是与此相反的脉象?岐伯回答说:脉气上跳时充盛回落时也充盛,这叫做太过,主病在表;脉气上升时不充盛,回落时反而充盛,叫做不及,主病在里。黄帝问道:夏天的脉象有太过与不及,所主的疾病有哪些?岐伯回答说:夏天脉太过则使人身体发热而肌肤疼痛,发为浸淫疮;夏天脉不及则使人心烦,上见咳嗽吐痰,下为矢气下泄。黄帝说:讲得很好。

【按语】夏季常见洪脉,是因为夏季阳气旺盛,如万物生长茂盛一样,脉象具有来盛去衰的特征,故为钩脉。如果来盛去亦盛,为太过;来不充盛去反盛,为不及。太过主病在表,阳热炽盛于外,故身体发热;热盛伤津耗血,气血壅滞,则肌肉疼痛;热腐血败,发为疮疡;湿热郁蒸,发为痒疹,搔破流黄水,蔓延浸淫,而成黄水疮。不及主病在里,热扰心神,则为心烦;热扰肺气,使之上逆,而为咳嗽吐痰;热邪下迫胃肠,气滞不舒,则为矢气下泄。

【原文】心脉来累累如连珠,如循琅玕[1]曰平。夏以胃气为本。心脉来喘喘[2]《甲乙》作累累。连属,其中微曲曰心病。心脉来前曲后居[3],如操带钩曰心死。

真心脉至,坚而搏,如循薏苡子,累累然[4],其色赤黑不泽,毛折乃死。

夏胃微钩曰平,钩多胃少曰心病,但钩无胃曰死。胃而有石曰冬病,石甚曰今病。

【注释】[1]琅玕:似玉的美石。此指脉满充盛,温润如玉,柔滑似珠。[2]喘喘:形容脉动急促的样子。[3]前曲后居:形容脉象前面略微弯曲,后部端直之意。[4]累累然:形容脉动连续不断的样子。

【语译】心脉搏动时像连接成串的珠子一样,连续不断,指下有如同按压在美丽如玉的石子上那样圆润柔滑的感觉,是正常的心脉跳动,叫做平脉。夏天脉以胃气为本。心脉跳动时较为急促(《甲乙》作"累累"),连续不断,跳动数次后有一次略低陷的现象,叫做心的病脉。心脉跳动时前面的寸脉处略微低曲,后面的尺脉处则见端直之象,有如切按在挂衣带之钩子上一样坚硬,叫做心的死脉。

心病出现真脏脉时,脉象坚硬而搏指,有如切按在一串薏苡仁上短而坚硬,连续不断,同时见到病人面色赤黑而不润泽,毫毛枯焦,说明病情危重,容易死亡。

夏天有胃气的脉象表现为带有柔和之象的微钩脉,即微微带洪象,是正常脉象,叫做平脉;钩脉明显而缺少柔和之胃气,即洪脉略微缺乏柔和之象,叫做心的病脉;只见钩象而毫无柔和之胃气的脉象,即洪脉毫无柔和之象,叫做心的死脉。虽然有胃气而略兼沉坚如石的脉象,到了冬天就会生病;如果脉沉坚如石较甚,很快就会发病。

【按语】正常的心脉表现为像珠子一样连续、流利、有柔和之象的洪脉,亦是夏季正常的脉象。心的病脉表现为洪而略带急促,缺乏一定的柔和之象。心的真脏脉,又叫死脉,表现为洪而坚硬搏指,如按在薏苡仁上一样,毫无柔和之象。洪而柔和之脉略带沉象,到了冬季容易发病,是因沉为冬季的主脉,冬属水,水克火之故;如果洪而沉甚,为水克火较甚,故不一定等到冬季,很快就会发病。

【原文】心藏脉,脉舍神,怵惕[1]思虑则伤神,神伤则恐惧自失,破䐃脱肉[2],毛悴色夭,死于冬。

夏心火王,其脉洪《千金》作浮大而洪。大而散,名曰平脉。反得沉濡[3]而滑者,是肾之乘心,水之刻火,为贼邪,大逆十死不治。一本云:日、月、年数至二[4],忌壬癸。反得大而缓者,是脾之乘心,子之扶母,为实邪,虽病自愈。反得弦细而长者,是肝之乘心,母之归子,为虚邪,虽病易治。反得浮《千金》浮作微。涩而短者,是肺之乘心,金之陵火,为微邪,虽病即差。

心脉来累累如贯珠滑利,再至曰平,三至曰离经病,四至脱精,五至死,六至命尽。手少阴脉也。

【注释】[1]怵(音触)惕:形容恐惧的表现。[2]破䐃(音窘)脱肉:是指肌肉极度消瘦,大肉已脱。[3]濡:指软弱的意思。[4]日、月、年至二:用甲子纪日、纪月、纪年的干支数逢丙丁时,对心火有利。

【语译】心主血脉,神居藏于心所主的血脉之中。惊恐、思虑过度则伤神,神伤则心中胆怯、恐惧,不能主持正常神志活动而失去思维、意识能力,同时伴见全身消瘦、大肉尽脱、皮毛焦枯、气色晦暗等症,则病情较重,到了冬天容易死亡。

夏天心火自当旺盛,脉象表现为洪(《千金》认为是"浮大而洪"),脉形大而舒散,称为平脉。此时反而切得沉软而滑的脉象,是肾来乘心,水来克火,这是贼邪,为大逆之证,绝大多数不能治疗,容易死亡(另一种说法是用甲子纪日、纪月、纪年的干支,逢丙丁时,对心火有利,而忌壬癸的日子)。如果反而切得宽大而缓的心脉,是脾气乘心,子气助母气,子强母实,故为实邪,即使患病,病也较轻,容易自行痊愈。反而切得弦细而长的心脉,是肝气乘心,母气助子气,这是虚邪,有病也易于治愈。反而切得浮涩而短的心脉,是肺气乘心,金反侮火,这是微邪,有病也会很快痊愈。

心脉跳动时连续不断,如连贯的珠子一样滑动流利,一息脉跳动四次,叫做平脉;一息脉跳动六次,叫做离经脉,为有病之脉;一息脉跳动八次,为精气丧失之脉;一息脉跳动十次,为死脉;一息脉跳动十二次,为生命竭绝之脉。以上是手少阴经的脉象。

【按语】心主血脉、藏神,惊恐、思虑所伤,心神失主,大肉消退,皮毛枯萎,脏腑精气大伤,到了冬季,水克火时,病难治愈而多死。

夏季正常的脉象是浮大而洪,若见到沉软无力而略滑的肾脉,是水克火,为贼邪,病重多死。若见到大而缓的脾脉,是土及火,子令母实,为实邪,病轻自愈。若见弦细而长的肝脉,是木生火,母病传子,为顺传、虚邪,病轻易治。若见到浮涩而短的肺脉,是金侮火,为反克、微邪,病轻易于好转。

正常的心脉往来流利,如连贯的珠子。如果脉来过快,一息六、八、十、十二次,均为精气大虚,病情危重的脉象,预后凶险。

【原文】心脉急甚为瘛疭,微急为心痛引背,食不下。缓甚为狂笑,微缓为伏梁[1],在心下,上下行,时唾血。大甚为喉介[2],微大为心痹[3]引背,善泪出。小甚为善哕,微小为消瘅。滑甚为善渴,微滑为心疝[4]引脐,少腹鸣。涩甚为瘖[5],微涩,血溢,维厥[6],耳鸣,巅疾。

手少阴气绝则脉不通。少阴者心脉也,心者脉之合也。脉不通则血不流,血不流则发色不泽,故其面黑如漆柴者血先死。壬笃癸死,水胜火也。

心死藏,浮之脉实,如豆麻击手,按之益躁疾者死。

右《素问》、《针经》、张仲景。

【注释】[1]伏梁:心积,因气血凝聚成形,表现为积块伏于脐上心下,大如手臂。因其形如屋梁,故称为伏梁。[2]喉介:咽喉中有异物阻隔梗塞的感觉。[3]心痹:是因血脉不通所致,可见心烦心悸、突发气喘、咽干、常叹气、易于惊恐等症。[4]心疝:寒邪侵犯心经而成的小肠疝气。可见少腹隆起作痛、内有包块等症。[5]瘖(音音):是指失音。[6]维厥:指四肢逆冷之意。

【语译】心脉跳动甚为急促,可见筋脉挛急之症;心脉跳动略微急促,可见心痛牵引背部、饮食难下等症。心脉跳动甚为缓慢,多见狂笑不休的表现;心脉跳动较为缓和,多见于伏梁病,此病发于心下,上下行走,时而唾血。心脉跳动甚为宽大,出现喉中如有物阻隔梗塞的感觉;心脉跳动略微宽大,可引起心痹疼痛,牵引到背部,易流眼泪。心脉甚为细小,则容易发生呃逆;心脉略微细小,多为消渴病。心脉跳动甚为滑利,很容易引起口渴;心脉略微滑利,多致心疝,常牵引到脐部、少腹鸣响。心脉跳动甚为滞涩,多为失音;心脉跳动略微滞涩,多见血外溢、四肢厥冷、耳鸣及头部疾患。

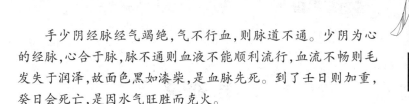

手少阴经脉经气竭绝,气不行血,则脉道不通。少阴为心的经脉,心合于脉,脉不通则血液不能顺利流行,血流不畅则毛发失于润泽,故面色黑如漆柴,是血脉先死。到了壬日则加重,癸日会死亡,是因水气旺胜而克火。

心脏的死脉,轻取感到脉象坚实,如豆麻的种子搏击于指下,重按时则觉得脉象更加躁动急疾,属死证。

以上为《素问》、《针经》、张仲景之文。

【按语】心脉急促较甚,为热盛伤津,筋膜失养,故而引起筋脉挛急;心的阳气不足,推动血行无力,心跳出现代偿性加快,故心脉跳动略快;气不推动血行,心脉痹阻,故心痛牵引肩背;心阳虚,火不暖土,胃不纳食,故饮食难下。心脉缓慢较甚,常为过喜伤心,喜则心气纵缓,故心脉跳动缓慢;过喜心气妄动,心神散乱,故为狂笑不休。心脉较为缓慢,为心气不足,气虚血瘀,气血停结心下,形成伏梁;心气虚,气不摄血,血不归经,故时而吐血。心脉宽大较甚,是心的阳气亢盛,心火上灼咽喉,火热炼液为痰,痰火郁结,故咽中如有异物阻隔,梗塞不通;心脉略微偏大,是风寒湿热等邪气入心,痹阻心的血脉,发为心痹,痛引肩背。心脉细小较甚,为心火不足,不能暖土,胃气上逆,故易发呃逆;心脉微小,为燥热伤阴,津亏多饮,则为消渴。心脉滑甚,为实热伤津,故而口渴多饮;心脉略为滑利,为寒湿犯心,心与小肠相为表里,寒凝水停,发为心疝,引脐腹疼痛,少腹肠鸣。心脉滞涩较甚,为心的气阴大伤,不能上养咽喉,而致失音;心脉微涩,是阳虚失于推动,阳气不能统摄,血不归经而致血溢脉外;阳气不达四肢,则为四肢逆冷;不能上养于头、耳,则为耳鸣、头疾。

心的经气不通,气不行血,血脉瘀滞,瘀血之色外现,则面色黯黑。壬癸属水,水能克火,故心病到了壬癸之日病情危重。

心脏的死脉,为浮取坚实,躁动急疾。

脾胃部第三

【提要】论述脾与胃相合,脾的生理功能及与外界的联系,脾的正常脉象、真脏脉象的特征,脾的异常脉象的表现及主病。并用五行相生、相克的理论,联系季节、时令变化,说明脾与其他脏腑之间关系,推测疾病的生死吉凶,以指导诊断和治疗。

【原文】脾象土,与胃合为府。胃为水谷之府。其经足太阴,太阴,脾之脉也。与足阳明为表里。阳明胃脉。其脉缓。缓,脾脉之大形也。其相夏三月,火王土相。王季夏六月,废秋三月,囚冬三月,死春三月。其王日戊己,王时食时、日昳;囚日壬癸,囚时人定、夜半;其死日甲乙,死时平旦、日出。并木时也。其神意,其主味,其养肉,其候口,其声歌,其色黄,其臭香,其液涎,其味甘,其宜辛,其恶酸。脾俞在背第十一椎、募在章门;季肋端是。胃俞在背第十二椎,募在太仓[1]。

右新撰。

【注释】[1]太仓:指中脘穴。

【语译】脾主运化,与土生长万物的特性相似,脾与胃在生理功能上相互配合,故胃为脾之腑,胃为水谷贮藏的地方。脾的经脉是足太阴经,足太阴经脉入属脾脏。脾与足阳明经互为表里,足阳明经脉入属胃腑。脾的正常脉象为缓脉,缓是脾脉的主要脉形。脾气得助于夏季三个月,是因夏季火气旺盛,火能生土,所以脾气得助于夏;脾气旺盛于季夏,即农历六月;衰废于秋季三个月;囚禁于冬季三个月;衰亡于春季三个月。脾气的旺日是戊日、己日,旺时是食时、日昳;困日是壬日、癸日,困时是人定、夜半;其死亡日期是甲日、乙日,死亡时辰是平旦、日出。以上都是属木的时辰。人的精神意识活动中"意"属于脾;脾主味;脾能吸收水谷精微,营养肌肉,脾开窍于口,因此从口可以观察脾的病变;脾主五声中的歌,主五色中的黄色,在五臭中脾为香,主五液中的涎,主五味中甘味,喜好的口味是辛味,厌恶的口味是酸味。脾的俞穴在背部第十一椎,棘突下旁开一寸半处,募穴是章门穴,该穴位于季肋端部;胃的俞穴在背部第十二椎,棘突下旁开一寸半处,募穴为太仓穴,即中脘穴。

以上是新撰之文。

【按语】脾在五行属土,脾为脏与胃腑互为表里。脾的正常生理性脉象为缓脉。脾的生理功能是:在志为意,主肌肉,开窍于口,在声为歌,在色为黄,在臭为香,在液为涎,在味为甘,宜辛味、恶酸味。脾的俞穴为脾俞,募穴为章门;胃的俞穴为胃俞,募穴为太仓。脾与季节、时令的关系是:得助于夏三月,旺盛于季夏六月,衰废于秋三月,囚禁于冬三月,死亡于春三月。脾的旺日是戊日、己日,旺时是食时、日昳;困日是壬日、癸日,困时是人定、夜半;死日是甲日、乙日,死时是平旦、日出。

【原文】脾者土也,敦而福。敦者,厚也,万物众色不同。脾主水谷,其气微弱,水谷不化。脾为土行,王于季夏。土性敦厚,育养万物,当此之时,草木备具,枝叶茂盛,种类众多,或青、黄、赤、白、黑色,各不同矣。故名曰得。福者广,土生养万物,当此之时,脾则同禀诸藏,故其德为广大。万物悬根住茎,其叶在巅,蜎蜚蠕动,蚑蠕喘息[1],皆蒙土恩。悬根住茎,草木之类也。其次则蛾蚋几微之虫，因阴阳气变化而生者也。喘息，有血脉之类也。言普天之下，草木昆虫，无不被蒙土之恩福也。**德则为缓，恩则为迟，故令太阴脉缓而迟，尺寸不同。**太阴脾也，言脾王之时，脉缓而迟。尺寸不同者，尺迟而寸缓也。**酸咸苦辛，**大一作太。沙一作涉，又作妙。**而生，互行其时，而以各行，皆不群行，尽可常服。**肝酸、肾咸、心苦、肺辛涩，皆四藏之味也。脾主调和五味以禀四脏，四脏受味于脾，脾王之时，其脉沙（一作涉，又作妙），达于肌肉之中，互行人身躯，乃复各行，随其四肢，使其气周匝，荣诸脏腑，以养皮毛，皆不群行至一处也。故言尽可常服也。**土寒则温，土热则凉。**冬阳气在下，土中温煖。夏阴气在下，土中清凉。脾气亦然。**土有一子，名之曰金，怀挟抱之，不离其身，金乃畏火，恐热来熏，遂弃其母，逃归水中，水自金子，而藏火神，闭门塞户，内外不通，此谓冬时也。**阳气在中，阳为火行，金性畏火，故恐熏之，金归水中而避火也。母子相得益盛。闭塞不通者，言水气充实，金在其中，此为强固，火无复得往刻之者，神密之类也。**土亡其子，其气衰微，水为洋溢，浸渍为池。**一作其地。**走击皮肤，面目浮肿，归于四肢。**此为脾之衰损。土以防水，今土弱而水强，故水得陵之而妄行。**愚医见水，直往下之，虚脾空胃，水遂居之，肺为喘浮。**脾胃已病，宜扶养其气，通利水道。愚医不晓而往下之，此为重伤，水气遂更陵之，上侵胸中，肺得水而浮，故言喘浮。**肝反畏肺，故下沉没。**肺金肝木，此为相刻，肺浮则实，必复刻肝，故畏之沉没之下。**下有荆棘，恐伤其身，避在一边，以为水流。**荆棘，木之类，肝为木，今没在下，则为荆棘。其身，脾也。脾为土，土畏木，是以避在一边，避木也。水流者，水之流路也。土本刻水，而今微弱，又复触木，无复制水，故水得流行。**心衰则伏，肝微则沉，故令脉伏而沉。**心火肝木，火则畏水而木畏金，金水相得，其气则实，刻于肝心，故令二脏衰微，脉为沉伏也。**工医来占[2]，固转[3]孔穴，利其溲便，遂通水道，甘液下流。亭其阴阳，喘息则微，汗出正**

流。肝著其根，心气因起，阳行四肢，肺气亭亭[4]，喘息则安。转孔穴者，诸藏之荣并转治其顺。甘液，脾之津液。亭其阴阳，得复其常所，故荣卫开通，水气消除，肝得还著其根株。肝心为母子，肝著则心气得起，肺气平调，故言亭亭，此为端好之类。**肾为安声，其味为咸。**肺主声，肾为其子，助于肺，故言安声。咸，肾味也。**倚坐母败，洿臭如腥**[5]。金为水母，而归水中，此为母往从子，脾气反虚，五脏犹此而相刻贼，倚倒致败宅，洿臭而腥，故云然也。**土得其子，则成为山；金得其母，名曰丘矣。**

右四时经。

【注释】[1]蜎蜚（音冤匪）蠕动，蚑蟜（音歧渠）喘息：蜎，蚊子的幼虫。蜚，一种有害的小飞虫。蚑，一种长脚的蜘蛛。蟜，即"蟜蛷"，为昆虫纲、革翅昆虫的通称。全句泛指自然界所有动物的生命活动。[2]占：此为诊察疾病。[3]转：转移，此指调整针刺穴位或治法。[4]亭亭：安静的样子。此言肺气安定调和之状。[5]洿臭如腥："洿"聚之意。即臭气聚集而腥臭。

【语译】脾之生理特性与土的特性相似，故在五行属土。土性敦厚、厚道，而能造福，大千世界，种类繁多、色彩不同的东西都能得以养育。脾有帮助消化，吸收、运化水谷精微的功效，如果脾气虚弱，失于运化，水谷则难于消化吸收。脾在五行属土，其气旺盛于季夏。由于脾土敦厚，能提供充足的精微物质，养育万物，当季夏土气旺盛时，草木得养，生长旺盛，枝繁叶茂，种类繁多，色彩缤纷，变化万千，各不相同。所以把土称为德，得到土气恩惠、福泽者十分广泛。这是因为，土能生长万物，当土气旺盛之时，脾则供给各脏腑丰富的营养，所以说它功德广大。凡是万物草木之类，都是根扎于土中，茎依赖于土而稳定，叶长于上面；所有昆虫类动物的生命活动，都是受到土气的福泽。其中"悬根住茎"，是泛指草木类的植物。其次，所说的蚊蛾蠼蚋一类体形极小的昆虫,也是由天地阴阳之气变化所化生。"喘息",是指有血脉的虫类。这几句话的意思是指所有天下的草木昆虫,无不承受土气的恩惠而生存。由于土具有厚德载物和赐恩于万物的特点,土之属性表现为从容和缓,土之恩惠、赐予表现为慢而迟,所以太阴脾经的脉象亦表现为和缓而迟,而且尺脉和寸脉的脉形不同。这是因为太阴经脉属脾,脾气旺盛之时,由于土气冲和,所以脾的正常脉象是和缓而迟慢。尺和寸部与脾脉不同,尺脉多迟,寸脉多缓。酸、咸、苦、辛四味,大多数是禀受脾土之气而化生。四味与脾土有密切的关系,各自有旺盛的时候,在五行中各有不同的归属,不共同入一脏腑,而各走一脏,所以五味可以常服。四味中,酸味入肝,咸味入肾,苦味入心,辛涩味入肺,与四脏分别对应。脾主调和五味,使能均衡地供养四脏,其他四脏都从脾味中获得滋养。脾土旺盛时,脾气散精,其脉象流沙一样和缓,能正常地输布五味到达肌肉之中,相互配合,流行于人体躯干,然后返回到各相应的经脉,运行于四肢,环绕全身,营养各个脏腑,滋润皮毛。五味各有所养,不集中停聚于人体某一部位,所以,五味可以经常服用。冬季天气寒冷,土中反而温暖;夏季天气炎热,土中反而凉爽。是因为冬天阳气蓄积于土中,故土中温暖;夏天阴气保存在下,故土中凉爽,脾气同样具有这一特性。五行相互关系中,土生金,土之子则是金。土与金的关系,如同母亲怀中抱子,终日不离开自己身边。可是金性畏火,怕火热熏蒸,于是弃母离土,逃入自己的子行水中,以躲避火灼。水为金之子,能收藏火神。到了隆冬时节,房屋关闭门窗,室内室外不得沟通,阳热之气得以保存,不得外泄。阳气存在于人体之内,五行属火,金的属性畏惧火,害怕火灼,故逃到子行水中躲避。这样,金与水母子之间相互资助,气更旺盛。所谓闭塞不通,就是说水气充实,金在水中,互相资助而强大坚固,火不必再去克金,阳气得以固密。金入水中后,土行失去子行,土气衰微,不能制水,水得金的资助而强盛，就会反而侮土，好像河水泛滥，淹没地面，而成水池一样。（"池"另作"其地"讲，地即土，指水盛犯土）。水气流走，流溢肌肤，可引起头面、眼睑、四肢浮肿，这是由于脾土虚衰所致。土本来可以防水，如今脾土虚弱，水气强盛，故水反侵凌脾土而妄行泛滥。庸医一见水肿，只知使用攻下利水的方法，致使脾胃之气更加虚亏，水湿更加泛滥，进而发展，水气上浮，侵犯胸中，肺气困阻，引起喘咳气促等症。本来脾胃已经虚弱，治疗应当补益脾胃之气，健脾利水而消肿。庸医不明白这一道理，只知攻下利水，这样更增加脾胃之气的损伤，水气失制，更加泛滥，上侵胸中，肺受水气上逆而引起喘促，所以称之"喘浮"。肝属木，肺属金，金克木，故肝畏惧肺克，而沉没于下。这是因为，肺金对肝木是相克关系，肺受水上浮侵犯而邪气盛实，肺实必克肝，所以肝畏肺克而沉没于下。肝木下沉，好像下垂的荆棘，脾怕被荆棘损伤自身，躲避于一旁，让水气下流，引起水气泛滥。这是因为，荆棘与木同类，肝属木，今沉没于下，如同荆棘。"其身"指脾。脾五行属土，土畏木克，所以躲避在一旁。"水流"，是指水气流行的道路。土本克水，而今土气反虚弱，又遭到木克，土气更虚，更不能制水，故水气得以流行泛滥。水气内盛，侵犯心火，心气衰微而脉气下伏；肝气衰微而下沉，因此脉伏而沉。这是因为，心属火而肝属木，心火畏水克，而肝木畏金克。肺受水犯而金实，反侮心火而乘克肝木，故使心肝二脏衰微，脉象因而沉伏而不显。如果是高明的医生诊治，就会辨明病机，改变治法，例如改变针刺的穴位，以通利大小便，使水道通调，脾能正常输布津液，水道得以通调，水湿下流；再调和其阴阳使之平衡，喘息就会减轻，使汗液正常排泄。肝木的根生长牢固，心气得以振起，推动阳气以通行四肢，肺气得调和而安定，喘息自然会停止，人体安宁无病。"转孔穴"，是指调整各脏的荥、井、俞穴，使之与病情相符。"甘液"，是指脾气化生的精微物质。调整阴阳，使之协调平衡，恢复正常状态，因此，能使营卫正常运行，水湿得以消除，肝的功能就能恢复正常，如像水患消退，树根就会牢固地生长在土中一样。肝母心子，肝脏正常，心气亦可好转，肺气平调，所说的"亭亭"，是形容恢复好转的意思。肾能使肺发出正常的声音，肾在味为咸。是因肺气为发声的主要动力，肾为肺之子，肾气能资助肺的发音，使发音正常，故有"安声"二字。咸，为肾味。总之，母脏失去子脏之气的资助就会衰败，致浊水腥臭。这是因为金为水之母，因畏火之克，而逃归水中，是母脏依从子脏；金之母为脾土，也因失去子脏肺金的资助，而脾气反虚，水反侮土，五脏由此相互克伐，相互间因失去资助而导致脏气衰败，从而引起浊水腥臭。所以文中说"倚坐母败"、"浇臭如腥"，就是指的这个意义。脾土若获得其子脏肺金之气的资助，才能像山一样壮大；肺金也只有得其母脏脾土的滋养，才能像丘陵一样强盛。

以上是论四时脉象的经文。

【按语】脾为土脏，能运化水谷，营养四脏。脾气旺于长夏，脉来迟缓。脾土衰微，土不制水，水反侮土，则会引起水气泛滥。水气犯肺，则为咳喘；肺实克木则伤肝，水盛克火则心衰，引起心肝脉沉。病机源于脾土虚衰，治疗不应泻下利水，而应健脾利湿。中土得平，其余四脏自然平安。这里从五行的生克制化，讨论脾与其余四脏的关系，对阐明脾的生理病理有重要意义。

【原文】黄帝曰：四时之序，逆顺之变异也，然脾脉独何主？岐伯曰：脾者土也，孤脏[1]以灌四傍者也。曰：然则脾善[2]恶[3]可得见乎？曰：善者不可得见，恶者可见。曰：恶者何如？曰：其来如水之流[4]者，此谓太过，病在外；如鸟之喙，此谓不及，病在中。太过则令人四肢沉重不举；其不及，则令人九窍壅塞不通，名曰重强[5]。

【注释】[1]孤脏:指土无定位,分旺四季,故称为孤脏。[2]善:此指和平不病的脉象。[3]恶:此指病脉。[4]水之流:形容脉来如水流一样汹涌。[5]重强:沉重而不柔和的表现。

【语译】黄帝问说:肝心肺肾的脉象可随四时季节次序的更换,而出现顺逆的变化,但唯独脾脉不同,道理何在? 岐伯回答说:脾属土,居人体中央,能运化水谷精微以滋养其他四脏,故称为孤脏。黄帝又问:脾的正常与异常脉象可以见到吗? 岐伯回答说:正常的脾脉从容和缓,与四季常脉并见,不单独出现。脾的病脉可以见到。黄帝再问:脾脏的病脉表现怎样? 岐伯回答说:脾脉跳动如同水流一样汹涌,叫做太过,主病在外;如果脉跳时如乌鸦的嘴巴那样尖锐而短,叫做不及,主病在里。脾脉太过则使人四肢沉重不举;脾脉不及,则使人九窍闭塞不通,身体沉重而不柔和,名叫"重强"。

【按语】土性生长、滋养,具有冲和之性,脾性似土,正常脉象表现为从容和缓,常与四季平脉同见。脾的病脉有两类,如果脉跳像水流汹涌,为太过脉,提示有外湿侵犯,湿犯肌表,阻滞经脉,故可引起头身疼痛、四肢沉重不举等症。如果脉跳短促尖锐,是脾气大虚,失去柔和之性,故属不及。脾气虚衰,不能运化水谷精微营养五官九窍,失去正常的功能,官窍就会闭塞不通。后世如李东垣等应用调理脾胃之法治疗五官九窍慢性病证的理论即源于此。

【原文】脾脉来而和柔相离[1],如鸡足践地[2]曰平。长夏以胃气为本。脾脉来实而盈数,如鸡举足[3]曰脾病。脾脉来坚兑[4],如鸟之喙,如鸟之距,如屋之漏,如水之溜[5],曰脾死。

真脾脉至，弱而乍疏乍散，一作数。色青黄不泽，毛折乃死。

长夏胃微濡弱曰平，弱多胃少曰脾病，但代无胃曰死。濡弱有石曰冬病，石甚曰今病。

【注释】[1]和柔相离：形容脉象从容和缓而节律均匀。[2]鸡足践地：形容脉跳如鸡慢行，从容轻缓。[3]鸡举足：形容鸡疾行，轻疾不缓。[4]兑：通锐。[5]水之溜：形容脉象如水一样流去而消失。

【语译】正常脾的脉象，是从容和缓柔软，节律均匀，好像鸡足慢行一样，从容轻缓，是脾的平脉。长夏属脾，以胃气为根本，脾脉应见和缓之象。如果脉来跳动充实硬满而急数，如同鸡足疾行，缺少从容和缓，这是脾的病脉。如果脉象同乌鸦的嘴一样短而坚硬，或像鸟的爪一样尖锐而不柔和，或像房屋漏水时动时止而无规律，或像水流一样消失，有来无去，都是无胃气的脉象，为脾的死脉。

脾气大衰欲绝时表现出来的真脏脉，脉跳搏动微弱无力，脉形时而疏散，或时而偏快，节律不匀，面色青黄而无光泽，皮毛枯萎，提示预后不良，容易死亡。

长夏有胃气的脉象表现为细微、软弱、柔和，提示健康无病，称为脾的平脉；如果脉象过分软柔，胃气较少，为脾的病脉；如果脉象全无柔和之气，节律失调而出现停顿，提示病情危重，为脾的死脉；如果脉象本应软弱，却表现沉而坚硬如石，到了冬天就会发病；如果脉沉而坚硬甚极，现在就会发病。

【按语】脾病的生理脉象为平脉，表现为从容和缓，节律调匀，说明胃气充盛，故主无病。脉来怠缓，缺少柔和从容之象，为脾的病脉。脉象过软、过硬，节律失调，称为真脏脉，是无胃气之脉，故预后较差，容易死亡。

【原文】脾藏荣，荣舍意。愁忧不解则伤意，意伤则闷乱，四肢不举，毛悴色夭，死于春。

六月季夏建未[1]，坤未之间土之位[2]，脾王之时。其脉大阿阿[3]而缓，名曰平脉。反得弦细而长者，是肝之乘脾，木之刻土，为贼邪，大逆十死不治。反得浮《千金》浮作微。涩而短者，是肺之乘脾，子之扶母，为实邪，虽病自愈。反得洪大而散者，《千金》作浮大而洪。是心之乘脾，母之归子，为虚邪，虽病易治。反得沉濡而滑者，是肾之乘脾，水之陵土，为微邪，虽病即差。

脾脉苌苌[4]而弱，《千金》苌苌作长长。来疏[5]去数，再至曰平，三至曰离经[6]病，四至脱精，五至死，六至命尽。足太阴脉也。

【注释】[1]六月季夏建未：六月为夏季最后一个月，称为"季夏"。又称为"建未"。[2]坤未之间土之位：坤为八卦之一，象征地，坤位居西南方属土。未为十二辰之一，位于西南方，亦属土。土居中央而寄位于西南，故西南坤未之间为土之位。[3]阿阿：形容脉来柔和的样子。[4]苌苌(音长长)：形容脉形偏长的样子。[5]疏：形容脉跳稀疏而慢。[6]离经：是指脱离脉象跳动的常数。

【语译】脾能化生营气，故说脾藏营。营气是精神意念活动的物质基础，故说营舍意。忧愁过度，得不到解除，脾气受损，缺乏营养，就会伤意，意念受伤，精神失调，就会引起郁闷烦乱，四肢疲乏无力，难于举动，皮毛枯萎、憔悴，无颜色光泽等。到了木旺克土的春季，则病情恶化，容易死亡。

六月是夏令最后一个月，所以叫做季夏、建未，方位正处于西南方坤未之间的土位，因此，季夏是脾土当旺的时候。此时脉大柔软而和缓是正常脉象，故称为平脉。如果反而弦细而长，是肝病乘脾，木病乘土，传变反常，称为贼邪，病情严重，极易死亡。假如反而浮或微涩而短,是肺来乘脾,子脏肺金扶助母气,这是实邪,有病也容易自然好转。假如反而洪大或浮大而散,是心来乘脾,母气心火资助子气脾土,这是虚邪,有病也容易治疗。假如反而沉濡而滑,是肾来乘脾,水反侮土,这是微邪,有病也会很快痊愈。

脾脉跳动时,脉形端直而长(《千金》"苌苌"作"长长"),搏动无力,脉跳上升略慢回落时稍快,此时的脉跳若一呼一吸各动二次,即一息四至,为正常脉象,即平脉;若一呼一吸各动三次,即一息六至,与正常的脉率不同,叫做离经,为病脉;若一呼一吸各动四次,即一息八至,为精气欲脱;若一呼一吸各动五次,即一息十至,为危险脉象;若一呼一吸各动六次,即一息十二至,为生命尽绝。这就是足太阴经的脉象。

【按语】脾为气血生化之源,供给人体精神、肢体、肌肉、皮毛等各种生命活动的营养。故脾病可引起人的精神活动失常,四肢乏力,皮毛枯萎不泽。

脾的发病受其余四脏的影响,肝气犯脾,属于相乘,病情最重;肺气犯脾,为子病犯母,病情最轻;心病犯脾,为母病及子,病情亦较轻;肾病犯脾,为水反侮土,病情比肝气犯脾轻,但比肺病心病犯脾略重。这里有一重要规律,按相克规律传变的病重,其中相乘传变最重,相侮传变稍轻;按相生规律传变的病轻,其中,子病犯母最轻,母病及子,病又略重。

脾病一息 4 至为正常脉象,即平脉。一息 5～6 至为病脉,7～8 至以上病情危重,至数越多,死亡的可能性更大。

【原文】脾脉急甚为瘛疭,微急为膈中满,食饮入而还出,后沃沫。缓甚为痿厥,微缓为风痿,四肢不用,心慧然[1]若无病。大甚为击仆,微大为疝气[2],腹裹大脓血,在肠胃之外。小甚为寒热,微小为消瘅[3]。滑甚为

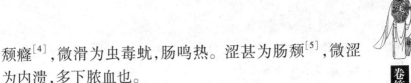

颓癃[4]，微滑为虫毒蚘，肠鸣热。涩甚为肠颓[5]，微涩为内溃，多下脓血也。

足太阴气绝，则脉不营其口唇。口唇者，肌肉之本也。脉不营则肌肉濡，肌肉濡则人中满，人中满则唇反，唇反者肉先死。甲笃乙死，木胜土也。

脾死藏，浮之脉大缓，一作坚。按之中如覆杯，絜絜[6]状如摇者死。一云絷絷[7]状如炙肉。

右《素问》、《针经》、张仲景。

【注释】[1]慧然：清楚明了，此指神志清楚。[2]痞气：指脾之积。见胃脘部积块、大如覆盘等表现。[3]消瘅：指邪热内炽、消灼津液而成的消渴病。[4]颓癃：颓，少腹肿痛的病证。癃，小便不畅、点滴不通的症状。[5]肠颓：指脱肛证。[6]絜絜：形容坚结的样子。[7]絷絷：汗出的表现。

【语译】脾脉跳动劲急较甚，表示病人有四肢抽搐之症；略微劲急者，表示病人脘腹部胀满，饮食刚进入胃中，随即又吐出，腹泻大便溏稀而多泡沫。脉来急缓较甚，表示病人肢体软弱无力、手足怕冷；脉略带缓象，是由风邪所致的四肢痿软病，主症为四肢软弱不用，但是心中神志清楚，如同无病。脉来宽大较甚，可见突然昏倒之证；脉体略大，为有痞气病，表现为腹中有大量脓血，病位在肠胃之外。脉体细小较甚，会出现恶寒发热的疾病；脉体略偏小，为有消渴病。脉往来流利而滑甚，为有少腹肿痛的颓疝或小便癃闭等病；脉体略滑，为有蛔虫之类的寄生虫病，可见肠鸣而热等症。脉来艰涩较甚，为有脱肛病；脉来略涩，是肠道内有溃疡，排便时带有大量脓血。

足太阴经脉经气衰竭欲绝，脾的经脉之气不能营润口唇，是因脾主肌肉，口唇的本体是由肌肉组成。其经脉不能营养肌肉，则肌肉软弱，肌肉软弱则人中肿满，人中肿满则口唇外翻，口唇外翻是肉先死的表现。到了甲日病情加重,乙日容易死亡,是因木气旺盛乘土。

脾脏的死脉,浮取脉大缓慢(一作"坚"),重按好像覆着的杯子,坚结动摇(另一说法是:黎黎如炙肉),主死证。

以上为《素问》、《针经》、张仲景之文。

【按语】脾脉劲急,即关脉弦甚,为肝气犯脾,脾虚生风,即慢惊风之类,故可见四肢抽搐的症状。脉略劲急,即略弦,为肝气犯脾,脾胃气滞,则为脘腹胀满;胃气不降,故食入即吐;脾失健运,水湿下渗,则大便溏泄。脾脉急缓,为脾的阳气虚衰,不能运化水谷精微供养四肢,则四肢痿软;阳气失于温煦,则四肢厥冷。脉稍缓,是风邪犯脾,脾气虚弱,肢体失养,故虽有四肢痿废,但心神未受损伤,故心中明了。脉大较甚,是虚阳向外浮张,心神无主,故突然昏倒,不省人事。脉略大,为脾气虚,邪陷心下,在肠外化生脓血,故按之心下濡软而胀满,称为痞气。关脉极小,为阳气虚衰,阳失温煦则怕冷,阳气浮张则发热。关脉稍小,为津液耗伤,是邪热灼耗,故属消渴病。脉滑甚,为实热邪气郁结腹中,阻碍气机,故腹部疼痛;热邪下迫,影响膀胱气化,则为癃闭。脉略滑,为蛔动于腹,故见肠鸣腹痛;虫积化热,则腹部发热。脉涩甚,为气血大虚,脾气不能统摄,故引起脱肛。脉稍涩,肠道有气血阻滞,化生脓血,故可便时排泄脓血。

脾其华在唇,唇赖脾气滋养,为脾之外候。唇失滋养,人中肿满而翻,则提示脾气大衰。甲乙为胆肝,属木,木克土,脾病本身危重,在逢相克的日期,故更容易死亡。

脾脏的死脉是,轻取大缓,重按坚硬,缺乏柔和之性,为胃气大绝,故主死证。

肺大肠部第四

【提要】论述肺与大肠相合,肺的生理功能及与外界的联系,肺的正常脉象、真脏脉象的特征,肺的异常脉象的表现及主病。并用五行相生、相克的理论,联系季节、时令变化,说明肺与其他脏腑之间关系,推测疾病的生死吉凶,以指导诊断和治疗。

【原文】肺象金,与大肠合为腑。大肠为传导之府也。其经手太阴,手太阴肺脉也。与手阳明为表里。手阳明大肠脉也。其脉浮。浮,肺脉之大形也。其相季夏六月,季夏土王金相。其王秋三月,废冬三月,囚春三月,死夏三月。夏火王金死。其王日庚辛,王时晡时、日入;其困日甲乙,困时平旦、日出;其死日丙丁,死时禺中、日中。其神魄,其主声,其养皮毛,其候鼻,其声哭,其色白,其臭腥,其液涕,其味辛,其宜咸,其恶苦。肺俞在背第三椎,或云第五椎也。募在中府,直两乳上下肋间。大肠俞在背第十六椎,募在天枢,侠脐傍各一寸半。

右新撰。

【语译】肺的生理特性与金类似,生理功能上与大肠相互配合。大肠属腑,为传导之官。肺的经脉叫手太阴经,手太阴经脉入属肺,故又称为手太阴肺经。手太阴经与手阳明经相互为表里,手阳明经入属大肠,故又称手阳明大肠经。肺正常为浮脉,浮是肺脉的主要脉形。肺的经气得到季夏(农历六月)的资助,季夏属土,脾气旺盛,土能生金,故肺气得助于季夏。肺的经气旺于秋季三月,减退于冬季三月,囚禁于春季三月,衰亡于夏季三月。因为夏季火旺,火盛克金。肺气旺盛的日子是庚日、辛日,旺盛时辰是晡时、日入;衰困的日子是甲日、乙日,衰困的时辰是平旦、日出;死亡的日子是丙日、丁日,死亡时辰是禺中、日中。肺在精神意识活动中主司"魄",能主发声,滋养皮毛,开窍于鼻,故鼻是肺的外候。肺在五声中主哭,五色中为白色,五臭中为腥气,五液中为涕,五味中为辛味。其所喜欢的是咸味,厌恶的是苦味。肺的俞穴位于背部第三椎(或第五椎)棘突下旁开一寸半,募穴是中府穴,位于两乳头正上方第一、二肋之间。大肠的俞穴位于背部第十六椎棘突下旁开一寸半,募穴是天枢穴,位于脐左右旁开各寸半处。

以上为新撰之文。

【按语】肺属脏,大肠属腑,二者互为表里。肺脉浮,主魂,主声,主皮毛,开窍于鼻。五声为哭,五色为白,五臭为腥,五液为涕,五味为辛。喜咸,恶苦味。肺气强弱衰亡,无论在季节、日期、时辰方面,都可按照五行相生相克的规律进行推测,有一定参考意义。

【原文】肺者西方金,万物之所终。金性刚,故王西方,割断万物,万物是以皆终于秋也。宿叶落柯[1],萎萎枝条,其杌[2]然独在。其脉为微浮毛,卫气迟,萎萎者,零落之貌也,言草木宿叶得秋随风而落,但有枝条杌然独在。此时阳气则迟,脉为虚微如毛也。荣气数。数则在上,迟则在下,故名曰毛。诸阳脉数,诸阴脉迟。荣为阴,不应数,反言荣气数,阴得秋节而升转在阳位,故一时数而在上也。此时阴始用事,阳即下藏,其气反迟,是以肺脉数散如毛也。阳当陷[3]而不陷,阴当升而不升,为邪所中。阴阳交易,则不以时定,二气感激,故为风寒所中。阳中邪则捲,阴中邪则紧,捲则恶寒,紧则为慄,寒慄相薄,故名曰疟。弱则发热,浮乃来出。捲者,其人拘捲也。紧者,脉紧也。此谓初中风寒之时,脉紧,其人则寒,寒止而脉更微弱,弱则其人发热,热止则脉浮,浮者,疟解王脉出也。**旦中旦发,暮中暮发。**言疟发皆随其初中风邪之时也。**脏有远近,脉有迟疾,周有度数,行有漏刻。**脏,谓人五脏,肝心脾肺肾也。心肺在膈上,呼则其气出,是为近。呼为阳,其脉疾。肾肝在膈下,吸则其气入,是为远也。吸为阴,其脉迟。度数,谓经脉之长短。周身行者,荣卫之行也,行阴阳各二十五度,为一周也,以应漏下百刻也。**迟在上,伤毛采**[4]**;数在下,伤下焦。中焦有恶则见,有善则匿。**秋则阳气迟,阴气数。迟当在下,数当在上,随节变,故言伤毛采也。人之皮毛,肺气所行。下焦在脐下,阴之所治也,其脉应迟,今反数,故言伤下焦。中焦,脾也,其平善之时脉常自不见,衰乃见耳,故云有恶则见也。**阳气下陷,阴气则温。**言阳气下陷,温养诸脏。**阳反在下,阴反在巅,故名曰长而且留。**阴阳交代,各顺时节,人血脉和平,言可长留竟一时。

　　右四时经。

【注释】[1]柯(音科):草木之枝干。[2]杌(音误):树木无叶叫杌。[3]陷:此为下降、潜藏的意思。[4]毛采:皮毛的色泽光彩。

【语译】肺的生理功能与五行中金相似,金属西方,其性刚强,时令属秋季,肺之气旺于秋季,此时生长的万物已经成熟,开始收割,万物的生命即将终止。这时草木残叶开始脱落,树木留下光秃秃的枝条。肺受季节气候的影响,卫气运行迟缓,故脉象多部位表浅,按之无力而略见浮(毛)象。"蔓蔓",形容零落的样子。以上是说草木的残叶随秋风一吹而纷纷下落,只剩下光秃秃的树枝。此时人体的阳气运行迟缓,因此,脉跳虚微无力,而脉位表浅,如毛轻浮在上。营气运行加快而数,数脉浮于上;卫气运行迟缓,迟脉沉于下,所以呈现毛脉。凡阳气脉行急数,阴气脉行迟缓。营属阴,不应见数脉,这里为什么反而说"营气数"呢?是因为秋季阴阳的升降发生变化,阴气由下上升而转到阳位,所以营阴运行急数而居于上。此时,阴起主导作用,阳气内藏,故运行反而迟缓,所以肺脉急数散大浮。如果在秋季,阳气当藏而不藏,阴气当升而不升,是被邪气所伤。这是阴与阳不按时交换上下地位,升降失常,反而相互阻遏,所以易被风寒所伤。阳分受邪则身体踡缩,阴分中邪则脉体紧张。身踡缩则恶寒,脉紧则战慄,故称为疟疾。寒战之后,脉象由紧转弱,病人发热,热止后脉象转浮。"捲",指身体踡缩;"紧"指脉紧。说明病人初感风寒,脉紧而恶寒,寒战之后,脉更微弱,因而引起发热,热退之后则脉浮。脉浮,则疟症解除而恢复较旺的脉象。疟疾发作的时间,早晨感邪,则早晨发作;傍晚感邪,则傍晚发作。说明疟发时间与初感风邪的时间有关。五脏的位置有高下远近之分,脉的运行也有快慢的不同,但经脉周行有一定的度数,可用漏水计时的刻度来计算。"脏",指五脏,即心肝脾肺肾。心肺在膈上,呼则其气出,呼气短,位于上,故呼属阳,脉跳疾数;肾肝位于膈下,吸气下归于肝肾,距离远,入于里,故吸属阴,脉行迟慢。"度数",指经脉的长短。"周行全身",是指营卫之气运行全身。营卫白天和夜晚各行二十五周次,一昼夜运行五十周次,是一个大的周期,所需时间正符合漏水计时的一百刻度。若寸脉迟,主肺气受伤,皮毛失去色泽;若尺脉数,为下焦受伤;中焦有病,则关脉变异;中焦无病,关脉和缓。秋天,阳气弱而脉行迟缓,阴虚阳亢则脉行急数。迟脉应见于下部,数脉应见于上部,脉象随季节而发生变化。今上反见迟脉,说明风邪伤肺,皮毛受损而失去光彩。这是因为人的皮毛依赖于肺气的濡养。下焦位于脐的下部,属阴,脉应迟慢,今反见数脉,所以说下焦受伤。中焦属脾,脾脏正常脉象无明显特征,脾气衰弱才能见到异常脉象,故有"有恶则可见"的说法。阳气下潜,阴气则得到温养。这是指阳气内入,温养各脏。

阳气反而在下,阴气反而在上,人的身体健康,故生命长久。这是因为阴阳交换上下的部位,顺应了季节的变化,人体的气血调和,所以生命可以长久。

以上是论四时脉象的经文。

【按语】肺的脉象与四季气候变化有密切的关系,适应则脉象调和,健康无病;违背则阴阳反作,脉象异常,发生病证。

【原文】黄帝问曰:秋脉如浮,何如而浮? 岐伯对曰:秋脉肺也,西方金也,万物之所以收成也。故其气来轻虚而浮,其气来急去散,故曰浮。反此者病。黄帝曰:何如而反? 岐伯曰:其气来毛而中央坚,两傍虚,此谓太过,病在外;其气来毛而微,此谓不及,病在中。黄帝曰:秋脉太过与不及,其病何如? 岐伯曰:太过则令人气逆而背痛温温《内经》温温作愠愠[1]。然不及则令人喘,呼吸少气而咳,上气见血,下闻病音[2]。

【注释】[1]温温:郁闷不舒的样子。[2]下闻病音:形容在下胸中能听见喘鸣音。

【语译】黄帝问道:秋天浮脉,为什么会出现浮脉? 岐伯回答说:秋天的脉象应当属肺脏,肺属西方,五行属金。秋天是万物收获的季节,秋高气爽,脉气搏指时轻虚而表浅,脉跳上升时略为急速,回落时稍见舒散,所以叫做浮。与此相反的为病脉。黄帝问道:怎样才是相反的脉象? 岐伯回答说:脉形虽轻虚如毛,然而中间脉管坚硬,两旁脉管虚弱,这叫太过,主病在表;如果脉位表浅如毛,脉形细小微软,这叫不及,主病在里。黄帝问道:秋天脉象出现太过与不及,所主的疾病有哪些? 岐伯回答说:出现太过的脉象,病人肺气上逆,可见背部疼痛,胸中郁闷不舒;出现不及的脉象,可使人喘息,呼吸少气而咳嗽,气逆冲上而咯血,在下胸中可听到喘鸣声。

【按语】秋天脉来浮而有力,是太过之脉,为外邪束肺,宣降失调,引起肺气上逆;气滞胸中,则背部疼痛,郁闷不舒。脉浮而细软,是不及之脉,说明肺气虚弱,肺气虚不司呼吸,则呼吸气息微弱而少气;肺气上逆而咳嗽气喘,伴见胸中喘鸣;咳逆损伤肺络,则为咳嗽痰中带血。

【原文】肺脉来厌厌聂聂[1],如落榆荚[2]曰肺平。秋以胃气为本。《难经》云:厌厌聂聂,如循榆叶,曰春平脉。蔼蔼[3]如车盖,按之益大,曰秋平脉。肺脉来不上不下,如循鸡羽[4]曰肺病。《巢源》无不字。肺脉来如物之浮[5],如风吹毛曰肺死。

真肺脉至,大而虚,如以毛羽中人肤[6],色赤白不泽,毛折乃死。

秋胃微毛曰平,毛多胃少曰肺病,但毛无胃曰死。毛而有弦曰春病,弦甚曰今病。

【注释】[1]厌厌聂聂:形容脉来轻浮的样子。[2]如落榆荚:形容像榆荚飘落一样轻浮。[3]蔼蔼:形容脉象浮大而轻盈。[4]如循鸡羽:形容脉象按之滞涩而不流利。[5]如物之浮:形容脉象如飘浮在水上的东西一样,轻浮无根。[6]毛羽中人肤:仍然形容脉象轻浮无根,毫无胃气。

【语译】正常的肺脉跳动,轻浮虚软,像榆荚飘落一样轻浮和缓,叫做肺的平脉。秋天脉象以胃气为本。(《难经》说:脉象轻浮,如同按摸在榆树叶上一样,称为春天的平脉;脉位浮大而轻盈,好似车盖一样松软,重按脉形更大,叫秋天的平脉。)肺脉往来涩滞不畅，好像按摸在鸡羽上一样，叫做肺的病脉。肺脉搏动如水上浮物那样轻浮无根，如风吹草乱那样无绪，叫做肺的死脉。

肺的真脏脉表现为大而空虚，好像羽毛附着于人的皮肤一样轻虚无根。面色或红或白而无光泽，毫毛枯萎，病人极易死亡。

秋天有胃气的脉为微浮，叫做平脉；浮象明显而缺少柔和之气，叫做肺的病脉；只见浮象而毫无柔和之气，叫做肺的死脉。如果脉浮而兼弦，春天就会生病；脉弦很明显，现在就会发病。

【按语】肺的平脉轻浮柔软，病脉缺少柔和之气，真脏脉则毫无柔和之气，散乱无根。

【原文】肺藏气，气舍魄，喜乐无极则伤魄，魄伤则狂，狂者意不存人，皮革焦，毛悴色夭，死于夏。

秋金肺王，其脉浮《千金》浮作微。涩而短曰平脉。反得洪大而散者，《千金》作浮大而洪。是心之乘肺，火之刻金，为贼邪，大逆十死不治。一本云：日、月、年数至四，忌丙丁。反得沉濡而滑者，是肾之乘肺，子之扶母，为实邪，虽病自愈。反得大而缓者，是脾之乘肺，母之归子，为虚邪，虽病易治。反得弦细而长者，是肝之乘肺，木之陵金，为微邪，虽病即差。

肺脉来汎汎[1]，轻如微风吹鸟背上毛，再至曰平，三至曰离经病，四至脱精，五至死，六至命尽。手太阴脉也。

【注释】[1]汎汎(音饭饭)：形容轻浮流动的样子。

【语译】肺主气,司呼吸。人精神活动中的魄与肺气密切相关。喜乐过度则伤魄,魄受伤精神错乱而发狂,发狂时心中旁若无人,全身皮肤干焦,毫毛枯萎憔悴,色泽晦暗,到了夏天容易死亡。

秋天肺金之气应当旺盛,其脉象表现为浮或微涩而短,称为肺的正常脉。如果反而切得洪大而散或浮大而洪的脉象,是心旺乘肺,火旺克金,这是贼邪,为反常之证,绝大多数不治而死。(另一说法:用甲子纪日、月、年时,干支逢庚辛(金)时对肺有利;丙丁(火)则对肺不利。)如果反得沉濡而滑的脉象,是肾旺乘肺,子扶母气,这是实邪,虽然有病也可以自然痊愈。如果反得大而缓的脉象,是脾旺乘肺,母资子气,这是虚邪,虽然有病也容易治愈。如果切得弦细而长的脉象,是肝旺乘肺,木反侮金,这是微邪,虽然有病也很快痊愈。

肺脉跳动轻浮流动,如同微风吹动鸟背上的羽毛,一呼一吸脉跳动二次,即一息四至,叫做平脉;一呼一吸各动三次,即一息六至,是离经脉,为病脉;一呼一吸各四次,即一息八至,为精气丧失;一呼一吸各动五次,即一息十至,为死脉;一呼一吸各动六次,即一息十二至,为生命将绝。以上是手太阴经的脉象。

【按语】肺主呼吸和一身之气,肺气能提供魄活动的物质基础,喜乐过度伤心肺,魄不安宁,可致精神错乱而发狂。肺气大伤,可使皮毛失养,毛色憔悴而引起死亡。

肺的发病受其余四脏的影响,火旺犯肺,属于相乘,病情最重;肾病犯肺,为子病犯母,病情最轻;脾病犯肺,为母病及子,病情亦较轻;肝病犯肺,为木火刑金,病情比火气犯肺轻,但比肾病脾病犯肺略重。

肺病一息 4 至为正常脉象,即平脉。一息 5、6 至为病脉,7、8 至以上病情危重,至数越多,死亡的可能性更大。

【原文】肺脉急甚为癫疾,微急为肺寒热,怠堕,咳唾血,引腰背胸,苦鼻息肉不通。缓甚为多汗,微缓为痿偏风,一作漏风[1]。头以下汗出不可止。大甚为胫肿,微大为肺痹[2],引胸背,起腰内。小甚为飧泄[3],微小为消瘅。滑甚为息贲[4]上气,微滑为上下出血。涩甚为呕血,微涩为鼠瘘[5],在颈支掖之间[6],下不胜其上,其能喜酸[7]。

手太阴气绝则皮毛焦。太阴者,行气温皮毛者也。气弗营则皮毛焦,皮毛焦则津液去,津液去则皮节伤,皮节伤者则爪爪字一作皮。枯毛折,毛折者则气气字一作毛。先死。丙笃丁死,火胜金也。

肺死藏,浮之虚,按之弱如葱叶,下无根者死。

右《素问》、《针经》、张仲景。

【注释】[1]漏风:伤风而引起多汗、恶风、少气、口干等症。[2]肺痹:常见寒热、咳喘、胸满、烦闷不安等表现。[3]飧(音孙)泄:指泻下时大便完谷不化。[4]息贲:为肺之积。常见右胁下积块,大如覆杯,伴有呼吸迫促等症。[5]鼠瘘:瘰疬之别名,溃后流脓,久不收口,形成瘘管。[6]掖:通腋。[7]其能(音态)喜酸:能,古通态。形容足膝酸软无力的形态。

【语译】肺脉紧急较甚,为癫疾;如果略带紧急之象,为肺病引起恶寒发热、肢体困倦、咳嗽唾血、咳引腰背与胸部作痛等症,同时感到鼻中有息肉阻塞而不通。脉跳怠缓较甚,病人平素多汗;脉来略带迟缓,或为汗漏,风邪中经,半身不遂。或为漏风,头以下汗出,绵绵不止。脉体宽大较甚,可为下肢浮肿;脉形略偏大,是患肺痹病,牵引胸背,一直到腰部内侧。脉形极小,可见泄泻完谷不化之证;脉形略小,可见消渴病。脉滑利较甚,是息贲病,其人呼吸喘息,气逆上奔;脉略带滑象,为上部肺及下部大肠有出血证。脉极不流利而涩甚,可见呕血证;脉稍滞涩不利,为鼠瘘病,该病发于颈部及上肢腋下,身体沉重,下肢痿弱,无力承受上身的重量,病的形态表现为足膝酸软。

手太阴经脉的经气衰竭,易于引起皮毛焦枯。手太阴肺经,可宣通肺气以温润皮毛。气不能营养皮毛,则皮毛焦枯,皮毛焦枯则津液耗损,津液耗损则皮肤骨节受到损伤,皮肤骨节受伤则爪甲干枯、毫毛脱落,毫毛脱落则表明肺气已绝。丙日就会加重,丁日就会死亡,这是火旺克金。

肺脏死脉,轻取轻虚无力,重按脉极软弱,如按葱叶,下无根底,其病多死。

以上为《素问》、《针经》、张仲景之文。

【按语】肺脉紧急较甚,为外邪犯肺生痰,痰浊蒙蔽心神,故可引起癫痫发作。脉略紧者,为外邪犯肺,肺卫失宣,则鼻塞不通;邪正相争,则恶寒发热;肺气上逆,则咳嗽咯血,胸背引痛。肺脉缓甚,为肺的阳气受伤,卫外不固,故平素多汗;肺脉略缓,为汗出,外感风邪中经,经脉不利,而致半身不遂;或为伤风,风性开泄而为汗多恶风。肺脉轻浮细软为顺,今脉反大甚,大则为虚,阳虚水气不化,而水湿下注为胫肿。脉微大为肺气虚,不主呼吸,故咳喘胸满,心烦不安;背为胸中之府,肺气不利,则易引胸背疼痛,痛甚可牵引腰内;肺虚易受外邪侵犯,故时作寒热。肺脉小甚,为脾虚泻下完谷,土不生金,水谷精微不能养肺所致;脉微小,为邪热灼津,故致消渴。脉滑甚,为胁下有积块,气血壅滞,与血脉搏击而致滑脉;气机上迫,则为喘促气逆上冲。脉微滑,提示上部肺实热重,热迫血行,则为吐血;肺与大肠相表里,肺热下移,可致大肠热重,热甚伤络,故可引起下部出血的症状。脉涩甚,为肺部有气血瘀滞,瘀血阻滞,血不归经,故可引起呕血证;脉微涩,提示有痰瘀互结,故在颈部、腋下可结为痰核,痰核溃破而形成鼠漏。

病久气血虚弱,则全身消瘦,肢体酸软,下肢痿弱,下肢不能支持上身的重量。

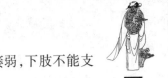

肾膀胱部第五

【提要】论述肾与膀胱相合,肾的生理功能及与外界的联系,肾的正常脉象、真脏脉象的特征,肾的异常脉象的表现及主病。并用五行相生、相克的理论,联系季节、时令变化,说明肾与其他脏腑之间关系,推测疾病的生死吉凶,以指导诊断和治疗。

【原文】肾象水,与膀胱合为腑。膀胱为津液之府。其经足少阴,足少阴肾脉也。与足太阳为表里。足太阳膀胱脉也。其脉沉。沉,肾脉之大形也。其相秋三月,秋金王水相。其王冬三月,废春三月,囚夏三月,其死季夏六月。其王日壬癸,王时人定、夜半;其困日丙丁,困时禺中、日中;其死日戊己,死时食时、日昳。其神志,肾之所藏者志也。其主液,其养骨,其候耳,其声呻,其色黑,其臭腐,其液唾,其味咸,其宜酸,其恶甘。肾俞在背第十四椎,募在京门;膀胱俞在背第十九椎,募在中极。横骨上一寸,在脐下五寸前陷者中。

右新撰。

【语译】肾的生理特性与五行中"水"的特性相似,肾属脏,膀胱属腑,肾与膀胱在生理功能上相互配合,故膀胱为肾之腑。

膀胱蓄藏津液,故又称为津液之府。肾的经脉属足少阴,故称为足少阴肾经。与足太阳经互为表里,足太阳经脉属膀胱。肾的正常脉象多沉,部位深沉,是肾脉的主要脉形。得到秋季三月之气的资助,是因秋季金气旺盛,金能生水;肾气旺盛于冬季三月,衰减于春季三月,困阻于夏季三月,衰亡于季夏三月,即农历六月。肾气旺盛日子是壬日、癸日,旺盛的时辰是人定、夜半;受困的日子是丙日、丁日,受困时辰是禺中、日中;死亡的日子是戊日、己日,死亡的时辰是食时、日昳。肾能主精神意识活动中的"志",故称肾所藏的是志。肾中藏有肾精,肾精能滋养骨骼的生长。肾开窍于耳,故从耳可诊察肾的精气盛衰。肾在五声中属呻,五色中属黑,五臭中属腐,五液中属唾,五味中属咸。肾喜酸味,厌恶甘味。肾的俞穴在背部第十四椎下旁开一寸半处,肾的募穴是京门穴。膀胱的俞穴在背部第十九椎下旁开一寸半处,膀胱的募穴是中极,在耻骨联合上一寸、脐下五寸凹陷部的正中处。

　　以上是新撰写之文。

　　【按语】肾属脏,膀胱属腑,二者互为表里。肾脉沉,藏精,主志,开窍于耳,五声为呻,五色为黑,五臭为腐,五液为唾,五味为咸。喜酸,恶甘味。肾气强弱衰亡,无论在季节、日期、时辰方面,都可按照五行相生相克的规律进行推测,有一定参考意义。

　　【原文】肾者北方水,万物之所藏。冬则北方用事,王在三时之后,肾在四脏之下,故王北方也。万物春生、夏长、秋收、冬藏。百虫伏蛰[1]。冬,伏蛰不食之虫,言有百种也。阳气下陷,阴气上升。阳气中出,阴气烈为霜,遂不上升,化为雪霜,猛兽伏蛰,蜾虫[2]匿藏。阳气下陷者,谓降于土中也。其气犹越而升出,阴气在上寒盛,阳气虽升出而不能自致,因而化作霜雪。或谓阳气中出是十月则霜降。猛兽伏蛰者,盖谓龙蛇冬时而潜处。蜾虫,无毛甲者,得寒皆伏蛰,逐阳气所在,如此避冰霜,自温养也。**其脉为沉。沉为阴,在里,不可发汗,发则蜾虫出,见其霜雪。**阳气在下,故冬脉沉,温养于脏腑,此为里实而表虚,复从外发其汗,此为逆治,非其法也。犹百虫伏蛰之时,而反出土见于冰霜,必死不疑。逆治者死,此之谓也。**阴气在表,阳气在脏,慎不可下,下之者伤脾,脾土弱即水气妄行。**阳气在下,温养诸脏,故不可下也。下之既损于阳气,而脾胃复伤。土以防水,而今反伤之,故令水得盈溢而妄行也。**下之者,如鱼出水,蛾入汤。**言治病逆,则杀人,如鱼出水,蛾入汤火之中,立死。**重客在里,慎不可熏,熏之逆客,其息则喘。**重客者,犹阳气也,重者,尊重之貌也。阳位尊处于上,今一时在下,非其常所,故言客也,熏谓烧针及以汤火之辈熏发其汗,如此则客热从外入,与阳气相薄,是为逆也。气上熏胸中,故令喘息。**无持客热,令口烂疮。**无持者,无以汤火发熏其汗也。熏之则火气入里为客热,故令其口生疮。**阴脉且解,血散不通,正阳遂厥,阴不往从。**血行脉中,气行脉外,五十周而复会,如环之无端也。血为阴,气为阳,相须而行。发其汗,使阴阳离别,脉为解散,血不得通。厥者,逆也,谓阳气逆而不复相朝使。治病失所,故阴阳错逆,可不慎也。**客热狂入,内为结胸。**阴阳错乱,外热狂入,留结胸中也。**脾气遂弱,清溲痢通。**脾主水谷,其气微弱,水谷不化,下痢不息。清者,厕也。溲从水道出,而反清溲者,是谓下痢至厕也。

右四时经。

【注释】[1]蛰(音哲):动物冬眠。[2]蜾(音果)虫:此泛指小虫。

【语译】肾位于北方,五行属水。万物到了冬季就会潜藏起来。这是因为冬季北方气候寒冷,肾气旺于春、夏、秋三季之后寒冷的冬季。肾在心肺肝脾四脏之下,位于北方,气旺于冬季。万物春生、夏长、秋收、冬藏,到了冬季,各种虫子就会潜伏不出。冬季，进入冬眠不食状态的虫类，据说有百种以上。此时，阳气下潜，阴气上升。如果阳气在下降的途中不继续下潜，有时反而上升外出，遇到过盛的阴气，就会凝结为霜，不再继续上升，转化为霜雪。随着阳气的潜藏，猛兽隐伏，昆虫蛰藏。其中，"阳气下陷"，是指阳气潜降于土中。但阳气有时还会外越上升，此时外界的阴气寒盛，阳气虽然升出，但受阴气的遏抑，不能继续上升，因而转化为霜雪。另有人说"阳气中出"的含义是指十月则降霜，可供参考。"猛兽伏蛰"是指龙、蛇在冬季都潜伏；昆虫中无绒毛、甲壳者，到了寒冷的季节也会蛰伏，都是为了追逐阳气的潜藏所在，以避开冰雪，自己温养身体。冬季肾脉多沉。沉脉其性属阴，在里，故治疗不可发汗。如果用发汗法治疗，就如冬眠的昆虫出土，遇见冰霜，容易死亡。是因冬天阳气潜藏在下，故脉象多沉。这时阳气在里温养，脏腑坚实，故为里实而表虚，若再从体表用发汗的方法治疗，就是错误的治法。如同多种蛰伏冬眠的昆虫，离开土中，暴露于冰霜之下，必死无疑。使用逆治法，会引起死亡，就是言此。冬季，阴气在表，阳气在里，千万不可使用下法。下则伤脾，脾土虚弱，土不制水，则水气泛滥。阳气潜藏于内，温养脏腑，故不可用下法。若使用下法，既损伤阳气，又损伤脾胃。脾主运化水液，可防止水液泛滥。而今反损伤脾土，所以使水气泛溢而妄行。因此，冬天用下法治疗，就像鱼儿离开水，飞蛾落入沸水。这就是说，治病不当，就会杀人，如鱼儿离开水和飞蛾落入沸水、火中，立即死去。"重客"——阳气潜藏于里，当慎用烧针熏熨，误用则迫使阳气向外出走，引起喘息。"重客"，比喻阳气。"重"，尊重之意。阳气上升，位居上部，今一时下潜，并非经常所在之处，所以称为"客"。"熏"，指烧针，以及用沸水、火热等熏蒸发汗。如用此法治疗，温热之邪，从外入侵，则逼迫体内阳气，所以是不正确的治法。温热之邪，熏灼胸中，肺气上逆，则致喘息。也不可坚持使用熏蒸方法发汗，助长火热之势，引起口腔生疮溃烂。文中"无持"，是指勿坚持用沸水和火热熏蒸发汗，熏之汗出表虚，则导致温热之邪入里，成为外来的客热之邪，阳热内盛而引起口舌生疮溃疡。误汗则阳气逆乱，使阴（血）脉中的阳气离散。血失阳气推动而瘀阻不通，阳气逆乱外脱不固，阴血不能内守。是因血行脉中，气行脉外，循行人体五十周次后而会合，如圆环一样无起无止、周流不息。血属阴，气属阳，相互协同而运行。熏蒸发汗则阴阳离别，脉气解散，血行瘀阻。"厥"，逆乱的意思，指阳气逆乱而不与阴配合。因治法错误，使阴阳逆乱而无法医治，所以必须谨慎，防止此类误治。邪热入侵，停留胸中，形成结胸证。机体本已阴阳错乱，在加邪热内陷，故会留结胸中形成结胸。误下伤脾，脾气虚弱，则为腹泻，下利不止，而小便色清。因为脾主运化水谷，脾气微弱，水谷不化，则下利不止。"清"，指厕所。尿从小便排出而反清，是指解便而去厕所，虽有下利，但小便仍清。

以上是论四时脉象的经文。

【按语】肾属水，居北方，时令为冬，主蛰，阳气宜潜藏，其脉多沉。治疗必须慎用发汗、泻下等法，否则会引起水肿、下利、口舌生疮、结胸、阴阳错乱、血脉瘀阻等。

【原文】黄帝曰：冬脉如营[1]，何如而营？岐伯对曰：冬脉肾也，北方水也，万物之所以合藏，故其气来沉以搏[2]，《甲乙》作濡。故曰营。反此者病。黄帝曰：何如而反？岐伯曰：其气来如弹石者，此谓太过，病在外；其去如数[3]者，此谓不及，病在中。黄帝曰：冬脉太过与不及，其病皆如何？岐伯曰：太过则令人解㑊[4]，脊脉痛而少气，不欲言；不及则令人心悬如病饥，眇中清[5]，脊中痛，少腹满，小便黄赤。

【注释】[1]如营:指营血深藏在人体内部。[2]搏,此指脉跳击指有力。[3]如数:形容如数脉一样急促,但力量不足。[4]解㑊:指肢体困倦懈怠。[5]胁(音秒)中清:指季肋下空软处寒冷。

【语译】黄帝问说:冬天的脉象如营血,深藏于内,为什么会深藏在内呢?岐伯回答说:冬天脉应肾脏,肾居北方,五行属水,冬天是万物潜藏的季节,人应冬气,故脉象沉而搏指(《甲乙经》认为是沉而濡软),所以形容冬天肾脉如营阴深藏于内。如果与此相反,就是病脉。黄帝又问道:什么是相反的脉象?岐伯回答说:其脉象指下坚硬如以指弹石,就叫太过,主病由外而致;如果脉象回落下降时急速,消失较快,叫做不及,主病生于里。黄帝再问:冬天出现太过与不及的脉象,会引起哪些病变?岐伯回答说:脉太过,可引起肢体困倦懈怠、脊背经脉疼痛、少气懒言等症;脉不及,使人心中空虚,伴有饥饿感,季肋下空软处有清冷感,兼见脊骨疼痛、少腹胀满、小便黄赤等症。

【按语】肾脉如弹石,即出现沉实有力的牢脉,是外邪侵犯引起的实证,故为太过之脉。肾与膀胱为表里,寒湿困阻肾经之表足太阳膀胱经脉,该经从头后夹脊柱两侧下行,故有脊背疼痛、肢体倦怠等症;肾气受损,则气少懒言。肾脉去时急数消失,是数而无力,故为不及脉。肾的经脉从足上腹入脊属肾,上行经季肋,穿膈,连心。肾气虚,影响心气虚,故病人心慌,自觉有空虚饥饿感;经气不行,则见脊背痛、少腹胀满等症。季肋下怕冷,是阳虚失温;小便黄是气化不行,小便停留过久,而非湿热。

【原文】肾脉来喘喘累累如钩[1],按之而坚曰肾平。冬以胃气为本。肾脉来如引葛[2],按之益坚曰肾病。肾脉来发如夺索[3],辟辟如弹石[4]曰肾死。

真肾脉至，搏而绝，如以指弹石，辟辟然，色黄黑不泽，毛折乃死。

冬胃微石曰平，石多胃少曰肾病，但石无胃曰死。石而有钩曰夏病，钩甚曰今病。

凡人以水谷为本，故人绝水谷则死，脉无胃气亦死。所谓无胃气者，但得真脏脉，不得胃气也。所谓脉不得胃气者，肝不弦，肾不石[5]也。

【注释】[1]喘喘累累如钩：形容脉象圆滑连贯，有弯曲如钩的样子。[2]引葛：形容脉象坚搏牵连，如同牵引葛藤一样。[3]发如夺索：形容脉象如拉得很紧的绳索一样绷急坚硬。[4]辟辟如弹石：形容脉来急促而坚硬，如以指弹石。[5]肝不弦，肾不石：指肝脉不见微弦，肾脉不见微沉。

【语译】肾脉跳动时略急滑利，连续不断，略有弯曲如钩的样子，重按有力，叫做肾的平脉。冬脉以胃气为本。肾脉跳动时沉紧搏指，如牵引葛藤一样，愈按愈坚硬有力，叫做肾的病脉。肾脉搏指时如按在拉紧的绳索上一样绷急坚硬，急促而乱，如以指弹石，叫做肾的死脉。

肾的真脏脉表现为搏指坚劲有力，时而欲绝，如以手指弹石一样坚硬，脉来急促而乱，面色黄黑而不润泽，毫毛焦枯脱落，容易死亡。

冬天有胃气的脉象柔和而略沉，叫做平脉；比较深沉而缺少柔和之气，叫做肾的病脉；脉位深沉而毫无柔和之气，是无胃气，叫做肾的死脉。脉沉石之中略有弯曲，夏天就会生病；如果弯曲很明显，现在就会发病。

人以水谷精微为根本，所以人无水谷营养就会死亡，脉无胃气也容易死亡。所谓脉无胃气，是指见到有真脏脉，缺乏从容和缓的胃脉。所谓脉中缺乏胃气，如肝脉不见微弦，肾脉不见微沉。

【按语】肾的平脉，沉而流利，重按有力；肾的病脉，沉而坚硬；肾的真脏脉，沉而坚硬如石，急促不匀，或有停顿，缺乏从容柔和之象，为无胃气，病情危重。

【原文】肾藏精，精舍志。盛怒而不止则伤志，伤志则善忘其前言，腰脊痛，不可以俛仰屈伸，毛悴色夭，死于季夏。

冬肾水王，其脉沉濡而滑曰平脉。反得大而缓者，是脾之乘肾，土之克水，为贼邪，大逆十死不治。一本云：日、月、年数至一，忌戊己。反得弦细而长者，是肝之乘肾，子之扶母，为实邪，虽病自愈。反得浮《千金》作微。涩而短者，是肺之乘肾，母之归子，为虚邪，虽病易治。反得洪大而散者，《千金》作浮大而洪。是心之乘肾，火之陵水，为微邪，虽病即差。

肾脉沉细而紧，再至曰平，三至曰离经病，四至脱精，五至死，六至命尽。足少阴脉也。

【语译】肾藏五脏六腑的精气，精神思维活动中的志与肾中精气密切相关。大怒不止，就会伤志，志受伤则记忆力减退，说话容易忘记，引起腰脊酸痛，不能俯仰屈伸，病久则毛发憔悴、面色枯萎而无光泽。季夏时节，容易死亡。

时值冬季，肾精当旺盛，易见沉软而滑的脉象，是肾的平脉。若反而脉大而缓，是脾病传肾，脾土乘肾水，此属贼邪，是大为反常之证，绝大多数易于死亡。（另一说法认为，用甲子纪日、月、年时辰中，干支逢戊、己对肾不利，是忌讳的时辰。）如果反见弦细而长，是肝旺犯肾，子助母气，属实邪，虽然有病也会自然痊愈。如果反而见浮（《千金》作"微"）涩而短，是肺病传肾，母助子气，属虚邪，虽然有病也容易治愈。如果反见洪大而数(《千金》作"浮大而洪"),是心盛侮肾,火旺侮水之象,属微邪,虽然有病,也容易痊愈。

肾脉跳动沉细而紧,一呼一吸脉各动二次,即一息四至,叫做平脉,各动三次,一息六至,叫做离经,为病脉,各动四次,即一息八至,为精气丧失,各动五次,即一息十至,为死脉,各动六次,即一息十二至,为生命尽绝。以上是足少阴的脉象。

【按语】肾藏精,主志。大怒伤肝,肝肾同源,故可伤损肾精,导致意志失常,引起健忘、腰背疼痛、运动不便等症。

冬季肾的平脉为沉细而滑,反见脉大而缓,为脾病及肾,土旺乘水,病最重;反见弦细而长之脉,为肝病犯肾,子病犯母,病最轻;反见浮涩而短之脉,为肺病及肾,母病及子,病较轻;反见洪大而散之脉,为心病及肾,火反侮水,病较重。

肾脉一息4至为平,5、6至为病脉,7、8至以上病重、病危。

【原文】肾脉急甚为骨痿[1]癫疾,微急为奔豚[2]、沉厥[3],足不收,不得前后。缓甚为折脊,微缓为洞下,洞下者食不化,入咽还出。大甚为阴痿[4],微大为石水[5],起脐下以至少腹肿,垂垂然[6],上至胃管,死不治。小甚为洞泄[7],微小为消瘅。滑甚为癃㿉,微滑为骨痿,坐不能起,目无所见,视见黑花。涩甚为大痈,微涩为不月水,沉痔[8]。

足少阴气绝,则骨枯。少阴者,冬脉也,伏行而濡骨髓者也。故骨不濡则肉不能著骨也。骨肉不相亲,则肉濡而却,肉濡而却,故齿长而垢,《难经》垢字作枯。发无泽。发无泽者,骨先死。戊笃己死,土胜水也。

肾死脏,浮之坚,按之乱如转丸,益下入尺中者死。

右《素问》、《针经》、张仲景。

【注释】[1]骨痿:表现为腰脊酸软、下肢痿弱无力等症。[2]奔豚:为肾积。症见气从少腹起上冲胸咽,有如小猪奔跑一样。[3]沉厥:指下肢沉重厥冷。[4]阴痿:即阳痿,阴茎不举,或举而不坚。[5]石水:多因下焦阳虚,引起以腰腹下肢水肿为主的病证。[6]垂垂然:下坠的样子。[7]洞泄:指饮食不消,下泻如水样。[8]沉痔:内痔。

【语译】肾脉紧急较甚,易得骨痿、癫痫等病;略带紧急的脉象,易得奔豚病,还可见到较重的厥证,足强直不能回收,不能前伸后曲。脉缓较甚,为腰脊疼痛如折;脉略缓,为腹泻洞下、完谷不化,伴见饮食不得消化,食物下咽即复吐。脉大较甚,为阳痿;脉略大,易患石水,从脐下至小腹肿胀下坠,向上可至胃脘,则病重难治。脉小较甚,易患洞泄;脉略小,易得消渴病。脉滑较甚易患癃闭、癫疝病;脉略带滑象,易得骨痿病,表现为坐着不能站起,目视不清,昏黑发花。脉涩较甚,易发大的痈肿病;脉略微涩,易患月经不行、内痔等。

足少阴经脉经气衰竭,会引起筋骨枯槁。足少阴为冬季的脉象,其脉沉伏而运行于内,以濡养骨髓。所以,骨髓失濡养,肌肉就不能附着于骨,骨与肉不能相互结合,则肌肉软弱萎缩,肌肉失去濡养,则牙龈萎缩,牙根暴露,故牙齿显得较长,牙垢较多(《难经》"垢"字亦作枯萎解,即齿长而枯萎),毛发失去光泽。毛发失去光泽则骨先坏死。戊日病情危重,己日就会死亡,是因土能克水。

肾脏的死脉,浮取脉象坚硬,重按乱如转丸,深入到尺部,主死证。

以上为《素问》、《针经》、张仲景之经文。

【按语】肾脉紧急较甚,为邪气犯肾,损伤肾精。腰为肾之府,肾精滋养骨髓,肾精损伤,失去滋养,则腰脊下肢酸软无力,发为骨痿;肾虚不能上养于心,心虚痰浊容易蒙蔽,心神失主,则发为癫痫。肾脉略微紧急,为肾脏有寒,肾寒气逆,发为奔豚;肾寒不能温暖四肢,故可引起较重的四肢厥冷;寒主收引,则足强直不能回收,不能前伸后曲。脉缓较甚,为肾的阳气不足,腰脊失养,则腰脊疼痛如折;脉略微缓,为肾阳虚,火不暖土,脾不能腐熟,则腹泻洞下,完谷不化,食谷难消,下咽则吐。脉甚大,重按无力,为肾阳虚,阳气散越,宗筋失却肾阳温煦,故阳痿不举。脉稍大,为肾阳虚,气化无力,水气泛滥,引起少腹腰膝以下肿甚的石水证;水肿向上发展,侵犯胃脘部,提示阳气大衰,故难治多死。脉极小,为肾的阳气虚微,不能温暖脾土,故易致水谷大量下泻的洞泄证;肾脉微小,是肾的阴津亏损,不能充养脉体,提示为燥热伤津的消渴病所致。脉滑甚,为湿热之邪侵犯下焦,膀胱气化失司,则为癃闭;湿热下注,睾丸红肿坚硬,则为癀疝。脉略带滑象,湿热伤肾,精亏失养,故引起腰膝痿软,但坐不能站立的骨痿病;肾精不能上养于头目,则视物昏花发黑,目无所见。脉涩甚,为邪热壅滞气血,故易发大的痈肿脓疡。脉微涩,为肾的阴津不足,冲任失养,可致经闭;气血瘀滞,可致内痔。

肾主骨,齿为骨之余,肾脉沉伏,肾的精气亏损,故可引起骨枯、齿枯病。

卷第四

朝散大夫守光禄卿直秘阁判登闻检院上护军臣林亿等类次

辨三部九候脉证第一

【提要】讨论寸口诊脉法中三部九候的概念、诊脉原理、部位、主治范围;正常脉象的特点及病理脉象的临床意义。论述寸、关、尺脉在诊断一般、特殊、危重病证中的意义。强调望色、寸口诊脉与诊治尺肤等法相互结合的重要意义。

【原文】经言:所谓三部者,寸、关、尺也;九候者,每部中有天、地、人[1]也。上部主候从胸以上至头,中部主候从膈以下至气街[2],下部主候从气街以下至足。

　　浮、沉、牢、结、迟、疾、滑、涩,各自异名,分理察之,勿怠观变。所以别三部九候,知病之所起,审而明之,针灸亦然也。故先候脉寸中。寸中,一作寸中于九。浮在皮肤,沉细在里。昭昭天道[3],可得长久。

【注释】[1]天、地、人:天,指寸口诊脉法中的轻取,又名浮取;地,为重按,又名沉取;人,为不轻不重,又名中取。[2]气街:即气冲穴,在归来下,鼠蹊上一寸动脉处。[3]昭昭天道:此指明辨三部九候的脉象。

【语译】《难经·十八难》说:通常所说的三部,是指寸口诊脉中的寸、关和尺三部。九候,是指每部中有浮取(天)、中取(人)和沉取(地),三三建九,称为九候。上部寸脉主要诊断从胸至头的病证,中部关脉主要诊断从膈至气街的病证,下部尺脉主要诊断从气街至足的病证。

浮脉、沉脉、牢脉、结脉、迟脉、疾脉、滑脉、涩脉，各有不同名称，分清脉理察审，要注意观察脉象变化。所以辨别三部九候，能知疾病的所在，详细审察，自明其理，针灸辨证也是这样。故诊病要先切寸（"寸中"，一作寸口诊脉中的三部九候）。凡是浮脉，病位在表；沉脉、细脉，病位在里。掌握三部九候诊脉的规律，明白诊断疾病的道理，可使生命长久。

【按语】三部九候有两种意义。一是《素问·三部九候论》遍诊法中提出的头、手、足三部，天、地、人三候；二是《难经·十八难》寸口诊脉法提出的寸、关、尺三部，浮、中、沉三候，两者内容、意义有着明显的差异。此书三部九候的内容源于《难经》，是对《内经》的重要发展，在临床上有十分重要的意义。

【原文】上部之候，牢结沉滑，有积气在膀胱。微细而弱，卧引里急，头痛咳嗽，逆气上下。心膈上有热者，口干渴燥。病从寸口，邪入上者，名曰解。

脉来至状如琴弦，苦少腹痛，女子经月不利，孔窍生疮；男子病痔，左右胁下有疮。上部不通者，苦少腹痛，肠鸣。寸口中虚弱者伤气，气不足。大如桃李实，苦痹也。寸口直上者，逆虚也。如浮虚者，泄利也。

【语译】上部寸脉，切到牢结沉滑的脉象，是有积气在膀胱。微细而弱的脉象，可见到卧时牵引腹部拘急，头痛，咳嗽，气逆上下。心膈上有热，会引起口中干燥发渴。病情表现于寸口脉象，病邪从上部入侵，提示病情即将缓解。

脉象跳动，形状如像琴弦，病人会少腹疼痛，女子则月经不利，阴道生疮；男子则患痔疮，左右胁下生疮疡。在上的胸部气阻不通，在下腹部可致少腹疼痛、肠鸣等症。寸脉中取虚弱，为气分受伤，气虚不足，可形成桃李果实大小的包块，是因为气血闭阻不通。寸脉直向上延伸，是虚损气逆。寸脉浮而柔软，可致腹泻下利。

【按语】寸脉牢结沉滑，是邪气内伏，深入足太阳经之腑——膀胱，故称有积气在膀胱。寸脉微细而弱，为阳气虚弱，阳虚于内，阴寒收引，卧时阳气更弱，故牵引腹部拘急而作痛；阳气不能上养于头，则为头昏痛，肺气虚弱，不司呼吸，肺气不降，则气逆而咳嗽。心膈以上有热，热伤津液，则口中干燥，渴欲饮水。病情表现在寸脉，邪从上入，病位轻浅，容易外解。

寸脉弦，是肝气犯肺，肝的经脉循行两胁、少腹，肝气郁滞，则少腹疼痛；女子以血为本，故易致月经不调、下阴生疮；男子以气为本，气滞血瘀，故易胁下生疮、肛门发痔。肝气犯肺，肺气阻滞，故感胸中气塞不通；肝气犯脾，脾失健运，可致少腹疼痛、肠鸣等症。寸脉中取虚弱，为气分受伤，气虚不足。气不行血，气血闭阻不通，故可形成桃李果实大小的包块。寸脉直向上延伸，是阳气上越，气虚上逆。寸脉浮虚软弱，上虚不能制下，肺气不能宣散水气，水湿下趋大肠，而致腹泻下利。

【原文】中部脉结者，腹中积聚。若在膀胱、两胁下，有热。脉浮而大，风从胃管[1]入，水胀[2]干呕，心下澹澹[3]，如有桃李核。胃中有寒，时苦烦、痛、不食，食即心痛、胃胀、支满、膈上积。胁下有热，时寒热淋露。脉横[4]出上者，胁气[5]在膀胱，病即著。右横关入寸口中者，膈中不通，喉中咽难。刺关元，入少阴。

【注释】[1]管：通脘。[2]水胀：胀病之一，是脾土受湿，不能制水，泛于皮肤，表现为胀而四肢面目俱肿。[3]澹澹(音但但)：水波动貌，此处形容水液震荡的样子。[4]脉横：形容脉象宽大充满。[5]胁气：指胁迫正气的邪气。

【语译】中部关脉出现结脉，是腹中有积聚存在。若积聚在膀胱及两胁下，是有热邪。关脉浮而大，是风邪从胃脘部侵入，出现水胀、干呕等症，心下有水液震荡，如有桃李核梗塞一样。胃中怕冷，时常觉得心烦、腹痛、不思饮食，食即心口痛、胃脘胀满、胁下支满、膈上气滞不舒。两胁下发热，时常恶寒发热，汗出绵绵。如果关脉扩大充满向上延伸，是胁下有邪气，逼迫膀胱，病邪附着不解。右手关脉扩大上入寸脉，为膈中阻塞，满闷不通，导致喉中吞咽困难。针刺治疗可刺关元穴，从少阴论治。

【按语】关部出现结脉，为腹中有气滞血瘀，形成癥瘕积聚，若癥瘕积聚在膀胱、两胁下，是由邪热内侵引起气滞血瘀而形成。关脉浮大，为风湿邪气侵犯脾胃，脾为湿困，水湿不化，泛于肌肤，形成水胀；胃气不降，反而上逆，形成干呕。脾不化湿，水气停留于大腹，则心下水波震荡；气滞不通，则形成桃李核阻塞样感觉；若为寒邪犯胃，则胃中怕冷；邪气扰心，则心烦；寒凝腹中，气滞而腹痛；胃不受纳，则不思饮食；食后滞塞胃气而引起心下疼痛、胃脘胀满、胁下支满、膈上气滞不舒等症。如果胁下有湿热阻滞，少阳经气不利，则可引起时作寒热；湿热郁蒸，则可引起汗出绵绵不止。关脉气盛脉张，向上延伸，为胁下邪气逼迫到膀胱，邪气附着，不能下泻，气反上逆所致。右手关脉扩大上入寸中，是脾胃气滞，阻碍胸中之气下降，故膈中气滞不通；气逆咽喉，则吞咽困难。关元穴为人身元阴元阳的聚藏之处，针刺关元，使针感引入少阴肾经，通过调理肾的阴阳，达到调理脾胃的目的。

【原文】下部脉者，其脉来至浮大者脾也。与风集合，时上头痛，引腰背；小滑者厥[1]也，足下热，烦满，逆上抢心[2]，上至喉中，状如恶肉[3]，脾伤也。病少腹下，在膝、诸骨节间，寒清[4]不可屈伸；脉急如弦者，筋急，足挛结者,四肢重;从尺邪入阳明者,寒热也。大风[5]邪入少阴,女子漏白下赤,男子溺血,阴萎[6]不起,引少腹痛。

【注释】[1]厥:此处指气机逆乱,而不是手足逆冷。[2]抢心:即冲心。[3]恶肉:指坏肉,肌肉突出形成不同形状的肿块。[4]寒清:局部肌肉寒冷色清。[5]大风:此指风邪之甚者。[6]阴萎:即阳痿。

【语译】下部尺脉跳动浮大,是脾病。与风邪结合,有时可上犯巅顶,引起头痛,牵引腰背痛;尺脉小滑,则为厥证,症见足下热,心烦满闷,气逆向上冲心,到达咽喉,喉中出现红肿,形状如突起的恶肉,这是热盛脾伤。病在少腹之下,膝与诸骨节之间,则肌肉寒冷色清,不可屈伸;脉急如弦,则筋脉挛急,下肢拘急,四肢沉重;风邪从尺部入阳明,可引起恶寒发热。大风从尺部侵入少阴肾经,女子则引起赤白带下,男子则引起尿血、阳痿不起,并引起少腹疼痛。

【按语】尺脉以沉细为平脉,反见浮大,是脾病与风邪相互结合影响尺脉所致。邪气由下上冲,故可引起头痛牵引腰背。尺脉小滑,是邪热犯下,气机逆乱,故称为厥逆。下部热甚,则足下热;热邪上逆,扰乱心神,则心烦满闷,自觉有气从少腹向上冲心,到达咽喉,喉中出现红肿,如突起的恶肉。这是由于热盛伤脾,脾主肌肉,热甚肉腐,而成痈肿。若病位在少腹以下,为寒邪伤阳,失却温煦,则膝与骨节间寒冷,皮色不红,屈伸困难。尺脉弦急,为寒湿伤及肝肾经脉,故筋脉、足部拘挛,四肢沉重。若风邪从尺部侵犯阳明,伤肾则从阴化寒而怕冷,伤阳明则从阳化热而发热。如果大风从尺部侵入而伤及少阴肾经,肾阳虚,寒湿下注,女子则为带下赤白;男子肾气不固,则为尿血,肾阳虚衰,则为阳痿阴茎不举,并引起少腹疼痛。

【原文】人有三百六十脉，法三百六十日。三部者，寸、关、尺也。尺脉为阴，阴脉常沉而迟；寸、关为阳，阳脉俱浮而速。气出为动，入为息。故阳脉六息七息十三投[1]，阴脉八息七息十五投，此其常也。

二十八脉[2]相逐上下，一脉不来，知疾所苦。尺胜治下，寸胜治上，尺寸俱平治中央。

脐以上阳也，法于天；脐以下阴也，法于地。脐为中关，头为天，足为地。

【注释】[1]投：指脉搏跳动的次数。[2]二十八脉：指二十八条经脉，即手足十二经脉及任、督、阴跷、阳跷脉。

【语译】人有三百六十脉，就像自然界有三百六十天。寸口诊脉法中的三部，指寸部、关部和尺部。尺脉为阴，阴脉常沉而迟；寸脉和关脉为阳，阳脉大多浮而数。呼吸时气出为动，气入为息。所以阳脉在六息或七息时间内跳动至十三次，阴脉在八息或七息时间内跳动至十五次，这是正常脉象。

人体有二十八条经脉，经气运行相互沟通，有上有下，一脉的经气不来，即可诊察疾病情况。尺脉太盛的治在下焦，寸脉偏盛的治在上焦，尺脉和寸脉正常，治在中焦。

脐以上属阳，好像自然界的天；脐以下属阴，好像是地。脐为中央，头在上为天，足在下为地。

【按语】正常脉象一息跳动两次，阳脉六息七息跳动十三次，阴脉八息七息跳动十五次，是正常脉象。这种提法，源于阴阳成数的观念，奇数代表阳，偶数代表阴，六至七为从阴到阳，脉动不及十四次，是阴消阳气初升，反映阳脉的正常属性；七至八为从阳到阴，脉动不及十六次，是阳消阴气渐隆，反映阴脉的正常属性。此种解释是否正确，有无实际临床意义，有待进一步探讨。

　　关于人体二十八脉，是否指十二经脉的双数二十四条，再加上任、督、阴跷、阳跷脉，没有深入讨论的必要，其实这里泛指人体众多的经脉相互联系，只要一条经脉发生病变，就会影响全身经脉不和，其病变信息都会反映于脉象，故可以从变化的脉象诊断出人体的病变。

　　【原文】有表无里，邪之所止，得鬼病[1]。何谓有表无里？寸尺为表，关为里，两头有脉，关中绝不至也。尺脉上不至关为阴绝[2]，寸脉下不至关为阳绝[3]。阴绝而阳微，死不治。三部脉或至或不至，冷气在胃中，故令脉不通也。

　　【注释】[1]鬼病：比喻病人精神恍惚，如同患了死证。[2]阴绝：肾为阴脏，肾衰则为阴绝。[3]阳绝：心肺为阳，心肺衰绝则为阳绝。

　　【语译】脉象见到有表无里，是邪气停聚，说明病情危重。什么叫有表无里呢？即寸尺为表，关为里，寸尺两头有脉，居中关部无脉。尺脉不能上行至关，为阴绝；寸脉不能下行至关，为阳绝。阴绝而阳气衰微，故容易死亡。寸、关、尺三部脉或至或不至，即时有停顿，是阴寒之气凝滞胃中，使脉气不通所致。

　　【按语】此处讨论了关部无脉和脉搏节律有停顿的现象。关部无脉，无论是心肺气绝，还是肾阳衰微，脉气不能至关，都是无胃气之脉，故主死证。脉跳时有停顿，可因寒凝胃气，脉气暂时不通所致，不一定预示病情危重，二者有所区别。

　　【原文】上部有脉，下部无脉，其人当吐，不吐者死。上部无脉，下部有脉，虽困无所苦。所以然者，譬如人之有尺，树之有根，虽枝叶枯槁，根本将自生，木有根本，即自有气，故知不死也。

寸口脉平而死者，何也？然：诸十二经脉者，皆系于生气之原[1]。所谓生气之原者，非谓十二经之根本也，谓肾间动气[2]也。此五脏六腑之本，十二经之根，呼吸之门[3]，三焦之原[4]，一名守邪之神也。故气者，人根本也，根绝则茎枯矣。寸口脉平而死者，生气独绝于内也。肾间动气，谓左为肾，右为命门。命门者，精神之所舍，原气之所系也，一名守邪之神。以命门之神固守，邪气不得妄入，入即死矣。此肾气先绝于内，其人便死。其脉不复，反得动病也。

【注释】[1]生气之原：人体生命之气的源泉。[2]肾间动气：两肾间所藏的生化的元气，是人体生命活动的根本。[3]呼吸之门：肾主纳气，能使呼吸保持一定深度，与呼吸有密切的关系，故为呼吸的门户。[4]三焦之原：三焦主持诸气，为气机运行的通路，其本在肾，故谓肾间动气为三焦之本原。

【语译】寸部有脉，尺部无脉，应当出现呕吐症状，不见呕吐，其病多死。这是因为，寸部无脉，尺部有脉，虽然受到疾病困扰，病情好像十分危重，但并无大多痛苦。所以如此，是因人有尺脉，就像树木有根，虽然枝叶枯萎，树根仍然完好，能再发枝叶，树木有其根本，即自然有其生气，故知不会死亡。

寸口脉正常而病人死亡，是什么原因呢？回答说：人体十二经脉，都联系生气之本原。所谓生气之本原，并非抽象地指十二经的根本，而是具体地指两肾之间所藏的动气，这才是五脏六腑的本，十二经脉的根，主持人体呼吸的门户，三焦气化的源泉。肾间动气，又叫"守护之神"，有守卫抗御外邪入侵的功能。所以，肾间动气是人的根本，根本衰绝则树干枯萎。寸口脉正常而死亡，是生气之源衰绝于内。其中，"肾间动气"说的是左侧的是肾,右侧的是命门。命门是人体精神意识等生命活动的根本,人的原(元)气即化生于此。(肾间动气又称作"守邪之神",是因命门有固守防御的作用,可使外邪不能侵入,外邪侵入,人就会死亡。寸口脉平而死,是因肾间动气先绝于内,其人便死,人死脉就不会再跳动。)

【按语】寸部有脉,尺部无脉,是下部的脾肾阳虚,阳气上逆,应当引起胃气上逆的呕吐症。不能呕吐,是下元亏极,不能上逆,病情危重,故容易死亡。如果寸部无脉,尺部有脉,为肾气未衰,根本犹存,故预后较好。

诊病应重点观察尺脉,尺脉代表肾气,肾气为人体生命之本。尺脉无根,即使寸脉平和,但生气已绝,故亦容易死亡。

【原文】岐伯曰:形盛脉细,少气不足以息者死;形瘦脉大,胸中多气者死。形气相得者生,参伍不调者病,三部九候皆相失者死。上下左右之脉相应如参春[1]者病甚,上下左右相失不可数者死。中部之候虽独调,与众脏相失者死,中部之候相减者死。目内陷者,死。

【注释】[1]参春:形容脉象上下跳动参差不齐,如春杵,表示脉力不等,节律不匀。

【语译】岐伯说:形体强壮而脉形反细小、气息微弱、呼吸困难的病证,容易死亡;形体消瘦而脉形反大、胸中多气而胀闷的病证,容易死亡。形体表现与脉象所主病证相符合,病情较轻,为有生机;形体表现与脉象所主病证不相符合,说明已患疾病。脉的三部九候均不相符,说明病情危重,多死证;左手右手,寸脉尺脉,相互对照如春杵一样,强弱不调、节律不匀,说明病情危重;左手右手,寸脉尺脉不相符合,无法统计至数,多是死证。

中部关脉虽然独自调和,而与其他各部脏气的脉象不相符合,亦多死证。关脉与寸、尺脉相比特别微弱,亦是死证。目眶内陷,其病多死。

【按语】诊脉时,脉症是否相应、各部脉相互之间是否协调,对疾病的预后判断具有重要意义。脉症相合、各部脉间协调,病情较轻,预后较好;脉症不合、各部脉之间失调,病情较重,预后差,甚至多死。

【原文】黄帝曰:冬阴夏阳奈何?岐伯曰:九候之脉,皆沉细悬绝[1]者为阴,主冬,故以夜半死;盛躁喘[2]数者为阳,主夏,故以日中死。是故寒热者平旦死,热中[3]及热病者日中死,病风者以日夕死,病水者以夜半死。其脉乍数乍疏乍迟乍疾[4]者,以日乘四季死[5]。形肉以脱,九候虽调犹死。

七诊[6]虽见,九候皆顺者不死。所言不死者,风气之病及经月之病,似七诊之病而非也,故言不死。若有七诊之病,其脉候亦败者死矣。

必发哕噫[7],必审问其所始与今之所方病,而后各切循其脉,视其经络浮沉,以上下逆顺循之。其脉疾者不病,其脉迟者病;脉不往来者死;皮肤著[8]者死。

【注释】[1]悬绝:形容脉极度细弱,空虚无根。[2]喘:喘急。此处形容脉跳很快,像呼吸喘促一样。[3]热中:此指热盛于中。热中及热病,均为阳热盛或阴虚阳盛的病证。[4]乍数乍疏乍迟乍疾:形容节律不齐,时快时慢。[5]日乘四季死:一日中辰戌丑未四时辰,为脾旺之时,脾土气败,到这四个时辰即容易死亡。[6]七诊:指独大、独小、独迟、独疾、独寒、独热、独陷下七种不同的诊法。[7]哕噫:即呃逆嗳气。[8]著:指皮肉枯槁而附着于骨。

【语译】黄帝问道：冬天为阴，夏天为阳，脉象怎样与病情相适应？岐伯回答说：三部九候的脉象，都沉细虚弱无根，性质属阴，主冬令，所以在半夜阴气极盛之时容易死亡；脉盛大躁动而疾数，性质为阳，主夏令，所以在中午阳气旺盛时容易死亡。恶寒发热交作、阴阳相争激烈的病证，到了阴阳交会、平旦日出的时候容易死亡；阳热内盛或外邪所致的热性病，到阳气旺盛的中午容易死亡；风邪所伤的病证，到了傍晚容易死亡；水邪所伤的病证，到了半夜阴盛时容易死亡；脉象时密、时疏、时迟、时快，节律不齐的病证，到了辰、戌、丑、未四个时辰，脾土气败，容易死亡。若形体消瘦、肌肉已脱，三部九候的脉象虽然调和，但胃气已绝，仍然是死证。

七种诊法中的危重脉虽已见到，但九候的脉象表现都很协调，这类病证不一定死亡。所以说不死，是因伤风之类的病证，病程经过月余，表面上虽然如同七种诊法所见危重脉所主的病证，实质不是，故说不是死候。如果出现七诊所主的病证，其危重脉亦会败露，才说明是死证。

若出现呃逆、嗳气等与脾胃功能失调有关的症状，必须询问起病的情况和现在的症状，然后按部位分别切按其脉象，根据经络的深浅，上取寸脉、下按尺脉，反复来回地循按体会。若发现其脉较快，说明脾胃之气没有受到多大损害，故不属病态；如果其脉迟缓，说明胃气有所损伤，故主有病；脉不往来而停止跳动，说明胃气已绝，故是死证；症见皮肉干枯、消瘦着骨的表现，说明精气大衰，亦是死证。

【按语】阴脉所主的病证，多在阴盛的时候死亡；阳脉所主的病证，多在阳盛的时候死亡，寒热阴阳交争的病证，多在阴阳相交的时候死亡，说明人的病证与自然时令有着密切的关系。强调切脉应当结合症状、体征、病史，仔细审察三部九候脉象的不同特点，才能排除假象，抓住疾病本质。

【原文】两手脉结上部者濡,结中部者缓,结三里者豆起。弱反在关,濡反在巅,微在其上,涩反在下。微即阳气不足,沾热[1]汗出;涩即无血,厥而且寒。

【注释】[1]沾热:形容因虚盛而引起的发热。

【语译】两手脉气相结于寸部,见到濡脉;相结于关部,见缓脉;相结于手三里部,有小豆状突起。由于脉气相结,并不充实,故在关部反见弱脉,寸部反见濡脉,微脉在寸部,涩脉显于尺部。脉微为阳气不足,虚阳浮盛则发热而汗多;脉涩为阴血不足,四肢失养则厥冷而恶寒。

【按语】气结于寸部见濡脉,结于关部见缓脉,说明阳气虚衰。如果气实聚结,脉当有力,今气虚停结,故言关脉反弱,寸脉反濡。阳气不足则脉微;气虚外浮,阳气在表而发热;阳虚表卫不固则汗出。阴血亏损而脉涩,气血不能充养四肢,故肢冷而寒。

【原文】黄帝问曰:余每欲视色、持脉,独调[1]其尺,以言其病,从外知内,为之奈何? 岐伯对曰:审其尺之缓、急、小、大、滑、涩,肉之坚脆,而病形变定矣。调之何如? 对曰:脉急者,尺之皮肤亦急;脉缓者,尺之皮肤亦缓;脉小者,尺之皮肤减而少;脉大者,尺之皮肤亦大;脉滑者,尺之皮肤亦滑;脉涩者,尺之皮肤亦涩。凡此六变[2],有微有甚。故善调尺者,不待于寸;善调脉者,不待于色。能参合行之,可为上工。

【注释】[1]调(音吊):有诊察之意。[2]六变:此指出现急、缓、小、大、滑、涩等六种脉象时皮肤发生的相应变化。

【语译】黄帝问道:我经常想用望色、切脉,配合单独诊察尺肤的方法,来诊断疾病,以从表现于外的症状、体征测知内在的病变,怎样才能达到这一目的? 岐伯回答说:只要注意审察尺肤的缓、急、小、大、滑、涩,肌肉的坚实或脆弱,形体的变化就可以判定。如何诊察病体的变化呢? 岐伯回答说:脉象紧急,尺肤皮肤也紧急;脉象缓慢,尺肤皮肤也松缓;脉形细小,尺肤皮肤也瘦削;脉形宽大,尺肤皮肤也胖大;脉滑利,尺肤皮肤也滑润;脉滞涩,尺肤皮肤也枯涩。这六种变化,有轻重的不同。故只要善于诊察尺肤的变化,可不必诊候寸口脉象;善于察脉象,不必诊候面色的变化。只要能将切脉与诊察尺肤的情况结合起来进行综合分析,就可对疾病作出正确诊断,能够成为高明的医生。

【按语】色脉与尺肤的变化具有一致性,都能从不同的角度反映人体气血盛衰的变化。临床诊病中,应当注意把望色、切脉与观察尺肤的变化结合起来,综合进行分析,就可作出正确的诊断。

【原文】尺肤滑以淖泽[1]者,风也;尺内弱,解㑊[2]安卧脱肉者,寒热也;尺肤涩者,风痹也;尺肤粗如枯鱼之鳞者,水淡饮[3]也;尺肤热甚,脉盛躁者,病温也,其脉盛而滑者,汗且出;尺肤寒甚,脉小一作急。者,泄少气;尺肤炬然[4],炬然,《甲乙》作热灸人手。先热后寒者,寒热也;尺肤先寒,久持之而热者,亦寒热也;尺炬然热,人迎大者,尝夺血;尺紧人迎脉小甚,则少气;色白有加者,立死。

【注释】[1]淖(音闹)泽:形容皮肤湿润而有光泽。[2]解㑊:精神不振,身体倦怠。[3]淡饮:即痰饮。[4]炬(音选)然:形容热盛之象。

【语译】尺部皮肤滑润光泽，是风邪侵犯为病；尺部肌肤松软柔弱，可见身体困倦、四肢乏力、神疲嗜卧、肌肉瘦削、恶寒发热等症；尺肤枯涩，可见于风痹证；尺肤粗糙，如干枯的鱼鳞，是水饮不化的痰饮；尺肤热甚，脉势盛大而躁动，常见于温热病；脉势强盛而滑利，是将要汗解；尺肤寒冷，脉细小（一作"急"），可致泄泻与少气；尺肤热甚灼手（"烜然"《甲乙》作热炙人手），而且先发热后怕冷，是寒热往来的病证；尺肤先觉怕冷，久按而觉发热，也是寒热往来的病证；尺肤热甚，人迎脉大，是有曾经失血损伤营血的病证；尺肤紧急而人迎脉很小，则为气虚证；面色苍白逐渐加重，立刻就会死亡。

【按语】风为阳邪，其性开泄，风邪犯表，皮肤自汗，尺肤则有滑润而光泽之感。皮肤松软，是阳气虚衰，肌肤失养；阳气虚，脏腑功能减弱，故身倦乏力，神疲嗜卧，肌肉消瘦；阳虚卫外不固，易感外邪而引起恶寒发热。阴血亏虚，尺肤失养而枯涩；血少营虚而成风痹。水谷精微大量转化为痰饮停留体内，不能化生气血营养肌肤，故尺肤粗糙如鱼鳞。尺肤发热，脉盛躁动，是温热病邪侵犯引起的发热性疾病。脉盛而滑利，为热病发热而引起汗出。尺肤寒冷，寒主收引，则脉小或紧急；阳虚失运，水湿下渗则泄泻；阳虚呼吸气弱而少气短息。尺肤发热灼手，先热后寒或先寒后热，均为寒热往来的病证所致。在下的尺肤发热，在上的人迎脉盛，为血虚发热所致。血虚阳浮于外，则尺肤发热；血虚阳浮于上，则人迎脉盛。尺紧人迎脉小甚，为阳气不足，阳虚生寒，寒主收引，则尺肤紧急，人迎脉小；阳虚气弱，则少气。阳气欲脱，则面色肤色突然苍白加重，故易死亡。

【原文】肘所独热者，腰以上热；肘前独热者，膺前热；肘后独热者，肩背热；肘后粗以下三四寸，肠中有虫；手所独热者，腰以上热；臂中独热者，腰腹热；掌中热者,腹中热;掌中寒者,腹中寒;鱼上白肉有青血脉者,胃中有寒。

【语译】肘部皮肤单独发热,腰以上的部位也有发热;肘前部皮肤单独发热,胸膺前部也有发热;肘后部皮肤单独发热,肩背部也有发热;肘后部皮肤有三四寸粗糙,为肠中有虫;手腕单独发热,为腰以上有热;手臂中部皮肤单独发热,为腰部、腹部有热;手掌心发热,为腹中有热;手掌心发冷,腹中也有寒冷;鱼际白肉处有青色血脉,为胃中有寒。

【按语】根据生物全息律的原理,人的某一个局部,是整体信息的缩影。肘中、肘前、肘后,手、臂、掌都与人体相应的部位有对称的关系,当这些局部发生某种改变时,就能诊断相应区域出现同样性质的病变,在诊断学上有着十分重要的意义。

【原文】诸浮、诸沉、诸滑、诸涩、诸弦、诸紧,若在寸口,膈以上病;若在关上,胃以下病;若在尺中,肾以下病。

寸口脉滑而迟[1],不沉不浮,不长不短为无病。左右同法。

寸口太过与不及,寸口之脉,中手短者,曰头痛;中手长者,曰足胫痛;中手促上击者,曰肩背痛。

寸口脉浮而盛者病在外,寸口脉沉而坚者病在中。

寸口脉沉而弱者曰寒热一作气,又作中。及疝瘕少腹痛。

寸口脉沉而弱,发必堕落。

寸口脉沉而紧,苦心下有寒,时痛,有积聚。

寸口脉沉胸中短气。

寸口脉沉而喘者寒热。

寸口脉但实者心劳。

寸口脉紧或浮,膈上有寒,肺下有水气。

脉紧而长过寸口者注病[2]。

脉紧上寸口者中风。风头痛亦如之。《千金翼》云:亦为伤寒头痛。

脉弦上寸口者宿食,降[3]者头痛。

脉来过寸入鱼际者遗尿。

脉出鱼际,逆气喘息。

寸口脉,潎潎[4]如羹上肥[5],阳气微;连连如蜘蛛丝,阴气衰。

寸口脉偏绝,则臂偏不遂;其人两手俱绝者,不可治。两手前部阳绝者,苦心下寒毒,喙[6]中热。

【注释】[1]迟:此处不是形容脉搏频率缓慢,而是形容脉来和缓。[2]注病:此指外邪流注所致疾病。[3]降:此指弦脉向下延伸。[4]潎潎(音僻僻):形容脉象极其轻浮。[5]羹上肥:指汤上漂浮的油脂。[6]喙:即口。

【语译】凡是浮脉、沉脉、滑脉、涩脉、弦脉、紧脉,见于寸部,可诊断为胸膈以上病证;见于关部,可诊断为胃部以下的病证;见于尺部,则应诊断为肾以下病证。

寸脉滑利而缓和,不沉不浮,不长不短,为无病之脉。左右两手同一道理。

寸脉太过与不及,其中脉形应指较短,为头痛;应指较长,为足胫部痛;应指急促而搏指有力,为肩背部痛。

寸脉浮而有力,病位在表;寸脉沉而坚硬,病位在里。

寸脉沉而软弱,为恶寒发热证(寒,一作气,又作中),及疝气、瘕聚、少腹疼痛。

寸脉沉而软弱,头发容易脱落。

寸脉沉而紧张,则心下有寒,经常疼痛,腹中有积聚。

寸脉沉,主胸中气短不足。

寸脉沉而急促,主恶寒发热。

寸脉按之充实有力,主心劳。

寸脉或紧或浮,主胸膈以上有寒邪,肺下有水饮、痰饮。

脉紧体长,超过寸部,是注病。

脉紧而向上显于寸部,是外中风寒之邪。风邪所致的头痛,脉象也如此。(《千金翼》云:亦为伤寒头痛。)

脉弦从下上至寸部,是宿食停积;脉弦从上下至寸部,是头痛。

脉从下来超过寸部,上入鱼际,主遗尿。

脉来超出鱼际,是气逆喘息。

寸脉极其轻浮,散大无力,如汤上漂浮的油脂,是阳气衰微;脉形极其细长,软而无力,像蜘蛛丝,是阴气衰竭。

一手寸部无脉,则此侧手臂偏枯不遂;两手寸部无脉,则无法治疗。两手寸脉前部有脉,不能下到关部,说明患者心下有寒毒病,口中发热。

【按语】寸脉诊断胸膈以上的病证,关脉诊断胃脘至脐以上的病证,尺脉诊断脐腰以下的病证,适用于任何脉象。

寸脉正常的表现是流利和缓,不浮不沉,不长不短,不大不小。

寸脉出现太过不及都会引起病变。寸脉短,为头部气血不通而致头痛;寸脉长,是邪气由上及下,引起下肢经气受阻,故致下肢疼痛;寸脉应指急促有力,为邪气搏击太阳经脉,故致肩背疼痛。

寸脉浮紧,主外感风寒表证;若沉而坚实,主里有实证。

寸脉沉弱,为阳气虚衰,阳失温煦则恶寒,阳气外张则发热;阳气不能推动气血运行,气滞血瘀,则为疝气、癥瘕、少腹疼痛。

寸脉沉弱,亦可为气血不足,头发失养,故容易脱落。

寸脉沉紧,为阴寒内积,气血瘀滞,故可引起心下寒冷、疼痛、积聚等症。

寸脉沉,可为肺气不足,不司呼吸,则胸中气少短气。

寸脉沉,喘急而快,为邪热入里,与正气相争,而作寒热。

寸脉沉实,为心中因劳损而致气血郁结在内。

寸脉紧浮,为风寒犯肺,卫阳被遏而胸中有寒;肺气失宣,水气不化而停留肺中或心下。

寸脉长紧,为外感邪气流注所引起的疾病。

寸脉紧,为外中风寒之邪,寒主收引,故脉紧。伤风或伤寒引起的头痛,由于有经气不通,经脉紧急,故可以见紧脉。

脉弦从下上至寸脉,是食滞胃气,由下而影响到上焦胸中气滞;脉弦从上而下出寸脉,是风邪从头侵入,故引起头痛。

脉从下向上超出寸部上至鱼际,为肾阳虚不能固涩,引起脉气上冲所致;同时在下肾阳虚,肾气不固,而引起遗尿。

脉从寸口超出,上至鱼际,为肺失宣降,肺气上逆,故引起气逆喘息。

寸脉轻浮散大,为阳气微弱,虚阳上浮;寸脉细长软弱,是阴气虚弱,营血不足,不能充养脉道所致。

寸部单侧无脉,是半侧肢体气血失养,故引起半身瘫痪;如果两侧无脉,是全身气血大虚,故是难治之证。寸部有脉,逐渐衰弱,到关部无脉,是心下中焦有寒毒积伏,把阳气拒格于上,故病人心下有寒,而口中有热。

【原文】关上脉浮而大,风在胃中,张口肩息,心下澹澹,食欲呕。

关上脉微浮,积热在胃中,呕吐蚘虫,心健忘。

关上脉滑而大小不匀,《千金》云:必吐逆。是为病方欲进,不出一二日复欲发动。其人欲多饮,饮即注利。如利止者生,不止者死。

关上脉紧而滑者蚘动。

关上脉涩而坚,大而实,按之不减有力,为中焦实,有伏结在脾,肺气塞,实热在胃中。

关上脉襜襜[1]大,而尺寸细者,其人必心腹冷积癥瘕结聚,欲热饮食。

关上脉时来时去、乍大乍小、乍疏乍数者,胃中寒热,羸劣[2]不欲饮食,如疟状。

【注释】[1]襜襜(音搀搀):形容脉跳动摇的样子。[2]羸(音雷)劣:身体消瘦虚弱。

【语译】关脉浮浅宽大,是风邪犯胃,病人张口呼吸,喘促抬肩,心下跳动,胃中有水液震荡,食后想吐。

关脉微浮,有积热在胃中,可引起呕吐蚘虫、记忆力减退等。

关脉滑利,大小不匀(《千金》说:必见吐逆),是病情开始进一步发展,不超过一二日就会复发。病人口渴欲多饮,饮水后就会发生水泻如注的症状。如果泄泻停止,病轻尚有生机;如果泄泻不止,病重易死。

关脉紧而滑利,是腹中蚘虫扰动所致。

关脉滞涩而坚硬,宽大而实,重按力量不减,为中焦实证,有邪气伏结于脾,肺气阻塞,实热留积于胃中。

关脉搏指动摇,脉形宽大,而尺、寸脉细小,必然心腹部冷气积滞,形成癥瘕积聚,平素喜进热的食物。

关脉时来时止、时大时小、时迟时数,是胃中有寒热,伴见身体瘦弱无力、不思饮食等,如同疟疾病的表现一样。

【按语】关脉浮大，是风邪由表入里犯胃。肺气失宣，则呼吸困难喘促，张口抬肩；脾胃失运，水停胃中，则心下有水液震动；胃气上逆，则食后欲吐。

关脉略浮，是胃中积热，向外蒸腾而致脉位表浅；肠热过盛，蛔虫不得安宁，向上逆动，而致呕吐蛔虫；胃热上扰心神而致健忘。

关脉滑，时大时小，为邪热旺盛，欲与正气相争，病情处在发展之中，很短的时间内就会再度发作。如果病人饮水过多，水湿下注，就会引起水泻如注；利下能止，津液不会过度损伤，还有一片生机；利下不止，津液大伤，则为死证。

关脉紧滑，滑为肠中有热引起蛔虫妄动不安；虫动腹痛，而使脉见紧象。

关脉往来滞涩，但脉形大实坚硬，重按不减，是有实热邪气伏积于脾胃，阻碍气血运行，中焦实热太盛，逆犯上焦，故可引起肺气壅塞。

关脉大而动摇，尺寸脉细小，为沉寒饮冷积于腹中，寒痰瘀血互结，则形成癥瘕积聚，阴寒内积，故喜热饮，有助阳温化的意思。

关脉节律失调，大小不等，快慢不均，为胃中寒热邪气相互交争，损伤正气，气血津液大亏，身体失养则消瘦乏力；并因寒热相争而引起寒热往来，如同疟疾病的表现一样。

【原文】尺脉浮者，客阳[1]在下焦。

尺脉细微，溏泄，下冷利。

尺脉弱，寸强，胃络脉伤。

尺脉虚小者，足胫寒，痿痹脚疼。

尺脉涩，下血不利，多汗。《素问》又云：尺涩脉滑谓之多汗。

尺脉滑而疾为血虚。

尺脉沉而滑者寸白虫[2]。

尺脉细而急者筋挛，痹不能行。

尺脉粗，常热者，谓之热中，腰胯[3]疼，小便赤热。

尺脉偏滑疾，面赤如醉，外热则病。

【注释】[1]客阳：由外侵入的阳邪。[2]寸白虫：即绦虫。[3]胯：腰与大腿之间的部分。

【语译】尺脉浮，为外来的阳邪侵犯下焦。

尺脉细小微弱，则大便溏泄，便稀清冷。

尺脉虚弱而寸脉强盛，为胃络脉有所损伤。

尺脉软弱细小，为足胫寒冷，肢体痿软无力、麻木不仁，两脚疼痛。

尺脉滞涩，为大便下血不爽，出汗较多。（《素问》又说：尺脉涩，寸关脉滑，可引起多汗的表现。）

尺脉滑而疾数，为血虚证。

尺脉沉而滑，为有寸白虫。

尺脉细小而急快，可引起筋脉挛急，痹阻而不能行走。

尺脉粗大，肌肤经常发热，称为里热证，可引起腰和大腿内侧部疼痛，小便黄赤而热等。

尺脉略带滑利疾数，病人面赤如酒醉，是外来热邪致病。

【按语】尺脉多沉，现见浮脉，说明有邪热侵犯下焦，阳热蒸腾，使脉气外张。

尺脉细小微弱，为肾阳虚衰，阳虚不能温脾暖土，故致大便溏泄，便下清冷。

尺脉虚弱为肾虚，肾水不能上养心阳，可致心火亢盛，故寸脉强盛。心阳本生胃土，心火过亢又可伤胃，导致胃络损伤。

尺脉细小，为肾阳虚，失于温煦，故足胫怕冷、痿软、麻木、疼痛。

尺脉涩，为气血瘀阻，瘀血阻络，故可引起下血不爽、时出时止、血色紫暗等；出血日久，血虚阳浮，又可引起多汗的表现。

尺脉滑数，亦可为血虚生热，加快血行，故使脉跳加快而见滑数之脉。

尺脉沉滑，为虫积腹中，虫动在里故脉见沉滑。

尺脉细弦，为肝肾阴亏，致筋脉失养而痉挛，腿足失养不能行走。

尺脉大，肌肤常热，为下焦热盛，故称为热中证；热阻腰膝经络，故引起腰腿疼痛；热伤津液，故致小便黄赤。

尺脉略带滑数，为外感热病伤及下焦，热邪上炎，故面红如醉。

平杂病脉第二

【提要】论述各种杂病常见的脉象及表现，提示许多重要的病机，并提出部分杂病的预后和简要的治则。

【原文】滑为实为下，又为阳气衰。数为虚为热，浮为风为虚，动为痛为惊。

沉为水为实，又为鬼疰[1]。弱为虚为悸。

迟则为寒，涩则少血，缓则为虚，洪则为气，一作热。紧则为寒，弦数为疟。

疟脉自弦。弦数多热，弦迟多寒。微则为虚，代散则死。

弦为痛痹，一作浮为风疰[2]。偏弦为饮，双弦则胁下拘急而痛，其人啬啬[3]恶寒。

【注释】[1]鬼疰(音住)：形容发病突然，死后容易传染别人。[2]风痹：指身体虚弱、外感受风邪而引起痛无定处的病证。[3]啬啬(音色色)：形容怕冷畏缩的样子。

【语译】滑脉可主实证，为下焦病。又主下焦阳气不足。数脉可主虚证，又可主热证。浮脉为外感风证，又可主虚证。动脉可主痛证，又主惊风证。

沉脉可主水气病，又主实证，还可见于死后易传染他人的鬼疰病。弱脉多主虚证，还可见于心悸证。

迟脉多主寒证，涩脉多主血虚证，缓脉多主虚证，洪脉多为阳气亢盛，又主气分热盛，紧脉多主寒证，弦数脉多见于疟疾病。

疟证的主要脉象是弦脉。其中弦数的多为热证，弦迟的多为寒证。微脉多主虚证，代脉和散脉多见于死证。

弦脉多见于痛痹证(弦或作浮，主痛无定处的风痹证)。单手弦脉多为痰饮病，双手脉弦则为胁下有拘急疼痛，伴见恶寒怕冷的表现。

【按语】临床上滑脉多主实热、宿食、痰饮等，亦可见于妊娠的妇女；下焦阳气虚衰，虚阳外越见到滑脉是比较特殊的现象，其脉多滑而无力。数脉临床绝大多数主热证，数而有力主实热，数而无力主虚热；数脉亦可主虚证，如气虚、阳虚、阴虚、血虚多可以见到数脉，但形成的病机各不相同。浮脉多主表证，风为百病之长，常夹杂其他六淫邪气侵犯引起表证，故认为浮脉主风；虚阳外越，脉气随之外升而使脉位变得表浅，故虚证可见浮脉。痛甚、惊风等证，可致气血逆乱，迫使脉动滑数有力而成动脉。

沉脉主里证，水气为阴邪，多为脏腑阳气虚衰所致，病位在里，故其脉多沉；如果沉而有力，则主里实证。鬼疰病亦为邪气中里，故也可以见到沉脉。弱脉多为气血阴阳诸虚不足，不能充填、不能升举所致,故见到弱脉,一般多主虚证;心悸多为心的阳气阴血虚衰所致,故心悸也可以见弱脉。

迟脉多主寒证,有力为实寒,无力为虚寒,或因寒主收引,或因推动无力,都能见到迟脉。涩脉多主气滞血瘀,伤津血少。津亏血少,不能充养血脉,故血行不通利而见涩脉。缓脉多主脾气虚弱和湿证。脾气虚弱,运血乏力,故可见缓脉。洪脉为阳气旺盛或气分热盛搏击血脉所致。紧脉多主寒证、宿食、疼痛,寒主收引,脉管绷急故可以见紧脉。弦脉多主肝胆病、痛证、痰饮;弦数多主疟疾病,是因疟邪易侵犯少阳而见弦脉,疟邪发热,故见数脉。

疟病因部位在少阳,故其脉多弦。热迫血行,故弦数脉多热;寒主收引,故弦迟脉多寒。微脉主诸虚不足,虚而不能推动脉行,故极细极软而为微脉。代脉为脏气衰微,散脉为虚阳浮越,都为危重脉象,故多主死证。

疼痛可使脉气紧张而见弦脉,若因风邪所致的疼痛同样可使脉气紧张而见弦脉。单手脉弦,为痰饮易停留于某一局部而使该侧的脉气紧张而见弦脉。双手脉弦,为阳气损伤,阴寒内盛,寒主收引,引起两胁下拘急疼痛;阳失温煦而怕冷。

【原文】脉大寒热在中。

伏者霍乱。

安卧脉盛,谓之脱血。

凡亡汗,肺中寒饮,冷水咳嗽,下利,胃中虚冷,此等其脉并紧。

浮而大者风。

浮大者中风,头重鼻塞。

浮而缓,皮肤不仁,风寒入肌肉。

滑而浮散者摊缓风[1]。

滑者鬼疰。

涩而紧痹病。

浮洪大长者风眩癫疾[2]。

大坚疾者癫病。

【注释】：[1]摊缓风：即瘫痪病。[2]风眩癫疾：风眩，指由风邪引起的头目眩晕。癫疾，指巅顶的疾病。

【语译】脉大，是寒热邪气在内。

脉伏，多见于霍乱病。

病人嗜卧，脉象盛壮有力，为脱血所致。

凡是大汗淋漓不止，肺中受到寒邪冷水侵犯而引起咳嗽，以及下痢，胃中虚冷，这类病人均易见到紧脉。

浮而大的脉象，大多属于风证。

浮大的脉象，可为风邪所致，易见头痛、鼻塞等症。

浮而缓的脉象，易致皮肤不仁，多为风寒邪气入侵肌肉引起。

滑而浮散的脉象，易见于中风瘫痪病。

脉滑，可见于鬼疰病。

脉涩而紧，多为痹证。

脉浮洪大长，多见于风邪引起的头晕目眩及头部疾患。

脉大坚而疾，多属癫痫病。

【按语】寒热邪气在内，邪正斗争激烈，使血脉扩张而见大脉。

霍乱吐泻，正气大伤，不能升举脉气，故见伏脉。

脱血之证，血虚阳亢，故可见盛大之脉；气随血脱，气不养神，神情困顿，则病人嗜睡安卧。

大汗淋漓，阳气欲脱，一般多见微细欲绝之脉，但当阳浮肌表之时,亦可导致脉气紧张而见轻取脉管紧张、重按空虚的紧脉。寒饮冷水犯肺引起咳嗽,阳虚引起腹泻下利,胃中有寒气,均因寒主收引,故可见到紧脉。

风邪犯表,其脉必浮;风为阳邪,阳热在表,热则脉管扩张,故见浮大之脉。

外感风邪,阳热的风邪在表,故脉浮大;风阻清阳上升,则头重;风邪束表,肺气失宣,则鼻塞不通。

风寒之邪由表侵犯皮肤肌肉,病位表浅则脉浮,脉气受风寒邪气阻滞则运行不利而脉缓慢,肌肉失养则皮肤麻木不仁。

脉滑,多为肝阳上亢、痰浊闭窍的中风证,中风发作之后,气血耗散,脉气外脱,既可见到浮散之脉,又可因气血失养而引起半身肢体瘫痪。

邪气搏击形成的鬼疰病,因实邪逼迫,使脉行滑利,故滑脉可见于鬼疰病。

寒湿之邪引起的痹证,因寒凝血滞,寒主收引而脉紧,血滞脉行不利而脉涩。

风为阳邪,风阳上扰,脉位表浅,阳热扩张,故其脉多浮大洪长;风阳扰头,故易引起头目昏眩等头部的疾患。

脉大坚硬而数,多为痰火内扰,蒙蔽心窍,而引起癫痫病。

【原文】弦而钩,胁下如刀刺,状如蜚尸[1],至困不死。

紧而急者遁尸[2]。

洪大者伤寒热病。

浮洪大者伤寒,秋吉,春成病。

浮而滑者宿食。

浮滑而疾者食不消,脾不磨。

短疾而滑酒病。

浮而细滑伤饮。

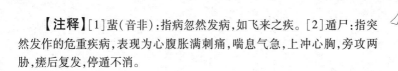

【注释】[1]蜚(音非):指病忽然发病,如飞来之疾。[2]遁尸:指突然发作的危重疾病,表现为心腹胀满刺痛,喘息气急,上冲心胸,旁攻两胁,瘥后复发,停遁不消。

【语译】脉弦而洪大,病人感到胁下痛如刀刺,忽然昏倒,形状像死尸一样,但不会引起死亡。

脉紧急,是患了一种突然发作、心腹剧痛的危重病,称为遁尸。

脉洪大,是患有伤寒热病。

脉浮洪大,是伤寒病。秋季得病见到此脉为顺,若是春季见到此脉则提示开始发病。

脉浮而滑,说明体内有宿食停滞。

脉浮滑而数,提示食积不消,是因脾失健运所致。

脉短疾而滑,是饮酒过多所致。

脉浮而细滑,是内伤痰饮为病。

【按语】脉弦洪,是实热之邪郁结肝胆,气滞不通,故病人胁下痛如刀刺,痛甚气血逆乱,而致突然昏倒,形如死尸。但这是痛甚引起的一时气血逆乱,故虽然形如蜚尸,并不一定说明病情危重。

脉紧急,是寒邪直中胸腹所致。寒主收引,则脉紧急;寒凝气滞,则心腹突然剧烈刺痛,痛甚昏厥,如同死尸。

脉洪大,为伤寒引起发热类的病证,如阳明气分热炽,可见脉洪大。

脉浮洪大,为伤寒阳明经证引起的发热,秋天气候转凉,不会助长热势,故为有利;到了春季,阳气回升,热病则容易发作。

脉浮而滑,为食积内停,与正气相搏,正气向外抗邪,则脉浮而滑。

脉浮滑而数,亦为伤食,脾不能运化,饮食不能消化。食积郁久化热,故脉除浮滑外,还兼有数象。

短数而滑的脉象,可因饮酒过多、酒毒逼迫所致。

痰饮停肺,位居上焦则脉浮;痰饮为阳虚而成,阳虚则脉细;痰饮为病理产物,停于体内,与气血相搏,故可形成滑脉。

【原文】迟而涩,中寒,有癥结。

驶[1]而紧,积聚,有击痛。

弦急,疝瘕小腹痛,又为癖病[2]。一作痹病。

迟而滑者胀。

盛而紧曰胀。

弦小者寒癖[3]。

沉而弦者悬饮,内痛。

弦数有寒饮,冬夏难治。

紧而滑者吐逆。

小弱而涩胃反[4]。

【注释】[1]驶:即快的意思。[2]癖(音辟)病:痞块生于两胁,时痛时止,多由寒痰血瘀凝滞而成。[3]寒癖:指胁肋间有弦索状拱起,遇冷则觉疼痛,多由寒邪水饮停阻而成。[4]胃反:指朝食暮吐、暮食朝吐,或食已即吐的病证。

【语译】脉迟而涩,是中焦有寒,腹中有癥瘕积聚。

脉数而紧,为腹中有积聚,叩击引起疼痛。

脉弦急,为疝瘕,有小腹痛,又主癖病(或为痹病)。

脉迟而滑,为有腹胀。

脉盛而紧,称为胀病。

脉弦而细小,是有寒癖。

脉沉而弦,为悬饮病,胸胁内有疼痛。

脉弦数,为有寒饮,冬、夏季发病的难治。

脉紧而滑,有呕吐呃逆。

脉小弱而涩,有胃反证。

【按语】中焦有寒,寒凝血瘀,气血运行不畅,则脉来迟涩;寒痰血瘀互结于腹中,则形成癥瘕积聚。

腹中有积聚,寒凝血瘀,不通则痛,属实证,拒按,故叩击痛;寒主收引,则脉管紧张;正气与寒邪相搏,逼迫血行加速,则脉数。

肝经经脉循行两胁、少腹、阴器,寒凝肝脉,使经脉拘急,则为弦脉;肝经经脉经气不通,则可引起疝气、少腹疼痛,或形成癖病,见两胁痞块、时痛时止的表现。

饮食停结于胃肠,气滞不通则腹胀;阻碍脉气运行,则脉迟;食积与正气相搏,则脉来滑利。

如果寒邪凝滞胃肠,阻滞气机,则为胀病;此属实证,正气较旺,则脉盛实强壮;寒主收引,则脉紧张。

寒饮水邪侵犯引起寒癖,由于水饮停留胸胁而引起脉弦,阳气虚衰而脉小。

悬饮内停则脉沉,痰饮结于胸胁而脉弦,痰饮阻滞,经脉不通则疼痛。

寒饮是阳虚水湿不化而成,脉当弦细,脉见弦数多有化热趋势;冬季寒冷,阳气易虚,不利于治疗;夏季炎热,容易耗气,发病后正气易耗,故亦难于治疗。

寒邪犯胃,胃气上逆,容易发生呕吐呃逆症状;寒主收引,而致紧脉;实邪与正气相争,而成滑脉。

小弱而涩之脉,多为阳气不足,不能温运脉气所致;脾胃阳虚,腐化无力,食谷难消,故朝食暮吐,暮食朝吐,而成胃反证。脾胃阳气虚衰,不能化生气血,又可使脉道失充而引起小弱而涩的脉象。

【原文】迟而缓者有寒。

微而紧者有寒。

沉而迟,腹藏有冷病。

微弱者有寒,少气。

实紧,胃中有寒,苦不能食,时时利者难治。一作时时呕,稽留难治。

滑数心下结,热盛。

滑疾胃中有热。

缓而滑曰热中。

沉一作浮。而急,病伤寒,暴发虚热。

【语译】脉迟而缓,是有寒邪为患。

脉微而紧,是受到寒邪伤害。

脉沉而迟,是腹内脏腑有沉寒痼冷病证。

脉微弱,是有怕冷、呼吸少气的病证。

脉实紧,是胃中有寒,不思饮食。若兼有时常下利的表现,属难治的病证(另作时时呕吐,反复不止的,难治)。

脉滑数,是心下有邪气结聚,为热盛。

脉滑而急促,是胃中有邪热。

脉缓而滑,是阴虚阳气内盛,称为热中证。

脉沉(一作浮)而急,是患伤寒热病,可很快形成虚热证。

【按语】外感寒邪,损伤阳气,阳失推动,则脉迟而缓。

外感寒邪,寒束肌表则脉紧,寒伤阳气则脉微。

腹部有沉寒痼冷,病邪深居于内,使脉气潜伏,则脉沉;寒主收引,则脉迟。

脉微弱,为阳虚失于温运,阳虚阴盛而生寒,阳虚呼吸无力而少气。

寒邪伤胃为内有实寒,故脉实紧;胃气受伤,不主受纳,则不思饮食;如果兼见时时下利,说明脾阳受伤,缺乏生化之源,故属难治。如果呕吐不止,亦属胃气将绝,故为难治。

脉滑数,为邪热郁结在心中,热迫血行,则脉见滑数。

脉滑而急促,为胃中热盛,邪热搏击,故使脉跳急促而滑。

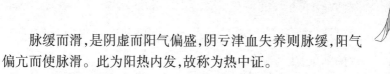

脉缓而滑,是阴虚而阳气偏盛,阴亏津血失养则脉缓,阳气偏亢而使脉滑。此为阳热内发,故称为热中证。

脉沉而急,为外感伤寒热病,外邪入里,则脉沉;热迫血行,则脉急,热病伤津;阴虚阳亢,很快就形成虚热证。

【原文】浮而绝者气急。

辟大而滑,中有短气。

浮短者其人肺伤,诸气微少。不过一年死。法当嗽也。

沉而数中水,冬不治自愈。

短而数,心痛心烦。

弦而紧,胁痛,脏伤有瘀血。一作有寒血。

沉而滑为下重,亦为背膂痛。

脉来细而滑,按之能虚,因急持直者,僵仆,从高堕下,病在内。

【语译】脉浮而微细欲绝,为阳气危急。

脉宽大而滑,是胸中有短气的症状。

脉浮短,提示病人有肺气损伤,各种脏气微弱衰少。病程不超过一年则容易死亡。根据病情规律应当有咳嗽的症状。

脉沉而数,是水湿热毒之邪所中伤。此病发于冬季,可不治自愈。

脉短而数,为有心痛、心烦等症。

脉弦而紧,是胁痛,为内脏损伤而有瘀血所致(另认为寒凝血瘀所致)。

脉沉而滑,为下肢有沉重感,亦可见于背脊疼痛症。

脉细而滑,重按无力,是因突然持重站立引起猝然昏仆倒地,或因从高处跌落,内部受到损伤。

【按语】脉浮而微细欲绝，是阴阳即将离绝、阳气外脱所表现的脉象，故为气急。

脉形宽大而滑，是阳虚气弱，不能收敛脉气，脉形松散而宽大无力；阳气虚不司呼吸，故呼吸急促而短气，心跳代偿性增快而脉见滑数无力的表现。

脉浮短，为肺气虚，肺主一身之气，肺气虚则诸气皆虚，气虚运血乏力，不能充填脉道，则脉短；肺为华盖，位置最高，肺伤则脉浮；全身正气受损，身体大虚，故病程较短，一年内即将死亡。由于肺气虚，肺气易逆，故应见到咳嗽之类的肺系症状。

脉沉数，为水湿热毒之邪所中伤。病位在里则脉沉，湿热内蕴则脉数。由于是湿热毒邪，在寒冷的冬季，受到冬寒的制约，热为寒折，该病得以控制，可望自行恢复。

脉短而数，短脉有力主气郁，无力主气损，脉短而数，多为痰热结胸，阻滞胸络则为心痛，热扰心神则为心烦。

内脏损伤，形成瘀血，瘀血停于胁下，则为胁痛；疼痛引起经脉挛急，则脉弦紧；若为寒凝血瘀，寒主收引而引起紧脉，血瘀疼痛而引起弦脉。

脉沉而滑，沉为病位在里，滑为湿热相搏，湿热下注，而引起下肢沉重；湿热流注背膂，阻塞经气而引起背脊疼痛。

脉细滑，按之虚弱，是因持重突然站立，体位改变，头部气血一时失养，引起体位改变性昏厥，故病人突然倒仆；或因从高处坠落，内脏损伤，气血失调而致。

【原文】微浮，秋吉，冬成病。

微数，虽甚不成病，不可劳。

浮滑疾紧者，以合百病[1]，久易愈。

阳邪来见浮洪，阴邪来见沉细，水谷来见坚实。

脉来乍大乍小、乍长乍短者为祟[2]。

脉来洪大嫋嫋[3]者社祟[4]。

脉来沉沉泽泽[5]，四肢不仁而重，土祟。

脉与肌肉相得，久持之至者可下之。

弦小紧者可下之。

紧而数，寒热俱发，必下乃愈。

弦迟者宜温药。

紧数者可发其汗。

【注释】[1]合百病：此指脉证相符合的各种病证。[2]祟(音岁)：此指病证变化莫测。[3]嫋嫋(音鸟)：形容柔软的样子。[4]社祟：土地神为害。此指病证多变。[5]沉沉泽泽：形容脉象沉伏而松散软弱。

【语译】脉略浮，秋季出现为正常脉象，冬季出现为病脉。

脉略数，说明邪气虽甚而尚未出现疾病的症状，但不可过度劳累。

脉浮滑急促而紧，其主病与百病的性质相合，病程虽久，仍易治愈。

凡属阳性的邪气致病，易见浮洪脉；凡属阴性的邪气致病，易见沉细脉；饮食水谷停滞致病，易见坚实脉。

脉见时大时小、忽长忽短的变化，说明有鬼神作怪，病情变化莫测。

脉形洪大，虚弱乏力，如同神灵所作，病证变化多端。

脉沉伏而松散无力，见到四肢麻木不仁，兼沉重感，是脾土作怪。

脉重按至肌肉才能触及，久按才觉得脉跳应指的病证，可用下法治疗。

脉弦细而紧的病证，可用下法治疗。

脉紧而数，有寒热之邪互结，必须用下法才能治愈。

脉弦迟的病证，宜用温热药治疗。

脉紧数的病证，可以用发汗的方法治疗。

【按语】秋季天高气爽，脉应时令，位置表浅，略带浮象，是正常时令的脉象，故为吉为顺；冬季寒气收敛，脉应沉伏，若见脉浮，是阳气不能内守，故易发病。

脉比正常偏快，邪热虽甚，脉的变化不大，说明对人的气血干扰不显著，还不足以引发病证。但不能过分劳累，否则正气受伤，不能抗御病邪，就会引起发病。

无论是浮、滑、疾、紧脉，还是其他脉象，只要脉象主病的性质与病证的性质相符合，病情就轻，即使病程较长，亦容易治愈。

阳邪致病，阳热容易向外浮张，故易见浮洪的脉象；阴邪致病，阴寒容易向内潜伏，故脉多沉细；饮食水谷所伤，容易停滞于中，实邪内积，故多见坚实的脉象。

脉象时大时小，时长时短，变化不定，是病证变化多端，证变脉亦变。

脉体洪大，按之软弱无力，是久病重病正气大伤而引起脉象的变化。

脉象沉伏而柔弱，为脾失健运，气血虚弱，不能濡润四肢，筋脉失养，功能减退，则为四肢麻木不仁；脾虚湿停，湿性重着，故肢体沉重难移。

脉沉伏不易触及，为邪实内结、遏郁脉气所致。必须用攻下法祛除邪气，正气得复，脉象才能明显。

脉弦细紧，为沉寒痼积内伏，可用温下法，祛除实寒之邪。

脉紧数，为寒热之邪互结，寒收则脉紧，热迫则脉数，用寒温并用的下法，祛除邪气，方可取得治疗效果。

脉弦迟，为阴寒内盛，用温阳散寒法，可祛除寒邪。

脉紧数，为实寒束表，寒主收引，肌腠闭塞，则无汗脉紧；卫阳郁于肌表，不得宣散，而引起发热脉数，此时发热可达 39 ~ 40℃以上。若误认为风热表证，而用辛凉解表的银翘散、桑菊饮等方剂，必然无效。只能用辛温发汗解表的麻黄汤、荆防败毒散之类的方剂，才能收到较好的疗效，这对临床有非常重要的指导意义。

诊五藏六府气绝证候第三

【提要】论述五脏六腑脏气衰绝的病理表现及死期。

【原文】病人肝绝，八日死。何以知之？面青，但欲伏眠，目视而不见人，汗一作泣。出如水不止。一日二日死。

病人胆绝，七日死。何以知之？眉为之倾。

病人筋绝，九日死。何以知之？手足爪甲青，呼骂不休。一日八日死。

病人心绝，一日死。何以知之？肩息，回视，立死。一日目亭亭，一日死。

病人肠绝，一云小肠。六日死。何以知之？发直如干麻，不得屈伸，白汗[1]不止。

病人脾绝，十二日死。何以知之？口冷，足肿，腹热，胪胀[2]，泄利不觉，出无时度。一日五日死。

病人胃绝，五日死。何以知之？脊痛，腰中重，不可反复。一日腓肠平，九日死。

病人肉绝，六日死。何以知之？耳干，舌皆肿，溺血，大便赤泄。一日足肿，九日死。

病人肺绝，三日死。何以知之？口张，但气出而不还。一日鼻口虚张短气。

病人大肠绝，不治。何以知之？泄利无度，利绝[3]

则死。

病人肾绝,四日死。何以知之? 齿为暴枯,面为正黑[4],目中黄色,腰中欲折,白汗出如流水。一曰人中平,七日死。

病人骨绝,齿黄落,十日死。

诸浮脉无根者,皆死。已上五脏六腑为根也。

【注释】[1]白汗:指自汗。[2]胪(音庐)胀:腹部胀满。胪,指腹前。[3]利绝:肠中无物再泻。[4]正黑:纯黑。

【语译】病人肝气衰绝,得病八天就容易死亡,如何得知呢? 病人有面部发青,喜欢伏卧,眼睛不能见人,汗(一作泪)出很多,如水不止。(还有一种说法:得病二天就容易死亡。)

病人胆气衰绝,得病七天就容易死亡。如何得知呢? 病人眉毛倾斜。

病人筋脉之气衰绝,得病九天就容易死亡。如何得知呢? 病人手足指(趾)甲发青,呼喊叫骂不止。(另一种说法:得病八天就容易死亡。)

病人心气衰绝,得病一天就容易死亡。如何得知呢? 病人呼吸张口抬肩,目睛上视或斜视,很快就会死亡。(另一种说法:目睛直视,停止转动,得病一天就容易死亡。)

病人大肠(或小肠)气衰绝,得病六天就容易死亡。如何得知呢? 病人有头发硬直、干枯如麻、肢体不能屈伸、自汗不止等表现。

病人脾气衰绝,得病十二天就容易死亡。如何得知呢? 病人口冷,足肿,腹部发热、胀满,大便失禁,下利不止、泻下无度。(另一说法:得病五天就容易死亡。)

病人胃气衰绝,得病五天就容易死亡。如何得知呢? 病人脊柱疼痛,腰部沉重,身体不能转侧。(另一说法:腓肠部平,得病九天就容易死亡。）

病人肉绝，得病六天就容易死亡。如何得知呢？病人耳干，满舌肿胀，小便下血，大便泄利出血。（另一说法：病人足肿，得病九天就容易死亡。）

病人肺气衰绝，得病三天就容易死亡。如何得知呢？病人见口张大，只有呼气而无吸气。（另一说法：病人鼻口扇动，呼吸短气。）

病人大肠之气衰绝，就难于治好。如何得知呢？病人泄泻不止，无物可泻，就会死亡。

病人肾气衰绝，得病四天就容易死亡。如何得知呢？病人牙齿突然干枯，面色纯黑，眼睛发黄，腰痛如折断，自汗量多，如水流不止。（另一说法：人中平，到了七天就容易死亡。）

病人骨气衰绝，见到牙齿发黄、脱落，到了十天就容易死亡。

出现各种浮脉，如果重按无根，大多数病人容易死亡。这是因为各种浮脉都以五脏六腑为根。

【按语】《脉经》提出五脏六腑脏气衰绝的死期，心一日、肝八日、脾十二日、肺三日、肾四日、胆七日、胃五日、小肠六日、大肠不治、筋九日、肉六日、骨十日，其理论根据何在？有无规律可循？应当怎样推算？目前一时难以作出满意的回答。这些时限，是前人在临床实践中的经验积累，故在死亡日期上存在一定分歧。这些具体的时间，只能作为一种参照意见，不可机械死板地推算。病后是否死亡，主要应结合临床表现进行判断。

肝气绝的表现有面青，伏卧，视力大减，汗或泪出不止。面青为肝气大虚，本色外露；伏卧不欲见人，或不能视物见人，均为肝气大衰，目不能视；汗多或泪多是气不能摄而欲脱的征兆，故容易死亡。

眉毛倾斜,为胆的经气大虚、眉毛枯萎的表现,故可提示胆气已绝,死期将至。

爪甲为筋之余,爪甲青紫,为肝气大虚,筋脉失养,气滞血瘀;呼喊叫骂,为筋脉妄动,均是筋气大衰的征兆,故多死证。

心气欲绝常见呼吸张口抬肩,目睛上视、直视、斜视等表现。肺的宗气贯心脉而行气血,心气大衰时,宗气微弱,不司呼吸,而见呼吸困难、张口抬肩之表现;心气大衰,精气已绝,不能上养于目,故可引起目睛上视、直视等症状。

小肠气绝,不能泌别清浊,不能吸收水谷精微,以致头发失养而干枯如麻,肢体失养而屈伸不利,气虚失固而自汗不止。

口冷、足肿、腹胀、下利无度,都是脾的阳气大衰所致。腹热是气衰阳浮的表现,故凡见到上述症状,可诊断为脾绝,容易死亡。

胃气为后天之本,胃气绝,不能养先天之本,肾气亦绝。腰为肾之府,肾绝不能养腰府,则脊柱疼痛,腰重难以转侧。故把二者作为观察胃气绝的主要症状。

肌肉绝,不能养耳,则耳干;热毒重,肌肉肿胀,则满舌肿大;脾主肌肉,脾气大虚,不能统血,则为尿血、便血。故耳干、舌肿、尿血、便血可作为诊断肉绝的依据。

肺主气司呼吸,肺气绝,呼吸功能大衰,故见张口呼吸、出气多、入气少等呼吸严重困难的表现。呼吸衰竭,必然死亡。

大肠为传导之官,大肠经气衰竭,传导失职,故大便下利无度,严重腹泻,精气大伤,很容易死亡。

肾气绝,肾不主骨养齿,则牙齿枯萎;不养腰,则腰痛若折;气不固摄,则自汗不止;脏真欲绝,肾的本色外露,则为纯黑色;目睛色黄为母病及子,影响于肝所致。以上表现,均说明肾气衰绝,故容易死亡。

齿为骨之余,骨气衰竭,不能养齿,故齿黄容易脱落,其病多死。

诸脉浮而无根,是无脏腑的根本,即胃气。缺乏生化之源,失去了生机,故容易死亡。

诊四时相反脉证第四

【提要】论述与四时相应的脏腑脉象和相反脉象,结合五行相生相克,以推算疾病的顺逆及预后。

【原文】春三月木王,肝脉治,当先至,心脉次之,肺脉次之,肾脉次之。此为四时王相,顺脉也。

到六月土王,脾脉当先至而反不至,反得肾脉,此为肾反脾也,七十日死。何谓肾反脾?夏火王,心脉当先至,肺脉次之,而反得肾脉,是谓肾反脾。期五月、六月,忌丙丁[1]。

脾反肝,三十日死。何谓脾反肝?春肝脉当先至而反不至,脾脉先至,是谓脾反肝。期正月、二月,忌甲乙。

肾反肝,三岁死。何谓肾反肝?春肝脉当先至而反不至,肾脉先至,是谓肾反肝也。期七月、八月,忌庚辛。

肾反心,二岁死。何谓肾反心?夏心脉当先至而反不至,肾脉先至,是谓肾反心也。期六月,忌戊己。臣亿等按:《千金》云:此中不论肺金之气,疏略未谕,《指南》又推五行,亦颇颠倒,待求《别录》也。

【注释】[1]忌丙丁:忌遇到含丙丁属火的年、月、日、时。

【语译】春季三个月，自然界木气旺盛，肝脉当旺，故春季首先见到肝脉。同样道理，心脉次后，见于夏季，肺脉又次后，见于秋季，肾脉再次后，见于冬季。这是四季气候时令旺盛的脉象，属于顺脉。

到了六月，土气旺盛时，当先见脾脉而未见到，反而见到肾脉，这是肾水反侮脾土的现象，七十日内容易死亡。什么叫肾水反侮脾土呢？因为夏季火气当旺，应先见心脉，其次才见肺脉，今反而出现肾脉，这就叫肾水反侮脾土。正常的病程在火旺的五月和土旺的六月之内，忌遇到含丙丁等属火的年、月、日、时。

脾土反侮肝木，三十日内容易死亡。什么叫脾土反侮肝木呢？因为春季当先见到肝脉而未见到，反见脾脉，这就叫脾土反侮肝木。病程在木旺的正、二月内，忌遇到含甲乙等属木的年、月、日、时。

肾水反肝木，三年内容易死亡。什么叫肾水反肝木呢？因为春季当先见到肝脉而未见到，反见肾脉，这就叫做肾水反肝木。病程在金旺的七、八月内，忌遇到含庚辛等属金的年、月、日、时。

肾水反心火，二年内容易死亡。什么叫肾水反心火？因为夏季当先见到心脉而未见到，反见肾脉，这就叫肾水反心火。病程在火旺的六月，忌遇到含戊己等属土的年、月、日、时。

【按语】时令与脏气相应，春夏秋冬分别与肝心肺肾之脉对应，长夏应脾。若时令与脏气相失，不见本脏之脉，而见到其他脏腑的脉象，均属相反。利用五行相生相克的关系，可推算其病程和不利的年、月、日、时，预测疾病的生死吉凶。虽然对临床有一定指导意义，但不能机械运用，要结合具体情况全面分析。

诊损至脉第五

【提要】论述损脉与至脉的概念、分类、所主的病证和治则；损至脉的跳动次数，脉气运行长度，结合时间及运行快慢讨论病证的病机及预后。

【原文】脉有损至[1]，何谓也？然：至之脉，一呼再至曰平，三至曰离经[2]，四至曰夺精，五至曰死，六至曰命绝，此至之脉也。何谓损？一呼一至曰离经，二呼一至曰夺精，三呼一至曰死，四呼一至曰命绝，此损之脉也。至脉从下上，损脉从上下也。

【注释】[1]损至：次数减少与增加的脉象。[2]离经：离开正常的次数。

【语译】脉象有损和至的区别，是什么意思呢？回答说：至脉，是指一次呼气脉动两次，即一息四至，称为平脉，为阴阳之气平和。脉动三次，一息六至，称为离经，指离开正常的次数；脉动四次，一息八至，阳胜于阴，故称为夺精；脉动五次，一息十至，为阳盛阴亡，称为死脉；脉动六次，一息十二至，阳亢已极，称为命绝。这些就是至脉的表现。什么叫损脉呢？一次呼气脉动一次，即半息一至，阴始胜阳，称为离经；两次呼气脉动一次，一息一至，阴胜于阳，称为夺精；三次呼气脉动一次，一息半一至，阴盛阳衰，称为死脉；四次呼气脉动一次，两息一至，阴盛已极，称为命绝。这些就是损脉的表现。出现至脉的疾病，从下而上传变,即肾先病而渐致肺。出现损脉的疾病,由上向下传变,即肺先病而渐传肾。

【按语】至脉为阳气太过,脉动次数增快。医生呼吸一息,病人脉跳四至为平脉,五六至为数脉,七八至为疾脉。至数越多,病情越重,一息七八至以上,病情危重多死。所谓从下而上,由少增多,不仅反映病位的发展趋势,而且也说明脉搏逐渐增快,病情发展。损脉频率减慢,所谓由上向下,由多减少,除反映病位外,还说明人的阳气从上向下逐渐衰减,病情危重。

【原文】损脉之为病奈何?然:一损损于皮毛,皮聚[1]而毛落;二损损于血脉,血脉虚少,不能荣于五脏六腑也;三损损于肌肉,肌肉消瘦,食饮不为肌肤;四损损于筋,筋缓不能自收持;五损损于骨,骨痿不能起于床。反此者,至之为病也。从上下者,骨痿不能起于床者死;从下上者,皮聚而毛落者死。

【注释】[1]皮聚:皮肤皱缩。

【语译】损脉的病证表现如何?回答说:一损,损伤皮毛,引起皮肤皱缩、毛发脱落等症;二损,损伤血脉,引起血脉虚衰不足,不能荣养五脏六腑等表现;三损,损伤肌肉,引起肌肉消瘦,饮食精微不能濡养肌肤;四损,损伤筋脉,引起筋脉弛缓,不能自主收缩、支撑;五损,损伤骨骼,引起骨骼痿软无力,不能起床。与此类表现相反,就是至脉的病证。从肺向肾,由上焦传变到下焦的损脉病证,出现骨骼痿软、不能起床等表现,容易死亡;从肾向肺,自下而上传变的至脉病证,出现皮肤皱缩、毛发脱落等表现,容易死亡。

【按语】损脉的病证，其传变从皮毛到血脉、肌肉、筋脉、骨髓，是病情逐渐加重的表现。见到骨损的表现病情最重，容易死亡。

【原文】治损之法奈何？然：损其肺者，益其气；损其心者，调其营卫；损其脾者，调其饮食，适其寒温；损其肝者，缓其中；损其肾者，益其精气。此治损之法也。

【语译】损脉病证的治法怎样？回答说：肺脏虚损的病证，治宜补益肺气；心脏虚损的病证，治宜调和营卫；脾脏虚损的病证，治宜调理饮食，适应气候的寒温变化；肝脏虚损的病证，治宜使用味甘性缓的药调和中焦；肾脏虚损的病证，治宜补益精气。这些就是治疗损脉病证的基本法则。

【按语】损脉所主的病证，性质属虚，虚则补之，是治疗的大法。损肺、损脾、损肾，采用直补的方式；损心不能直接调补，由于心主营血，所以用调和营卫的方法间接治疗；损肝，用性味甘缓之药物，调补脾胃，化生气血，以达到补养肝脏的目的。

【原文】脉有一呼再至，一吸再至；一呼三至，一吸三至；一呼四至，一吸四至；一呼五至，一吸五至；一呼六至，一吸六至；一呼一至，一吸一至；再呼一至，再吸一至；呼吸再至。脉来如此，何以别知其病也？然：脉来一呼再至，一吸再至，不大不小，曰平。一呼三至，一吸三至，为适得病。前大后小，即头痛目眩；前小后大，即胸满短气。一呼四至，一吸四至，病适欲甚。脉洪大者，苦烦满；沉细者，腹中痛；滑者，伤热；涩者，中雾露。一呼五至，一吸五至，其人当困。沉细即夜加，浮大即昼加,不大小虽困可治,其有大小者为难治。一呼六至,一吸六至,为十死脉[1]也。沉细夜死,浮大昼死。一呼一至,一吸一至,名曰损。人虽能行,犹当一作独未。着床,所以然者,血气皆不足故也。再呼一至,再吸一次,名曰无魂[2]。无魂者,当死也,人虽能行,名曰行尸[3]。

【注释】[1]十死脉:即十怪脉。指必死无疑的脉象。[2]无魂:形容阳气竭绝、神魂飞离的脉象。[3]行尸:此指生机已绝,濒于死亡的人,虽能行走却如同尸体走行。

【语译】脉象跳动,有一次呼气脉跳两次,一次吸气脉跳两次;有一次呼气脉跳三次,一次吸气脉跳三次;有一次呼气脉跳四次,一次吸气脉跳四次;有一次呼气脉跳五次,一次吸气脉跳五次;有一次呼气脉跳六次,一次吸气脉跳六次;有一次呼气脉跳一次,一次吸气脉跳一次;有两次呼气脉跳一次,两次吸气脉跳一次;有呼气和吸气之间脉跳两次。脉象跳动如此,怎样才能辨别各主哪些病证呢?回答说:脉象一呼跳动两次,一吸跳动两次,脉形不大不小,叫做平脉,为正常脉象。脉象一呼跳动三次,一吸跳动三次,是刚发生的病。若寸脉大,尺脉小,病人有头痛目眩的表现;若寸脉小,尺脉大,病人有胸中烦满、呼吸短气的症状。脉象一呼跳动四次,一吸跳动四次,是病将发展。若脉象洪大,病人有心中烦躁满闷的表现;若脉沉细,病人有腹中疼痛的表现;若脉滑,是受到热邪中伤;若脉涩,是遭受雾露损伤。脉象一呼跳动五次,一吸跳动五次,病人当有神疲困倦。如果脉沉细,病情夜间加重;脉浮大,则病情白天加重;脉象没有大小不一变化,虽有神疲困倦感,仍可治愈;若有大小不一变化,则难以治疗。脉象一呼跳动六次,一吸跳动六次,是必然死亡的脉象。此脉若沉细,多在夜晚死亡;此脉若浮大,多在白天死亡。脉象一呼跳动一次，一吸跳动一次，称为损脉。见到损脉，病人虽然还能行走，仍应卧床休息。所以如此，是因为气血皆虚。脉象两次呼气跳动一次，两次吸气跳动一次，称为无魂之脉。见到这种脉象，病人相当于已经死亡，此时虽仍能行走，实际上已失去知觉，如同行走的僵尸。

【按语】脉象一息四至为平脉。一息六至是新病，寸大尺小为阳盛阴虚，阳气在上，升而不降，则为头痛目眩；寸小尺大，是阴盛于下，肾阳不足，肾不纳气，肺气不降，呼吸喘促，故引起胸闷气短的表现。一息八至是病情加重，兼脉洪大，是邪热扰胸，则胸中烦满；兼脉沉细，是阳气内虚，则腹中疼痛；兼滑脉，是中伤邪热，加速脉行；兼涩脉，是中伤雾露，阻碍脉行。一息十至，热盛已极，耗伤阴液，气血已亏，故神疲困倦乏力；若兼沉细脉，阳气大虚，夜晚属阴，则病情加重；若兼浮大脉，阳气外浮，白天阳气较盛，阳气浮张，故病情亦会加重。一息十二至，脉跳太快，为真脏脉现，容易死亡。一息二至，或一息一至，脉跳太慢，阴气竭绝，病情均十分危重。

【原文】扁鹊曰：脉一出[1]一入[2]曰平，再出一入少阴，三出一入太阴，四出一入厥阴。再入一出少阳，三入一出阳明，四入一出太阳。脉出者为阳，入者为阴。

故人一呼而脉再动，气行三寸，一吸而脉再动，气行三寸。呼吸定息，脉五动。一呼一吸为一息，气行六寸。人十息，脉五十动，气行六尺。二十息，脉百动，为一备[3]之气，以应四时。

天有三百六十五日，人有三百六十五节。昼夜漏下水百刻[4]。一备之气，脉行丈二尺。一日一夜行于十二辰，气行尽则周遍于身，与天道相合，故曰平。平者,无病也,一阴一阳是也。脉再动为一至,再至而紧即夺气。一刻百三十五息,十刻千三百五十息,百刻万三千五百息。二刻为一度,一度气行一周身^[5],昼夜五十度。

【注释】[1]出:出现,脉跳触指。[2]入:隐没,脉跳休歇。[3]备:完备。[4]刻:古代昼夜分为一百刻,一刻相当于十四分二十四秒,大约相当于现代计时的十五分钟。[5]一度气行一周身:一呼一吸为一息,气行六寸,一刻一百三十五息,气行八丈一尺,二刻为一度,气行一十六丈二尺,刚好运行了人身经脉一周次。

【语译】扁鹊说:脉搏一次跳动的时间相当于一次休歇的时间,称为平脉。而脉搏两次跳动的时间相当于一次休歇的时间,为阴气初盛的少阴脉;脉搏三次跳动的时间相当于一次休歇的时间,为阴气正盛的太阴脉;脉搏四次跳动的时间相当于一次休歇的时间,为阴极而尽的厥阴脉。脉搏两次休歇的时间相当于一次跳动的时间,为阳气初盛的少阳脉;脉搏三次休歇的时间相当于一次跳动的时间,为阳气正盛的阳明脉;脉搏四次休歇的时间相当于一次跳动的时间,为阳气旺盛的太阳脉。脉动阴阳的分类,跳动的为阳,休歇的为阴。

在正常情况下,人在一次呼气的时间内脉搏跳动两次,脉气运行三寸;一次吸气的时间内脉搏跳动两次,脉气运行三寸。在一次呼吸结束到第二次呼吸开始,脉搏还要出现第五次跳动。衡量脉搏跳动的时间是以一呼一吸为一息,脉气运行长度为六寸。人呼吸十次,即十息,脉搏跳动五十次,脉气运行六尺。人呼吸二十息,脉搏跳动一百次,为一个完备的脉气,与春、夏、秋、冬四时相对应。

自然界的天(一年)有三百六十五日,人的身体有三百六十五节。天人相应,一天一夜的时间,古代计时的漏壶所滴下的水刚好到一百个刻度。一个完备的脉气,脉气运行长度是一丈二尺。一日一夜,脉气运行十二个时辰,脉气运行结束,正好环周走遍全身,与天道运行相符合,所以称为平脉。此属正常生理现象,即无病,是一阴一阳平衡协调。脉象一次呼气跳动两次,即一息四次为一至之脉;再至,即一息脉跳八次的为脉紧,是精气严重耗损。人的呼吸,一刻时间有一百三十五息,十刻时间有一千三百五十息,一百刻时间有一万三千五百息。二刻时间共二百七十息,脉气运行十六丈二尺,为一度,一度脉气刚好运行全身一周,故一昼夜脉气运行全身五十周。

【按语】脉的出入与三阴三阳的关系,难于理解,存疑待考。古代以漏壶滴水计时,一昼夜分为一百刻,人的呼吸共一万三千五百次。脉搏跳动一息五次,运行六寸,一昼夜共行八百一十丈。根据《灵枢·脉度篇》的记载,人体共二十八条经脉,总长度为十六丈二尺。人在一刻的时间内,呼吸一百三十五次,脉跳长度为六寸乘一百三十五次,即八丈一尺。二刻运行长度为六寸乘二百七十呼吸次数,即十六丈二尺,刚好运行人体一周。一昼夜运行人体五十周,八百一十丈。

【原文】脉三至者离经。一呼而脉三动,气行四寸半。人一息脉七动,气行九寸。十息脉七十动,气行九尺。一备之气,脉百四十动,气行一丈八尺,一周于身,气过百八十度[1],故曰离经。离经者病,一阴二阳是也。三至而紧则夺血。

【注释】[1]气过百八十度:脉气运行超过了一百八十度。

【语译】一次呼吸,脉各动三次,一息六次,叫做离经脉。此脉一呼脉动三次,脉气运行四寸半。加上一吸脉搏跳动三次,呼气吸气之间，脉搏跳动一次，故一息脉动七次，脉气运行九寸。十息脉动七十次，脉气运行九尺。二十息是一个运行完备的脉气，脉动一百四十次，脉气运行一丈八尺。两刻时间，脉气运行人一周身后，为二十四丈三尺，还超过了正常十六丈二尺之半周，合一百八十度，所以称为离经。离经之脉是病脉，是阳盛于阴，一阴二阳的结果。如果一次呼吸脉动各三次，脉象又紧，则表示阴血耗损。

【按语】此为脉跳加快引起的病证。正常人一息脉跳五至，脉行六寸，现在脉象一息七次，脉行九寸；正常人十息脉行六尺，现在十息脉行九尺；正常人一个完整的脉气，脉行一丈二尺，现脉行一丈八尺；正常人二刻（一周）脉行十六丈二尺（6寸×270次），现二刻脉行二十四丈三尺（9寸×270次），超过正常一周的一半。正常一个圆周为三百六十度，现已超过一百八十度，即超过了正常的范围，故称为离经脉。离经脉为热盛所致，主阳盛于阴，叫做一阴二阳。一次呼气脉三次而兼有紧象，是有大失血证。失血过多，阴不制阳，阳气偏亢而使脉数；血少管壁失濡而拘急则脉紧。

【原文】脉四至则夺精。一呼而脉四动，气行六寸。人一息脉九动，气行尺二寸。人十息脉九十动，气行一丈二尺。一备之气，脉百八十动，气行二丈四尺，一周于身，气过三百六十度，再遍于身，不及五节，一时之气而重至。诸脉浮涩者，五脏无精，难治。一阴三阳是也。四至而紧则夺形。

【语译】一次呼吸，脉跳各四次，是精气严重耗损所致。一次呼气脉跳四次，脉气运行六寸。一次呼吸脉跳九次，脉气运行一尺二寸。呼吸十息脉跳九十次，脉气运行一丈二尺。一个完整的脉气,脉搏跳动一百八十次,脉气运行二丈四尺。二刻时间脉气运行人身一周,已超过三百六十度,可以再运行人身一周,只比全身三百六十五节略少五节,这是短时间内脉气已运行全身两次。此时两手的脉均浮而涩,是五脏缺乏精气,病重难以治疗。这是由于一阴三阳,阳盛阴亏所致。如果一次呼吸脉动四次,而又兼紧象,则可见形体严重消瘦。

【按语】脉搏跳动一息九次,脉气运行一尺二寸,脉气运行速度加快,二刻时间,脉气运行为三十二丈四尺(1.2尺×270次),已比正常长度超过一周,即脉气重复运行一周。这是因为一阴三阳,阳热过盛,阴津亏损,阳气外张则脉浮,阴津亏损则脉涩,故两手均见浮涩之脉,此时五脏精气已绝,大肉已脱,形体严重消瘦,故病重难治。

【原文】脉五至者死。一呼而脉五动,气行六寸半。当行七寸半。人一息脉十一动,气行尺三寸。当行尺五寸。人十息脉百一十动,气行丈三尺。当行丈五尺。一备之气,脉二百二十动,气行二丈六尺。当行三丈。一周于身三百六十五节,气行过五百四十度。再周于身,过百七十度[1]。一节之气而至此。气浮涩,经行血气竭尽,不守於中,五脏瘵瘠[2],精神散亡。脉五至而紧则死,三阴—作二。三阳是也,虽五犹末[3],如之何也。

【注释】[1]过百七十度:应为过百八十度。[2]瘠:通"消",销铄。[3]虽五犹末:虽然五脏形体还没有萎缩消瘦。

【语译】一次呼吸,脉跳各五次,是死脉。一次呼气脉跳五次,脉气运行六寸半,应当行七寸半。一次呼吸脉跳十一次,脉气运行一尺三寸(应当行一尺五寸)。按此计算,人的呼吸十息,脉跳应为一百一十次,脉气运行一丈三尺(应当行一丈五尺)。一个运行完整的脉气,脉跳二百二十次,脉气运行二丈六尺,应当行三丈。二刻时间运行一周身三百六十五节后,脉气运行超过了五百四十度。若按再运行一周身计算,还超过一百八十度,已超过人体每一节的气。此时脉气出现浮而涩,是经脉运行过程中气血衰竭已尽,不能内守于中,五脏所主部位出现痿软消瘦,精神散失消亡。一次呼吸脉各跳五次,而且又兼紧象,则病重多死,这是三阴或二阴三阳,阳气太盛,阴精竭绝所致,虽然五脏形体还没有萎缩消瘦,生命也是无法挽救。

【按语】脉跳一息十一次,脉行一尺五寸,正常一刻呼吸一百三十五息,二刻呼吸二百七十息,现在二刻时间脉行四十丈五尺(1.5 尺 ×270 次),是人身经脉一十六丈二尺长度的两倍半,相当于环周运行人体两周半,即九百度。如果按"一周于身"及"再周于身"的两次正常环周运行七百二十度,则超过一百八十度。这是阳热极盛,血气耗尽,故脉见浮涩,五脏精气大伤,全身形体消瘦,病情危笃,容易死亡。

【原文】脉一损一乘者,人一呼而脉一动,人一息而脉再动,气行三寸。十息脉二十动,气行三尺。一备之气,脉四十动,气行六尺。不及周身百八十节。气短不能周遍于身,苦少气,身体懈堕矣。

【语译】脉象一损一乘,是一呼一吸而脉跳各一次,呼吸一息而脉跳二次,脉气运行三寸。呼吸十息脉跳二十次,脉气运行三尺。二十息一个运行完整的脉气,脉跳四十次,脉气运行六尺。二刻时间脉气运行全身半周,未达到全身三百六十度,还余下一百八十度。由于脉气短少而不能遍行周身,病人感到少气不足,身体疲倦懈惰。

【按语】一息脉跳二次，脉行三寸，二刻二百七十息，脉行八丈一尺（3 寸×270 次），为正常脉行的一半，故只运行一百八十度，还差一半。说明脉气不足，全身气虚，脏腑功能低下，故身体倦怠乏力。

【原文】脉再损者，人一息而脉一动，气行一寸五分。人十息脉十动，气行尺五寸。一备之气，脉二十动，气行三尺，不及周身二百节。气血尽，经中不能及，故曰离经。血去不在其处，小大便皆血也。

【语译】再损的脉象，是呼吸一息而脉跳一次，脉气运行一寸五分。呼吸十息脉跳十次，脉气运行一尺五寸。运行一个完整的脉气，脉跳二十次，脉气运行三尺。二刻时间内，脉气仅运行人身四分之一周，全身还有二百多节未运行。气血亏尽，脉气运血不能充满全身的经脉，故称为离经。血液外溢而离开经脉，则引起大小便都出血。

【按语】脉跳一息一次，脉行一寸五分。二刻脉行四丈五寸（1.5 寸×270 次），恰为全身一十六丈二尺的四分之一，即运行全身三百六十五节的九十一节，还有二百多节未运行。说明气血大亏，脉气运行不能充满全身的经脉之中，气不摄血，血液外溢，故可引起大小便出血。

【原文】脉三损者，人一息复一呼而脉一动。十息脉七动，气行尺五寸。当行尺五分。一备之气，脉十四动，气行三尺一寸。当行二尺一寸。不及周身二百九十七节，故曰争[1]。气行血留，不能相与俱微。气闭实则胸满。脏枯而争于中，其气不朝，血凝于中死矣。

【注释】[1]争:相互竞争。此指气血相争。

【语译】三损的脉象,是呼吸一息半脉跳一次。呼吸十息脉跳七次,脉气运行一尺五寸,应当行一尺五分。运行一个完整的脉气,呼吸各二十次,脉跳十四次,脉气运行三尺一寸,应当行二尺一寸。二刻时间内,全身还有二百九十七节未运行,所以叫气血相争。气虽能行而血行留滞,气血不相协调,而致气血衰微。气机闭实,则胸部胀满;脏腑血枯,气与血相争于中,则气不能推动血行,血凝滞于内,就会死亡。

【按语】三损脉,一息半脉跳一次,十息脉跳七次,脉气行一尺五分,二十息,一个完整的脉气,脉跳十四次,脉行二尺一寸。二刻脉气运行二丈八尺三寸,为全身经脉长度的五点七分之一,实际运行三百六十五节中的六十四节,还有三百零一节未运行,这是因为气血相争的结果。其中气虽能行,但血行壅滞,最后导致气血俱虚,气虚血瘀,脏腑枯竭,病重易死。

【原文】脉四损者,再息而脉一动。人十息脉五动,气行七寸半。一备之气,脉十动,气行尺五寸。不及周身三百一十五节,故曰亡血。亡血者,忘失其度,身羸疲,皮裹骨。故气血俱尽,五脏失神,其死明矣。

【语译】脉象四损,是两次呼吸脉跳一次。呼吸十息脉跳五次,脉气运行七寸半。二十息一个运行完整的脉气,脉跳十次,脉气运行一尺五寸。二刻时间内,脉气还有三百一十五节未运行,所以称为亡血。亡血,是因血气妄行,失其常度,身体极度瘦弱疲乏,皮包骨头。所以气血俱尽,五脏大虚,神失所藏,显而易见,其病容易死亡。

【按语】四损脉，是二息脉跳一次，十息脉跳五次，脉气运行七寸半。二刻脉行二丈，为全身经脉长度的近八分之一，实际运行大约五十节，还有三百一十五节左右未运行，是大失血，血少失运。大失血引起血气妄行，则全身消瘦，五脏大虚，神失所藏，病重易死。

【原文】脉五损者，人再息复一呼而脉一动。人十息脉四动，气行六寸。一备之气，脉八动，气行尺二寸。不及周身三百二十四节，故曰绝。绝者，气急，不下床，口气寒，脉俱绝死矣。

【语译】脉象五损，是两息半脉跳一次。呼吸十息脉跳四次，脉气运行六寸。一个完整的脉气，脉跳八次，脉气运行一尺二寸。二刻时间内，脉气还有三百二十四节未能运行，故称为绝。出现绝脉，病人呼吸急促困难，卧床不起，口中出气寒冷，脉气俱绝，属于死证。

【按语】五损脉，两息半脉跳一次，十息脉跳四次，脉行六寸。二刻脉行一丈六尺二寸，为全身经脉长度的十分之一，实际运行三十六节，故还有三百二十四节未运行，为阳气衰绝。气少则呼吸气喘困难，不能下床活动；阳气大衰，失于温煦，则口出冷气，脉绝而死。

【原文】岐伯曰：脉失四时者为至启，至启者，为损至之脉也。

损之为言，少阴主骨为重，此志损也；饮食衰减，肌肉消者，是意损也；身安卧，卧不便利，耳目不明，是魂损也；呼吸不相通，五色不华，是魄损也；四肢皆见脉为乱，是神损也。

【语译】岐伯说：脉象不与四时正常的脉象相适应，称为至启。所谓至启，是开始引起损脉和至脉。

谈到损脉，足少阴肾主骨，损伤肾，可引起四肢沉重，这是肾所存的志受到损害；脾失运化，饮食衰减，肌肉消瘦，这是脾所存的意受到伤害；身体倦怠喜欢安卧，睡卧又感不适，听力减退，视物不明，是血不养肝，肝不藏魂的魂损；呼吸气不通畅，面部五色缺少光华，是肺不主呼吸皮毛，魄受到伤害；四肢不用，脉象混乱，是心不主血脉神志，神受到伤害。

【按语】五脏与四时失却调和，则会损伤五脏，引起损至脉。心藏神，肺藏魄，肝藏魂，脾藏意，肾藏志，心损则为神损，肺损则为魄损，肝损则为意损，脾损则为魂损，肾损则为志损。五脏生理功能不同，故引起损伤时表现不同。

【原文】大损三十岁，中损二十岁，下损十岁。损，各以春、夏、秋、冬。平人，人长脉短者，是大损三十岁；人短脉长者，是中损二十岁；手足皆细，是下损，十岁；失精气者，一岁而损。男子，左脉短，右脉长，是为阳损半岁；女子，右脉短，左脉长，是为阴损半岁。

春脉当得肝脉，反得脾、肺之脉损；夏脉当得心脉，反得肾、肺之脉损；秋脉当得肺脉，反得肝、心之脉损；冬脉当得肾脉，反得心、脾之脉损。

【语译】大的损伤，缩短寿命三十年；中的损伤，缩短寿命二十年；小的损伤，缩短寿命十年。各种损伤，都是违背春、夏、秋、冬四时气候变化。从人的形体与脉象的关系来观察，身高而脉短，是大损，缩短寿命三十年；身矮而脉长，是中损，缩短寿命二十年；手足四肢细弱兼脉细，是下（小）损，缩短寿命十年；如果有精气耗损，缩短寿命一年。男性左手脉短，右手脉长，是阳气损伤,缩短寿命半年;女性右手脉短,左手脉长,是阴气损伤,缩短寿命半年。

春天应见肝脏的弦脉,反而出现脾脏的缓脉和肺脏的浮脉,属于损脉;夏天应见心脏的洪脉,反而出现肾脏的沉脉和肺脏的浮脉,即为损脉;秋天应见肺脏的浮脉,反而出现肝脏的弦脉和心脏的洪脉,即是损脉;冬天应见肾脏的沉脉,反而出现心脏的洪脉和脾脏的缓脉,即是损脉。

【按语】季节、形体与脉相合,其病为顺,季节、形体与脉相反,其病为损。体长脉短、体短脉长损伤最重,对寿命影响较大;体瘦脉细,形体与脉象差别不大,对寿命影响较小。三十、二十、十年只是大约估计,供作参考。男子属阳,以左手为主;女子属阴,以右手为主,脉象相反,则为损阳损阴。

当令之季,应见本脏之脉为顺。若见相乘和反侮之脏的脉象则为损。如春季见肝脏的弦脉为顺,见相乘的浮脉(肺)、相侮的缓(脾)均为损脉等等。

【原文】当审切寸口之脉,知绝不绝。前后去[1]为绝。掌上相击,坚如弹石,为上脉虚尽,下脉尚有,是为有胃气。上脉尽,下脉坚如弹石,为有胃气。上下脉皆尽者死,不绝不消者皆生,是损脉也。

【注释】[1]去:此指隐没无脉之意。

【语译】判断损脉,要知脉气是绝或不绝,应当审察寸口的脉象,寸部和尺部皆隐没无脉的为绝。寸脉向掌侧伸长,脉来击指,坚硬如弹出的石子,为寸脉之气大亏,虚阳浮越所致,下部关、尺脉尚存,此为脉有胃气。寸脉之气虚竭,尺脉坚硬如弹石,亦为有胃气。寸部和尺部脉气皆耗竭无脉,才是死脉;脉气不绝、脉跳不消失,仍有生机,这类现象属于损脉。

【按语】寸脉坚硬,尺脉乏力而犹存,或尺脉坚硬,寸脉虚弱,只要脉象未消失,均为有胃气之脉,还有一线生机,为损脉;寸、尺均无脉气,才是没有胃气,为绝脉。脉气对生死吉凶的预后判断具有重要的意义。

【原文】至之为言,言语音深远,视愦愦[1],是志之至也;身体粗大,饮食暴多,是意之至也;语言妄见,手足相引,是魂之至也;茏葱[2]华色,是魄之至也;脉微小不相应,呼吸自大,是神之至也。是至脉之法也。死生相应,病各得其气者生,十得其半也。黄帝曰:善。

【注释】[1]视愦愦:形容视觉昏乱不清。[2]茏(音龙)葱:形容草木茂盛,此指颜面光泽浮亮。

【语译】以至脉为例来说,说话的声音深沉遥远,视觉昏乱,是肾志受伤的至脉;身体粗大,饮食突然大增,是脾意受损伤的至脉;狂言妄语,幻觉,手足抽搐,是肝魂受伤的至脉;面色光泽过度浮露,是肺魄受伤的至脉;脉微小而彼此不协调,呼吸增大引起喘促,是心神受伤的至脉。以上是至脉诊断的方法。如果欲死的证候与有生机的脉象相应,危险的病情得到相生的脉气,就有生机,十个病人中有五个能获得生的希望。黄帝说:讲得很正确。

【按语】至脉是出现太过引起的病证。肾藏志,惊恐所伤,肾气不足,不能帮助发音,则说话声音深沉遥远;肾精亏,精血不能上养于目,则视觉昏乱。邪热伤脾胃,热盛胃的腐熟增强,则食欲大增;湿热困脾,流注肌肉,则身体粗大。暴怒伤肝,肝不藏魂,则狂言妄语,出现幻觉;伤筋,则手足抽搐。木火刑金,肺不主皮毛,则面色青而光泽浮露。邪热伤心,心气受伤,则脉微小,胸闷气短而呼吸喘促。至脉出现病情多险重,若能见到与危险的病情相应的脉气,则还有一线生机,这在预后判断上应引起足够的重视。

诊脉动止投数疏数死期年月第六

【提要】论述各种代脉的表现,以阐述病机,确定病位,指导治疗,推测预后,判断死期,同时指出代脉是脏气衰败的表现。

【原文】脉一动一止,二日死。—经云:一日死。二动一止,三日死。三动一止,四日死,或五日死。四动一止,六日死。五动一止,五日死,或七日死。六动一止,八日死。七动一止,九日死。八动一止,十日死。九动一止,九日死,又云十一日死。—经云:十三日死,若立春死。十动一止,立夏死。—经云:立春死。十一动一止,夏至死。—经云:立夏死;—经云:立秋死。十二、十三动一止,立秋死。—经云:立冬死。十四、十五动一止,立冬死。—经云:立夏死。二十动一止,一岁死,若立秋死。二十一动一止,二岁死。二十五动一止,立冬死。—经云:一岁死,或二岁死。三十动一止,二岁若三岁死。三十五动一止,三岁死。四十动一止,四岁死。五十动一止,五岁死。不满五十动一止,五岁死。

【语译】出现间歇脉,脉搏跳动一次暂停一次,二日内死亡(另一经说:一日死亡)。脉跳动二次暂停一次,三日死亡。脉动三次暂停一次,四日死亡,或五日死亡。脉动四次暂停一次,六日死亡。脉动五次暂停一次,五日死亡,或七日死亡。每跳动六次暂停一次,八日死亡。每跳动七次暂停一次,九日死亡。脉动八次暂停一次,十日死亡。脉动九次暂停一次,九日死亡,或说十一日死亡(另一经说:十三日死亡,或立春死亡)。脉动十次暂停一次,立夏死亡(另一经说:立春死亡)。脉动十一次暂停一次,夏至死亡(另一经说:立夏死亡;还有一经说:立秋死亡)。脉动十二次或十三次暂停一次,立秋死亡(另一经说:立冬死亡)。脉动十四次或十五次暂停一次,立冬死亡(另一经说:立夏死亡)。脉动二十次暂停一次,一年死亡,或立秋死亡。脉动二十一次暂停一次,二年死亡。脉动二十五次暂停一次,立冬死亡(另一经说:一年死亡,或二年死亡)。脉动三十次暂停一次,两年或三年死亡。脉动三十五次暂停一次,三年死亡。脉动四十次暂停一次,四年死亡。脉动五十次暂停一次,五年死亡。跳动不满五十次就暂停一次,五年死亡。

【按语】脉搏出现节律失调,一跳一止,二跳一止,三跳一止,止有定数,叫做有规律的间歇,称为代脉。跳动一、二次出现暂停,发生间歇脉的时间越早,脏气损伤越重,死亡的时间越快,预后不好;相反,跳动多次后才出现暂停,发生间歇脉的时间越晚,脏气损伤较轻,死亡的时间越慢,预后比前者稍好。至于死亡时间的推算,一天或两天,三年或五年,不一定那样精确,仅供参考。

【原文】脉来五十投而不止者,五脏皆受气[1],即无病。《千金方》云:五行气毕,阴阳数同,荣卫出入,经脉通流,昼夜百刻,五德相生。

脉来四十投而一止者,一脏无气,却后四岁春草生而死。

脉来三十投而一止者，二脏无气，却后三岁麦熟而死。

脉来二十投而一止者，三脏无气，却后二岁桑椹赤而死。

脉来十投而一止者，四脏无气，岁中死。得节不动，出清明日死，远不出谷雨死矣。

脉来五动而一止者，五脏无气，却后五日而死。

【注释】[1]五脏皆受气：五脏均能得到脉气的充养。《太素》卷十四人迎脉口诊注："五十动者，肾脏第一，肝脏第二，脾脏第三，心脏第四，肺脏第五，五脏各为十动，即五脏皆受于气也。"

【语译】脉跳五十次而无暂停，是五脏都得到精气的充养，身体健康无病。(《千金方》解释说：五十为五的倍数，故脉跳五十次而无暂停，是五脏之气完备，人体阴阳平衡，营卫之气正常运行，经脉之气流通，漏壶滴水一昼夜下百个刻度，营卫运行全身五十周，五脏精气得以资生，所以身体康健。)

脉跳四十次有一次暂停，是一脏气衰，四年后当春天草木生长时容易死亡。

脉跳三十次有一次暂停，是二脏气衰，三年后当小麦成熟时容易死亡。

脉跳二十次有一次暂停，是三脏气衰，二年后当桑椹红赤时容易死亡。

脉跳十次有一次暂停，是四脏气衰，半年内死亡。如逢节气病情没有变化，则清明节后死，最迟也不会超过谷雨节死亡。

脉跳五次有一次暂停，是五脏的气衰败，五日后会死亡。

【按语】关于一脏至五脏之气衰有两种认识：其一，单独一脏，或两个脏、三个脏、四个脏同时气衰。只有一脏气衰，脏气损伤最轻,故脉搏四十次才出现一次停顿,死亡期最长;几脏同时气衰,脏气损伤依次加重,脉搏出现停顿的时间缩短,死亡期提前。其二,《难经·十一难》云:"经言脉不满五十动而一止,一脏无气者……肾气先尽也。"据此,"一脏无气",是指肾气虚衰,"二脏无气"、"三脏无气"、"四脏无气"、"五脏无气"分别指肝、脾、心、肺气的衰竭。按此顺序,肾气虚衰最轻,心、肺气虚最重,不一定符合临床实际,不如以一脏或数脏同时损伤解释合理。

【原文】脉一来而久住者,宿病在心,主^[1]中治。

脉二来而久住者,病在肝,枝^[2]中治。

脉三来而久住者,病在脾,下^[3]中治。

脉四来而久住者,病在肾,间^[4]中治。

脉五来而久住者,病在肺,支^[5]中治。

五脉病,虚羸人得此者死。所以然者,药不得而治,针不得而及。盛人可治,气全故也。

【注释】[1]主:此指心经。心为君主之官,故以"主"代心。[2]枝:此指肝经。肝属木,木多枝叶,故以"枝"代肝。[3]下:此指脾经。脾属土,其性低下,故以"下"代脾。[4]间:此指肾经。肾有肾间动气,故以"间"代肾。[5]支:此指肺经。支,通"枝"。秋季草木落叶,其枝独在,故以"支"代肺。

【语译】脉跳一次而出现较久的停顿,是病在心,从心经治疗。

脉跳二次而出现较久的停顿,是病在肝,从肝经治疗。

脉跳三次而出现较久的停顿,是病在脾,从脾经治疗。

脉跳四次而出现较久的停顿,是病在肾,从肾经治疗。

脉跳五次而出现较久的停顿,是病在肺,从肺经治疗。

如果寸口五脏部位出现虚弱的脉象,身体消瘦衰弱的人见到这种脉象,属于死证。这是因为形脉都虚,药物不能发挥作用,针刺不能到达病所,故属危候。如果身体强盛,见到此脉,就有治愈希望,是因五脏精气健全、正气充足的缘故。

【按语】代脉一跳一停,病位在心;二跳一停,病位在肝;三跳一停,病位在脾;四跳一停,病位在肾;五跳一停,病位在肺。这一规律是否成立,有待临床验证。为什么会出现这种规律,也有待深入探讨。

诊百病死生决第七

【提要】首先讨论伤寒、温病、常见内伤杂病及少量外、妇科病证死生的脉象和症状,推测其预后。其后论述寸部、尺部的死脉和死期。

【原文】诊伤寒,热盛,脉浮大者生,沉小者死。

伤寒,已得汗,脉沉小者生,浮大者死。

温病,三、四日以下,不得汗,脉大疾者生,脉细小难得者死不治。

温病,穰穰[1]大热,其脉细小者死。《千金》穰穰作时行。

温病,下利,腹中痛甚者,死不治。

温病,汗不出,出不至足者死;厥逆汗出,脉坚强急者生,虚缓者死。

【注释】[1]穰穰(音攘攘):形容热势亢盛。

【语译】诊断伤寒病,见到发热壮盛、脉象浮大的表现,其病多有生机;若脉象沉小,则容易死亡。

患伤寒病,已使用发汗的方法治疗,如果脉象沉小,多有生机;如果脉象浮大,容易死亡。

患温热病三四天以后,还没出汗,见到大而急数的脉象,多有生机;见到细小而难以触及的脉象,是不能治愈的死证。

温热病,出现热势亢盛的高烧,若见到细小的脉象,病重极易死亡。(《千金》"穰穰"作"时行",指时行的发烧。)

温热病,出现腹泻下利、腹中疼痛较甚的表现,是不能治愈的死证。

温热病,未出汗,或汗出而未到达足部,很容易死亡;如四肢厥冷而汗出,见到坚强而快的脉象,还有一线生机;见到虚弱缓慢的脉象,其病很容易死亡。

【按语】外感风寒,发热较盛,为邪气外束,卫阳浮于肌表。见到浮大之脉,说明正气较盛,尚能抗邪于外,故病易治疗;若见沉而细小的脉象,为正气大伤,故预后较差,容易死亡。

伤寒发汗后,阳气已虚,故见沉小脉为顺,易治;见浮大脉为虚阳外越,故多死。

温病三四日后,未出汗,脉大而数,为邪实正旺,故多生;若脉微细而小,是阴精阳气亏损,正气大虚,故多死证。

温热病,高热持续,见洪大脉为顺;若见细小脉,是精亏气绝,故多死。

温病伤津,大便多干,反见腹泻下利,腹中痛甚,是阳气大伤,温煦失职,故多为难以治疗的死证。

温病,未出汗,或汗出不彻,是阴津损伤,化源不足,故多死;手足冷,出汗,是阳气虚,但脉强有力,说明正气犹存,故尚有一线生机;若脉虚弱无力,为阳气大虚,故多死证。

【原文】温病,二、三日,身体热,腹满,头痛,食饮如故,脉直而疾者,八日死。四、五日,头痛,腹痛而吐,脉来细强,十二日死。八、九日,头不疼,身不痛,目不赤,色不变,而反利,脉来牒牒[1],按之不弹手,时大,心下坚,十七日死。

热病,七、八日,脉不软—作喘。不散—作数。者,当痦。痦后三日,温汗不出者死。

热病,七、八日,其脉微细,小便不利,加暴口燥,脉代,舌焦干黑者死。

【注释】[1]牒牒(音谍谍):在此形容脉搏跳动很快。

【语译】患温病已二、三天,见身体发热、腹部胀满、头痛、饮食正常、脉长而急数等表现,八日死亡。已病四五天,见头痛、腹痛而呕吐、脉细而有力等表现,十二日死亡。已病八九天,病人头不疼,身不痛,目不红,面色正常,反见腹泻下利,脉数而变连续不断,按之无力,不觉弹手,有时忽然变大,兼见心下硬满,十七日死亡。

患热病七八天,脉不柔软(一作"喘")、不散乱(一作"数"),当有声音嘶哑,声音嘶哑后三天,用温汗法,不能发汗外出,必然死亡。

患热病已七八天,病人的脉象微细,小便不利,又加突然出现口干、脉代、舌焦干而黑等症,则容易死亡。

【按语】温热病二三天后,邪热亢盛,则全身发热;阳热上蒸,则头痛;邪热滞脾,则腹满;胃气未受损害,则饮食如故;此时,如果脉长而急数,是邪热太甚,阳亢阴竭,病重,七八天后容易死亡。温热病四五天后,阳热上冲,则为头痛;胃热上逆,则腹痛呕吐;热病伤阴,则脉细;邪热仍盛,则脉强;阴血伤而邪热亢盛,其病预后不好,十二天后容易死亡。温热病已八九天,病程较长,病已不在表,故头身不痛,面目皮肤颜色不变;邪热入里下迫,则为协热下利;结于心下,成为结胸,则为心下硬满;此时,脉数而重按无力,是气阴已虚,时而散大,是阳气欲脱,预后亦差,十七天后容易死亡。

外感热病七八天后,脉不虚弱、不散乱,说明仅有轻度的气阴损伤,气阴不能上养咽喉,则为声音嘶哑。音哑二三天后,用温汗法不能发汗外出,是气阴已绝,故必然死亡。

热病七八天后,见到脉微细,小便不利,是热盛伤阴,化源已绝,再加上口暴干,舌干焦黑,出现代脉,是津液大伤,故容易死亡。

【原文】热病,未得汗,脉盛躁疾,得汗者生,不得汗者难差。

热病,已得汗,脉静安者生,脉躁者难治。

热病,已得汗,常大热不去者亦死。大,一作专。

热病,已得汗,热未去,脉微躁者,慎不得刺治。

热病,发热,热甚者,其脉阴阳皆竭,慎勿刺。不汗出,必下利。

【语译】温热病,未经过发汗,脉盛实而躁动急数,如果能发出汗,邪热外解,多有生机;不能发汗出,则病情则难以好转。

温热病,已经发汗,汗后脉平静缓和,多有生机;汗后脉仍躁动不安,则难于治愈。

温热病,已经发汗,仍然持续高热不退,也是死证。("大",一作"专")。

温热病,已经发汗,热势未退,此时脉微躁动,治疗应慎重处理,不能使用针刺治疗。

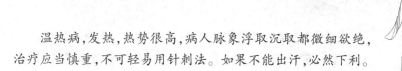

温热病，发热，热势很高，病人脉象浮取沉取都微细欲绝，治疗应当慎重，不可轻易用针刺法。如果不能出汗，必然下利。

【按语】温热病，未通过发汗治疗，邪热还未外解，邪正斗争激烈，其脉必然躁动疾数，此时使用辛凉解表法，发汗透邪，汗出热解，就容易获得生机。若不能发汗外出，邪气仍然炽盛于内，则难于治疗。

温热病，汗已发出，仍然高热持续不退，是邪热内伏，必然耗竭津气而死亡。

温热病，已发过汗，热势不为汗解，脉略带躁动，说明邪热犹盛，宜以辛凉清解，不宜使用针刺法治疗。

温热病，邪热较盛，热势很高，津气大伤，阴阳脉都微细欲绝，不宜用针刺治疗。如果不能发汗透邪，热邪下迫，必然引起下利症状。

【原文】诊人被风，不仁痿蹙[1]，其脉虚者生，坚急疾者死。

诊癫病，虚则可治，实则死。

癫疾，脉实坚者生，脉沉细小者死。

癫疾，脉搏大滑者，久自已。其脉沉小急实，不可治；小坚急，亦不可疗。

诊头痛、目痛，久视无所见者死。久视，一作卒视。

诊人心腹积聚，其脉坚强急者生，虚弱者死。又实强者生，沉者死。其脉大，腹大胀，四肢逆冷，其人脉形长者死。腹胀满，便血，脉大时绝，极下血，脉小疾者死。

心腹痛，痛不得息，脉细小迟者生，坚大疾者死。

【注释】[1]蹙（音厥）：足行动障碍。

【语译】诊察被风邪中伤的病人,肢体感觉迟钝,痿软无力,走路困难,脉象虚弱无力,多有生机;如果脉象坚硬急数,则容易死亡。

诊察癫病,脉象虚弱无力,则有治愈希望;脉象坚实搏动,则容易死亡。

癫痫病,脉坚实有力,多有生机;脉沉而细小,易于死亡。

癫痫病,脉象大而滑,时间不长还可以自愈。脉象沉细紧急有力,则难以治疗;脉细小坚硬紧急,也不易治疗。

诊得病人有头痛、目痛等症,久视而看不见东西,则容易死亡。("久视",另一种说法"卒视",即突然看不见东西。)

诊得病人心腹有包块积聚,脉象坚强有力而紧急,还有一线生机;若脉象虚弱无力,多为死证;脉坚实而强盛,多有生机;脉沉,多属死证。脉大,腹部胀大较重,四肢怕冷,脉形偏长,则容易死亡;腹部胀满,便血,脉形大,有时又细微欲绝,便血严重,脉小而疾,容易死亡。

病人心腹疼痛,痛无休止,脉象细小而迟慢,多有生机;若脉坚大而疾数,多属死证。

【按语】风邪中伤,经脉阻滞而失养,可致肢体麻木痿软,行走困难。此时脉来虚弱,与经脉不畅的病机相符,脉证相合,病情轻浅,故有生机。若脉来坚实疾数,是脉证不合,病情深重,不易治疗,故容易死亡。

患癫痫病后,脉象虚弱,提示痰浊不盛,故可治疗;若脉坚实有力,则为痰浊壅盛,病情危重,难治多死。

患癫痫病,脉大而滑,说明病人自己气血旺盛,尚能祛除痰浊,故一段时间后可以自愈。脉沉小急实或小而坚急,说明病人已经气血不足,又兼有痰气郁滞,病情深沉,故不易治疗。

病人头目疼痛,加上久视则丧失视力,说明肝肾精气大伤,预后不佳,容易死亡。

心腹有积聚，为邪气内聚，气血瘀滞。如果脉坚强紧急或脉坚实强盛，说明正气未衰，邪正斗争激烈，故还有一线生机。如果脉象虚弱或沉伏，说明正气已衰，不能与邪相争，预后不良，容易死亡。如果脉大、脉长，腹胀大严重，均为积聚气血瘀阻太盛所致，兼四肢逆冷，是阳气不能达于四肢，说明病情沉重，故容易死亡。如果腹部胀满，大便下血，是瘀血内停，血不归经。大便下血过多，气随血脱，脉失血养，则细小欲绝；阳气外浮，则脉时大或疾急，都预后极差，容易死亡。

心腹疼痛，痛无休止，是阳虚寒甚，气血瘀阻，故脉细小迟慢才符合病情，预后稍好，还有生机；脉大坚疾，为虚阳外越出现的虚假脉象，预后不良，容易死亡。

【原文】肠澼，便血，身热则死，寒则生。

肠澼，下白沫，脉沉则生，浮则死。

肠澼，下脓血，脉悬绝则死，滑大则生。

肠澼之属，身热，脉不悬绝，滑大者生，悬涩者死。以脏期之[1]。

肠澼，下脓血，脉沉小流连[2]者生；数疾且大，有热者死。

肠澼，筋挛，其脉小细安静者生，浮大紧者死。

洞泄，食不化，不得留，下脓血，脉微小迟者生，紧急者死。

泄注，脉缓时小结者生，浮大数者死。

蜃蚀阴疰[3]，其脉虚小者生，紧急者死。

【注释】[1]以脏期之：以脏腑来推测生死日期。[2]流连：此指脉气流动连绵不绝。[3]蜃蚀阴疰：指虫咬烂肛门。疰同肛。

【语译】患痢疾,见到大便下血、身发高热等症,容易死亡;若是全身怕冷,则多有生机。

患痢疾,大便中含有白色黏液,脉象沉,多有生机;脉象浮,则容易死亡。

患痢疾,大便带有脓血,脉象微细欲绝,容易死亡;脉滑大,则多有生机。

患痢疾之类疾病,身体发热,脉不细微欲绝,而是滑大,多有生机;若脉沉细而涩,容易死亡。其预后可以根据不同脏腑病变的表现进行推算。

患痢疾,大便带有脓血,脉沉细而连绵不绝,多有生机;若脉数疾而大,身体发热,则容易死亡。

患痢疾,筋脉挛急,脉象细小而平静不躁,多有生机;脉浮大而紧,则容易死亡。

泄泻大便量多,含大量不消化食物残渣,泄泻不止,又便下脓血,脉微细而迟缓,多有生机;脉象紧急,则容易死亡。

泄泻如水下注,脉行缓慢偶尔出现一次停顿,多有生机;若脉浮大而数,则容易死亡。

患虫蚀肛门的病,脉象虚小,多有生机;脉象紧急,则容易死亡。

【按语】痢疾大便下血本已伤阴,再兼发热,阴血更亏,其病多死。若不发热,仅怕冷,阴血不再耗伤,则有一线生机。

痢疾大便下利白色黏液,为阳虚湿盛,见到沉脉,为脉证相合,病有生机;若为浮脉,为虚阳外浮,其病多死。

痢疾便下脓血,脉微细欲绝,为阳气阴血大亏,故容易死亡;若脉滑大,说明气血未亏,故还有生机。

凡属痢疾之类的疾病,出现身热、脉不微细而滑大,说明气血未伤,则有生机;脉沉细涩,是气血已伤,多为死证。

痢疾便下脓血,脉沉细连绵不绝,阴血未衰,还有生机;脉数疾而大,身热,是血亏阳气外浮欲脱,故多死证。

痢疾筋脉挛急,是泻下伤阴,筋脉失养,见细小平静之脉,是脉证相符,多有生机;脉浮大而紧,是阴亏阳浮的脉象,故多死证。

腹泻不止,含大量不消化食物,又夹脓血,是阳气阴血均伤,见微细迟脉,是脉证相合,故多生机;若脉紧急,是阳气浮张,脉证不合,容易死亡。

腹泻如水下注,水泻伤阴,阴血亏损,失于滋养,则脉行缓慢,偶尔出现一次停顿,是脉证相符,则有生机。若脉浮大而数,是阳气外浮出现的假象,故为死证。

虫蚀肛门而引起下利,其脉虚弱细小,是利后伤阴,经脉失养,属于脉证相合,故主生;脉紧急,为虚证见实脉,脉证相反,故主死。

【原文】咳嗽,脉沉紧者死,浮直者生,浮软者生,小沉伏匿者死。

咳嗽,羸瘦,脉形坚大者死。

咳,脱形,发热,脉小坚急者死;肌瘦下,一本云不。脱形,热不去者死。

咳而呕,腹胀且泄,其脉弦急欲绝者死。

吐血、衄血,脉滑小弱者生,实大者死。

汗出若衄,其脉小滑者生,大躁者死。

唾血,脉紧强者死,滑者生。

吐血而咳,上气[1],其脉数,有热,不得卧者死。

上气,脉数者死,谓其形损故也。

上气,喘息低昂,其脉滑,手足温者生;脉涩,四肢寒者死。

上气,面浮肿,肩息,其脉大,不可治,加利必死。一作又甚。

上气，注液^[2]，其脉虚宁宁^[3]伏匿者生，坚强者死。

【注释】[1]上气:呼吸困难,气向上涌。[2]注液:指痰液停留。[3]宁宁:形容脉象平静而不躁动。

【语译】咳嗽,脉沉而紧,容易死亡;脉浮,端直而长,即浮弦,多有生机;脉浮而柔软,亦有生机;脉细小沉伏不显,多主死证。

咳嗽,身体衰弱,形体消瘦,脉形实而坚大,容易死亡。

咳嗽,肌肉欲脱,形体消瘦,身体发热,脉象细小而坚实急数,多为死证;肌肉瘦削(一本,"下"作"不"),形体消瘦,又兼发热不退,多属死证。

咳嗽呕吐,腹胀泄泻,脉象弦急欲绝的病证,多属死证。

吐血、衄血证,见到滑小而弱的脉象,多有生机;若脉实大,多属死证。

汗出若兼见衄血,见到细小而滑的脉象,多有生机;若脉大而躁动不安,多属死证。

吐血,见到紧张坚实的脉象,多属死证;若为滑脉,多有生机。

吐血兼见咳嗽,呼吸气逆喘促,病人脉数,又有发热、不能平卧等症,多属死证。

呼吸气逆喘促,见到数脉,多属死证,是由于形体损伤所致。

呼吸气逆,出气喘促,头随呼吸前低后仰,见到滑脉、手足温暖等表现,多有生机;若为涩脉,四肢逆冷,多属死证。

呼吸气逆喘促,头面浮肿,抬肩张口喘息,见到大脉,则难以治疗;再兼下利症状,则容易死亡(一本作"又甚")。

呼吸气逆喘促,痰液停留,见到虚弱缓和沉伏的脉象,多有生机;若脉坚实有力,多属死证。

【按语】咳嗽的病机是肺卫失宣,肺气上逆,病在上焦,宜见浮脉。所以见到浮弦、浮软的脉象,均属病的初起阶段,病位浅,病情轻,预后好,故多有生机。若脉来沉紧或沉细而伏,病已入里,或为邪结,或为正衰,均属病重难治,故多死证。

　　咳嗽身体消瘦,是病久正衰,应见微细虚弱之脉,现反见坚硬而大的脉象,是虚阳外越出现的假象,病情凶险,多属死证。

　　咳嗽,见发热、身体消瘦等症,正气已耗,脉应细小,若再兼坚硬紧急之脉,说明邪热亢盛,病情危急,故多死证。若咳嗽已经出现形体消瘦,肌肉瘦削,正气已大伤,再兼高热不退,耗伤津气,则必死无疑。

　　咳嗽兼呕吐、腹胀、泄泻,均会大伤津气,脉应虚衰,反见弦急欲绝的脉象,是虚阳外越,故多属死证。

　　吐血、衄血,阴血大伤,脉道失养,则脉形细小,失血后,要加快血行,满足对全身供血的需要,则脉来滑利。所以,失血的病人见到滑小而弱的脉象多有生机。若见实大之脉,则为阴虚阳亢,虚阳外浮,故多死证。

　　汗出兼见衄血,由于汗血同源,津液损伤较多,见小滑脉生,见大躁脉死,与失血同理。

　　吐血,见到脉紧张坚强,为阳气外张,故多死证;见到滑脉,为失血后脉的自行调节现象,故多生机。

　　吐血兼咳嗽气逆,不能平卧,是气血俱亏,又见发烧、脉数等症,耗损津气,正气大伤,故多死证。

　　气逆喘促,脉数是肺气大虚,形体损伤,故多死证。

　　气逆喘促,头前俯后仰,呼吸困难,如果脉来流利,手足暖和,是肺气还未受到严重损伤,故还有生机。如果脉不流利,四肢发冷,是阳气衰弱,不能推动气血运行,故容易死亡。

　　呼吸上气喘促,张口抬肩,是肺气已衰,影响水液的宣发,则为头面水肿,此时见到大脉,是虚阳外越,故其病难治;再加下利,更伤气阴,则必死无疑。

上气喘促,肺气虚弱,水液失布,痰饮停留,如果脉象虚弱和缓平静,脉证相符,尚可治疗,存在生机;如果脉坚实有力,为阳气外脱,脉证不合,则易死亡。

【原文】寒气上攻,脉实而顺滑者生,实而逆涩则死。《太素》云:寒气暴上,脉满实何如?曰:实而滑则生,实而逆则死矣。其形尽满何如?曰:举形尽满者,脉急大坚,尺满而不应,如是者,顺则生,逆则死。何谓顺则生,逆则死?曰:所谓顺者,手足温也;谓逆者,手足寒也。

痟瘅,脉实大,病久可治;脉悬小坚急,病久不可治。

消渴,脉数大者生,细小浮短者死。

消渴,脉沉小者生,实坚大者死。

水病,脉洪大者可治,微细者不可治。

水病,胀闭,其脉浮大软者生,沉细虚小者死。

水病,腹大如鼓,脉实者生,虚者死。

卒中恶[1],吐血数升,脉沉数细者死,浮大疾快者生。

卒中恶,腹大,四肢满,脉大而缓者生,紧大而浮者死,紧细而微者亦生。

【注释】[1]中恶(音众饿):卒中病之一。泛指感受秽毒或不正之气,突然厥逆不省人事的病证。

【语译】寒邪从上侵袭,脉象实而滑利为顺,多有生机;脉象实而滞涩为逆,多属死证。(《太素》说:寒气突然上攻,脉象充盈而有力,预后如何?回答说:见到有力而滑的脉象,预后较好;如果脉实而手足逆冷,则预后不好。又问:脉形充盈饱满时,预后如何?回答说:轻取脉形充盈饱满,脉大紧张、坚实有力,但脉应手时搏动并不明显,像这样的脉象,遇到顺证则预后好,遇到逆证则容易死亡。再问：什么叫做"顺则生、逆则死"呢？回答说：所谓"顺"是指手足温暖；所谓"逆"是指手足寒冷。）

消渴病，见到实大的脉象，病程虽长，仍可治愈；见到极其细小而坚硬急数的脉象，病程较久，则难以治疗。

消渴病，见到数而大的脉象，为有生机；见到细小而浮短的脉象，则易死亡。

消渴病，见到沉而小的脉象，为有生机；见到坚实而大的脉象，则易死亡。

水肿病，见到洪大的脉象，还可以治疗；见到微细的脉象，则难以治愈。

水肿病，兼有腹胀、二便不通，见到浮大而软的脉象，为有生机；见到沉细而虚弱的脉象，则易死亡。

水肿，病人腹胀大如鼓，脉象有力，为有生机；脉象无力，则易死亡。

突然为秽浊之邪中伤，引起大量吐血，见到沉细而数的脉象，属死证；见到浮大而疾数的脉象，则有生机。

突然为秽浊之邪中伤，引起腹部胀大，四肢肿满，见到大而缓的脉象，为有生机；见到浮大而紧的脉象，多属死证；见到紧细而微的脉象，还有一线生机。

【按语】寒邪由上入侵，外束肌表，脉实而滑利，是邪正相争的反映。此时，手足暖和，说明阳气较旺，故为顺证，多有生机；如果脉虽有力，但往来滞涩不畅，又兼手足逆冷，是为阳气大衰，难以治疗，多属死证。

消渴的病机为燥热伤津，如果病程虽久，脉象还实大有力，说明正气未亏，还可治愈；如果脉象细小而坚硬急数，病程又长，说明不仅阴津严重亏损，还有亢阳扰动，病势重，难于治疗。

消渴病，脉来数大，是疾病还处于邪热亢盛阶段，正气未伤，故有生机；如果脉见细小，是阴津已伤，脉失滋养；脉来浮短,是阳气外浮,均属病重,难以治愈,容易死亡。

消渴病,脉见沉小,说明邪热消减,病势相对稳定,故有生机;若脉坚实而大,说明邪热亢盛,或阴竭阳脱,都很难治疗,故多死证。

水肿的主要病机是阳虚水停,现见脉洪大,说明病人阳气未伤,故易治疗;如果脉微细,是阳气已衰,水湿难除,故不易治疗。

水肿病,腹胀便闭,是阳虚水气闭阻不通,此时脉见浮大而柔软,是阳气柔和,气机舒畅,还能输布津液的表现,不至于被水气所困,故还有治疗希望;若脉沉细虚弱,是阳气已衰,水湿难化,故难以治愈,容易死亡。

水肿病,腹大如鼓,是气滞血瘀水停,见到实脉,属脉证相合,故有生机;若见虚脉,为脉证不合,正气大衰,故多死证。

秽浊中伤,引起大量出血,脉沉而细数,是阴血大亏,阴津欲脱的脉证,故多死证;若脉浮大疾数,说明有阳气外脱之征,当属难治。此处认为还有生机,有待进一步考证。

秽浊突然中伤,气滞于中,则引起腹部、四肢胀满。如果脉大而缓,说明邪气还不太紧急;脉紧细而微弱,说明邪气积聚还不甚,两者病情还相对轻浅,故有生机。若脉浮大而紧,说明邪气较旺,病势较急,不易治疗,故属死证。

【原文】病疮,腰背强急、瘛疭者,皆不可治。

寒热,瘛疭,其脉代绝者死。

金疮,血出太多,其脉虚细者生,数实大者死。

金疮出血,脉沉小者生,浮大者死。

斫疮[1],出血一二石[2],脉来大,二十日死。

斫刺俱有,病多少血,出不自止断者,其血止,脉来大者,七日死,滑细者生。

从高顿仆,内有血,腹胀满,其脉坚强者生;小弱者死。

人为百药所中伤,脉浮涩而疾者生,微细者死,洪大而迟者生。《千金》迟作速。

【注释】[1]斫(音酌)疮:斫,砍削之意。此处是指外伤引起的疮疡。[2]出血一二石(音但):石,古代容量单位,一石等于十斗。此指出血量多。

【语译】生疮的病人,见到腰脊强硬拘急、四肢抽风等表现,均难以治疗。

恶寒发热,四肢抽搐,脉代欲绝,容易死亡。

金刃创伤,出血太多,脉象虚弱细小,多有生机;数大而实的脉象,多易死亡。

金刃创伤引起出血,沉细的脉象,多有生机;浮大的脉象,则易死亡。

刀砍斧伤,出血有一二石之多,见到大脉,二十日内易死。

刀砍斧伤和利器刺伤同时存在,伤处较多,但出血不多,如果出血不能自止,当血止后,见到大脉,七日内死亡;见到滑细脉,则有生机。

从高处跌仆损伤,内有瘀血,腹部胀满,见到坚实有力的脉象,多有生机;见到细小虚弱的脉象,多易死亡。

被各种药毒所损伤的病证,见到浮涩而数的脉象,多有生机;见到微细的脉象,则易死;见到洪大而迟的脉象,亦有生机。(《千金》"迟"作"速")。

【按语】生疮的病人,出现腰脊强急、四肢抽风,为阴血亏损,虚风内动,故难以治疗。

恶寒发烧引起四肢抽搐,是热极生风所致,再见到脉代欲绝,是脏气衰危,病情危重,故易死亡。

外伤引起大量出血,脉来虚细,是失血后经脉失养,还未产生气随血脱的病机,故有生机;若见脉数实而大,气随血脱,虚阳外浮,难于救治,故易死亡。

外伤出血,脉来沉细,是阳气未脱,故有生机;若见脉象浮大,为虚阳外越,阴阳离绝,故容易死亡。

刀砍斧伤,出血量多,脉形散大,是阳气外脱,二十天内很快会死亡。

刀砍斧伤,出血量小,但出血不止,失血量仍然偏多,现在虽然出血已止,见到大脉,仍是虚阳外越,七日内死亡;若见细滑脉,说明还未发生气随血脱的病机,故有生机。

高处跌落,引起内出血,血瘀气滞,则腹部胀满;脉来坚实说明邪实正盛,故有生机;若脉细弱,说明正气已伤,不易治愈,故多死证。

药毒所伤,脉浮涩而数,涩为药毒阻碍,脉气不畅,但脉浮而数为正气抗毒于外,故有生机;迟脉亦是药毒所致,洪大为正气旺盛,有祛邪外出的能力,故亦有生机。若脉细微,则人的正气衰微,无法抗拒药毒,故易死亡。

【原文】人病甚而脉不调者难差。

人病甚而脉洪者易差。

人内外俱虚,身体冷而汗出,微呕而烦扰,手足厥逆,体不得安静者死。

脉实满,手足寒,头热,春秋生,冬夏死。

老人脉微,阳羸阴强[1]者生,脉焱大[2]加息—作如急。者死。阴弱阳强,脉至而代,奇—作寄。月而死。

【注释】[1]阳羸阴强:指寸脉弱,尺脉强。[2]焱(音彦)大:焱,火焰。是指宽大的脉象如同火花一样时现时消。

【语译】病情严重而脉不调和,病难以治愈。

病情严重而脉洪大,病容易治愈。

病人内外皆虚,身体怕冷而汗出较多,微呕吐,心中烦躁,手足怕冷,身体躁动不安,容易死亡。

脉实充盈粗大,手足怕冷,头部发热,若在春秋天则有生机,在冬夏天则容易死亡。

老年人脉微弱,若寸脉弱而尺脉强,为有生机;若脉形宽大好像火花一样时现时消,还时有停顿(一作:似火花一样急速跳跃),则容易死亡。若尺脉弱而寸脉强,脉来快而兼见代脉,则单月(一作"寄")容易死亡。

【按语】病重再加上脉象失调,如出现频率、节律、脉力、脉位、脉形等方面的变化,正气受到较大损伤,均属难治之证。

病重,见到脉象洪大,说明人体正气旺盛,还能与邪抗争,故容易治愈。

人体内外皆虚,再见到身体、四肢怕冷,汗多是阳气虚衰,失于温煦、固摄,阳虚胃气上逆则欲呕,阳虚心神失养则心中烦躁,此时若见烦躁不得安宁,则为虚阳欲脱,病势危急,故多死证。

脉坚实充满粗大,为邪气内盛。阳气被遏,不达四肢而手足冷,邪热上炎而头部热,说明本病阴阳严重失调。如果在春秋季,气候变化较小,病情不会加重,还有治疗希望;如果在冬夏季,寒热温差较大,易加重病情,较容易死亡。

老年人精气亏损,如果寸脉弱尺脉强,说明肾气未衰,故有生机。如果脉同火焰闪烁一样时大时弱,或有间歇,是正气大虚,容易死亡。如果寸脉强尺脉弱,是阴竭阳亢,脉快而有停顿,是脏气已绝,到了性质属阳的单月,阴气竭绝,就容易死亡。

【原文】尺脉涩而坚,为血实气虚也。其发病腹痛、逆满、气上行,此为妇人胞中绝伤,有恶血,久成结瘕。得病以冬时,黍穄[1]赤而死。

尺脉细而微者,血气俱不足,细而来有力者,是谷气不充,病得节辄动,枣叶生而死。此病秋时得之。

左手寸口脉偏动,乍大乍小,不齐,从寸口至关,关至尺,三部之位,处处动摇,各异不同,其人病仲夏,得之此脉,桃花落而死。花,一作叶。

右手寸口脉偏沉伏,乍小乍大,朝来浮大,暮夜沉伏。浮大即太过,上出鱼际;沉伏即下不至关中。往来无常,时时复来者,榆叶枯落而死。叶,一作荚。

右手尺部,脉三十动一止,有顷更还,二十动一止,乍动乍疏,连连相因,不与息数相应,其人虽食谷犹不愈,繁草[2]生而死。

左手尺部,脉四十动而一止,上而复来,来逆,如循直木,如循张弓弦,纼然[3],如两人共引一索,至立冬死。《千金》作至立春而死。

【注释】[1]黍穄(音属济):泛指农作物。[2]繁草:有二解:一指白蒿,二指款冬。此处泛指杂草。[3]纼(音更)然:形容脉来绷紧的样子。

【语译】尺脉滞涩而坚硬,为血实气虚的病证,表现为腹痛、心下逆满、气喘等症,这是妇人胞宫严重损伤,瘀血内停,日久形成癥痕。如果发病在冬季,多在农作物成熟的季节发生死亡。

尺脉细微,是血气俱虚的病证,见到细而有力的脉象,是谷气不能充养。此病每逢节气变化就会发作,到枣叶生长时死亡。多在秋季发病。

左手的寸口脉单侧搏动,时大时小,节律不齐,从寸到关,关到尺,三部的脉象均动摇不定,各不相同,夏历五月发病。见到这种脉象,桃花落时就容易死亡("花"一本作"叶")。

右手的寸口脉单独沉伏，时小时大，或早晨浮大，黄昏及夜晚沉伏。浮大为邪气太过，脉向上延伸至鱼际；沉伏为正气不足，脉象向下不达关部。脉象往来无规律，反复出现，到了榆叶枯落时就容易死亡（"叶"，一本作"荚"）。

右手尺部脉跳三十次停顿一次，不久改变为跳二十次停顿一次，时而快动，时而缓慢，反复出现，不能与呼吸次数相应。此时，病人虽然尚能进食，但仍不能治愈，到蘩草生长时就会死亡。

左手尺部脉跳动四十次而停顿一次，止后复跳，来时脉气逆乱，切脉时如按在端直的树木上，或如按在张开的弓弦上，极度绷紧，或像两人共拉一条绳索，到了立冬时就会死亡（《千金》作"立春而死"）。

【按语】尺脉滞涩为精气亏损，尺脉坚实为瘀血壅滞，故属血实气虚。这是因为妇人胞中有气滞血瘀形成的癥瘕，阻碍气机，则为腹痛；阻碍腑气下降，反而上逆，则为心下逆满，气逆而喘。冬季阴寒气盛，最易发生此病。到了农作物成熟的季节，病程日久，正气更伤，气血瘀阻更加严重，则易死亡。

尺脉细微，是气血不足，不能滋养、升举脉道。脉细是谷气失于充养；脉有一定力量，是饮食停滞。总之人体正气虚弱，不能抗御外邪入侵，在气候季节变更时期，特别是秋季容易发病，到了枣叶生发之时就容易死亡。

左手寸脉单独时大时小，节律不齐，是心气失调。寸关尺各部跳动不同，是脉象严重失和，心肝肾各脏气血阴阳失调。仲夏发病，见到此脉，为心火衰微，是到春天桃花落时木不生火，心病就容易死亡。

右手寸脉沉伏，时大时小，是肺气虚衰。早晨脉浮大，是邪气太盛，故脉向上延伸；夜晚脉沉伏，是肺气不足，故脉气不能下行于关部。时常反复见到这种脉象，是肺气大虚，到了秋季榆树落叶时，肺金更易衰败，故多死证。

右手尺脉属肾,脉三十或二十跳一停,时快时慢,连续出现,与呼吸不相适应,是命门火衰。虽然脾胃未伤,病人还能进食,但先天之本肾气已败,病难治愈,到了春天杂草丛生时,水难生木,则容易死亡。

左手尺脉亦属肾,脉四十跳一停,止而复来,是代脉,又兼弦紧之象,提示肾的阳气不足,阴寒内结。到了立冬时节,寒气渐增之时,就容易死亡。

诊三部脉虚实决死生第八

【提要】讨论寸关尺三部脉同时发生变化出现的各种病理脉象对新久病证的诊断意义,从而推测疾病的生死吉凶。

【原文】三部脉调而和者生。

三部脉废者死。

三部脉虚,其人长病得之死。虚而涩,长病亦死,虚而滑亦死,虚而缓亦死,虚而弦急,癫病亦死。

三部脉实而大,长病得之死。实而滑,长病得之生,卒病得之死。实而缓亦生,实而紧亦生,实而紧急,癫痫可治。

三部脉强,非称其人病便死。

三部脉羸,非其人—作脉。得之死。

三部脉粗,长病得之死,卒病得之生。

三部脉细而软,长病得之生,细而数亦生,微而紧亦生。

三部脉大而数,长病得之生,卒病得之死。

三部脉微而伏,长病得之死。

三部脉软,一作濡。长病得之,不治自愈,治之死,卒病得之生。

三部脉浮而结,长病得之死;浮而滑,长病亦死;浮而数,长病风得之生,卒病得之死。

【语译】寸、关、尺三部脉跳动调和,为有生机。

寸、关、尺三部脉来衰败,多属死证。

寸、关、尺三部脉都虚弱,久病见到此脉,多属死证。脉虚弱滞涩,久病见到亦属死证;脉虚弱滑利,亦属死证;脉虚弱迟缓,亦属死证;脉虚弱弦急,在癫痫病中见到,亦属死证。

寸、关、尺三脉实大,久病见到,多属死证。脉实而滑利,久病见到,多有生机;突然发病见到,多属死证。实而和缓,亦有生机。实而紧张,亦有生机。实而紧急,见于癫痫病,则可以治疗。

寸、关、尺三脉强而有力,与病情不合,便是死证。

寸、关、尺三脉虚弱,不虚弱的病人("人",一作"脉")见到此脉,多属死证。

寸、关、尺三脉宽大,久病见此脉,多属死证;新病见此脉,多有生机。

寸、关、尺三脉细小软弱,久病见此脉,多有生机;若脉细小而数,亦有生机;若脉微弱而紧,亦有生机。

寸、关、尺三脉宽大而数,久病见到,多有生机;新病见此脉,多属死证。

寸、关、尺三脉微弱沉伏,久病见到,多属死证。

寸、关、尺三脉柔软(一作"濡"),久病见到,不治疗也会自愈。治疗错误,反而易死;新病见此脉,多有生机。

寸、关、尺三脉浮而有休止,久病见到此脉,多属死证;若脉浮滑,久病见到,亦易死亡;若脉浮数,久患风病见到此脉,多有生机;突然发病见到此脉,多属死证。

【按语】寸、关、尺三部脉相互协调,从容和缓,是有胃气,预后较好,故有生机。

寸、关、尺三脉衰败,是无胃气,故多死亡。

三部脉皆虚弱,是正气不足,久病见到,正气更伤,故多死证。脉虚涩、虚滑、虚缓,均以正气虚为主,故都容易死亡。癫痫病为痰迷心窍,见到弦急脉,为痰浊太盛,见到虚弱脉,为正气已衰,均提示病情危重,故均易死亡。

久病正气已衰,应当多见虚脉,反见三部脉实大,说明邪气亢盛,脉症相反,故多死证。如果久病见到实而滑的脉象,说明病程虽长,气血未伤,故有生机。如果新病见到实滑脉,提示邪气太盛,病势危笃,故多死证。新病脉实而缓和,说明气血还未受到邪气干扰,故有生机;脉实而紧张,为邪正斗争激烈,正气还能战胜邪气,故亦有生机;脉实而紧急,正符合癫痫病痰浊壅盛的病机,故亦可治愈。

三部脉强或弱,而见到虚证或实证,都与病证相反,故都属死证。

三部脉粗大,应主实证,今见于久病的虚证之中,是脉症相反,故多死证。新病多实证,故新病见到,是脉症相合,故有生机。

三部脉细软,与久病虚证的病情相合,故多生机。脉细数多见于阴虚证,脉微紧多主阳虚证,与久病的性质一致,故亦有生机。

三部脉数大,久病见到,说明人体正气犹存,故有生机;新病见到此脉,是邪气亢极,故容易死亡。

三部脉微弱沉伏,久病见到,是阴阳气血衰微,故多死证。

三部脉濡软,与久病气血虚弱性质相同,故不一定治疗,而通过自身的调养,使病情逐渐好转。如果用不正确的方法治疗,反而会伤正气,引起死亡。新病见到濡软脉,亦为气血调和,故有生机。

三部脉浮而结或浮滑,久病见到,均为阳气外越,故易死亡。浮数脉,久患风病者见到,风邪欲从外解,故有生机;若为新病见到,为邪气正旺,阳热太盛,故难于治疗,容易死亡。

【原文】三部脉芤,长病得之生,卒病得之死。

三部脉弦而数,长病得之生,卒病得之死。

三部脉革,长病得之死,卒病得之生。

三部脉坚而数,如银钗股[1],蛊毒[2]病必死;数而软,蛊毒病得之生。

三部脉漉漉如羹上肥,长病得之死,卒病得之生。

三部脉连连如蜘蛛丝,长病得之死,卒病得之生。

三部脉如霹雳[3],长病得之死,三十日死。

三部脉如弓弦,长病得之死。

三部脉累累如贯珠,长病得之死。

三部脉如水淹然[4]流,长病不治自愈,治之反死。

一云:如水流者,长病七十日死;如水不流者,长病不治自愈。

三部脉如屋漏,长病十日死。《千金》云:十四日死。

三部脉如雀啄,长病七日死。

三部脉如釜中汤沸,朝得暮死,夜半得日中死,日中得夜半死。

三部脉急,切腹间,病又婉转腹痛,针上下差。

【注释】[1]银钗股:形容脉象坚长,如妇人用的银制粗硬条状首饰。[2]蛊(音估)毒:泛指虫毒所致的胀病,其毒凶猛,故云蛊毒。[3]霹雳(音辟立):形容脉搏突然、有力,有如雷电闪击。[4]淹然:形容脉来缓和无力。

【语译】寸、关、尺三部脉芤，久病见到，多有生机；新病见到，多易死亡。

寸、关、尺三部脉弦数，久病见到，多有生机；新病见到，多易死亡。

寸、关、尺三部脉革，久病见到，多属死证；新病见到，多有生机。

寸、关、尺三部脉坚数，如银钗股股般硬长，患蛊毒病见到，必死无疑；脉数而软，患蛊毒病见到，多有生机。

寸、关、尺三部脉浮细无力，如汤上漂浮的油脂，久病见到，多属死证；新病见到，多有生机。

寸、关、尺三部脉极其柔细，形如蛛丝，久病见到，多属死证；新病见到，多有生机。

寸、关、尺三部脉如受雷击一样惊乱，来去突然有力，久病见到，多属死证。七十日内容易死亡。

寸、关、尺三部脉如紧张的弓弦，久病见到，多属死证。

寸、关、尺三部脉如连串的珠子，久病见到，多属死证。

寸、关、尺三部脉如缓缓的流水，从容和缓，久病见到此脉，不需要治疗，可以自愈。如果治疗不当，反而容易死亡。（另一说：脉来如水流，久病见到，七十日内死亡。脉如水不激流，久病见到，不治亦可自愈）。

寸、关、尺三部脉，如屋漏滴水的形状，久病见到，十日内死亡。（《千金》说：十四日死亡）。

寸、关、尺三部脉，如雀啄食样，久病见到，七日内死亡。

寸、关、尺三部脉，如锅中水沸无根，早上出现则黄昏死，半夜出现则中午死，中午出现则半夜死。

寸、关、尺三部脉急，切按腹部，病人有绞转性疼痛，此时针刺腹痛处的上、下穴位，病即可愈。

【按语】三部脉芤，主失血伤津。久病气血伤损，见到芤脉为脉症相符，故主生；新病见芤脉，为大失血所致，故易死亡。

三部脉弦数,久病见到,说明人体正气未至衰损,故主生;新病见到,则为邪气亢极,故难于治疗而多死。

三部脉革,久病见到,乃慢性精血大亏,身体极虚,故易死亡;新病见到,为急性失血伤精,身体尚壮,还可挽救,故有生机。

三部脉坚数硬长,为蛊毒病毒气深重所致,见到此脉,为脏真外露,毫无生机,故必死无疑;如果脉数而软,即不失柔和之象,是胃气犹存,故有一线生机。

三部脉浮细无力,重按乏力,久病见到,为虚阳浮越,故主死证;新病见到,是邪气外束,气血稍有不畅,病位表浅,故有治疗前景。

三部脉细如蛛丝,久病见到,为气血大虚,故多死证;新病见到,病程较短,仅为气血不足,通过治疗,有望好转。

三部脉如受到雷击一样惊跳,搏指有力,来去神速,久病见到,为气血逆乱,故不出三十日易死亡。

三部脉如弓弦,久病见到,为脉失柔软,真脏脉现,故多死证。

三部脉来如贯珠、屋漏、雀啄、沸斧,属七怪脉,已是无胃、无神、无根,久病见到,均易死亡。

久病三部脉如水慢流一样从容和缓,表示体内气血调和,该病可以不治而自然好转;如果治疗不当,反伤正气,可致死亡。

三部脉紧急,是腹部受寒而引起剧痛,使用针刺治疗,病即可愈。

卷第五

朝散大夫守光禄卿直秘阁判登闻检院上护军臣林亿等类次

张仲景论脉第一

【提要】讨论寸口脉象与营卫气血运行的关系,阐述正常生理情况下,寸关尺三脉可随阴阳气血的盛衰而变化,病理情况下则反映不同脉象,从而可以诊断脏腑的病证。

【原文】问曰:脉有三部,阴阳相乘。荣卫气血,在人体躬[1],《千金》作而行人躬。呼吸出入,上下于中,因息游布[2],津液流通。随时动作,效象形容,春弦秋浮,冬沉夏洪。察色观脉,大小不同,一时之间,变无经常,尺寸参差[3],或短或长。上下乖错[4],或存或亡。病辄改易,进退低昂[5]。心迷意惑,动[6]失纪纲,愿为缕陈[7],令得分明。

【注释】[1]躬:指身体内部。[2]因息游布:指津液随着呼吸而输布一身。[3]参差(音岑疵):比喻脉象长短强弱不同。[4]乖错:彼此不协调或错乱。[5]进退低昂:此指脉搏快慢沉浮的变化。[6]动:往往。[7]缕陈:条分缕析,详细陈述。

【语译】有人问道:诊脉病位分为寸、关、尺三部,有阴有阳,相互影响。荣卫气血,运行在人体之中(或按《千金方》的说法是"在人体内运行"),随着呼吸的升降出入运动,循行于全身上下,亦随着气息的变化而运行输布,使津液得以流行畅通。脉象又可随着四时季节而变化,可用取类比象形容脉象变化,比如春天脉弦，秋天脉浮，冬天脉沉，夏天脉洪。在观察面色和切按脉象时，常见脉象有大小的不同，即使是在瞬时之间也常有变化。尺寸之间，并不相同，有的脉短，有的脉长。脉的上部和下部，也可出现不协调或错乱，有时存在，有时消失。病情一旦发生变化，脉象随即或快或慢或沉或浮，让人感到困惑，往往迷失了诊脉的纲领，希望能详细地讲解，使我明白其中的道理。

【按语】本节指出脉象是人体阴阳气血的外在反映，随季节气候、病情而变化，各部脉象有着较大的差异。

【原文】师曰：子之所问，道[1]之根源。脉有三部，尺寸及关。荣卫流行，不失衡铨[2]。肾沉心洪，肺浮肝弦。此自经常，不失铢分[3]。出入升降，漏刻周旋。水下二刻，臣亿等详水下二刻，疑。检旧本如此。脉一周身，旋复[4]寸口，虚实见焉。变化相乘，阴阳相干。风则浮虚，寒则紧弦，沉潜水滀[5]，支饮急弦，动弦为痛，数洪热烦。设有不应，知变所缘。三部不同，病各异端。太过可怪，不及亦然。邪不空见，终必有奸[6]，审察表里，三焦别分，知邪所舍，消息[7]诊看，料度[8]脏腑，独见若神。为子条记，传与贤人。

【注释】[1]道：理论。[2]衡铨（音全）：度量的标准，此指法度。[3]不失铢（音朱）分：无丝毫差错。铢、分，古代度量单位。[4]旋复：循环往返。[5]水滀：此指水液停留。[6]奸：乱。此指病变。[7]消息：消长。此指疾病的进退变化。[8]料度（音夺）：预测、判断。

【语译】老师回答说：您所询问的问题，是中医学理论的根本。切脉有三部之分，即尺、寸、关。人体荣卫气血的运行，不失去正常的法度，就会表现为肾沉、心洪、肺浮、肝弦等脉象，这是各脏正常的脉象，不应有丝毫差错。随呼吸的升降出入，漏刻的时间，漏水每下二刻（按：原注"林亿等详水下二刻，疑。检旧本如此，"根据漏壶一日一夜滴水百刻，营卫运行人身五十周，二刻行身一周的说法是正确的），荣卫气血就会绕全身循环一次，再流回到寸口，以此可以诊察人体的虚实。如果病变出现阴阳相争，脉象也会发生相应的变化。例如中风病出现脉象虚浮，伤寒病出现脉象弦紧，水饮停蓄出现脉象沉伏，支饮病出现脉象弦急，动弦的脉象见于痛证，数洪的脉象见于烦热病证，等等。如果脉象和证候的性质不相符合，就应该了解引起变化的原因。寸、关、尺三部的脉象表现不同，反映的病情随之有异。脉象出现过甚是异常，出现不及也是异常。邪气不会凭空出现，必然存在相应病变。所以应该诊察病位在表在里，三焦的部位差别，以知病邪的所在部位，并且详细观察疾病进退变化，预测脏腑的病情轻重，具有独特的见解，诊断治疗疾病，其效如神。现在分条叙录，以便传后世贤人。

【按语】寸口，为营卫气血运行的通道，二刻时间内，营卫之气就要环流寸口一次，昼夜要流经五十次，故正常生理情况下，人体阴阳气血盛衰的信息都会在寸口反映出来。一旦发生病理变化，寸关尺脉就会发生相应改变，为诊断疾病提供依据。

扁鹊阴阳脉法第二

【提要】论述三阴三阳的平脉及旺盛的时令季节，病脉的主病和针刺治法，并从阴阳表里相乘的病机出发，列举风证、停水、食积等疑难杂病阐述其脉象变化。

【原文】脉平旦曰太阳,日中曰阳明,晡时曰少阳,黄昏曰少阴,夜半曰太阴,鸡鸣曰厥阴,是三阴三阳时也。

【语译】诊脉平旦寅时称太阳脉,日中午时称阳明脉,午后日晡称少阳脉,黄昏戌时称少阴脉,半夜子时称太阴脉,鸡鸣丑时称厥阴脉。这是三阴三阳的脉象所各自对应的时辰。

【按语】这里提出三阴三阳脉的搏动时间,白天为三阳,夜晚为三阴。平旦太阳,日中阳明,日晡少阳;黄昏少阴,夜半太阴,鸡鸣厥阴。

【原文】少阳之脉,乍小乍大,乍长乍短,动摇六分[1]。壬十一月甲子夜半,正月、二月甲子王。

太阳之脉,洪大以长,其来浮於筋上,动摇九分。三月、四月甲子王。

阳明之脉,浮大以短,动摇三分。大前小后,状如科斗,其至跳。五月、六月甲子王。

少阴之脉紧细,动摇六分。王五月甲子日中,七月、八月甲子王。

太阴之脉,紧细以长,乘於筋上,动摇九分。九月、十月甲子王。

厥阴之脉,沉短以紧,动摇三分。十一月、十二月甲子王。

【注释】[1]动摇六分:谓脉搏搏动的幅度达到六成。

【语译】少阳经的脉象,时大时小,时长时短,脉搏跳动的幅度可达六成。它的经气从十一月份的甲子夜半子时开始旺盛,一直到正月、二月的甲子日时,经气仍然旺盛。

太阳经的脉象，洪大且长，整个脉形浮在筋的上面，脉搏跳动的幅度可达九成。它的经气在三四月份的甲子日处于旺盛阶段。

阳明经的脉象，表现为浮大且短，脉搏跳动幅度可达到三成。脉形表现为寸部大而尺部较小，形状像蝌蚪一样头大尾小，脉搏来的时候跳动较快。它的经气在五六月份的甲子日时处于旺盛阶段。

少阴经的脉象，紧张细小软弱，跳动幅度可达六成。它的经气从五月份的甲子日午时开始旺盛，一直到七月八月的甲子日仍然旺盛。

太阴经的脉象，紧细而长，整个脉形在筋的上面搏动，搏动幅度可达九成。它的经气在九十月份的甲子日时处于旺盛阶段。

厥阴经的脉象，沉短而紧，跳动幅度可达三成。它的经气在十一十二月份的甲子日处于旺盛阶段。

【按语】三阴三阳脉各有一定的形状特征。少阳脉变化不定，时大时小，时长时短；太阳脉浮洪大长；阳明脉浮大短数；少阴脉紧细微弱；太阴脉紧细长浮；厥阴脉沉短紧。

三阴三阳脉各有气旺的时节。少阴旺于正、二月，太阳旺于三四月，阳明旺于五六月；少阴旺于七八月，太阴旺于九十月，厥阴旺于十一十二月。

【原文】厥阴之脉急弦，动摇至六分已上。病迟脉寒，少腹痛引腰，形喘者死。脉缓者可治，刺足厥阴入五分。

少阳之脉，乍短乍长，乍大乍小，动摇至六分已上。病头痛，胁下满，呕可治，扰即死。一作伛可治，偃即死。刺两季肋端足少阳也，入七分。

阳明之脉，洪大以浮，其来滑而跳，大前细后，状如科斗，动摇至三分已上。病眩头痛，腹满痛，呕可治，扰即死。刺脐上四寸、脐下三寸，各六分。

【语译】厥阴经的脉象表现为紧急而弦，跳动的幅度可达六成以上。患病的表现为脉迟而寒冷，少腹疼痛牵引到腰府，若有呼吸喘息，则病情危重多死。假如脉象缓和，则还有治疗希望。治疗针刺足厥阴肝经的穴位，深度为刺入五分。

少阳经的脉象表现为时短时长，时大时小，跳动的幅度可达到六成以上。患病的症状为头痛、胁下胀满。伴有呕吐的症状还可以治疗，出现烦扰不安的症状就有可能死亡。（另一本作"背曲可治，仰卧即死"）。治疗针刺两侧季肋部足少阳胆经的（京门）穴位，深度为刺入七分。

阳明经的脉象表现为洪大而浮，脉来滑利并有跳动感，脉形表现为寸部大而尺部较小，如同蝌蚪一样，跳动的幅度可达三成以上。患病症状为目眩头痛、腹部胀满疼痛。伴有呕吐的症状还可能治疗，出现烦扰不安的症状就有可能死亡。治疗针刺脐上四寸的中脘穴和脐下三寸的关元穴，深度为各刺入六分。

【按语】厥阴寒凝，肝经经脉拘急，则为弦急之脉。若寒邪侵袭，损伤阳气，推动无力，则脉来迟慢；阳失温煦，肝经经脉循行的少腹、腰部经气不通，故二者相互引痛。此时若见呼吸喘息困难，是阳气欲脱，故多死证。脉来缓和，说明阳气犹存，故可治疗。

少阳经气变化不定，故时长时短，时大时小。其经脉循行胸胁上至头，病后经气不通则引起头痛、胁下胀满。呕吐为邪气外出太阳，有欲解的趋势，故可治；如果出现烦扰不安的症状，为邪气深入，病情发展，故难治。

阳明为邪气旺盛、邪正斗争激烈的阶段,故脉来浮洪滑大。阳明经脉行于头额,胃居心下,发病则头痛目眩、脘腹胀满疼痛。呕吐为胃气上逆,邪气外解,故可治愈;若烦扰不安,为邪热扰神,病情深重,故多死亡。

　　【原文】从二月至八月,阳脉在表;从八月至正月,阳脉在里。附阳[1]脉强,附阴脉弱。至[2]即惊,实则瘛疭[3]。细而沉,不瘛疭即泄,泄即烦,烦即渴,渴即腹满,满即扰,扰即肠澼[4],澼即脉代,乍至乍不至。大而沉即咳,咳即上气,上气甚则肩息,肩息甚则口舌血出,血出甚即鼻血出。

　　【注释】[1]附阳:附,靠近。阳,外、表浅。此指脉靠近于外表。[2]至:至脉。即脉来数快。[3]瘛疭(音翅纵):俗称抽风。瘛同瘈,指筋急挛缩;疭,指脉纵缓。[4]肠澼:指今之痢疾。

　　【语译】从二月到八月,阳脉多循行在表面;从八月到正月,阳脉多循行在里面。阳脉靠近于表则脉强而有力,阳脉靠近于里则脉弱而无力。若阳脉出现数快,就会引起惊风病;若阳脉表现坚实,就会引起抽搐。假如阳脉变为沉细,则不会引起抽搐而出现泄泻,泄泻以后又发生心烦,心烦以后又见到口渴,口渴后又导致腹部胀满,腹部胀满后又出现烦躁不安,烦躁以后又会出现痢疾,痢疾病会出现脉代,脉搏表现为时来时止。假如出现沉大脉,又会引起为咳嗽,咳嗽就会引起气逆,气上逆厉害时就会出现抬肩喘息,喘息厉害又会引起口舌出血,若口舌出血厉害时,鼻部也会引起出血。

　　【按语】二至八月为一年中阳气最旺盛的时候,故阳脉的位置表浅。反之从八到次年正月,阴气逐渐旺盛,阳脉的位置也深入于内。外为阳,位置靠外,其脉力强盛;内为阴,脉位偏阴,是深藏于里,故弱而无力。阳脉数快,或充实有力,均可引起热极生风,从而形成惊风证,出现四肢抽搐。如果阳脉入阴,脉沉而细,则为阳热内陷,故不会再引起抽搐,而因热邪下迫,形成泄泻。热势上扰,引起心烦,热盛伤津,引起口渴,实热阻碍胃肠气机引起腹满,阻滞肠道气血则为痢疾,并引起脉气不通,形成代脉。如果寸脉沉大,为热滞肺中,肺失宣降,形成咳嗽。并引起肺气上逆,形成喘息张口抬肩。热迫血行,引起口舌鼻等处出血。

【原文】变出寸口,阴阳表里,以互相乘。如风有道,阴脉乘阳也。寸口中,前后溢[1]者行风。寸口中,外实内不满[2]者,三风四温[3]。寸口者劳风,劳风者大病亦发,驶行汗出亦发。软风者上下微微扶骨[4],是其诊[5]也。表缓腹内急者软风也,猥雷实夹[6]者飘风,从阴趋阳者风邪。一来调,一来速,鬼邪也。阴缓阳急者,表有风来入脏也。阴急者,风已抱阳[7]入腹。

【注释】[1]前后溢:寸部与尺部脉势均盛大。[2]外实内不满:此指脉象浮取有力而沉取空虚。[3]三风四温:风证占三成,温热证占四成。[4]扶骨:指重按近骨。扶,近。[5]诊:特征。[6]猥(音委)雷实夹:谓脉势突然增强,有如巨雷轰鸣,两侧脉管壁充实紧急。[7]风已抱阳:言风邪已离开肌表。

【语译】寸口的脉象发生变化,能反映阴阳盛衰和表里出入的相互转化。比如外感风邪的脉象具有一定的规律,表现为缓弱的阴脉出现在属阳的寸部。而寸口的脉象中,若寸部、尺部都表现为盛大,就是风邪横行。若寸口的脉象中,表现为浮取有力而沉取空虚,就是风邪占三成,温热占四成。寸口的脉象,可以诊断劳风病。劳风病表现为在重病的时候可以发生，快速行走引起出汗后也可以发生。软风病是风邪病中比较缓和的一种，重按寸尺接近骨骼处，才能略感脉搏跳动，这就是脉象的特征。而肌表症状和缓，大腹内部拘急，就是软风的症状。若脉势表现突然增强，就像巨雷轰鸣一样，脉象充实有力，脉管紧张，这就是飘风证。由缓弱迟等阴脉出现于属阳的寸部，这是风邪引起的疾病。如果脉象一会儿显得调和，一会儿又显得疾速，则是鬼邪引起的疾病。如果脉象表现为浮取比较急迫但沉取却较和缓，则是由于位于肌表的风邪入里侵犯内脏引起的症状。如果只是表现为沉取急迫的现象，则是风邪已经离开肌表，而进入腹内。

【按语】风为阳邪，其性开泄，易出汗而肌腠疏松，故一般寸脉多浮而缓弱，这是外感风邪的基本规律。缓弱为阴脉，见于属于阳位的寸口，所以称为阴乘阳位。如果由关脉向前后溢满，即寸关尺脉均偏盛大，此为风气旺盛而向全身侵犯，故称为行风。如果脉象外强而内弱，为风邪只占三成，而风邪化热，温热偏盛则占四成，热盛伤阴。外有风邪，则脉浮盛而大，内部阴伤，则内脉虚弱。劳风病，为内伤杂病，无论重病伤损或是行走过快，均会导致汗出当风而诱发此病，因此在寸口脉中亦可以诊断出来。软风病，风邪徐缓微弱，故脉象沉伏微细，症状外部和缓，内部脐腹部有拘急感。飘风，风邪来势急凶，如巨雷轰击，故脉象充实有力，脉管紧张。阴性的缓弱迟脉见于寸部阳位，为外感风邪的病证。变化不定的脉，时调时快，无一定规律，故为鬼邪。脉浮取紧急，沉取缓和，为风邪由表入里；如果沉取脉变得急迫，风邪已完全入里。说明诊断外感风邪引起的病证不仅要运用浮取的手法，更应该注意沉取时的脉象变化。

【原文】上逯逯[1]，下宛宛[2]，不能至阳，流饮[3]也。上下血微，阴强者为漏僻[4]，阳强者酒僻也。伛偷不过[5]，微反阳，澹浆[6]也。阴扶骨绝者，从寸口前顿趣[7]于阴，汗水也。来调四布者，欲病水也。

【注释】[1]上逯逯(音绿绿)：寸部脉来迟缓。逯逯，漫不经心的样子。[2]下宛宛：尺部脉柔弱。宛宛，柔弱不伸。[3]流饮：水在肠胃之间流动，发出漉漉的声音。[4]漏僻(音痞)：指宿食不消，停积为痞块的病证。[5]伛(音宇)偷不过：脉势既不过弱亦不过强。伛，曲背。此为弱小之意。偷，盗。此为强暴之意。[6]澹(音淡)浆：指痰饮。[7]趣：此指脉来急速。

【语译】上部寸脉跳动迟缓，下部尺脉跳动柔弱，脉搏沉隐不能到达肌表的阳位，这是流饮病的脉象。寸、尺脉血流不足而微弱，但沉取却有力量，就是漏僻病；如果脉象浮取有力，就是酒僻病。如果脉势表现既不很弱也不很强，微弱的脉象却出现在寸部，就是痰饮病。如果尺脉重按近骨而微细将绝，但从寸部沉取又觉得脉搏跳动很快，就是汗水病。如果脉象表现从容和缓，如雨露四布，是将患水肿病的脉象。

【按语】痰饮病为阳虚水气不化、水饮停留所致，脉多微细。故脉象迟缓，沉细，或微弱脉见于寸口，都可作为诊断痰饮病的脉象。寸尺脉微弱，沉取有力，为饮食宿积，饮食为阴邪，故脉偏沉；若脉浮取有力，则为酒毒宿积，酒为阳邪，故脉偏浮。尺脉沉微，寸脉沉数，为阴寒盛于下，阳浮于上，故汗出如水。脉来调和，如雨露四布，是将要引起水肿病的脉象。

【原文】阴脉不偷，阳脉伤，复少津。寸口中后大前兑，至阳而实者僻食。小过阳[1]一分者七日僻，二分者十日僻,三分者十五日僻,四分者二十日僻,四分中伏不过[2]者半岁僻。

【注释】[1]小过阳:指细小脉超过寸、关部。[2]中伏不过:谓脉气不甚深伏。中,内。此指脉位深伏。

【语译】如果尺脉不强盛,寸脉、关脉又有损伤,是由于津液反复亏损所致。如果寸口脉象中,尺脉大而寸、关脉细小,浮取坚实有力,是癖食病的脉象。如果细小超过寸、关部一分,就是癖积病已患了七天;超过二分,癖积病已患了十天;超过三分,癖积病已患了十五天;超过四分,癖积病已患了二十天。假如已超过四分,但脉沉伏不甚,则癖积病已患了半年之久。

【按语】寸、关脉细小,尺脉大,轻取坚实有力,是饮食宿积的表现。随着寸关部细小脉的增长,人体的气血逐渐衰退,癖食病的病程逐渐增加,故有不同的愈期。

【原文】敦敦[1]不至胃阴[2]一分,饮鯆饵[3]僻也。外勾者久僻也,内卷[4]者十日以还。外强内弱者,裹大核也。并浮而弦者汁核,并浮紧而数如[5]沉,病暑食粥。一作微。有内紧而伏,麦饭若饼。寸口脉倚阳[6],紧细以微,瓜菜皮也;若倚如紧,荠藏菜也。赜赜[7]无数生肉僻也,附阳[8]者炙肉僻也。小倚生,浮大如故,生麦豆也。

【注释】[1]敦敦:比喻脉来迟钝。[2]胃阴:胃,此指右关脉;阴,此指沉取之脉。[3]鯆饵(音哺饵):糖。[4]内卷:比喻脉气深取有力。[5]如:或者。[6]倚阳:偏于寸、关部。[7]赜赜(音责责):比喻脉气深伏难寻之状。[8]附阳:附,此指脉沉伏。阳,指阳脉,即脉滑数。

【语译】假如脉象迟钝，到达较沉的右手关脉还略差一点，是吃糖过多而引起的癖积。若脉象浮洪是久病癖积，若脉象沉实有力，为患癖积病已快到十天。若脉浮取有力，重按却无力，为内有裹着的大包块。若两手脉象浮弦，为内有含水液的包块。两手脉象先见浮紧而数，其后又为沉脉，是暑病后过服稀粥所致。若脉象沉取紧伏，是过服了麦子、米饭或饼食所引起的积滞。(一本"粥"作"微")。若寸口脉偏聚于寸、关部，表现为紧细微弱，则是因为过吃瓜果菜皮所引起的积滞；若脉表现为紧，是过服久藏的荠菜所引起的积滞。若脉象深伏难以准确计算脉搏次数，是因服生肉类所引起的癖积；若脉象沉伏但却滑数有力，是过服烧烤的肉类而引起的癖积。若脉刚按感觉偏于细小，久按又感觉浮大如故，这是因为服用生的麦、豆等所引起的积滞。

【按语】脉象迟钝，不能到达较沉的右手关脉，是由于吃糖过多成积，甘缓过度，使脉行迟钝所致。如果脉浮洪，是癖积日久，正气已伤，阳气外张所致，必浮洪无力。若脉沉实有力，是痞积停滞时间不长，不到十天，人的正气旺盛，邪正尚能相争。若脉外强内弱，是内包裹着大包块，因其气滞血瘀，刚刚切到肌表时，还感觉脉搏强而有力，实际上内部气血已伤，故重按时则虚弱无力。如果两手脉浮弦，是水液停积形成的包块，因弦脉为饮停。若脉浮紧而数，是暑热逼迫，加快脉行；热病后期，调养不当，过服稀粥，食滞内停则使脉象沉伏。如果脉沉紧而伏，是米饭类积滞；寸关脉紧细微，是瓜菜类积滞；寸关脉紧，为久藏荠菜类积滞；脉沉伏不显，无法计数，是生肉类积滞；若沉伏而又滑数有力，为熟肉类积滞；脉初按细小，久按浮大，为麦豆类积滞。说明饮食积滞的类型不同，引起的病理机制不一样，表现的脉象就各具特色。

扁鹊脉法第三

【提要】论述平脉的表现，强调诊病要"视色听声"，色脉症合参，才能作出正确的诊断。

【原文】扁鹊曰：人一息脉二至谓平脉，体形无苦。人一息脉三至谓病脉。一息四至谓痹者，脱[1]脉气，其眼睛青者死。人一息脉五至以上，死不可治也。都一作声息病[2]脉来动，取极五至，病有六七至也。

【注释】[1]脱：耗损、虚衰之意。[2]都息病：指严重发作的喘息病。

【语译】扁鹊说道：人在一呼或者一吸的时间内脉搏跳动二次，即一息四次，是正常脉象，说明身体健康无病。若一呼或者一吸脉搏跳动三次，一息六次，是有病的脉象。若一呼或者一吸脉搏跳动四次，一息八次，为有痹病，是脉气遭到耗损而阻滞；若患者的眼睛出现青色，则是危重证候。若一呼或者一吸脉搏跳动五次以上，多属死证，难于救治。若是喘息发作严重（"都"一本作"声"）的哮喘病，脉搏跳动可以很快，在一呼或一吸的时间内可以达到五次，甚至六七次以上。

【按语】一息四至为平脉，主无病；六至为数脉，主有病；八至为心脉痹阻，脉气受到损害，代偿性出现脉跳加速。眼睛出现青色，为气血瘀阻严重，故病势危重。十至以上，心气大衰，则多死难治。哮喘病,呼吸困难,喘促急数,故脉跳很快。有一息脉跳十次以上者,亦属危重病证。

【原文】扁鹊曰:平和之气,不缓不急,不滑不涩,不存不亡[1],不短不长,不俛不仰[2],不从不横[3],此谓平脉。肾一作紧。受如此,一作刚。身无苦也。

【注释】[1]不存不亡:存,此指脉坚实有力;亡,此指脉虚弱无力。[2]不俛(音府)不仰:谓脉位不沉不浮。[3]不从(音纵)不横:指脉搏不发生上下增强、左右拓宽的乱跳乱动。

【语译】扁鹊又说道:正常平和的脉象,多表现为脉搏的至数不慢也不快,脉势来去不滑也不滞涩,脉的指力不强也不虚弱,脉长度不短也不长,脉位不沉也不浮,脉搏既不上下窜动,又不左右横行,这就是正常的脉象。如果肾脏(一本"肾"作"紧")脉表现为这种脉象(一本作"刚"),就说明身体健康,没有病患。

【按语】正常脉象的表现是:不快不慢,不滑不涩,不强不弱,不长不短,不浮不沉,不大不小,节律调匀,从容和缓,尺脉沉取有力。

【原文】扁鹊曰:脉气弦急,病在肝。少食多厌,里急多言,头眩目痛,腹满,筋挛,癫疾上气,少腹积坚,时时唾血,咽喉中干。相病[1]之法,视色听声,观病之所在,候脉要诀岂不微乎?脉浮如数,无热者风也。若浮如数而有热者气也。脉洪大者,又两乳房动,脉复数,加有寒热,此伤寒病也。若赢长病,如脉浮溢寸口,复有微热,此痁气病[2]也。如复咳又多热,乍剧乍差,难治也;又疗无剧者易差,不咳者易治也。

【注释】[1]相(音向)病:诊察疾病。[2]疰(音注)气病:主要指痨瘵病。

【语译】扁鹊说道:假如出现脉象弦急,表明病变的部位在肝,可引起饮食减少、厌恶饮食、腹部拘急不适、喜欢说话、头目眩晕疼痛、腹部胀满、筋脉挛缩、头顶部疼痛、气促上逆、少腹部出现坚硬积块、常常咯血、咽喉干燥等症状。诊察疾病的方法,应通过望色、听声来观察病变的部位,诊脉的要诀难道不是非常微妙吗?如果脉象浮数,但不发热,是风邪致病;如果脉象浮数,而有发热,则是气分有病。若脉象洪大,又兼有两侧乳房跳动,脉又数,再有恶寒发热,则是伤寒病。如果身体瘦弱虚衰而病程很长,脉象浮大向上越过寸部,又兼见微热,这就是疰气病。如果此病又有咳嗽,常常发热,病情变化时重时轻,则难以治疗;如果经过治疗病情不再加重,则容易治愈;假如不伴咳嗽,也容易治疗。

【按语】肝胆病见弦脉,是因该病常有肝气不疏,引起脉气紧张所致。肝气犯胃,胃失受纳,则食少无味,厌恶饮食;肝气犯脾,肠道气滞,则为腹满、拘急;气滞血瘀,则为少腹坚积;肝气郁而化火,则烦躁易怒多言;肝阳上亢,则为头晕目眩,头顶疼痛;肝虚失濡,则筋脉挛急;肝火犯肺,则咳嗽咯血,咽喉干燥。诊病应四诊合参,如同为脉浮数,不发热,为外感风邪;发热,则为热在气分。这是因为风为阳邪,其性开泄,汗出热去,则不发热;而气分病,里热蒸腾,则发热较盛。提示脉象相同,症状有别,故主病不同。脉洪大而数,兼恶寒发热,呼吸急促,引动两乳,是外感伤寒引起的脉症。如果久病身体消瘦,常发低热,寸脉浮大上溢,是疰气病,阴虚内热所表现的脉症特征。此病咳嗽、发热较甚,病情时重时轻,是阴虚阳亢的病机反复加重,故难于治疗。如果通过治疗,病情不加重,或不兼咳嗽,则

卷第五·扁鹊脉法第三

为病情较轻,易于治疗。说明相同的病证,症状表现不同,病情轻重、吉凶预后都有较大差异。

扁鹊华佗察声色要诀第四

【提要】把望诊与闻诊相结合,对正常五色和病理五色,特别是许多危重病的色、脉、症的特点进行了深入论述,并通过观察五色的色泽变化以及分析五色生克之间的相互关系,了解病人精、气、神的盛衰状况,判断病情的轻重缓急,推测病证的预后吉凶。

【原文】病人五脏已夺,神明不守,声嘶者死。

病人循衣缝[1],谵言者,不可治。

病人阴阳俱绝,掣衣掇空[2],妄言者死。

病人妄语错乱及不能语者不治,热病者可治。

病人阴阳俱绝,失音不能言者,三日半死。

【注释】[1]循衣缝:指循衣摸床等失神的表现。[2]掣(音彻)衣掇(音多)空:指双手不由自主地拉扯衣被,或向空中乱抓东西等失神的表现。

【语译】患者五脏精气已经衰败,神志不清,声音嘶哑,就会死亡。

患者手指不由自主、毫无目的地抚摸衣边衣角,胡言乱语,就不可能治愈。

患者阴阳之气已经衰绝,两手不由自主地拉扯衣被,向空中抓取东西,胡言乱语,也会导致死亡。

患者语言错乱,甚至不能发音,不能说话,也是不治之证;假如是因热病导致,则可以治疗。

患者阴阳都已衰绝,不能发音说话,三日半后可能死亡。

【按语】患者见到神志不清、循衣摸床、撮空理线、胡言乱语、声音嘶哑或失音等表现,均为邪热扰神,五脏阴阳精气已绝,故病重难于治疗,容易死亡。

【原文】病人两目眦有黄色起者,其病方愈。

病人面黄目青者不死,青如草滋[1]死。

病人面黄目赤者不死,赤如衃血[2]死。

病人面黄目白者不死,白如枯骨死。

病人面黄目黑者不死,黑如炲[3]死。

病人面目俱等者不死。

病人面黑目青者不死。

病人面青目白者死。

病人面黑目白者不死。

【注释】[1]草滋:指死草的颜色,色青而枯萎。[2]衃(音胚)血:凝结的死血。其色赤中带黑。[3]炲(音台):煤烟的尘灰。其色黑中透黄,晦暗无光。

【语译】患者两眼角出现黄色,表示病情正逐步趋向痊愈。

患者面部呈黄色而白睛现青色,就不易死亡;但青色如同死草的颜色,色青而枯萎,就会死亡。

患者面部色黄而白睛出现红色,就不易死亡;但是色红中带黑,如同死血的颜色,就易死亡。

患者面部色黄而白睛出现白色,就不易死亡;但是白色如同枯骨,白而无光,就会死亡。

患者面部色黄而白睛出现黑色,不易死亡;但是黑而晦暗无光,如同烟尘,就会死亡。

患者面部和白睛的颜色相同,就不易死亡。

患者面部色黑而白睛为青色,就不易死亡。

患者面部色青而白睛为白色,就易死亡。

患者面部色黑而白睛为白色,不易死亡。

【按语】正常人的面色是红黄隐隐,明润含蓄。面部出现黄色说明人体气血调和,虽然目睛局部有五色的变化,但对全身总体情况影响不大,故一般预后较好,不会死亡。如果五色变化中,出现青如死草、赤如坏血、白如枯骨、黑如煤烟等缺乏光泽的颜色变化,说明脏腑精气衰败,病重难治,故易死亡。

面色与目睛颜色相同,为病证之间性质一致,病情单纯,故容易治疗,不易死亡。

面黑目青,黑属肾属水,青属肝属木,为水生木,属于顺证,故不易死亡。

面青目白,白属肺属金,为金克木,属逆证,故易死亡。

面黑睛白,为金生水,属于顺证,故不易死亡。

以上四条是从五色的相生相克关系推测疾病生死吉凶,对临床有一定指导意义。

【原文】病人面赤目青者,六日死。

病人面黄目青者,九日必死,是谓乱经。饮酒当风,邪入胃经,胆气妄泄,目则为青。虽有天救,不可复生。

病人面赤目白者,十日死。忧恚思虑,心气内索[1],面色反好,急求棺椁[2]。

病人面白目黑者死。此谓荣华已去,血脉空索。

病人面黑目白者八日死。肾气内伤,病因留积。

病人面青目黄者五日死。

【注释】[1]内索:衰竭于内。[2]棺椁(音果):即棺材。

【语译】患者面色红而两目色青,六天后就会死亡。

患者面色黄而两目色青,九天后就会死亡,此是乱经。是因饮酒时遭到风邪侵袭,风邪从胃经侵入,引起胆气妄行而外泄,白睛就会出现青色。这时即使有上天的救治,也不可能复生。

患者面色红而两目色白,十天后就会死亡。是因忧愁恨怒思虑,导致心气衰竭于内,面色反而转好看,是虚阳外越的危重证候,容易死亡,应该马上准备棺材。

患者面色白而两目色黑,易于死亡。是因光华已经耗尽,血脉已经空虚的缘故。

患者面色黑而两目色白,八天后就会死亡。是因肾气已经耗伤,病邪留滞不去的缘故。

患者面色青而两目色黄,五天后就会死亡。

【按语】面红目青,红属心火,青属肝木,子病犯母,心火伤肝,则六天后死亡。

面黄目青,黄属脾土,青属肝木,脾病侮肝,则九天后死亡,此是乱经。是因饮酒时汗出当风,风邪乘虚而入胃中,土壅木郁,导致胆气不疏,胆气不行于常道,妄行于眼目,则目睛色青,故此时病情沉重。

面红目白,红属心火,白属肺金,心火克金,病人十天后死亡。因忧愁思虑则伤心,心的阳气大伤,虚阳浮越于外,面色鲜艳如妆,容易误认为病情好转。其实此病已十分危重,很快会死亡。

面白目黑,白属肺金,黑属肾水,金不生水,故主死证。是因面色无华,缺少光彩,脏腑精气已绝,血脉空虚,生机已无,故容易死亡。

面黑目白,黑属肾水,白属肺金,子盗母气,则八天后死亡。此因肾气耗伤,病邪不能祛除,故不易治疗。

面青目黄,青属肝木,黄属脾土,木病乘土,故五天后死亡。

从五色相生相克推断疾病预后及死亡日期,只能为临床提供一定的借鉴。临床病机变化十分复杂,应结合脏腑生理病理、病因病机,进行综合分析,决不能生搬硬套。

【原文】病人著床,心痛短气,脾竭内伤,百日复愈。能起彷徨,因坐于地,其立倚床,能治此者,可谓神良。

病人面无精光,若土色,不受饮食者,四日死。

病人目无精光及牙齿黑色者不治。

病人耳目鼻口有黑色起,入于口者必死。

病人耳目及颧颊赤者,死在五日中。

病人黑色出于额,上发际,下直鼻脊两颧上者,亦死在五日中。

病人黑气出天中[1],下至年上[2]、颧上者死。

病人及健人黑色若白色起,入目及鼻口者,死在三日中。

病人及健人面忽如马肝色,望之如青,近之如黑者死。

【注释】[1]天中:指沿鼻直上至发际的部位。[2]年上:指鼻上两目之间的部位。

【语译】患者卧床不起,心痛气短,是脾气衰竭的内伤病证,大约一百天左右病情可以好转。虽然那时能够勉强起床,但也是站立不稳,行走无力,只好坐在地上。假如要站起,也需要靠着床,如果能治好这种病证,就可以称为神医或良医。

患者面色没有光泽,如同土色一样,黄而晦暗,不能受纳饮食,四天后就会死亡。

患者眼睛没有神采,牙齿变为黑色,是不易治愈的证候。

患者耳、目、鼻、口都出现黑色,并延伸到口中,就必然会死亡。

患者耳、目和颧部、颊部都出现红色,在五天之内就会死亡。

患者额部出现黑色,上达发际,下达鼻梁和两侧颧部的上方,也会在五天之内死亡。

患者有黑的颜色出现在沿鼻上至发际,向下达鼻上两目之间及颧部的上方,也会死亡。

病人及健康人的面部有黑色,又出现白色,一直到眼睛及鼻口等地方,会在三天之内死亡。

病人或健康人面色突然变成马肝的颜色,远看像青色,近看又像黑色,也会死亡。

【按语】病人见到心痛气短、卧床不起等表现,是心脾之气大伤。百余天后,病情好转,但元气仍未恢复,身体虚弱,站立行走困难,要使完全康复,必须医术精良。

面无光彩,黄而晦暗,不能纳食,是胃气已绝,故四日内死亡。

目无光彩,牙齿色黑,是肝肾气绝,故不治多死。

耳目颧颊红赤,是阳热亢极,或虚阳上越,故五日内死亡。

上额、鼻周、颧上等部出现黑色,为肾气竭绝,故容易死亡。

病人或健康人面部的黑色或白色,发展进入眼、鼻、口等重要地方,黑色为肾气大伤,白色为气血大伤,病情均属危重,故三天内容易死亡。

病人或健康人,面部见到青紫色,为气血瘀滞,正气大衰,故易死亡。

【原文】病人面黑,目直视,恶风者死。

病人面黑,唇青者死。

病人面青,唇黑者死。

病人面黑,两胁下满,不能自转反者死。

病人目回回[1]直视,肩息者,一日死。

病人头目久痛,卒视无所见者死。

病人阴结[2]阳绝,目精脱[3],恍惚者死。

病人阴阳绝竭,目眶陷者死。

病人眉系[4]倾者,七日死。

【注释】[1]回回:视物昏乱的样子。[2]阴结:此指阴寒凝结。[3]目精脱:视力丧失。[4]眉系:眼睛及其周围的统称。

【语译】患者出现面色发黑、眼睛直看前方、不能转动、怕吹风等症状,容易死亡。

患者出现面色发黑、口唇发青等症,容易死亡。

患者出现面色发青、口唇发黑等症,容易死亡。

患者出现面色发黑、两侧胁下胀满、不能自由翻身转侧等症,容易死亡。

患者出现视物昏乱、目睛直视、不能转动、抬肩喘息等症,一天后就会死亡。

患者头部和眼睛疼痛已久,突然看不见东西,容易死亡。

患者出现大便秘结、阳气衰竭、视力丧失、精神恍惚等症,容易死亡。

患者阴阳衰竭,眼眶下陷,容易死亡。

患者出现眼睛斜视,七天后就会死亡。

【按语】面黑为肾气已衰,再见到目直视、唇青、胁下胀满、不能自转侧、恶风等肝气衰竭的表现,预后较差,故容易死亡。

面青唇黑，或面黑唇青，均为肝肾亏损，故主死证。

视物昏乱、直视、抬肩喘息，为肝肺气绝，一日内很快死亡。

头目久痛，突然失明，是肝的气血大衰，故多死证。

病人阳气衰竭，阴寒内盛，寒凝气结而致便秘；阳气不养于目，则视力丧失；不养心神，则精神恍惚。阳衰欲脱，则容易死亡。

病人阴阳欲绝，不能养目，则目眶下陷；阴阳离绝，则易死亡。

病人眼睛斜视，是精气大亏、肝风内动的急证，七日内多死亡。

【原文】病人口如鱼口，不能复闭，而气出多不反者死。

病人口张者三日死。

病人唇青，人中反者三日死。

病人唇反，人中满者死。

病人唇口忽干者不治。

病人唇肿齿焦者死。

病人阴阳俱竭，其齿如熟小豆，其脉驶者死。

病人齿忽变黑者，十三日死。

病人舌卷卵缩者必死。

病人汗出不流，舌卷黑者死。

【语译】患者出现口形如张开的鱼口、不能闭合、呼气多而吸气少等表现，就会死亡。

患者口唇一直张开，三天后就会死亡。

患者表现口唇颜色发青、人中向上翻卷等症，三天后就会死亡。

患者表现口唇向上翻卷、人中穴肿满等症,容易死亡。

患者口唇突然干燥,不治易死。

患者出现口唇肿满、牙齿焦干等症,容易死亡。

患者阴阳均已衰败,牙齿像煮熟的豆子一样没有光泽,脉象跳动很快,则容易死亡。

患者牙齿突然变成黑色,十三天后会死亡。

患者的舌体卷曲,阴囊回缩,容易死亡。

患者汗出像珠或油,黏滞不能流动,舌体卷曲变黑,就会死亡。

【按语】唇口张开,不能闭合,呼吸困难,呼多吸少,为肺气衰竭,故易死亡。

口唇发青、唇向上翻,人中肿满或向上翻,均为脾气大衰,故易死亡。

口唇突然干燥,唇肿,齿焦变黑,或齿如煮熟的小豆,脉数,是热盛伤津,阴液大伤,故易死亡。

病人汗出如油,舌卷色黑,囊缩,为热盛伤津,筋脉失养拘挛,病重难治。

【原文】病人发直者十五日死。

病人发如干麻,善怒者死。

病人发与眉冲起者死。

病人爪甲青者死。

病人爪甲白者不治。

病人手足爪甲下肉黑者八日死。

【语译】病人头发向上直立,提示病情危重,十五日后有可能死亡。

病人头发干枯而不润泽,如同干麻一样,平素又容易发怒,则易死亡。

病人头发与眉毛向上或向前竖起直立,容易引起死亡。

病人手足爪甲颜色青紫晦暗,容易引起死亡。

病人手足爪甲颜色苍白,预后不佳,属不治之证。

病人手足爪甲下面肌肉的颜色黯黑,八日后有可能引起死亡。

【按语】病人头发干枯,直立,眉毛竖直,为津亏气绝,故容易死亡。

病人手足爪甲发青、发白、发黑,为气血亏损,或气血瘀滞,病情危重,故易死亡。

【原文】病人荣卫竭绝,面浮肿者死。

病人卒肿,其面苍黑者死。

病人手掌肿,无文者死。

病人脐肿反出者死。

病人阴囊茎俱肿者死。

病人脉绝,口张足肿者五日死。

病人足跌[1]肿,呕吐头重者死。

病人足跌上肿,两膝大如斗者十日死。

病人卧,遗屎不觉者死。

病人尸臭[2]者不可治。

【注释】[1]足跌:跌,同跗,即足背。[2]尸臭:病人身上发出如尸体腐烂一样的臭味。

【语译】病人营卫之气严重耗损衰竭,伴见面部浮肿的表现,容易引起死亡。

病人突然全身浮肿,面部颜色苍黑,容易引起死亡。

病人手掌肿胀,掌面皱纹消失,容易引起死亡。

病人肚脐肿胀较甚,向外翻出,容易引起死亡。

病情危重时,阴囊阴茎同时肿胀,容易引起死亡。

危重的病人脉微欲绝,伴见张口喘息、下肢浮肿等症,五日后容易死亡。

病人足背浮肿,伴见呕吐、头重等症,容易死亡。

病人足背以上浮肿,伴见两膝关节肿大如斗,十日后容易死亡。

病重卧床不起,伴见大便失禁,自己毫无知觉,容易引起死亡。

病人身上发出如尸体腐烂时的臭味,病情十分危重,为不治之证。

【按语】脾胃大虚,不能化生气血,而致营卫竭绝;脾胃气弱,不能运化水湿,则为面目浮肿。由于生化之源已绝,故容易死亡。

病人突然水肿很甚,面色苍黑,为肾阳大衰欲绝,故易死亡。

水肿病,手掌肿甚、纹理消失,或脐肿脱出,或阴囊阴茎肿甚,均为脾肾阳虚、水气泛滥、水肿至极的表现,为水肿病的危象,故易死亡。

病人脉危欲绝,再见到呼吸困难、张口喘息、下肢严重水肿,是心肺肾气虚衰欲脱,故五日内容易死亡。

足背或足背以上水肿,膝大如斗,为肾阳虚衰,水气停留所致。伴见呕吐头重,为阳气上逆,水气上冲引起,说明水肿有阳虚欲脱的病机倾向,故易死亡。

卧床不起的病人,再加大便失禁,为元气欲脱、不能收摄所致,故易死亡。

病室或病人身体上发出尸体腐烂的气味,是脏腑衰败的表现,故多死证。

【原文】肝病皮白,肺之日庚辛死。

心病目黑,肾之日壬癸死。

脾病唇青,肝之日甲乙死。

肺病颊赤目肿,心之日丙丁死。

肾病面肿唇黄,脾之日戊己死。

【语译】肝病患者,皮肤色白,在肺金当旺的庚、辛日容易死亡。

心病患者,目眶周围色黑,在肾水当旺的壬、癸日容易死亡。

脾病患者,口唇出现青色,在肝木当旺的甲、乙日容易死亡。

肺病患者,脸颊部出现红色,眼睑浮肿,在心火当旺的丙、丁日容易死亡。

肾病患者,面部出现浮肿,口唇色黄,在脾土当旺的戊、己日容易死亡。

【按语】某脏病,见到本脏的颜色,如肝病色青、心病色红、脾病色黄、肺病色白、肾病色黑为顺证。若见相克之脏的颜色则为逆,每逢相克之脏腑气旺盛的时日,克伐更加严重,就容易死亡。如肝病见白色,为金克木,在肺金旺盛的庚、辛日就容易死亡。余脏同理类推。

【原文】青欲如苍壁之泽[1],不欲如蓝[2]。

赤欲如帛裹朱[3],不欲如赭[4]。

白欲如鹅羽,不欲如盐。

黑欲如重漆[5],不欲如炭。

黄欲如罗裹雄黄,不欲如黄土。

【注释】[1]苍壁之泽:指青而润泽明亮的颜色。[2]蓝:指青靛叶,其色青而晦暗。[3]帛裹朱:帛,白色的生绢。朱,朱砂。指如细白的薄绢裹着朱砂,微红而有光泽。[4]赭:指中药代赭石,红而晦暗。[5]重(音虫)漆:指如同重新刷过漆一样光泽。

【语译】面部色青应像青玉那样润泽明亮,而不应像蓝靛叶那样青而晦暗。

面部色赤应像白丝绸裹着的朱砂那样红润含蓄而有光泽,不应像代赭石那样红而晦暗。

面部色白应像鹅的羽毛那样白而光洁,而不应像食盐那样白而没有光泽。

面部色黑应像重新刷过漆那样黑而明润,而不应像燃烧过的木材成炭后那样枯暗无光。

面部色黄应像罗纱裹着的雄黄那样黄而明润光泽,而不应像黄土那样枯槁无光。

【按语】五色的正常色泽应当是明润含蓄而有光泽。青如苍璧或翠羽,赤如帛裹朱砂或鸡冠,白如鹅羽或猪膏,黑如重漆或乌羽,黄如罗裹雄黄或如蟹腹。若晦暗枯槁,失却光泽,则为病色。青如蓝,赤如赭,白如盐,黑如炭,黄如黄土,都为晦暗无光的色泽,一旦出现,均属预后不佳。

【原文】目色赤者病在心,白在肺,黑在肾,黄在脾,青在肝。黄色不可名者,病胸中。

诊目病,赤脉从上下者,太阳病也;从下上者,阳明病也;从外入内者,少阳病也。

诊寒热瘰疬,目中有赤脉,从上下至瞳子,见一脉一岁死,见一脉半一岁半死,见二脉二岁死,见二脉半二岁半死,见三脉三岁死。

【语译】眼睛出现红色,说明病位在心,出现白色则病位在肺,出现黑色则病位在肾,出现黄色则病位在脾,出现青色则病位在肝。若好像是黄色,但又说不清楚,为病位在胸中。

当诊察眼睛疾患时,如发现白睛中有红色的脉络从上向下,就为太阳经的病变;如从下向上,就为阳明经的病变;如从外向内,就为少阳经的病变。

当诊察有寒热的瘰疬病时,如发现白睛中有红络从上向下,到达瞳仁,出现一条红络,一年后就会死亡;出现一条半红络,一年半后就会死亡;出现两条红络,两年后就会死亡;如出现两条半红络,两年半后就会死亡;如成为三条红络,三年后就会死亡。

【按语】目诊与面部五色诊的意义完全相同,全眼色赤属心,白属肺,黑属肾,黄属脾,青属肝。眼睛的颜色似黄非黄,病在胸中。

目睛出现赤脉,为外感热邪。以三阳划分,太阳主表主外,从上到下至瞳仁,则为太阳病证;阳明主里主内,从下到上至瞳仁,则为阳明病证;少阳主半表半里,从外眼角向内至瞳仁,则为少阳病证。

瘰疬为痰瘀互结的慢性病证,可以阻碍血络,在目睛上形成赤脉。如果感受寒热邪气,赤脉形成快,数量少,病变发展快,离死亡的时间就短;相反赤脉形成慢,数量多,病程发展缓慢,离死亡的时间就长。

【原文】诊龋齿痛,按其阳明之脉来,有过者独热,在右右热,在左左热,在上上热,在下下热。

诊血脉者,多赤多热,多青多痛,多黑为久痹,多赤、多黑、多青皆见者,寒热身痛。面色微黄,齿垢黄,爪甲上黄,黄疸也。安卧,小便黄赤,脉小而涩者,不嗜食。

【语译】诊察龋齿疼痛的病人，按压右关部阳明胃脉，脉来跳动太盛，就会在牙痛的部位单独发热。若右侧牙痛则在右侧发热，左侧牙痛则在左侧发热，上边牙痛则在上部发热，下边牙痛则在下部发热。

诊察病人的血脉时，如血脉出现较多的红色，则多属热证；出现较多的青色，多属疼痛证；出现较多的黑色，多属久痹证。如红色、黑色、青色同时多见，则为寒热相兼、身体疼痛之证。如果面色微黄，牙垢色黄，爪甲出现黄色，就是黄疸病，出现倦怠嗜卧、小便黄赤、脉象细小而涩、食欲下降等症状。

【按语】齿龈属胃，龋齿疼痛，在右手关部阳明胃脉处就有反映。切按右关脉，跳动太过，则为阳明胃热太盛，故在牙痛处引起单独发热的症状。随着牙痛的部位不同，发热的部位就有差别。

血脉的颜色，是体内气血盛衰的外荣。红色多，为邪热亢盛，血脉充盈所致，故多赤多热。疼痛为经脉阻塞不通，气血瘀阻，瘀血之色外现，故多青多痛。黑色为久痹风寒湿邪痹阻血脉，瘀久之血，颜色更深，由青变黑，故黑色主久痹。红色多主热证，青黑多主寒证及疼痛，红、青、黑偏多并三色同见，故主寒热、疼痛等症。湿热或寒湿阻滞肝胆，胆气不疏，胆汁犯逆全身，则引起面色黄、齿龈黄、爪甲黄、小便黄等症，称为黄疸。湿热或寒湿困阻，则身体倦怠而嗜卧；横犯脾胃，则不思饮食；阻滞气血运行，则脉小而涩。

扁鹊诊诸反逆死脉要诀第五

【提要】讨论了多种异常、死亡脉象和特殊的病证。指出死脉多见节律、频率、脉位、脉力、脉形等方面的错乱,说明脉无胃气则死。论述脉与证之间存在密切关系,凡脉证相符者生,不相符者死。阐述了二十多种奇病的表现和脉象,分析其病机及预后,并对死期作出预测。

【原文】扁鹊曰:夫相死脉之气,如群鸟之聚[1],一马之驭系水交驰[2]之状,如悬石之落。出筋之上,藏筋之下,坚关[3]之里,不在荣卫。伺候[4]交射[5],不可知也。

【注释】[1]如群鸟之聚:形容脉象如群鸟聚集,此起彼落,散乱不调。[2]一马之驭系水交驰:驾驭一匹马在水边来回奔驰。比喻脉象来去疾速,躁动不调。[3]坚关之里:坚关,指坚固的关塞。比喻脉气坚硬,深伏在里,难以触及。[4]伺(音四)候:观察。此指诊察脉象。[5]交射:相互比较。

【语译】扁鹊又说道:诊察死脉的脉气时,可发现有的节律紊乱、散乱不齐,如同许多聚集在一起鸟儿此起彼落,散乱不堪;有的又至数疾快、躁动不安,如同驾驭一匹马在水边不断来回奔驰;有的脉势突然无力,如同高悬的石头突然落下而突然消失;有时脉位表浅,浮现在筋的上面;有时脉位深沉,潜藏在筋的下面;有时脉气又像躲藏在坚固的关塞之中,难以触及,这是因为脉气不能跟随荣卫之气流动散布而收敛在内。所以在诊察脉象时,虽然经过了相互的比较,但仍然很难明白。

【按语】死脉,又称怪脉,真脏脉,是无胃气、无神气、无根的脉象。主要表现有频率、节律、脉位、脉力、脉形、脉管紧张度、流利度等方面的严重失调,脉象变化十分复杂,必须仔细体会,相互比较,才能正确识别。

【原文】脉病人不病,脉来如屋漏、雀啄者死。屋漏者,其来既绝而止,时时复起而不相连属也。雀啄者,脉来甚数而疾,绝止复顿来也。又经言:得病七八日,脉如屋漏雀啄者死。脉弹人手如黍米也。脉来如弹石,去如解索者死。弹石者,辟辟急也。解索者,动数而随散乱,无复次绪也。

脉困[1],病人脉如虾之游,如鱼之翔者死。虾游者,冉冉而起,寻复退没,不知所在,久乃复起,起辄迟而没去速是也。鱼翔者,似鱼不行,而但掉尾动,头身摇而久住者是也。

脉如悬薄卷索[2]者死。脉如转豆[3]者死。脉如偃刀[4]者死。脉涌涌[5]不去者死。脉忽去忽来,暂止复来者死。脉中侈[6]者死。脉分绝者死。上下分散也。

【注释】[1]脉困:是指脉气受到病邪困阻而发生逆乱。[2]悬薄(音伯)卷索:如紧拉着绞转的绳索,绷急坚硬。比喻脉来绷急紧张。[3]如转豆:如豆粒旋转般。比喻脉短而坚硬躁急。[4]如偃(音演)刀:如按刀刃般。比喻脉浮取坚急而细小,按之坚大而急。[5]涌涌:泉水上溢的样子。比喻脉来有如上涌的泉水,呈有升无降之势。[6]脉中侈(音耻):脉管中心扩大,即脉体扩大。脉中,脉管的中心。侈,夸大,扩大。

【语译】如果脉象出现异常而人的形体表面却未见生病的样子,脉搏跳动像房屋漏水一样时作时起,良久一点,不能连接,或像麻雀啄食一样快疾复来,连连数急,是死亡的脉象。(屋漏脉,表现为脉来极慢,很久才搏动一次,时跳时停,不相连接;雀啄脉,脉象搏动很快,突然停止,而后又跳。)医经上又说:患病七八天,脉象见屋漏、雀啄脉,病情沉重,容易死亡。脉象跳动搏击手指时感觉象黍米一样细小、坚硬。如果脉象跳动好像以指弹石那样坚硬有力,毫无柔和之象,去时又如解乱绳那样散乱无绪,也为死亡的脉象。(弹石脉,表现为应指坚急有力;解索脉,表现为时疏时密,散乱无序。)

如果脉气受到病邪困阻而发生逆乱,脉象如同虾子游走,来时较慢而去时较快;或像鱼儿游行,头定而尾摇,脉体动摇不定,是死亡的脉象(虾游脉,是指像虾游一样慢慢出现,突然而去,不知所在,良久又来,即出现缓慢、离开急速的脉象。鱼翔脉,是指像鱼一样停住不行,而只是甩动鱼尾,摇动鱼的头身,久久停留而不前进的脉象)。

如果脉象如紧拉绳索那样绷急紧张,是病情危重,即将死亡的脉象。如果脉象如豆粒旋转一样短而坚硬躁急,也是即将死亡的脉象。如果脉象如按在刀口上一般,浮取细小而坚急,沉取大而坚急,是即将死亡的脉象。如果脉象如上涌的泉水一样有升无降,是即将死亡的脉象。如果脉象突然消失又突然出现,暂时停止片刻又恢复搏动,是即将死亡的脉象。如果整个脉体扩大,是即将死亡的脉象。如果脉的上下部表现不一样,就像要分离开一样,这也是即将死亡的脉象(上、下部之脉分离散乱)。

【按语】此处提出屋漏、雀啄、解索、弹石、虾游、鱼翔、釜沸(脉涌涌)、偃刀等怪脉的名称和脉象表现,与后世危亦林《世医得效方》中十怪脉名称只差"麻促"一脉,均属危重脉象,分别表示五脏六腑精气衰竭,故主死证。

【原文】脉有表无里者死。经名曰结,去[1]即死。何谓结?脉在指下如麻子动摇属肾,名曰结,去死近也。脉五来一止,不复增减者死。经名曰代。何谓代?脉五来一止也。脉七来是人一息,半时不复增减,亦名曰代,正死不疑。

【注释】[1]去:出去,引申为出现之意。

【语译】脉象如果轻取就能感到,重按却不能感到,就是死脉,医经上称为的结脉,此脉出现立即会死亡。什么叫结脉呢?

脉象在指下就像麻子仁的转动一样摇摆不定,是肾脏阴阳衰竭的表现,这种脉象就称为结脉,一旦出现,离死亡日期就很近了。假如脉象每跳动五次便停一次,不再增加或减少,就是死亡的脉象,医经上叫做代脉。什么叫代脉呢?就是指脉象每跳动五次便停止一次,止有定数的脉象。如果脉象每跳动七次便停止一次,恰好是在病人一呼一吸的时间之内,即使经过半个时辰之久,也不再增加或减少的,也叫做代脉,是必定要死亡的脉象。

【按语】轻取有脉,沉取则不明显,是无根之脉,故易死亡。此处提到的结脉,不是现在所指的脉来缓而一止、止无定数的结脉,而是肾气虚竭,脉气聚结在里,脉象如同麻子仁转动而摇摆不定,故容易死亡。脉每跳五次或每跳七次停顿一次,停顿很有规律,称为代脉。代脉为脏气衰微,故很快会死亡。

【原文】经言:病或有死,或有不治自愈,或有连年月而不已。其死生存亡,可切脉而知之耶?然,可具知也。设病者若闭目不欲见人者,脉当得肝脉弦急而长,反得肺脉浮短而涩者死也。病若开目而渴,心下牢者,脉当得紧实而数,反得沉滑而微者死。病若吐血,复鼽衄者,脉当得沉细,而反浮大牢者死。病若谵言妄语,身当有热,脉当洪大,而反手足四逆,脉反沉细微者死。病若大腹而泄,脉当微细而涩,反得紧大而滑者死。此之谓也。

【语译】医经上说道:生病后有的要趋向死亡,有的却不经治疗就能自然痊愈,有的则长年累月而不能痊愈。那么病人生死存亡,可以通过诊脉而了解吗?回答说:是的,可以通过诊脉而得到具体的了解。假如病人闭着眼睛不愿见人,脉象应当表现为弦急而长的肝脉，此时反而见到浮短而涩的肺脉，就是死亡的证候；假如病人是睁开眼睛而有口渴的症状，胃脘部胀满坚硬，脉象应表现为紧实而数，反而见到沉滑而微的脉象，就容易死亡；假如病人吐血、鼻流血，脉象应当沉细，反而见到浮大而坚牢的脉象，就容易死亡；假如病人胡言乱语，身体本应发热，脉象应当洪大，反而见到手足厥冷，脉象沉细而微，就容易死亡；假如病人腹部胀满又兼腹泻，脉象应当微细而涩，反而紧大而滑，也容易死亡。这就是运用诊脉来判断预后好坏的例子。

【按语】诊脉可以判断生死吉凶。闭目不欲见人是肝气上逆所致，见弦急而长的肝脉是脉症相符；若见浮短而涩的肺脉，是肺金乘伐肝木，脉症亦相反，故为死证。目开而渴、心下坚实是邪热结胸，见紧实而数之脉，为邪正斗争激烈的里实热证，此属脉症相应；若见沉滑而微的脉象，为痰热内结，气血已虚，正气难于维系，故易死亡。吐血衄血，血液大伤，失于充填，脉当沉细，反见浮大而坚固的脉象，是气随血脱、虚阳外越的表现，故易死亡。谵语发热，是阳明气分热炽的表现，故脉当洪大；如果见到手足厥冷，脉沉微细，是阳气衰微欲脱，故易死亡。腹胀腹泻，阳气虚衰，脉当微细而涩，若见到紧大而滑的脉象，是阴寒内结，邪气深重，故易死亡。

【原文】经言：形脉与病相反者死，奈何？然：病若头痛目痛，脉反短涩者死。

病若腹痛，脉反浮大而长者死。

病若腹满而喘，脉反滑利而沉者死。

病若四肢厥逆，脉反浮大而短者死。

病若耳聋，脉反浮大而涩者死。《千金翼》云：脉大者生，沉迟细者难治。

病若目𥇀𥇀，脉反大而缓者死。

【语译】医经上说道：病人形体、症状所反映的病证性质与脉象所代表的性质相反，属于死证。究竟是怎样的呢？回答说：病人如果有头痛、眼痛的症状，脉象反而短涩，则为死亡的证候。

病证有腹痛的症状，脉象却浮大而长，为死证。

病证见到腹部胀满、呼吸气喘的症状，脉象却反见滑利而沉，为死证。

病证有四肢厥逆的症状，脉象却浮大而短，为死证。

病证有耳聋的症状，脉象却浮大而涩，为死证。（《千金翼》说：脉象大者多能生存，而脉象沉迟细者多难治愈。）

病证有视物不清的症状，脉象却大而缓，为死证。

【按语】头目疼痛，多为阳热所致，脉应长大滑利，反见短而滞涩的脉象，说明气血损伤阻滞，是脉症不合，故易死亡。

腹痛为气血壅滞于里，脉当沉细而涩，反见浮大而长的脉象，是病久，气血大虚，阳气浮张于外所致，为脉症不合，故易死亡。

腹部胀满，呼吸气喘，为脾肺气虚气逆，脉当浮细而涩，反见沉而滑利的脉象，为痰热壅盛于内，病情急骤发展，故易死亡。

四肢逆冷，为阳气衰微，失于温煦，脉当沉而微细，反见浮大而短的脉象，是阳气外脱，故易死亡。

耳聋多为肾气亏损，脉以尺部沉弱为主要特征，若脉反浮大而涩，为肾的精气严重衰竭欲脱，故多死证。《千金翼》有另外一种观点：脉大为劳，耳聋为劳伤肾气所致，故见大脉为脉症相合，易治多生；见沉细迟脉，为肾的精气大衰，脉症相反，故多死证。

目睛视物不清，为肝血大虚，脉多弦细；反见浮大而缓的脉象，为气随血脱，故多死证。

【原文】左有病而右痛，右有病而左痛，下有病而上痛，上有病而下痛，此为逆，逆者死，不可治。脉来沉之绝濡，浮之不止推手[1]者半月死。一作半日。脉来微细而绝者，人病当死。

【注释】[1]不止推手：脉来不断地搏击鼓指。

【语译】如果病人身体左侧有病而右侧疼痛，右侧有病而左侧疼痛，下部有病而上部疼痛，上部有病而下部疼痛，就是逆证，出现逆证就会死亡，不能治愈。如果脉象表现为沉而细软欲绝，轻取则洪大而数，是病情危重，半月后就会死亡。（"半月"一本作"半日"）。如果脉象表现为微细欲绝，病人一定会死亡。

【按语】某脏腑组织发生病变，在相应的区域可表现疼痛，如果病变部位出现在相反的方向，则是病证相逆，预后不好，容易死亡。脉象发生相反的现象亦是如此，病证当见沉细欲绝的脉象，反见洪大而数的脉象，不符合病证的本质，为虚阳外越，故易死亡。见到微细欲绝脉，为阳气衰微，故亦易死亡。

【原文】人病脉不病者生，脉病人不病者死。

人病尸厥[1]，呼之不应，脉绝者死，脉当大反小者死。

肥人，脉细小如丝欲绝者死。

羸人得躁脉者死。

人身涩而脉来往滑者死。

人身滑而脉来往涩者死。

人身小而脉来往大者死。

人身短而脉来往长者死。

人身长而脉来往短者死。

人身大而脉来往小者死。

尺脉不应寸,时如驰[2],半日死。《千金》云:尺脉上应寸口太迟者,半日死。

【注释】[1]尸厥:指突然昏倒,不省人事,四肢厥冷,形体如尸。[2]驰:指脉来急疾。

【语译】如果人体发生病变,但脉搏却正常,就能存活;如果脉搏异常,但人体尚未感觉到不舒适的,则容易死亡。

如病人患尸厥的恶候,呼喊不能回答,脉微欲绝不能触到,就会死亡。如果应见到大脉,却反见小脉,亦会死亡。

身体肥胖的人得病,脉象细小欲绝,容易死亡。

身体瘦弱的人得病,脉象躁动不安,容易死亡。

如果病人肌肤干涩,脉象跳动滑利,容易死亡。

如果病人肌肤润泽,脉象跳动艰涩,容易死亡。

如果病人形体瘦小,脉象表现洪大,容易死亡。

如果病人身材矮小,脉象表现较长,容易死亡。

如果病人身材高长,脉象表现较短,容易死亡。

如果病人形体粗壮,脉象表现较小,容易死亡。

如果尺脉微细不能上达寸口,一时脉跳急数,半天后就会死亡。(《千金》说:尺部脉象比寸部脉象的出现过于慢者,半天后就会死亡。)

【按语】脉象比症状、体征更能本质、敏捷地反映病情的真假吉凶,所以,人病而脉不病者病轻,预后较佳;脉病而人不病者病重,预后凶险。

肥人脉太细小,瘦人脉太躁动,肌肤干燥脉反滑利,肌肤滑利脉反艰涩,体小而脉大,体大而脉小,身短而脉长,身高而脉短,均是形体与脉象不合,故预后不好而多为死证。

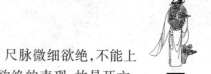

尺脉以候肾气,肾气为人身之本。尺脉微细欲绝,不能上达寸口,而且一时又跳得很快,是肾气欲绝的表现,故易死亡。尺脉搏动比寸脉太慢,亦是肾气欲绝,故很快会死亡。

【原文】肝脾俱至,则谷不化。肝多[1]即死。

肺肝俱至,则痈疽,四肢重。肺多即死。

心肺俱至,则痹,消渴,懈怠。心多即死。

肾心俱至,则难以言,九窍不通,四肢不举。肾多即死。

脾肾俱至,则五脏败坏。脾多即死。

肝心俱至,则热甚瘛疭汗不出,妄见邪。

肝肾俱至,则疝瘕,少腹痛,妇人月使不来。

【注释】[1]肝多:指肝脉过于旺盛。

【语译】肝脉与脾脉都出现病象,就不能运化水谷。假如肝脉过于旺盛,克伐脾土太过,就会立即死亡。

肺脉与肝脉都出现病象,就会患痈疽病,引起四肢沉重。假如肺脉过于旺盛,克伐肝木太过,就会立即死亡。

心脉与肺都出现病象,就会引起痹证、消渴病,及身体倦怠。假如心脉过于旺盛,克伐肺金太过,就会立即死亡。

肾脉与心脉都出现病象,就会引起说话困难、九窍闭塞不通、四肢难以抬举等症。假如肾脉过于旺盛,克伐心火太过,就会立即死亡。

脾脉与肾脉都出现病象,说明五脏精气衰败。假如脾脉过于旺盛,克伐肾水太过,就会立即死亡。

肝脉与心脉都出现病象,则会引起高热抽搐、不能汗出、神志昏乱等表现。

肝脉与肾脉都出现病象,就会患疝瘕病,引起少腹疼痛,在妇女就表现为月经闭阻。

【按语】肝脾同病,肝不主疏泄,脾不主运化,可致饮食不化,水谷不消。肝盛克伐脾土太过,生化之源已绝,故易死亡。

肺肝同病,肺热肝火太盛,热盛血壅,而成痈疽疮疡;热盛耗气,则四肢沉重。肺金热极,克伐肝木太过,气津大伤,故易死亡。

心肺同病,心火肺热,消灼气津,心气亏损则为心脉痹阻;肺热津伤则为消渴;气津伤,则为肢体倦怠。心火太旺,克伐肺金,津气欲绝,故易死亡。

肾心同病,肾心阴虚,不能上养咽喉,则口不能言;不能滋润五官九窍四肢,则九窍不通,四肢不举。肾水太过,克伐心火,心肾俱绝,故易死亡。

脾肾同病,先天后天俱伤,五脏精气败坏,脾旺克伐肾水太过,先天后天俱绝,故易死亡。

肝心同病,心肝火旺,热极生风,则为四肢抽搐;热盛伤津,化源已绝,则不能出汗;热扰心神,则神昏谵语。

肝肾俱病,寒凝肝经经脉,则为疝瘕、少腹疼痛;肝肾不足,冲任失养,妇女则为月经闭阻。

【原文】肝满、肾满、肺满皆实,则为肿。肺之雍[1],喘而两胠[2]满。肝雍,两胠满,卧则惊,不得小便。肾雍,脚下至少腹满,胫有大小,髀胻[3]大跛,易偏枯。

【注释】[1]雍:通壅。[2]胠(音祛):指腋下胁上的部位。[3]髀胻(音闭衡):即大、小腿。

【语译】如果肝、肾、肺三脏都因邪气壅滞而胀满,都属实证,就会发生浮肿。邪聚而使肺气壅滞,就会出现气喘及两胁胀满。邪聚而使肝气壅滞,就会出现两胁胀满,睡时惊惕不安,小便不利。邪聚于肾而使肾气壅滞,就会引起足至少腹部发肿胀满,两侧小腿粗细不一,大腿和小腿因肿大而跛行,容易发展成半身瘫痪。

【按语】邪气阻碍肺气为肺满,肺气闭郁,气逆于上则气喘,气滞于胸则胸胁胀满。邪聚于肝则肝满,肝气不疏,则胸胁胀满;肝热扰魂,则惊惕不安;肝气不疏,气机升降失调,津液不能下输膀胱,则小便不利。邪聚于肾,则为肾满。肾脉属肾络膀胱,肾气壅塞,气化不行,水湿停留,阻碍气机,则可引起足至少腹发肿胀满;水气停留的多少不同,则两足肿胀的大小不一,下肢因肿胀而行走不便,严重时可引起半身瘫痪。

【原文】心脉满大,痫瘛筋挛。肝脉小急,痫瘛筋挛。肝脉鹜暴[1],有所惊骇,脉不至若瘖,不治自已。肾脉小急,肝脉小急,心脉小急,不鼓皆为瘕。

【注释】[1]鹜(音务)暴:指马狂奔乱跑。比喻脉来疾急。

【语译】如果心脉表现为满大,就会出现癫痫、抽搐、筋脉拘挛等症。如果肝脉表现为小急,也会出现癫痫、抽搐、筋脉拘挛等症。如果肝脉搏动急疾而乱,是由于受到了惊骇所致,脉搏突然按之无脉,或出现失音,则不必要治疗也可以自然恢复。如果肾脉或肝脉或心脉表现小而急,按之不鼓指,都可发生为瘕病。

【按语】心脉实大,是心经热盛,心火煎灼津液为痰,痰热扰心,则发为癫痫;心主血脉,肝藏血,热盛损伤阴血,肝经经脉失养,筋急收引,则为抽搐、痉挛。肝脉小急,为肝血不足、寒凝肝脉,血不养筋,寒主收引,均可引起筋脉抽搐挛急;血不养神,心神无主,则为癫痫。肝脉搏动数急而乱,是受突然的惊骇,而致气血逆乱;气逆脉气不通,则脉搏时有暂停;肝经之脉循喉咙,气逆则可引起失音不语;由于是惊骇而致一时气逆,故不需治疗,气机一调,脉气和声音都可自然恢复。肝、肾、心脉小急,鼓指不明显,是寒邪内迫,气血积聚,故腹中可引起癥瘕积聚等病证。

【原文】肾肝并沉为石水[1],并浮为风水[2],并虚为死,并小弦欲惊。肾脉大急沉,肝脉大急沉,皆为疝。心脉搏滑急为心疝[3],肺脉沉搏为肺疝[4]。

【注释】[1]石水:水肿病之一。发病慢,下半身水肿较甚,多因肾阳虚衰、气化不行所致。[2]风水:水肿病之一。发病急,头面上半身水肿较甚,多因感受外邪、肾气虚弱所致。[3]心疝:指心痛、唇口变青、四肢逆冷之症,多由寒邪侵犯心经所致。[4]肺疝:由寒邪侵犯肺经所致的疝气病。见少腹与睾丸胀痛、小便不通等症。

【语译】若肾脉、肝脉都出现沉象,容易发生石水病;若肝肾脉都出现浮象,容易发生风水病;若肝肾脉都出现虚象,就容易死亡;若肝肾脉都小而弦,就容易发生惊病。若肾脉大急而沉,或者肝脉也大急而沉,就容易发生疝气。若心脉跳动滑急有力,容易引起心疝病。若肺脉跳动沉而有力,容易引起肺疝病。

【按语】肾肝脉沉,为肾肝阳气虚衰,气化不行,水气泛滥,半身以下水肿较甚,称为石水。肾肝脉浮,是由于肾肝气虚,若劳累过度,更伤肾气,肾虚汗出,汗出当风,风气犯肺,肺失宣降,发为水肿,头面及上半身肿甚,形成风水。肝肾脉虚,肾为先天之本,二脏之气衰,五脏气欲绝,则容易死亡。肝肾脉小弦,邪热内犯,灼伤肝肾之阴,筋脉挛急而生风,则易发生惊惕抽搐的惊风病。肾肝脉沉大而急,为寒凝循行于少腹前阴的肝肾经脉,因而引起少腹睾丸引痛的疝气病。心脉滑急有力,为寒邪凝滞心脉,经气不通,发为心痛、唇青、肢冷的心疝病。肺脉沉而有力,为寒邪犯肺,金病乘木,引起肝寒筋脉收引,少腹睾丸引痛而为肺疝。

【原文】脾脉外鼓沉,为肠澼,久自已。肝脉小缓,为肠澼,易治。肾脉小搏沉,为肠澼下血,血温身热者死。心肝澼亦下血,二脏同病者可治,其脉小沉涩者为肠澼,其身热者死,热见七日死。

【语译】如果脾脉沉而又向外鼓动,易发生痢疾,不久就会自动好转。如果肝脉小而缓,也是痢疾,亦容易治疗。如果肾脉沉小而有力,为患痢疾,见大便下血的症状,如果是血分有热,身热不退,就易死亡。如果是心肝二脏的病变所致的痢疾,亦可见便血症状,因为心肝二脏为木火相生,同时发病,还能治疗;如果出现小而沉涩的脉象,这样的痢疾病,兼身热不退,就会死亡;如果发热持续了七天,也会死亡。

【按语】脾脉沉,为湿热之邪郁结在里,湿热下迫,发为痢疾;但沉脉有向外鼓动的趋势,说明湿热邪气欲外解,故不久就会自动好转。肝气乘脾,肠道气机不利,亦可发生痢疾;若肝脉小缓,说明肝气对脾气的克伐不盛,此种痢疾就比较容易治疗。肾脉沉小有力,脉小为肾阴不足,有力为热邪下迫,热迫血妄行,则为痢疾下血;此种痢疾阴血已亏,如果再加上血分有热,身发高烧,阴液更易耗竭,故容易死亡。心主血脉,肝藏血,心肝火旺,火热下迫亦可引起痢疾下血;由于肝木生心火,二脏同病,木火相生,故此类痢疾病轻易治;若脉沉小而涩,为阴血亏损,若再加发热伤阴,则易死亡。

【原文】胃脉沉鼓涩，胃外鼓大，心脉小紧急，皆膈偏枯，男子发左，女子发右，不瘖舌转可治，三十日起。其顺者瘖，三岁起。年不满二十者，三岁死。

【语译】如果胃脉出现沉涩且有力，或表现为浮大有力，或心脉小而紧急，都会出现因气血阻隔不通而致的半身不遂，男子发病在左侧，女子发病在右侧，若不发生失音，舌头能灵活转动，还能治疗，大约经过三十天就可痊愈。一般的证候，出现失音，三年才能治愈。假如发生在不满二十岁的青年人，三年就会死亡。

【按语】胃脉沉涩，心脉小而紧急，均为气血阻隔，故可引起半身不遂。男子以气为本，气升于左；女子以血为本，血降于右；男性瘫痪发生在左侧，女性瘫痪发生于右侧，但无失音，舌能转动，病在经络，尚未入脏，故可治疗。若为一般的半身不遂证，有失音不语，为风中脏腑，病重难疗，必须经过较长时间的调治，才可能好转。半身不遂多见于中老年人，如果发生在年青人，是与禀赋有关，故容易死亡。

【原文】脉至而搏，血衄身有热者死。脉来如悬钩浮，为热。脉至如喘，名曰气厥。气厥者，不知与人言。《素问》、《甲乙》作暴厥。脉至如数，使人暴惊，三四日自已。

【语译】如果脉象跳动时搏指有力，又见出血、身上发热的症状，就会死亡。如果脉象表现为洪浮而无根，就是出血兼发热的脉象。如果脉象急促似喘息，就叫气厥证。气厥证，发作时突然昏倒，不省人事，不能与人说话。（《素问》、《甲乙》作"暴厥"。）脉跳似数象，由于突然受惊，三四天后即可自行痊愈。

【按语】脉跳强而有力，是热盛迫血妄行；见到出血、发热等症，易致阴血欲绝，则容易死亡。脉来浮洪而空虚，为热盛引起失血所致。脉跳急促，是受强烈的精神刺激所致。气厥发生后，可见昏不知人、不能说话的表现。脉跳很快，是突然受到惊恐、气血逆乱所致。此属一时性，惊恐一除，气血恢复正常，便可自行恢复。

【原文】脉至浮合[1]，浮合如数，一息十至、十至以上，是为经气予[2]不足也，微见[3]九十日死。脉至如火新然[4]，是心精之予夺也，草干而死。脉至如散叶，是肝气予虚也，木叶落而死。木叶落作枣华。脉至如省客[5]，省客者，脉塞而鼓，是肾气予不足也，悬去枣华[6]而死。脉至如泥丸[7]，是胃精予不足也，榆荚落而死。《素问》荚作叶。脉至如横格[8]，是胆气予不足也，禾熟而死。脉至如弦缕[9]，是胞精予不足也，病善言，下霜而死，不言可治。脉至如交漆[10]，交漆者，左右傍至也，微见四十日死。《甲乙》作交棘。脉至如涌泉，浮鼓肌中，是太阳气予不足也，少气，味韭英[11]而死。脉至如委土[12]《素问》作颓土。之状，按之不得，是肌气[13]予不足也，五色先见黑，白垒[14]一作蔂。发死。脉至如悬雍[15]，悬雍者，浮揣[16]切之益大，是十二俞之予不足也，水凝而死。脉至如偃刀，偃刀者，浮之小急也，按之坚大急，五藏菀熟[17]，寒热独并于肾也，如此其人不得坐，立春而死。脉至如丸滑不直手，不直手者，按之不可得也，是大肠气予不足也，枣叶生而死。脉至如春[18]者，令人善恐，不欲坐卧，行立常听，是小肠气予不足也，季秋而死。

【注释】[1]浮合:形容脉象如水之前后波浪,时分时合,浮散无序。[2]予:通与,授与,给与。[3]微见:始见,初见。[4]火新然:然通燃。形容如火初燃,脉形不定。[5]省客:如省问之客,或来或去。[6]悬去枣华:枣树花开至花落的时期。华为古"花"字。悬,指花开之时。去,指花落之时。[7]泥丸:形容脉象坚强短涩,如泥弹。[8]横格:形容脉象如横木格于指下,长而坚实。[9]弦缕:形容脉象如弓弦之急,如线之细,坚而细之脉。[10]交漆:指如绞漆。交通绞。[11]味韭英:指能吃到韭菜花的时节。味,尝。[12]委土:指倾弃的废土。[13]肌气:脾主肌肉,故此指脾气。[14]白垒(音蕾):葛花。[15]悬雍:指喉间下垂的悬雍垂,上大下小。形容脉象浮取而大,稍按即小。[16]浮揣(音踹):浮取。揣,度量。此为触摸、轻按之意。[17]菀熟:菀同郁,积也。熟同热。此处指积热。[18]如舂(音冲):如春杵捣谷一样快慢轻重不一。比喻脉来参差不齐。

【语译】脉跳如水的波浪一样时分时合,浮散无序,又兼数象,一次呼吸脉跳可达十次或十次以上,是经脉之气供养不足,从始见起,经过九十天就会死亡。如果脉搏像新燃起的火焰那样,时旺时弱,脉形不定,是心脏精气供养不足,到秋末冬初草木干枯时就会死亡。如果脉搏像散落的树叶那样浮散无根,是肝脏精气供给不足,到了秋天树木落叶("木叶落"作"枣花")的时候就会死亡。如果脉来像探亲的客人那样或去或来,往返不定,或时而停止不动,或时而搏动鼓指,是肾脏精气供给不足,到了初夏枣花开落的时期就会死亡。如果脉来像按泥丸那样坚强短涩,是胃腑的精气供给不足,到了春末夏初榆荚(《素问》"荚"作"叶")枯落的时候就会死亡。如果脉象如木头横放于指下一样长而坚硬,是胆腑精气供给不足,到了秋天稻禾成熟的时候就会死亡。如果脉来紧急如按琴弦,细小如线,是胞络精气供给不足。如果病人多言善语,到了下霜的季节就会死亡;如果病人安静不喜言语,就有治疗前景。如果脉象如绞漆一样艰涩,纠缠不清,左右旁击,初见这种脉象,四十天的时间就会死亡(《甲乙》"交漆"作"交棘")。如果脉搏像上涌的泉水那样有升无降,浮而有力,感觉在肌肉中鼓动搏指,是太阳经气供给不足,可见小便清长而少气味,长夏能尝到韭菜花味的时候就会死亡。如果脉搏像按在倾弃的废土(《素问》"委土"作"颓土")上那样虚软,重按无力,是脾气供给不足,如果面部五色中先出现黑色,是脾气衰败肾水反侮的征兆,春天葛花("垄"一作"蘦")开放的时候就会死亡。如果脉象如悬雍垂一样,上大而下小,浮取则更觉虚大,这是十二俞穴的精气供给不足,冬季结冰的时候就会死亡。如果脉搏像按在反仰的刀刃上一样,浮取急而细小,重按坚大急速,是为五脏有积热,且有寒热交并于肾脏,病人就只能睡卧,不能坐起,立春的时候就会死亡。如果脉搏像按弹丸那样短滑而手指不觉长直,重按则无,这是大肠精气供给不足,初夏枣树生叶的时候就会死亡。如果脉搏像杵捣谷物那样快慢轻重不一,参差不齐,则病人容易惊恐,坐卧不定,行走站立时常有听觉阻碍,是小肠的精气供给不足,深秋的时候就会死亡。

【按语】脉象浮泛急数,至数太快,不是热迫,而是心气不足,脉气虚少,只有加快跳动,才能保证供给。从开始见到此脉起,等不到九十天变换季节的时候就会死亡。脉如新燃的火焰,时强时弱,形状不定,是心的精气已衰,脉气失养而恍惚不定。到了秋末冬初,阳气减弱、心气全衰的时候就易死亡。脉像落叶浮散无根,是肝气虚衰,脉气失养。到了秋天,金气克木,木气更虚,则易死亡。脉如来客,或去或来,时停时鼓,是肾气全衰,本源已亏,脉气失养,来往不利,故一会儿停,一会儿跳。初夏枣花开落,火旺而水败,肾亏欲绝,则易死亡。脉如丸泥,坚硬短涩,是胃中精气不足,脉无胃气,真脏脉现,则脉管坚硬,无滑动之象,春末夏初榆荚枯落时,木旺土败,则易死亡。脉如横木,长而坚硬,是胆气不足,脉气失养,脏真外脱,则脉来长硬。秋季稻禾成熟时,金旺木败,则易死亡。脉如琴弦,细而劲急，是胞气不足，胞脉系于肾，肾精已亏，病人话多，为阴精不藏，虚阳外见。到了下霜，阳气更败，故易死亡；如果静而不语，对肾的精气损耗较小，故还有治疗前景。脉如绞漆，黏涩缠绵，左右击指，是阴阳俱虚，经脉内虚，脉气失调，而为乱跳之脉。见到此种阴阳衰败之脉，脉气已绝，不出一月则容易死亡。脉如涌泉，浮而有力，重按无力，为太阳膀胱之气衰竭，阳气浮于表，内部空虚。膀胱缺乏阳气蒸腾，则尿清无气味。长夏韭菜花开时，土旺水败，故易死亡。脉如废土，虚大乏力，重按则无，是肌气衰败，由于脾主肌肉，实为脾虚欲绝。面色先见黑色，为土被水侮，春天葛花开时则易死亡。脉如悬雍，浮大沉小，是十二俞穴经气已绝，十二俞穴属足太阳膀胱经及肾水，实际上为肾阳虚衰，阴盛于内，阳浮于外所引起的脉象。在冬季结冰时，阴寒更盛，阳气离绝，则易死亡。脉如偃刀，浮小坚，沉大急，为五脏积热在内，阳气郁内则发热，阴格于外则怕冷，积热独聚于肾，腰为肾府则痛，故病人能卧不能坐。春天阳气上升之时，更助积热，热极欲脱，故易死亡。脉如弹丸，短小而滑，按之无根，是大肠之气绝。大肠属肺金，初夏枣树生叶时，火旺克金，大肠之气欲绝，则易死亡。脉如春，参差不齐，是小肠精气不足。小肠属火属心，心的精气虚，不主神志，则遇事易惊，坐卧不安，站立时有听觉阻碍。到了秋凉，心气衰极，就会死亡。

【原文】问曰：尝以春二月中，脉一病人，其脉反沉。师记言：到秋当死。其病反愈，到七月复病，因往脉之，其脉续沉。复记言：至冬死。

问曰：二月中得沉脉，何以故处[1]之至秋死也？师曰：二月之时，其脉自当濡弱而弦，得沉脉，到秋自沉，脉见浮即死，故知到秋当死也。七月之时，脉复得沉，何以处之至冬当死？师曰：沉脉属肾，真脏脉也，非时妄见。经言：王、相、囚、死。冬脉本王脉，不再见，故知至冬当死也。然后至冬复病，正以冬至日死，故知为谛[2]。华佗效此。

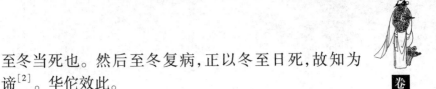

【注释】[1]处（音楚）：决断。此指判断死期。[2]谛（音帝）：真理。

【语译】有人问：曾在早春二月时，诊断过一个病人的脉象，其脉不浮反而沉。记得老师曾说：此病到了秋天的时候就会死亡。但病情反而痊愈，直到七月才又发病，于是又来求诊，脉象仍然是沉脉。老师又说：到冬天会死亡。

问道：在二月份诊为沉脉，凭什么判断病人到秋天就会死亡呢？老师回答说：二月的时候，正常人的脉象应该是浮细柔软而略带弦象，而诊得沉脉。到了秋天，脉象自然似沉脉，如果脉见到浮象，就容易死亡。所以能预知到了秋天就要死亡。又问：在七月份又现沉脉，如何判断病人到冬天又会死亡呢？老师回答说：沉脉是归属于肾，应在冬天见到，现在反出现在秋天，就属于五脏精气内绝的真脏脉，是违背了当旺的时令，非其时而错现。医经上曾说：时令与脉象的关系，有王、相、囚、死等类型。沉脉本属于冬天的当旺的脉象，出现于春、秋季节，冬季反而不能见到，所以到了冬天就会死亡。后来冬天病情再度复发，到了冬至病人就死了。由此领悟脉诊的道理，华佗也是按照这种方法来诊治疾病。

【按语】此是根据时令与脉象的关系来推测、判断疾病的预后。春脉多弦，夏脉多洪，秋脉多浮，冬脉多沉，此为符合时令的四季脉象。如果春天见到沉脉，是病人精气不足，无力升举。到了秋天该病正气未复，仍应脉沉，反见浮脉，是虚阳外越，故秋季易死。如果秋季不见浮脉而出现冬季的沉脉，说明病人阳气过早衰败，到了冬寒阴盛之时，阳气衰败已极，故易死亡。

卷第六

肝足厥阴经病证第一

【提要】论述肝受风寒湿热各种外邪侵犯、坠堕损伤及肝的气血阴阳失调所引的病理变化、传变规律、脉证表现及预后、治则。阐明足厥阴肝经及其经别的起止循行,是动病、所生病的临床表现。

【原文】肝气虚则恐,实则怒。肝气虚则梦见园苑生草,得其时,则梦伏树下不敢起。肝气盛,则梦怒。厥气[1]客于肝,则梦山林树木。

病在肝,平旦慧,下晡甚,夜半静。

病先发于肝者,头目眩,胁痛支满;一日之脾,闭塞不通,身痛体重;二日之胃,而腹胀;三日之肾,少腹腰脊痛,胫酸,十日不已死。冬日入,夏早食。

【注释】[1]厥气:此指乘虚逆犯脏腑之邪气。

【语译】病人肝气不足,可引起恐惧不安;肝气过度亢盛,可引起发怒。肝气不足,做梦可见花园中生长青草,如果遇到克制肝木的时令,可以梦见藏伏在树下不敢站起。肝气过于亢盛,可梦见发怒。邪气侵袭停留在肝脏,可梦见山林和树木。

如果肝脏发病,就会出现早晨精神比较清爽,傍晚时病情加重,半夜时又比较安静。

如果肝脏首先发病，就会出现头目眩晕、两胁疼痛胀满等症；过一天后传入脾，叫气机闭塞不通，身体疼痛沉重；二天后传入胃，出现腹部胀满；三天后传入肾，出现少腹部及腰脊疼痛，小腿酸楚；十天后若仍不见好转，就会死亡。冬天多死在日落的时候，夏天多死在吃早饭的时候。

【按语】肝气虚，胆气不足，人无胆量，则遇事易惊恐；肝气实，疏泄失调，阳气亢盛而多怒；肝气虚，或邪气伤肝，肝属木，故易梦见花草树木；如果遇到克制肝木的时令，肝气更虚，胆量小，故梦见藏伏树下不敢站起；肝气亢盛，气火上逆，则做梦多怒。

肝气旺盛于平旦、日出，死时是晡时、日入。故肝病在早晨肝气旺盛时，精神清爽；在傍晚肝的死时，病情加重；到了半夜肝气不旺不衰时，病情恢复平静。

病初发在肝，肝气不疏，则肝经经脉循行的头目出现眩晕，胸胁出现胀满；肝属木，脾胃属土，见肝之病，知肝传脾，故一日肝气乘脾，肝失疏泄，气机升降失调，则周身气机不通而引起疼痛；脾失健运，水湿停留，则身体沉重。二日肝气犯胃，胃失和降，则脘腹胀满。肝为肾之子，子盗母气，病稍久，故三日传肾，肾气虚，则腰疼膝酸，少腹疼痛。病程更长，十日以后，肝病未好，肝肾衰竭，则容易死亡。冬季日落，夏季早饭之时，是阴阳盛衰变更的时节，病情难以适应，则易死亡。

【原文】肝脉搏坚而长，色不青，当病坠堕若搏，因血在胁下，令人喘逆。若软而散，其色泽者，当病溢饮。溢饮者，渴暴多饮，而溢—作易。入肌皮肠胃之外也。

肝脉沉之而急，浮之亦然，苦胁下痛，有气支满，引少腹而痛，时小便难，苦目眩头痛，腰背痛，足为逆寒，时癊，女人月使不来，时亡时有，得之少时有所坠堕。

青脉之至也，长而左右弹，诊曰：有积气在心下，支胠，名曰肝痹。得之寒湿，与疝同法。腰痛，足清，头痛。

【语译】如果肝脉表现为搏击手指有力，坚实而长，面部不见青色，属于跌仆或击打伤。如果因为瘀血停积胁下，病人就会出现气逆喘促。如果肝脉表现为柔软松散，面色鲜明润泽，是患有溢饮病。溢饮病是因为口渴时暴饮多饮，导致水气泛溢（一说容易流入）到肌肉皮肤之间及肠胃之外所致。

如果肝脉沉取和浮取一样急促，则病人感到胁下疼痛难忍，如像有气支撑着一样胀满，并可牵引到少腹部疼痛，时而出现小便不利、困难，目眩头痛难忍，腰背疼痛，足部逆冷等症；有时甚至小便癃闭，女人月经不行，或者月经时有时无。这类病证多由于少年时期受到跌仆损伤所致。

如果出现面色发青，脉象表现为左右手都弦长搏指，诊断为有邪气积聚在心下，支撑腋下胁肋等部位胀满，称为肝痹，为感受寒湿之邪所致，病因与疝气相同。并伴有腰痛、足冷、头痛等症状。

【按语】外伤后瘀血停留在胸胁，肝经经脉阻滞，故左关脉长而坚硬；因停留于胁下局部，故面色不青；由于影响肺失宣降，肺气上逆而呼吸喘息。痰饮内停，阳气虚衰，推动无力，故脉软而散；气不化津，津不上承，则口干渴；不是真正津液损伤，故大量饮水，饮不解渴，暴饮多饮后，水气停留在皮肤，则面色鲜明而有光泽。

肝脉沉取或浮取都弦急，是少年时有跌仆损伤，瘀血停积肝经，肝经经气不利，故见胁下疼痛、胀满，引少腹疼痛；上引头部，则为头晕目眩；肝肾同源，牵引肾之腰府，故引起腰背酸痛；病程日久，肝肾阳气虚衰，则下肢发冷；肝气不疏，冲任不利，女子可致月经不调;肝的疏泄不利,膀胱气化不行,则引起小便不利,甚至点滴不通,成为癃闭。

寒湿侵犯肝经,邪气积聚在心下,则为肝痹;气血瘀滞,则形成包块;影响气机,则为心下胀满;寒湿侵犯,肝肾阳气损伤,则为头痛、腰痛、足冷等症;寒凝经脉,瘀血之色外露,则面色发青;影响肝经脉气,则肝脉长弦。

【原文】肝中风者,头目瞤[1],两胁痛,行常伛,令人嗜甘如阻妇[2]状。

肝中寒者,其人洗洗[3]恶寒,翕翕发热[4],面翕然[5]赤,漐漐[6]有汗,胸中烦热。

肝中寒者,其人两臂不举,舌本又作大。燥,善太息,胸中痛,不得转侧,时盗汗,咳,食已吐其汁。

肝主胸中喘,怒骂,其脉沉,胸中必窒,欲令人推按之,有热,鼻窒。

【注释】[1]瞤(音顺)动:指头目部肌肉牵动。[2]阻妇:指妇女妊娠。[3]洗洗:如同"洒洒",怕冷的样子。[4]翕翕(音细细)发热:指轻浅的发热。[5]翕然:和谐、微和的样子。[6]漐漐(音执):微微出汗。

【语译】肝脏受风邪侵害,可引起头目肌肉牵引而动,两胁肋疼痛,行走时常常弯腰曲背,病人就像孕妇偏食一样,喜吃甜味食物。

肝脏受寒邪侵害,可引起怕冷恶寒,轻度的发热,满面发红,微微汗出,胸中烦躁发热。

肝脏受寒邪侵害,病人可出现两只手臂不能上举,舌根干燥,喜叹息,胸中疼痛,不能随意翻身转侧,时有汗出,伴见咳嗽,进食后立即呕吐食物水液。

肝脏的病变主要表现有胸中气喘,善怒喜骂,脉象沉,胸中有窒塞的感觉，想让人帮助推揉按压胸部，同时兼见发热、鼻塞不通等症。

【按语】肝经经脉循行胸胁，上达头目巅顶，下膈通脊。风中肝经，风火上扰，筋脉拘急，则头目肌肉牵动；风阻经气不通，则胸胁疼痛；脊背经脉失养而挛急不利，则行走弯腰曲背；风邪令肝脉拘急，急食甘以缓痉，故病人像孕妇一样喜甜食。

寒邪侵犯肝经，寒伤卫阳，失于温煦，则怕冷；卫阳抗邪，阳气浮于肌表，则微微发热；阳浮于上，面部血络充盈，则面发红；寒邪外袭，卫阳失固，故微有汗出；寒邪外束，阳遏心中，干扰心神，则烦躁发热。

寒邪侵犯肝经经脉，寒主收引，手臂内侧肝经经脉拘挛收引，则两臂不能上举；肝脉循喉咙，肝寒火弱，不能温蒸津血上润于舌，故舌本干燥；肝气受郁，气机不舒，则喜太息；寒邪郁闭，胸阳不能布展，脉络凝塞，则胸中疼痛，不能转侧；肝寒犯肺，肺气上逆，则咳嗽；肝寒犯胃，胃气上逆，则呕吐；寒伤阳气，卫表不固，故有时出汗。

寒邪伤肝，肝寒犯肺，肺气上逆，则为呼吸气喘；凝滞肺气，则胸中窒塞，推揉按压可暂缓肺气阻塞，故喜推按；寒邪遏阻肝气，气郁不疏，则多怒善骂；寒邪束表，卫阳遏郁则发热；肺气失宣，则鼻塞不通；寒中于里，阴寒内盛，则脉沉。

【原文】凡有所坠堕，恶血留内，若有所大怒，气上而不能下，积于左胁下，则伤肝。肝伤者，其人脱肉，又卧口欲得张，时时手足青，目瞑，瞳仁痛，此为肝脏伤所致也。

肝胀者，胁下满而痛引少腹。

肝水者，其人腹大，不能自转侧，而胁下腹中痛，时时津液微生，小便续通。

肺乘肝，即为痛肿；心乘肝，必吐利。

肝著[1]者,其病人常欲蹈其胸上[2],先未苦时,但欲饮热。

【注释】[1]肝著:肝脏气血郁滞不行的病名。[2]蹈其胸上:蹈,原为足踏之意。此指用手捶打胸部。

【语译】凡是出现坠堕跌伤,而使瘀血停留在体内,或者因为大怒,导致气上逆而不能下降,从而使气血停留在左胁下,可损伤肝脏。如肝脏受损,就会出现患者肌肉极度消瘦,睡卧的时候口常张开,经常手足发青,两目闭合,瞳仁疼痛,这是肝脏受伤所致。

如患肝胀病,可见胁下胀满疼痛,并可牵引少腹。

如患肝水病,可见患者腹部胀大,身体不能自由转动,胁下及腹中疼痛,时感口中有津液微生,小便时而不利,时而通畅。

如果肺金过旺克伐肝木,可引起痈肿疼痛;如果心火乘肝,又会引起呕吐下利。

如患肝著病,病人常用手捶打自己胸部。而当疾病未发作的时候,病人喜欢喝热水。

【按语】坠堕损伤,瘀血内停,加上情志郁怒,气机升降失调,气滞血瘀积于左胁,损伤肝脏。伤及肝血,血不养肉,则全身肌肉消瘦;肝气亏损,影响肺气升降,则呼吸困难,张口喘息;肝脏气血瘀滞,不能运行四肢,则手足时青;目得血而能视,肝血不足,不能上养,则目不欲视,瞳仁作痛。

肝气郁结,气机不畅,则引起胀满,故易在肝经循行的胁下及少腹引起胀满疼痛。

大腹属脾,水气阻于肝络,肝乘脾土,水湿不化,则为腹部水肿胀大,不能自转侧;肝的经脉循行胁下、少腹,肝气受阻,则胁下、少腹疼痛;肝主疏泄,水气随之而上下,水气上行,则口中津液时生;水气下行,则小便通利;若肝失疏泄,则小便时通时不通。

肺金乘肝木,肝气不疏,气血瘀滞,则为痈肿疼痛;肝母心子,心病犯肝,子盗母气,使肝气失调,横克脾胃,胃失和降而呕吐,脾失健运而泻利。

肝著,是邪气犯肝,肝失疏泄、气血郁滞、着而不行所引起的病证。由于肝脉布胁络胸,可致胸胁痞闷不舒,胀满刺痛,故喜用手捶打胸部,使气机舒展,气血暂得通畅,而病情得以缓解;病未发作之前,饮热水可使气机通利,故喜饮热水。

【原文】肝之积,名曰肥气,在左胁下,如覆杯,有头足,如龟鳖状。久久不愈,发咳逆,痎疟[1],连岁月不已。以季夏戊己日得之,何也? 肺病传肝,肝当传脾,脾适以季夏王,王者不受邪,肝复欲还肺,肺不肯受,因留结为积,故知肥气以季夏得之。

【注释】[1]痎疟:疟疾的通称。

【语译】肝脏的积病,叫做肥气,多发生在左胁下部,形状如倒置的杯子,触摸它好像有头有足,如同龟鳖的形状。日久不愈就会出现咳嗽、气喘、疟疾等病证,积年累月不能痊愈。此病多在季夏戊己日患病,是什么原因呢? 这是因为肺病传给肝脏,肝脏又当传给脾脏,而此时刚好是在时令正旺的季夏,脾气旺盛则不接受邪气的传播,肝脏又想将邪气返还传肺,但肺脏不肯接受,故而邪气滞留结集在肝脏以成为积病,因此知道肥气多在季夏得病。

【按语】肝积肥气,为邪气郁滞肝经气血而成,肝气上升于左,故在左胁下形成覆杯如龟鳖样的包块。肝气上逆于肺,肺失肃降,则为气逆咳喘;肝气不疏,疟邪容易入侵而引起疟病,缠绵难愈。发病受时令季节的影响,以季夏脾气正旺,肝受邪犯,下不能传脾,上不能传肺,则停留在肝,郁结发病。

【原文】肝病其色青,手足拘急,胁下苦满,或时眩冒,其脉弦长,此为可治。宜服防风竹沥汤、秦艽散。春当刺大敦,夏刺行间,冬刺曲泉,皆补之;季夏刺太冲,秋刺中郄,皆泻之。又当灸期门百壮,背第九椎五十壮。

肝病者,必两胁下痛引少腹,令人善怒。虚则目䀮䀮无所见,耳无所闻,善恐如人将捕之。若欲治之,当取其经。

足厥阴与少阳气逆,则头目痛,耳聋不聪,颊肿,取血者。

邪在肝,则两胁中痛,寒中,恶血在内,胻善瘈,节时肿。取之行间以引胁下,补三里以温胃中,取血脉以散恶血,取耳间青脉以去其瘈。

【语译】肝脏若有病,易见面色发青、手足痉挛、胁下满闷不适等症,或者时时头晕目眩,脉象弦长,这是可治的证候。治疗宜用防风竹沥汤、秦艽散。针灸治疗春天应该刺大敦穴,夏天应该刺行间穴,冬天应该刺曲泉穴,都应使用补法;季夏时应该刺太冲穴,秋天应该刺中郄穴,都应使用泻法。此外,还应灸期门穴一百壮,灸背部第九椎棘突下旁开一寸半的肝俞穴五十壮。

患肝病的病人,一定会有两胁下疼痛,并可牵引到少腹部,容易引起发怒。肝虚证患者可见两眼昏花而视物不清,听力下降,容易产生恐惧的情绪,好像怕有人来逮捕他一样。治疗应取肝经经脉上的穴位。

足厥阴经与足少阳经的经气上逆,出现头目疼痛,耳聋失聪,脸颊部肿胀,应该取络脉经血盛处,针刺令其出血来进行治疗。

邪气聚集在肝脏,就会引起两胁疼痛,寒邪在内,瘀血留滞在体内,脚及小腿容易拘挛,关节时而出现肿胀。应该针刺行间穴以疏导胁下的邪气,取足三里穴运用补法来温中暖胃,取本经的血络以祛散恶血,取耳后青筋来除去拘挛。

【按语】肝主疏泄,调畅人体的气机,肝病气机失调,气血不畅,故面部易见青色;肝主筋,肝病筋脉失养,则易见手足痉挛;肝脉循行胸胁,上至喉目巅顶,肝病经气不疏,则胁下胀满,头目昏眩;脉管紧张,故易见弦脉。以上为肝病一般气血失调,则属可治的病证。中药宜用防风竹沥汤、秦艽散等疏肝开郁、理气行血的方剂治疗。针刺方面,可根据不同的季节,不同的穴位,采用不同的补泻手法;虚寒证可灸期门、肝俞。

肝实证,气火横逆,可致胁下、少腹等部位经气不通而疼痛;气火扰魂,则使人容易发怒。肝虚证,气血不能上养头目,则头昏眼花、视力模糊、听力减退;肝虚胆气不足,不主决断,胆量小,则心怀恐惧,如人将捕之。治疗当从肝经的经脉取穴,或用补法,或用泻法。

肝胆之气同时亢逆,气火上扰,则可引起头目疼痛、耳聋失听、颊肿等症。这类肝胆实热病,可用放血的方法治疗。

外邪伤肝,阻滞经气,则引起两胁疼痛;气滞或寒凝,均可使血行不畅,瘀血内停;肝的经脉循行下肢内侧中线,肝病经气不舒,筋脉挛急,故可致腿足拘挛,关节肿胀。针刺治疗,可取肝脉的行间穴泻邪气,补胃经的足三里穴以温中暖胃,放血以去恶血,刺耳后青络以缓拘挛。

【原文】足厥阴之脉,起于大指聚毛之际,上循足跗上廉,去内踝一寸,上踝八寸,交出太阴之后,上腘内廉,循股,入阴毛中,环阴器,抵少腹,侠胃,属肝络胆,上贯膈，布胁肋，循喉咙之后，上入颃颡[1]，连目系，上出额，与督脉会于巅。其支者，从目系下颊里，环唇内。其支者，复从肝别贯膈，上注肺中。是动[2]则病腰痛，不可以俯仰，丈夫㿉疝[3]，妇人少腹肿，甚则嗌干，面尘脱色。是主肝所生病[4]者，胸满，呕逆，洞泄，狐疝[5]，遗溺，闭癃。盛者则寸口大一倍于人迎，虚者则寸口反小于人迎也。

【注释】[1]颃颡(音航嗓)：指咽后壁上的后鼻道。[2]是动：指因外邪侵犯经脉所发生的病变。[3]㿉(音推)疝：指寒湿下注引起的阴囊肿大。[4]所生病：指因脏腑本身病变影响到经脉所产生的病证。[5]狐疝：指寒邪凝结肝气引起的疝气，表现为阴囊时上时下，像狐狸一样出没无常。

【语译】足厥阴肝经的经脉，起于足大趾的丛毛边缘，向上沿足背上缘行进，到内踝前一寸处，再上行到内踝上八寸处，与足太阴经脉交叉之后，再向上行于腘窝的内缘，沿大腿内侧上行，进入阴毛中，环绕阴器，至少腹，再向上夹行于胃的两侧，上属于肝，与胆联络，再向上穿过膈膜，散布在胁肋之间，上循到喉咙的后面，再上进入后鼻道，连于目，向上从额部走出，和督脉会合于巅顶百会。它的支脉，从目部下行脸颊内侧，环绕口唇。它的另一支脉，又再从肝脏分出，向上贯穿膈膜，上注于肺。本经脉发生病变，就会出现腰部疼痛，腰脊不能俯仰屈伸，男子会患㿉疝病，妇女会出现少腹肿满，病重时出现咽喉干燥，面色灰暗如同蒙上了尘埃，失去了正常的色泽。肝脏本身所发生的病证，主要有胸中满闷，呕吐气逆，泄泻，狐疝，遗尿，小便不通。如属邪气盛实，寸口脉象比人迎脉大一倍；如属正气虚，则寸口脉象反而小于人迎脉。

【按语】肝经经脉下起于足，经腹胸，上至于喉目巅顶，与肝、胆、胃、喉咙、咽、鼻、口唇、阴器等脏腑组织器官有密切的关系。是动病是外邪侵犯肝经经脉所引起的病证，经气受阻，则引起腰痛屈伸不利、癞疝、少腹肿、嗌干、脱色等病证；肝脏自身所引起的病证，导致肝脏及相关脏腑的功能失调，可引起胸满、呕吐、洞泄、狐疝、遗尿、癃闭等病证。外邪侵犯属实证，则寸口脉大于人迎；本脏亏损属虚证，寸口脉则小于人迎。

【原文】足厥阴之别，名曰蠡沟[1]，去内踝上五寸，别走少阳。其别者，循经上睾，结于茎。其病气逆，则睾肿卒疝。实则挺长，热；虚则暴痒。取之所别。

肝病，胸满胁胀，善恚怒，叫呼，身体有热，而复恶寒，四肢不举，面目白，身体滑。其脉当弦长而急，今反短涩；其色当青，而反白者，此是金之刻木，为大逆，十死不治。

【注释】[1]蠡（音礼）沟：足厥阴肝经的穴位，在内踝上五寸处。

【语译】从足厥阴经脉上分出一支别络，名叫蠡沟，在足内踝上五寸处，另行走入足少阳经。这支别出上行的经脉，沿本经经脉的路径上行至睾丸，集结于阴茎。如病气上逆，可以引起睾丸肿痛，或突然出现疝病。如病属实就可出现阴茎勃起，发热；如病属虚就可出现阴部突然瘙痒难忍。治疗时应取本经别络上的蠡沟穴。

患有肝脏疾病，就会出现胸胁胀满，容易发怒，常大声呼叫，身体发热，而又怕冷，四肢不能抬举，面目发白，身体有汗而显得润滑。本来脉象应表现弦长而急，但却反见短涩；面色应为青色，但却反见白色，这是金来克木，是大逆之证，多数不能治愈。

【按语】别络是从十二正经四肢远端分出，进入体腔脏腑，然后浅出体表，相互对应的阴经与阳经经别相合。肝经别络，起于内踝上五寸的蠡沟穴，其分支上行至睾丸、阴茎。如果肝经湿热下注，可引起睾丸肿痛，疝气阴囊肿大；实热证可致阴茎勃起、发热；肝经阴血亏损，血燥生风，可致阴部瘙痒难忍。治疗均可针刺蠡沟穴。

肝气不疏，气火横乘上扰，可致胸胁胀满、烦躁易怒、大声呼叫等症；气郁化火，可致身体发热；寒邪侵犯，阳气受损，失于温煦，则为身体怕冷，四肢软弱不举；气血不行于面，则面目色白；阳气不能固护肌表，则汗出而体表滑润。肝脉应弦长而反短涩，肝病当色青而反色白，是因金盛乘木，脉色与肝病的本质相逆，病情危重，故大多数容易死亡。

胆足少阳经病证第二

【提要】论述胆的病理变化及治法，并阐明足少阳胆经的循行起止及是动病、所生病的临床表现。

【原文】胆病者，善太息，口苦，呕宿汁，心澹澹[1]，恐，如人将捕之，嗌中介介然[2]，数唾。候在足少阳之本末，亦见其脉之陷下者，灸之；其寒热，刺阳陵泉。善呕有苦汁，长太息，心中澹澹，善悲恐，如人将捕之。邪在胆，逆在胃，胆溢则口苦，胃气逆则呕苦汁，故曰呕胆。刺三里，以下胃气逆；刺足少阳血络，以闭胆；却调其虚实，以去其邪也。

胆胀者，胁下痛胀，口苦，太息。

厥气客于胆,则梦斗讼[3]。

【注释】[1]澹澹(音淡淡):指心中跳动不安。[2]介介然:如有物阻隔不舒。[3]讼:争辩之意。

【语译】患胆病的人喜欢叹息,口中味苦,常呕吐停宿于胃中的食物水液,心中跳动不安,害怕恐慌,好像有人要捕捉他一样,咽喉有异物梗阻不舒,常吐唾液。诊治应观察足少阳经脉循行起止之处,如发现经脉有下陷的地方,可用火灸它;如出现寒热往来的症状,可针刺阳陵泉。如果病人时常干呕或呕吐苦水,经常叹息,心中跳动不安,容易悲伤恐惧,好像有人要捕捉他一样,这是由于病邪在胆,而犯逆于胃,胆汁外溢则为口苦,胃气上逆则为呕吐苦水,所以称为呕胆之证。治疗应该针刺足三里穴,以降胃气;并针刺足少阳经的血络,以抑制外溢的胆汁;还应根据病人虚实情况进行调治,以祛除病邪。

患胆胀的病人,容易出现胁下胀满疼痛、口苦、叹息等症。

如果为邪气侵袭并停留在胆,就可梦见与人斗殴争辩。

【按语】情志不遂,胆气不舒,则易叹息;胆气上逆,则口苦;胆气犯胃,胃气上逆,则呕吐宿食水液;胆气虚,胆量小,则心悸不安,害怕恐惧,如人将捕之;胆气不疏,痰气郁结于咽喉,则喉中有异物感,喜欢吐唾液。治疗可灸足少阳胆经上经气不通而下陷的穴位,以疏通胆气。如果有寒热往来之症,为邪犯少阳,可针刺阳陵泉以祛除病邪。如果邪气在胆,胆气不疏,则经常叹息,善悲易恐,如人将捕之;胆气犯胃,胃气上逆,则干呕或呕吐苦汁,称为呕胆。治疗针足三里以降胃气,刺足少阳胆络出血以泻胆邪,胆气不实,胃气不虚,虚实得调,病邪得除,病可治愈。

胆气不疏,气机郁滞,则引起胁下胀痛、善太息等症;胆气上逆,则为口苦。

邪气侵犯,客留于胆,郁久化热,胆热内扰,肝魂不能内守,则梦见与人争辩。

【原文】足少阳之脉,起于目兑眦[1],上抵头角,下耳后,循颈,行手少阳之脉前,至肩上,却交手少阳之后,入缺盆。其支者,从耳后入耳中,出走耳前,至目兑眦后。其支者,别目兑眦,下大迎,合手少阳于颐[2],一本云:别兑眦,上迎手少阳于颠。下加颊车,下颈合缺盆,以下胸中贯膈,络肝属胆,循胁里,出气街[3],绕毛际,横入髀厌[4]中。其直者,从缺盆下腋,循胸中,过季胁,下合髀厌中,以下循髀阳,出膝外廉,下外辅骨[5]之前,直下抵绝骨之端,下出外踝之前,循足跗上,出小指次指之端。其支者,跗上入大指之间,循大指歧内,出其端,还贯入爪甲,出三毛。是动则病口苦,善太息,心胁痛,不能反侧,甚则面微尘,体无膏泽,足外反热,是为阳厥[6]。是主骨所生病者,头角痛颔痛,目兑眦痛,缺盆中肿痛,腋下肿,马刀侠瘿[7],汗出,振寒,疟,胸中、胁肋、髀、膝外至胻、绝骨、外踝前及诸节皆痛,小指次指不用。盛者则人迎大一倍于寸口,虚者则人迎反小于寸口也。

【注释】[1]兑眦:兑(音瑞)通锐,尖利。眦,指眼角。此指外眼角。[2]颐(音桌):目眶下部,即颧骨部。[3]气街:此指腹股沟动脉处。[4]髀厌:即环跳穴部位。[5]外辅骨:膝下外侧之高骨。[6]阳厥:此指足少阳之气厥逆为病。[7]马刀侠瘿:马刀,指成串而生之瘰疬;侠瘿,指挟颈而生之瘿瘤。

【语译】足少阳胆经的经脉,起始于外眼角,向上行抵达头角,再向下行于耳后,再沿颈部,行于手少阳三焦经脉之前,到达肩上,向后交叉到手少阳经脉之后,再进入缺盆。它的支脉,从耳后进入耳内,再走出来到耳前,上至外眼角之后。它的另一支脉,则从外眼角分出,向下行至大迎,与手少阳的经脉会合于颧骨部(另一版本说:从外眼角别行向上,与手少阳经脉会合于头顶部),再下走于颊车部,从颈下行到缺盆,与本经前入缺盆之脉会合,然后再下行到胸部,继而穿过膈膜,与肝联络后,会属于胆,再经过胁内,下行出于腹股沟动脉处,绕着阴毛的边缘循行,横行进入大腿部外上方。它的另一条直行的支脉,从缺盆下行到腋窝处,再沿胸部,通过胁肋两边,下行与前一支脉会合于髀枢中,然后沿大腿的外侧下行,到达膝盖的外缘,再向下至膝外侧的高骨之前,直下抵达阳辅穴处,再下行到外踝之前,沿足背行走,到达足第四趾的末端。它的又一条支脉,从足背走入大趾之间,沿足大趾歧骨内侧,至大趾之末端,又返回进入大趾甲内,再出来至爪甲之后的丛毛处。如果外邪侵犯,胆经经脉发生病变,可见口苦、容易叹息、胸胁疼痛、身体难以转动等症,病情严重时就会出现面色灰暗像覆盖有灰尘,身体肌肤失润无光泽,足外侧反而发热,这就叫阳厥证。本经所主骨的病变,可以出现头角疼痛,下颔疼痛,外眼角痛,缺盆肿痛,腋下肿胀,颈部的瘰疬瘿瘤,汗出,寒战,疟疾,胸中、胁肋、大腿外侧、膝外侧直至胫骨、绝骨、外踝前及各个骨节都作痛,足第四趾、第五趾不能活动。本经病属邪气盛,可发现人迎脉比寸口脉大一倍;属正气虚,人迎脉象反小于寸口脉。

【按语】足少阳胆的经脉起于目外眦,绕耳,下经身体两侧季胁,沿大腿外侧,下出足四趾末端。胆经与眼、耳、缺盆、肝、胆、前阴等脏腑组织有密切关系。外邪侵犯胆经,胆热气实,经气不疏,则引起口苦、善太息、胸胁痛、身体不能转侧、面尘垢无光泽、足外反热的阳厥证。本经所主的骨节发生病,表现为经脉所循行的头、眼、颈、缺盆、腋下、胸胁、大腿、膝、外踝、足趾等处疼痛,同时可引起瘰疬、瘿瘤、疟疾、汗出、寒战等病证。

心手少阴经病证第三

【提要】论述邪气犯心和心的阴阳气血失调的病理变化、传变规律、脉证表现及预后治则,阐明"手少阴之脉独无俞"道理,指出手厥阴心包经与其别络的循行起止及是动病和所生病的临床表现。

【原文】心气虚则悲不已,实则笑不休。心气虚则梦救火、阳物,得其时则梦燔灼。心气盛则梦喜笑及恐畏。

厥气客于心,则梦丘山烟火。

病在心,日中慧,夜半甚,平旦静。

病先发于心者,心痛;一日之肺,喘咳;三日之肝,胁痛支满;五日之脾,闭塞不通,身痛体重;三日不已死,冬夜半,夏日中。

【语译】如果病人心气虚弱,可出现悲伤不已的情绪变化;如为心气实,可引起喜笑不休,不能自止。心气虚,做梦多梦见救火及性质属阳的事物,每逢心火旺盛时,就可梦见大火燃烧。如心气亢盛,可梦见喜笑高兴或恐惧害怕。

如果邪气侵袭并停留在心脏,则在梦中易见到光秃的山丘及燃放烟火。

心的病变,多在中午的时候精神比较清爽,病情减轻,半夜的时候病情加重,早晨又比较安静。

如果疾病首先发生于心,就会出现心痛;过一天便传入到肺,引起气喘咳嗽;过三天又会传入到肝,引起胁肋疼痛,支撑胀满;过五天就会传入到脾,出现气机闭塞不通、身体疼痛沉重等症;再过三天病情仍不见好转,就容易死亡。冬天多死在半夜,夏天多死在中午。

【按语】心主神志,心气虚弱,不主神志,情绪低落,则为悲伤;心属火属阳,心气虚时,欲得火热或阳性事物以补火益心,故梦中易见到此类物品。心在志为喜,心火亢盛时,扰乱心神,则为喜笑不休,或梦中高兴发笑;若火盛耗伤心气,心虚胆怯,则梦中害怕恐惧。

邪火伤心,扰乱心神,则梦中易见到光秃的山丘和烟火之类发光的东西。

心病在正午它的旺时则精神较好,到了夜半它的死时病情加重,早晨心气调和,则病情较为平稳。

心脏先病,心气受阻,则为心痛;心肺同居上焦,心病发展,一日很快传肺,肺失宣降,气逆而为咳喘;心火为肝木之子,子病犯母,三日而引起肝气不疏,胸胁胀满疼痛;肝木进一步犯脾,或心火不暖脾土,故五日传脾,脾气阻塞,水湿不化,则身体沉重疼痛。再过三日,病无好转,胃气已绝,故易死亡。冬季夜半阳气衰,心气更虚;夏季中午阳气隆,心火更亢,都易引起心病死亡。

【原文】心脉搏坚而长,当病舌卷不能言。其软而散者,当病消渴,自已。

心脉沉之小而紧,浮之不喘,苦心下聚气而痛,食不下,喜咽唾,时手足热,烦满,时忘,不乐,喜太息,得之忧思。

赤脉之至也,喘而坚,诊曰:有积气在中,时害于食,名曰心痹。得之外疾,思虑而心虚,故邪从之。

心脉急,名曰心疝,少腹当有形。其以心为牡脏[1],小肠为之使,故少腹当有形。

【注释】[1]牡脏:牡,代表属阳的雄性禽兽。此指心属阳脏。

【语译】如果心脉搏指有力,坚实而长,就会表现舌体卷缩而不能言语的症状。如果脉象柔软而松散,则为消渴,可以自行好转。

如果心脉沉取小紧,浮取不急数,病人感觉有心下积聚之气而疼痛,不思饮食,喜欢吞咽口水或吐涎沫,时有手足心发热,心胸烦闷,时时健忘,抑郁不乐,喜叹息。这种病得于忧愁思虑太过。

如果出现面色红赤,脉象急促而坚实,就可诊断为有积聚之气在中焦,时而妨碍饮食,叫做心痹。这种病得于外邪的侵袭或思虑过度,以致心气虚弱,从而使邪气得以乘虚而入。

如果心脉劲急,是患有心疝病,少腹出现有形包块。这是因为心属阳脏,小肠与心相表里,所以少腹部可出现有形包块。

【按语】心主神志,开窍于舌,邪热犯心,热极生风,则心脉有力、坚硬而长;舌体筋脉拘挛,则舌卷缩;热扰心神,不能支配舌体运动则不能言。热盛耗气伤津,不能滋养脉体,则脉来柔软而松散;津伤不能上承,口中津液缺乏,则为消渴;此病适当静养,不必治疗,津气回复,便能逐渐好转。

忧愁思虑过度,则伤心气,心气郁结,脉气紧缩,则心脉沉小而紧,浮取不快;郁气积聚在心下,气滞不通则心下疼痛;思虑伤脾,脾胃气滞,胃气不降,则食不下;口中津液不能下咽,则喜吞口水吐涎沫;忧思郁结过久,气郁化火伤阴,虚热内扰,则手足心发热,心烦满闷,健忘不乐;气郁不舒,则喜太息。

面红,脉急数而坚硬,是思虑伤心,心气虚,邪热乘虚而入,积在心下,心脉阻滞,形成心痹。热迫血行,面部血脉充盈则发红;血流搏击,则脉数急坚硬;气积于心下,妨碍胃主纳食,则不思饮食。

心脉急,为阴寒之气犯心,寒主收引,则心脉紧急;寒凝血瘀,则为心痛、唇青、四肢逆冷的心痹病;心为阳脏,与小肠互为表里,小肠居少腹,心受寒侵,寒凝血瘀,下移小肠,则形成少腹的有形包块。

【原文】邪哭[1]使魂魄不安者,血气少也,血气少者,属于心。心气虚者,其人即畏,一作衰。合目欲眠,梦远行而精神离散,魂魄妄行。阴气衰者即为癫,阳气衰者即为狂。五脏者,魂魄之宅舍,精神之所依托也。魂魄飞扬[2]者,其五脏空虚也,即邪神居之,神灵所使,鬼而之下。脉短而微,其脏不足,则魂魄不安。魂属于肝,魄属于肺。肺主津液,即为涕泣。肺气衰者,即为泣出。肝气衰者,魂则不安。肝主善怒,其声呼。

【注释】[1]邪哭:指精神失常、无故悲伤的哭泣,如邪鬼作祟。[2]飞扬:此有不安之意。

【语译】如果病人像中了邪魔一样喜欢哭泣,使精神魂魄不得安宁,是因为血气衰少所致。血气衰少,与心有关。心气虚的病人,表现为心中空虚而畏惧,喜闭目思睡,常梦见行往远方,这是因为精神离散、魂魄妄行所致。阴气衰弱就可出现癫证,阳气衰弱就可成为狂证。五脏本是魂魄留居之处,精神依附的地方。如果表现为精神魂魄不安定,就是因为五脏虚衰,邪气乘虚而入,留着不去,所以表现为精神失常,就像有神灵在支使、鬼邪在控制一样。如果脉象表现为短微,就说明病人的脏气不足，因此魂魄不安。魂属于肝，魄属于肺。肺主津液，也就是涕泣之类。肺气虚衰的病人，就会表现为泣泪多。肝气虚衰的病人，就会出现魂不安宁。肝病易于发怒，发出呼叫的声音。

【按语】心主神志，是以气血为活动的物质基础。气血虚弱，不能养心，心神无主，精神魂魄就不得安宁，则喜欢哭泣；心气虚，心的精神活动减弱，则心中空虚而感觉畏惧；神思无力，则闭目思睡；心神不足，不能统摄肝魂，魂不入舍，浮荡无依，则梦远行而精神离散。

癫狂的产生与阴阳的盛衰有密切的关系。根据《难经》"重阳则狂，重阴则癫"的观点，阴气盛，水湿不化，痰浊内生，痰迷心窍，则发癫证；阳气盛，炼液为痰，痰火扰心，则为狂证。但与此节精神不同，《难经》是指癫狂的实证，此处是言癫狂的虚证。阴气衰，心肝阴血不足，心神失养，精神错乱，可发生在症状上静而少言的癫证；阳气衰，心神失去阳气的温煦，心神浮越，神思躁动，则出现症状上动而多言的狂证。从阴虚阳虚的角度讨论癫狂，是对癫狂病机的重要发展，临床意义重大。

五脏藏精神魂魄，五脏气衰，邪气乘虚而入，扰乱五脏的功能，则引起精神魂魄失常而不安。五脏分管精神情志活动各有侧重，其中心主神志，肝藏魂，肺藏魄。肺主宣散津液，肺气虚，津液不布，化为鼻涕、眼泪，则多涕泣；肝气虚，不藏魂，睡时则魂不安宁；肝气盛，肝火扰动，则善怒而大声呼叫。

【原文】心中风者，翕翕发热，不能起，心中饥而欲食，食则呕。

心中寒者，其人病心如噉蒜状[1]。剧者心痛彻背，背痛彻心，如蛊注[2]。其脉浮者，自吐乃愈。

愁忧思虑则伤心，心伤则苦惊，喜忘，善怒。心伤者，其人劳倦即头面赤而下重，心中痛彻背，自发烦热，当脐跳手,其脉弦,此为心脏伤所致也。

心胀者,烦心,短气,卧不安。

心水者,其人身体重—作肿。而少气,不得卧,烦而躁,其阴大肿。

肾乘心必癃。

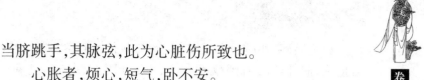

【注释】[1]噉(音旦)蒜状:指心中有吃了大蒜一样的辛辣感觉。[2]蛊注:蛊,指蛇虫毒害。注,通住。人食蛊毒而见胸闷、心腹剧痛,死后传染旁人则为"注"。此处形容痛如虫咬之状。

【语译】心被风邪中伤,可见微微发热、不能起床等症,心中饥饿而思饮食,一进食就会发生呕吐。

心被寒邪所中伤,病人心中有如吃大蒜一样的辛辣感,病情严重者,就会出现心痛牵扯到后背、背痛牵扯到心的表现,好似蛇虫咬伤一样疼痛。病人脉浮,自行呕吐后病情则愈。

忧愁思虑过度会伤及心脏,心脏被伤就会出现常常惊悸不安、健忘、易怒等症。心脏受伤,病人稍微劳累就会出现头面红赤、下肢沉重、心中疼痛牵扯至背、自觉烦热、脐腹处跳动应手、脉弦等症状,这是心脏受到损伤所致。

患心胀的病人,表现为心中烦闷,呼吸气短,睡卧不安。

患心水的病人,表现为身体浮肿沉重,呼吸少气,不能平卧,心烦,躁扰不安,阴部肿大。

如果肾水乘心,必然引起小便癃闭。

【按语】心为阳脏,风为阳邪,其性疏泄,阳邪干扰心包,两热相争,故见阵阵微热;热邪耗气伤津,气液耗而精神伤,故卧床不起;胃之大络通心包,热由心包传胃,热则消谷,容易饥饿而想进食;外来的风热蕴结于胃中,胃气不降,食入则胃热愈盛,故上逆而呕吐。

寒为阴邪,郁遏心阳,心阳不宣,阳热郁遏心中,则心中有如吃大蒜一样的辛辣感;寒邪伤心,心阳闭阻,胸背前后气机不通,则心痛彻背,背痛彻胸,如蛇虫咬伤一样疼痛。脉浮为病在上,邪未深入,为心阳渐复,阴寒外出,若得呕,阳气伸,邪从外越,故可自愈。

心主人的精神意识思维活动,忧愁思虑过度则伤心,同时亦要影响其他脏腑。如果由于伤心,进一步影响肝胆,心肝火旺,则心中烦热,容易发怒;心虚胆怯,则遇事易惊,善忘;心的阳气损伤,劳累过度,阳气更虚,虚阳上浮,面部血络充盈而红赤;阳虚水湿不化而下注,停于脐下,则脐跳动应手;流注于下肢,则下肢沉重;心阳虚,心脉痹阻,则心痛彻背;心气郁滞,则脉弦。

心胀是由于寒邪犯心所致。心阳受遏,阳郁而心烦;心气虚,宗气少,不司呼吸而气短;心阳虚,精神失去温养,不能统摄神气,神不守舍,则夜不安卧。

心阳虚,寒凝水停而成为心水。心阳虚衰,水气泛溢全身而为身体肿重;水气流注前阴而为阴部肿大;水气凌心,则心累气短,不能平卧;水在心外,心阳郁遏,则心烦、躁动不安。

肾乘心,是指肾属水,肾阳虚衰,克伐心阳,心肾阳衰,蒸腾气化无力,膀胱气闭,合而不开,发为癃闭。

【原文】真心痛,手足清[1]至节,心痛甚,旦发夕死,夕发旦死。

心腹痛,懊憹[2],发作肿聚,往来上下行,痛有休作,心腹中热,苦渴,涎出者是蚘咬也。以手聚按而坚持之,毋令得移,以大针刺之,久持之,虫不动,乃出针。肠中有虫蚘咬,皆不可取以小针。

心之积,名曰伏梁,起于脐上,上至心,大如臂。久久不愈,病烦心,心痛。以秋庚辛日得之,何也?肾病传心,心当传肺,肺适以秋王,王者不受邪,心复欲还肾,肾不肯受,因留结为积,故知伏梁以秋得之。

【注释】[1]清:通青。[2]懊恢(音奥闹):是指心胸烦热,闷乱不安。

【语译】患真心痛的病人,会出现手足肤色紫暗,发凉至肘、膝关节,心痛剧烈,早上发作到夜晚就会死亡,晚上发作到次日凌晨就会死亡。

病人心腹疼痛,心中烦热,闷乱不安,发作时心腹部结有肿块,可以上下移动,疼痛时作时止,心腹部发热,口苦口渴,容易流涎,是由蛔虫所致。治疗时用手紧按住肿块或疼痛处,坚持用力挟持,不要让它移动,再用大针刺它,久留针不出,等虫已经不动的时候才出针。肠中只要有蛔虫积聚,就不可以用细小的针来治疗。

心的积病,称为伏梁,起于脐上,向上到达心脏,突起的形状肿大如手臂。长期不愈,就会导致心烦、心痛。此病多在秋天庚辛日发作,是什么原因呢?这是因为肾病传于心,心又传于肺,此时正是秋令气旺的时候,肺气旺盛不受邪气的传播,必然要将邪气复传以肾,肾又不肯接受,邪气因此留结于心,成为积病,所以伏梁病得于秋天。

【按语】暴感寒邪,寒凝血瘀,心脉痹阻,发作成为真心痛。阳气不达四肢,则手足发冷;瘀血之色外现,则皮肤紫暗;由于心脉严重阻塞,故心痛剧烈,在较短的时间内容易死亡。

蛔虫在腹内,阻碍肠道气机,则引起心腹疼痛;蛔虫大量聚集在肠道,则聚成肿块;蛔虫在肠中移动,时动时止,则腹中肿块可以上下移动,疼痛休作有时;虫积时间过长,郁久化热,则心腹发热;热伤津则口渴;上扰心神,则为心中烦热;虫动引起

胃气上逆，则常吐涎沫。治疗必须使用大针，直接扎在肿块部位，可疏通气血，缓解疼痛。

心的气血瘀滞，固定不移，停积心下，形成心积，又名伏梁。气血不通，则引起心下疼痛；日久不移，气郁化火，则为心烦。如果肾有病，水克火，肾病则可传心，火又克金，心病则易传与肺，秋季为庚辛肺气旺盛之时，不能相传，则返还与心，心不易逆传回肾，故停留心下而成心积。

【原文】心病，其色赤，心痛，短气，手掌烦热，或啼笑骂詈[1]，悲思愁虑，面赤身热，其脉实大而数，此为可治。春当刺中冲，夏刺劳宫，季夏刺大陵，皆补之；秋刺间使，冬刺曲泽，皆泻之。此是手厥阴心包络经。又当灸巨阙五十壮，背第五椎百壮。

心病者，胸内痛，胁支满，两胁下痛，膺背肩甲间痛，两臂内痛。虚则胸腹大，胁下与腰背相引而痛。取其经，手少阴、太阳，舌下血者。其变病，刺郄中血者。

邪在心，则病心痛，善悲，时眩仆，视有余不足而调之其俞。

【注释】詈（音例）：骂人。

【语译】心脏有病，多见面色红赤、心中疼痛、呼吸短气、手掌心烦热等症，或见啼哭、嬉笑、谩骂、悲哀、忧愁、思虑等情志变化。面色红赤，身体发热，脉象实大而数，这是可以治疗的病证。春天应该刺中冲穴，夏天应该刺劳宫穴，季夏应该刺大陵穴，都用补的手法。秋天应该刺间使穴，冬天应该刺曲泽穴，都用泻的手法。还应灸巨阙穴五十壮，背部第五椎下两旁的心俞穴一百壮。

患心病的人,容易出现胸中疼痛,胁肋支撑胀满,两胁下疼痛、胸膺、背部、肩胛间也出现疼痛,两臂内侧疼痛。如属虚证,就出现胸腹胀大,胁下与腰背相互牵引作痛。治疗时取相应的经脉,即手少阴心经和手太阳小肠经的穴位,并针刺舌下廉泉穴让其出血。如果疾病已发生变化,就应刺委中穴使其出血。

邪气停聚在心,就会发生心痛、容易悲伤、时常眩晕昏仆等症状,治疗时应根据病证的有余与不足取本经的腧穴来调整虚实。

【按语】心经的病变,如果心火亢盛,气火上炎,面部血脉充盈,则面色红赤;心的阳气不足,寒凝血瘀,心脉痹阻,则心痛、短气;手少阴心的经脉行于手心,心阴虚,虚热内生,则可引起手心烦热;如果心火亢盛,痰热扰神,心不主神志,则为时哭时笑、骂人、悲伤、忧愁等情志失调的表现;心火亢盛,热炽于内,向外蒸腾,则为面赤身热。其脉数大,此为邪热亢盛,正邪斗争激烈,祛邪外出,其病可治。针刺治疗取手厥阴心包络经的穴位,是因心包代心受邪,根据寒热虚实性质的不同,或针或灸,或泻或补,便可收到满意的效果。

心经的实证,经气阻塞不通,可在心经经脉循行的不同部位引起疼痛。如果心的阳气虚衰,失于温煦、推动,可致胸腹胀大,腰背牵引而痛。心与小肠相表里,治疗可取心与小肠经脉的穴位;心开窍于舌,亦可针刺舌下,放血以祛邪。心病发生变化,由阴转阳,由里出表,可刺在表的足太阳膀胱经脉上的委中穴,放血以祛邪。

邪犯心经,阻滞心脉,则引起心痛;邪伤心之气血,心神失养则善悲;头目失养则眩晕欲仆。可根据心病的虚实不同,选用不同的腧穴进行调治。

【原文】黄帝曰:手少阴之脉独无俞[1],何也?岐伯曰：少阴者心脉也，心者五脏六腑之大主也。心为帝王，精神之所舍，其脏坚固，邪不能客。客之则伤心，心伤则神去，神去则身死矣。故诸邪在于心者，皆在心之包络。包络者，心主之脉[2]也，故少阴无俞焉。少阴无俞，心不病乎？对曰：其外经腑病，脏不病，故独取其经于掌后兑骨之端也。

【注释】[1]俞：指五俞穴，即十二经脉在肘、膝关节以下的井、荥、俞、经、合等穴。[2]心主之脉：心包络为心之外卫，而由心所主宰，故称心包络之脉为"心主之脉"。

【语译】黄帝说：唯独手少阴经脉没有五俞穴，是什么原因呢？岐伯回答说：手少阴经是心的经脉，心是五脏六腑的主宰。心就像君主一样，是精神活动居藏的地方，脏器坚固，不容邪气侵犯。邪气侵犯就会损伤心脏，心脏受伤则神气散失，神气散失，人就会死亡。因此，各种邪气侵犯心脏，一般都是先侵犯心的外围包络。心的包络，就是由心主司的脉络，所以手少阴心经反而没有自己的五俞穴。手少阴没有五俞穴，心脏本身就不会生病吗？回答道：是心脏在外的经脉及在表的腑受病而心脏不受病，所以可以通过独取手少阴经脉在掌后侧锐骨末端的神门穴来进行治疗。

【按语】《内经》只记载了十一条经脉的五俞穴，未描述手少阴心经的五俞穴，而以心包络经的中冲、劳宫、大陵、间使、曲泽五穴代替。理由是因心为五脏六腑之大主，不能直接受到邪气的侵犯，多由心包络经代之受邪，故心经无五俞穴。后来著名针灸医家皇甫谧以少冲、少府、神门、灵道、少海作为心经的五俞穴，填补了心经无俞穴的空白，是对《内经》和《脉经》的重要发展。

【原文】手心主之脉，起于胸中，出属心包，下膈历络三焦。其支者，循胸出胁，下腋三寸，上抵腋，下循臑[1]内，行太阴少阴之间，入肘中下臂，行两筋之间，入掌中，循中指出其端。其支者，别掌中，循小指次指出其端。是动则病手心热，肘臂挛急，腋肿，甚则胸胁支满，心中澹澹大动，面赤目黄，善笑不休。是主脉所生病者，烦心，心痛，掌中热。盛者则寸口大一倍于人迎，虚者则寸口反小于人迎也。

【注释】[1]臑（音闹）：上臂肩至肘处。

【语译】手心包络的经脉，起始于胸中，出属心包络，向下穿过膈膜，再顺次联络上、中、下三焦。它的支脉，循着胸部行走，经过胁部，到腋下三寸的地方，再上行至腋窝，随后向下进入上臂内侧，在手太阴和手少阴经脉的中间行走，再进入肘窝的中间，下行到前臂，在两筋之间行走，接着进入手掌中，顺着中指到达其末端。它的另一条支脉，从手掌中分出，顺着无名指到达其末端。如果邪气侵犯而发生的病变，可见手心发热，肘臂拘急，腋窝肿胀，病情严重的就表现为胸胁支撑胀满，心中悸动不安，面红眼黄，容易出现嘻笑不止。如果是本经所主脉发生的病变，可见心胸烦闷，心痛，手掌中发热。如病属邪气旺盛而致，表现为寸口脉比人迎脉大一倍；如属正气虚而致病，则寸口脉反而小于人迎脉。

【按语】由于心的病变多为心包络代为受邪，所以，这里没有描述心的经脉循行，而讨论的是心包络经的走行。

心包络经为邪气侵犯引起的是动病，由于经脉循行肘臂正中、入手掌心，所以，当邪气伤阴，筋脉失养时，可见肘臂挛急；虚热内生时，可见手心发热；邪气阻碍经气时，则腋肿、胸胁胀满；邪气伤心、心虚不足、心神失养时，则为心中跳动不安；邪热扰神，心神错乱，则为嘻笑不休；邪热逼迫气血上冲，面目血脉充盈时，则为面赤目黄。若是经脉本身失调所引起的病变，心的阴虚，虚热扰动，则见心烦，手掌发热；心气受损，心脉痹阻，则为心痛。

【原文】手心主之别，名曰内关，去腕二寸，出于两筋间，循经以上，系于心包，络心系。气实则心痛，虚则为烦心。取之两筋间。

心病烦闷，少气，大热，热上荡心，呕吐，咳逆，狂语，汗出如珠，身体厥冷。其脉当浮，今反沉濡而滑；其色当赤，而反黑者，此是水之刻火，为大逆，十死不治。

【语译】手厥阴心包络经所别出的络脉，叫做内关，起于腕关节后内侧二寸处，在两筋的中间行走，别行走入手少阳经，再循本经上行，连系于心包，联络于心系。此络脉发生病变，如果属邪气实所致，可出现心痛；如属正气虚所致，则见心烦。治疗时，取腕后内侧二寸处两筋之间的内关穴。

心脏有病，可见心胸烦闷、呼吸少气、高热、自觉热气向上冲击心中、呕吐、咳嗽气逆、狂言乱语、大汗出如水珠一样、身体厥冷等症。它的脉象本应为浮，而现在反见沉濡而滑；它的面色本应为红色，却反见黑色，这是水来克火，属大为反常之证，很难治疗，容易死亡。

【按语】手厥阴心包络经的别络，起于内关穴，别出入手少阳经，再循本经上行，系心包，络心系。邪气侵犯该络脉，阻滞经气，心脉不通，则为心痛。若经气虚，虚热扰心，则心中烦闷。可通过针刺内关穴，调整经气而发挥治疗作用。

心有病变，心火亢盛，上扰心神，则心中烦闷，甚则狂言乱语;心火内炽,里热蒸腾,则身发高热,热上冲心;火热耗气,则少气;心的阳气虚衰,失于温煦,则身冷肢厥;卫外不固,则大汗如珠;心火犯胃,胃气不降,则为呕吐;心火犯肺,肺气不降,则咳嗽气逆。心为阳脏,脉以浮为顺,反见沉软而滑,属于肾水的阴脉;或心病阳热上炎面色当红,反见属肾水的黑色,都是水旺乘火,性质属大逆的危重证候,预后不好,容易死亡。

小肠手太阳经病证第四

【提要】论述小肠的病理变化及治法,并阐明手太阳小肠经的循行起止部位及是动病和所生病的临床表现。

【原文】小肠病者,少腹痛,腰脊控睾而痛,时窘之后[1],复耳前热,若寒甚,独肩上热,及手小指次指之间热,若脉陷者,此其候也。

少腹控睾,引腰脊,上冲心,邪在小肠者,连睾系,属于脊,贯肝肺,络心系。气盛则厥逆,上冲肠胃,动肝肺,散于肓,结于厌,一作齐。故取之肓原[2]以散之,刺太阴以与之,取厥阴以下之,取巨虚下廉以去之,按其所过之经以调之。

【注释】[1]时窘之后:此言时而腹中窘迫而欲去大便。[2]肓原:即气海穴,十二原穴之一。

【语译】患小肠病的人,常出现小腹疼痛,牵引到腰脊部睾丸作痛,时而出现腹中窘迫而欲解大便,又可见耳前发热,或异常寒冷，或独见肩上发热，以及手小指次指之间发热，同时小肠相应的脉络出现下陷，这就是小肠病的证候。

如果出现少腹牵引睾丸作痛，牵引到腰脊，自下向上攻冲于心，这就是邪犯小肠的表现。小肠经的经脉，下连睾丸，又连属腰脊，贯穿肝肺，联络心系。所以小肠邪气旺盛就可出现厥气上逆，上冲至肠胃，扰动肝肺，布散于肓膜，聚结于会厌。可取脐下气海穴来散其结，刺手太阴的穴位来补虚，刺足厥阴的穴位来泻实，刺下巨虚以去小肠邪气，总之根据患病所经过的经脉来循经取穴进行调治。

【按语】小肠位于脐腹，寒邪侵犯小肠，寒主收引凝滞，小肠气机不通，则少腹疼痛；小肠的经脉下连睾系，连属腰脊，贯穿肝肺，还联络心系，故寒凝小肠所致的疼痛可牵引腰脊睾丸；寒气上逆，可沿经脉上冲于心；寒气下迫，可使腹痛下坠而欲解大便。小肠的经脉起于小指端，循手外侧，绕肩，入耳，邪热侵犯小肠经脉，邪正相争，则引起耳前发热、恶寒，肩部、小指次指间发热等症。针刺治疗取任脉的气海穴，补元气以祛散寒邪；刺手太阴肺经以补肺虚，取足厥阴肝经以泻寒邪，取足阳明胃经的下巨虚穴以去小肠邪气，根据与小肠发病相关的经脉取穴，通过对与本病相关的经脉的调整，而达到治疗目的。

【原文】小肠有寒，其人下重，便脓血；有热，必痔。

小肠有宿食，常暮发热，明日复止。

小肠胀者，少腹䐜胀[1]，引腹而痛。厥气客于小肠，则梦聚邑[2]街衢[3]。

【注释】[1]䐜胀，气胀之意。[2]聚邑：指村落、城市。[3]街衢（音渠）：四通八达的道路。

【语译】小肠有寒,引起病人腹部重坠,大便下脓血;小肠有热,必然引起痔疮。

小肠内有宿食积滞,常会在傍晚发热,到早晨又停止。

小肠气胀,可引起少腹胀满,并牵引腹部疼痛。

邪气侵袭停留小肠,就会梦见村落城市及四通八达的道路。

【按语】小肠阴寒内盛,阳气虚衰,清阳不升,反而下陷,则病人自觉有小腹重胀下坠感;阳气虚不能统血归经,大便可泻下紫暗色的脓血便。小肠有热积于内,热邪下注直肠,热郁血瘀,发为痔疮。

小肠有宿食内停,食郁化热,午后借阳明腑气的旺盛,胃热与肠中宿食之热相互搏击,故到傍晚热势加重;到了次日早晨,人的阳气微少时,宿食发热又可减轻或停止。

小肠气机郁滞,肠气不通,则少腹胀满;气机阻塞严重,则为疼痛。

邪气侵犯小肠,形成小肠实火。心与小肠互为表里,小肠实火不能下泻,则沿经脉上炎于心,心神受扰而神气外泄,故做梦见到许多城市村庄。

【原文】手太阳之脉,起之于小指之端,循手外侧,上腕,出踝[1]中,直上,循臂骨[2]下廉,出肘内侧两骨之间,上循臑外后廉出肩解[3],绕肩甲交肩上,入缺盆,向腋络心,循咽下膈,抵胃属小肠。其支者,从缺盆循颈上颊,至目兑眦,却入耳中。其支者,别颊上䪼[4],抵鼻至目内眦,斜络于颧。是动则病嗌痛,颔肿,不可以顾,肩似拔,臑似折。是主液所生病者,耳聋目黄,颊颔肿,颈、肩、臑、肘、臂外后廉痛。盛者则人迎大再倍于寸口,虚者则人迎反小于寸口也。

【注释】[1]踝:此指手腕后方小指侧的高骨。[2]臂骨:此指尺骨。[3]肩解:指肩关节后骨缝。[4]𩨗(音拙):眼眶的下方,包括颧骨内连及上牙床的部位。

【语译】手太阳小肠经的经脉,起始于小指外侧的末端,沿手小指的外侧,上至手腕部,走出小指侧的高骨,沿尺骨下缘直上,到肘后内侧的两骨中间,再向上循上臂外侧后缘,经过肩关节后骨缝,绕行肩胛,左右交于两肩之上而会于大椎,再向下进入缺盆,朝着腋侧的方向,下行联络心脏,沿咽部行走,穿过膈膜,到达胃腑,会属于小肠。它的支脉,从缺盆上沿颈至脸颊,再到眼外角,又回转入耳中。它的另一条支脉,从脸颊部发出,向上行至眼眶下,抵达鼻部,到眼内角,再斜行络于𩨗。外邪侵犯发生的病变,可引起咽喉疼痛,下颌肿胀,头颈不能左右转侧回顾,肩痛剧烈如拔,上臂疼痛如折。本经脉所主之液发生病变,多表现为耳聋,眼黄,脸颊及下颌部肿胀,颈、肩、上臂、肘、前臂外侧后缘等多处疼痛。如果病属邪气旺盛而致,则人迎脉比寸口脉大二倍;如属正气虚而致,则人迎脉反小于寸口脉。

【按语】手太阳小肠经脉起于小指,从手臂外侧后缘至肩,沿颈上颊,至眼外入耳,与小肠、心、咽喉、眼、耳、鼻等脏腑组织器官有密切联系。外邪侵犯,邪热郁结咽喉、下颌、颈部,则这些部位肿胀、疼痛,使头颈不能转侧;寒邪侵犯上臂、肩部的经脉,经气凝滞、收引,则引起该部剧烈疼痛。若是本经津液病变所生的病证,津气受损,不能上养于耳,则听力下降而成耳聋;若为气血不足,不能上养于目,眼的血络充盈较差,气血颜色浅淡,故目睛出现淡黄色;阴虚阳亢,虚火上冲,则引起颊及下颌肿大;气血不能濡养经气,经气不畅,经脉循行所过的多处部位可出现疼痛。

脾足太阴经病证第五

【提要】论述多种脾病的虚实病理变化、临床表现、传变规律、预后脾脉和跌阳脉的脉证表现,提出脾病运用中药、针灸治疗的原则、处方和选穴,并阐明足太阴脾经及其别络的循行起止路线和是动病、所生病的临床表现。

【原文】脾气虚,则四肢不用,五脏不安;实则腹胀,泾溲不利。

脾气虚,则梦饮食不足,得其时,则梦筑垣盖屋。脾气盛,则梦歌乐,体重,手足不举。

厥气客于脾,则梦丘陵大泽,坏屋风雨。

病在脾,日昳慧,平旦甚,日中持,下晡静。

病先发于脾,闭塞不通,身痛体重;一日之胃而腹胀;二日之肾,少腹、腰脊痛,胫酸;三日之膀胱,背胛[1]筋痛,小便闭;十日不已死,冬人定,夏晏食。

【注释】[1]胛(音吕):同膂,指脊梁。

【语译】患者脾气虚弱,可出现四肢痿软不能正常活动,进而引起五脏功能失调;患者脾气实,可引起腹部胀满,大小便不利。

患者脾气虚弱,梦中感到饮食不足,假如遇到脾土之气旺盛的时节,则可梦见修筑墙垣或修盖房屋。患者脾气过盛,则可梦见唱歌娱乐,感到身体沉重,手足难举。

如果邪气侵袭停留在脾,则可梦见丘陵和巨大的湖沼,或风雨摧坏房屋。

脾发生病变,表现为午后的精神比较清爽,早晨的病情加重,中午病情比较平稳,傍晚则比较安静。

脾首先发生疾病,就会出现气机闭塞不通,身体疼痛沉重;过一天就会传到胃,引起腹胀;过两天就会传给肾,引起少腹及腰脊部疼痛,小腿酸软;过三天就会传至膀胱,引起背脊之筋疼痛,小便闭塞;过十天仍不见好转,就会死亡。冬天就会死在人静入睡的时候,夏天会死在吃早饭之时。

【按语】脾气虚弱,不能运化水谷精微,营养四肢,则四肢痿软不用;脾为后天之本,执中央以运四旁,脾气虚,不能供养其他四脏,则五脏功能衰退而失调;脾气虚,故在梦中思饮食;遇到脾气旺盛时,土气增强,则梦见修墙造屋。脾气实,寒湿或湿热困脾,脾气郁滞,则为腹胀;脾不能运化水湿,停留于全身四肢,则为身体沉重、手足难抬举;影响大肠传导和膀胱气化,则可引起二便失调。脾在五声为歌,故当脾气实时,梦见唱歌娱乐。邪气侵犯脾,水湿泛滥,故容易梦见山丘湖沼,风雨屋漏。

脾病正当日昳(即午后未时)精神比较清爽,平旦脾气受到克伐之时病情加重,中午脾气不盛不衰时病情稳定,傍晚湿邪不盛时病情稳定。

脾病初发时,脾失健运,气机阻滞,水湿停留,则身体沉重;脾胃互为表里,脾病不已,则二日传与胃,脾胃气滞,则腹部胀满;脾土易克肾水,故三日传肾,少腹腰膝为肾所主,肾阳虚,失于温煦,则少腹、腰膝疼痛;十日病程日久,脾肾阳气欲绝,故容易死亡。冬天夜晚人静阳气最弱,夏天早饭时阳气方升,会加速引阴阳的离绝,而导致死亡。

【原文】脾脉搏坚而长,其色黄,当病少气。其软而散,色不泽者,当病足骭[1]肿,若水状。

脾脉沉之而濡,浮之而虚,苦腹胀,烦满,胃中有热,不嗜食,食而不化,大便难,四肢苦痹,时不仁,得之房内。月使不来,来而频併。

黄脉之至也,大而虚,有积气在腹中,有厥气,名曰厥疝[2]。女子同法。得之疾使四肢,汗出当风。

【注释】[1]骭(音竿):指胫骨。[2]厥疝:由脾虚而肝气乘之上逆所致,证见腹中逆气上冲、胃脘痛、足冷、呕吐不食等。

【语译】脾脉跳动搏指有力,脉形偏长,面色发黄,必然引起少气的症状。脾脉跳动柔软而散,面色不润泽,足胫部就会引起肿胀,如像水肿病一样。

脾脉沉取柔软,浮取无力,病人见到腹部胀满难忍、心胸烦闷、胃中发热、不思饮食、食后不能消化、大便困难、四肢痹痛剧烈、时感麻木不仁等表现,这是由于房事过度而引起。在妇女还会出现停闭经,或者经来提前、量多。

病人面色萎黄,脉象虚大无力,是由于有积气停在腹内,感到腹中有气上逆,叫做厥疝病。妇女也有同样情况。这是由于患病使四肢活动过度而受损,汗出当风所致。

【按语】实热伤脾,热邪搏击,则脉长而有力;热蒸,脾色外现,则面色黄;热盛耗气,则容易发生少气的症状。若脾脉虚软而松散,为脾气虚弱,不能化生气血上养于面,则面色缺乏光泽;水液失运,水湿下注,则下肢肿胀。

脾脉沉取柔软,浮取无力,是房室过度,损伤肾的阳气,肾阳虚火不暖土,脾胃虚弱,气血不生所致。大腹属脾,脾虚气滞,则腹部胀满;脾虚失运,则不思饮食,食后不能消化;脾气郁滞,气滞中满,腑气不行,则大便困难;脾胃气虚,气郁化热,则胃中有热,心中烦闷;脾胃俱虚,气血不能化生,四肢失养,则麻痹不仁;气血不养冲任,胞宫不足,妇女则月经停闭;脾气虚,气不摄血,血不归经,则月经次数、经量增多。

面黄,脉虚大,是因患病损伤四肢,汗出被风寒邪气侵犯,损伤脾胃阳气所致。脾寒土色外现,则面黄;虚寒内盛,阳气外浮则脉虚大;阴寒气滞,则积气聚集于腹中;脾虚肝寒之气上逆,则为腹中冲气上逆,脘腹疼痛,四肢逆冷的厥疝病;妇女阳气易虚,容易见到这种病机。

【原文】寸口脉象弦滑,弦则为痛,滑则为实。痛即为急,实即为踊,痛踊相搏,即胸胁抢急。

跌阳脉浮而涩,浮即胃气微,涩即脾气衰,微衰相搏,即呼吸不得,此为脾家失度。

寸口脉双紧,即为入,其气不出,无表有里,心下痞坚。

跌阳脉微而涩,微即无胃气,涩即伤脾,寒在于膈,而反下之,寒积不消,胃微脾伤,谷气不行,食已自噫,寒在胸膈,上虚下实,谷气不通,为秘塞之病。

寸口脉缓而迟,缓则为阳,卫气长;迟则为阴,荣气促。荣卫俱和,刚柔相得,三焦相承,其气必强。

【语译】寸口脉弦而滑,脉弦主痛证,脉滑主邪实。疼痛则筋脉拘急,邪实则肌肉跳动,疼痛引起的筋急和邪实引起的肌肉跳动相互结合,就会出现胸胁内气逆紧急的表现。

足背跌阳脉浮而涩,浮脉主胃气虚弱,涩脉主脾气衰少,胃气虚弱和脾气衰少两者同时存在,就会出现呼吸少气不能续接,这是由于脾胃衰弱而失其常度。

两手寸口都出现紧脉，是病邪深入于里，邪气不能外出，没有表证而有里证，可见心下痞满坚实的表现。

足背跌阳脉微而涩，脉微主无胃气，脉涩主脾气损伤，寒气停在膈，而反用攻下之法治疗，误治使寒邪留积不能消除，导致胃气衰微而脾阳受伤，水谷不得运化，进食后就会出现噫气，由于寒气在胸膈，上虚而下实，水谷之气不通，故引起大便闭塞的病证。

寸口脉象缓迟，脉缓性质属阳，主卫气充盛；脉迟性质属阴，主荣气充足。荣卫之气相互调和，阴阳之气刚柔相得，三焦之气相互承顺通畅，则正气必然强盛。

【按语】寸口脉弦滑，弦为肝气机郁滞引起的疼痛证，气滞不通，筋脉失养，则为筋脉挛急；滑为痰热伤脾，不养肌肉，则引起肌肉跳动；既有筋脉挛急，又有肌肉跳动，二者结合，肝脾失调，气机上逆，则在胸胁有气逆拘急的表现。

跌阳脉以诊断胃气，浮为胃气虚，脉气外浮；涩为脾气虚，气血少，脉管失充；衰微结合，脾胃俱虚，土不生金，肺气衰少，则呼吸气少不续。

两手寸口脉紧，为寒邪入里。寒主收引，则脉紧；寒凝气滞，邪气积聚在里，不得外出，则心下痞满坚硬。

跌阳脉微涩，是脾胃阳气受到损伤。反用苦寒泻下法，脾胃阳气更伤，则不能运化水谷，胃气不降而上逆为噫气；脾胃阳虚，寒凝气滞，或阳气推动无力，均可引起大便秘结。上有脾胃虚，下有大便秘，则为上虚下实。

寸口脉缓而迟，缓为脉跳从容和缓，属阳，为卫气调和；迟为脉跳慢而不乱，属阴，为营气调匀；营卫调和，阴阳相济，三焦通畅，故人体正气强盛。

【原文】跌阳脉滑而紧，滑即胃气实，紧即脾气伤。

得食而不消者,此脾不治也。能食而腹不满,此为胃气有余。腹满而不能食,心下如饥,此为胃气不行,心气虚也。得食而满者,此为脾家不治。

脾中风者,翕翕发热,形如醉人,腹中烦重,皮肉瞤瞤[1]而短气也。

凡有所击仆,若醉饱入房,汗出当风,则伤脾。脾伤则中气,阴阳离别,阳不从阴,故以三分[2]候死生。

【注释】[1]瞤瞤:肌肉跳动的样子。[2]三分:此指寸、关、尺三部。

【语译】足背趺阳脉滑紧,脉滑主胃气盛实,脉紧主脾气损伤。如出现能进食而不能消化,这是脾气失运的表现。如能进食而腹不胀满,这是脾胃健运的表现。如腹部胀满而不能进食,心中有饥饿的感觉,这是由于胃气不能运行,心气虚衰的表现。如进食以后就腹部胀满,这就是脾气失运的表现。

如果风邪伤脾,可引起微微发热、面色红赤如酒醉一样,腹部感到烦闷胀重、皮肤肌肉跳动、呼吸短气不利等症状。

凡有击打跌仆等损伤,或者酒醉饭饱后房事过度,又遇汗出当风等情况,就会损伤脾脏。脾脏受损就会引起中焦之气损伤,导致阴阳相互分离,阳不入阴,阳不恋阴,因此可用寸口三部脉来预测病人的死生。

【按语】趺阳脉滑,为胃气强盛,气血充盈流利;脉紧为脾阳虚,阴寒内盛,脉管收缩;能食而不能消化,是胃气能纳,脾气虚运化失调,病变重心在脾;能食腹不胀满,是胃能纳食,脾能运化,为胃气有余;腹满为脾虚,不能食为胃弱,脾胃同衰;心下有饥饿感,为心阳虚,火不生土,引起胃气虚,心中空虚似饥,欲求进食补虚。如果进食后则腹部胀满,是脾胃虚弱、运化失调的表现。

风邪伤脾，风为阳邪，阳郁肌表，故有轻度的发热；风阳之邪郁于面，则面部红赤如酒醉；风邪伤脾，脾气郁滞，则腹中烦满而胀重；脾阳虚，水气不化，水湿痰饮停留皮肤肌肉，则引起皮肉跳动；痰饮停肺，肺气不利，则呼吸短气。

跌打损伤，酒醉入房，汗出当风，都会耗伤气血。脾胃为气血生化之源，以上损伤，病久都会伤及脾胃而导致中气虚弱。脾胃化源已绝，气血得不到化生而衰极，从而阴阳离绝，容易引起死亡。

【原文】脾气弱，病利，下白肠垢，大便坚，不能更衣，汗出不止，名曰脾气弱。或五液注下青、黄、赤、白、黑。

病人鼻下平者胃病也，微赤者病发痈，微黑者有热，青者有寒，白者不治。唇黑者胃先病，微燥而渴者可治，不渴者不可治。脐反出者，此为脾先落。一云先终。

脾胀者善哕，四肢急，体重不能衣。一作收。

脾水者其人腹大，四肢苦重，津液不生，但苦少气，小便难。

趺阳脉浮而涩，浮则胃气强，涩则小便数，浮涩相搏，大便则坚，其脾为约。脾约[1]者，其人大便坚，小便利而反不渴。

【注释】[1]脾约：指脾受胃的约束，津液不能下输大肠，而致肠燥便秘的病证。

【语译】如果脾气虚弱，就会引起泄泻，泻下白色黏液大便，或见大便坚硬、秘结不通、汗出不止等症，称为脾气虚弱。或者可见泻下带有青、黄、赤、白、黑五色夹杂的大便。

望诊视得病人鼻下平坦，提示胃有病变；鼻下微微发红，提示有痈肿疮疡；鼻下微微发黑，提示有邪热内盛；鼻下发青，提示有寒邪；鼻下发白，提示病重不能治疗。如果口唇发黑，提示胃先有病；如口唇略干燥而口渴，还可以治愈；如果不渴，就不能治愈。出现肚脐向外翻，是脾气先衰（一说先终）的重要征象。

脾胀病，表现为容易出现呃逆、四肢拘急、肢体重着不能穿衣等症状（一本说体重四肢不能收）。

脾水病，表现为腹部胀大、四肢沉重、津液不能化生、呼吸少气而痛苦、小便不利等症。

跌阳脉表现浮涩，浮主胃气强盛，涩主小便频数。浮脉与涩脉同时出现，就会引起大便坚硬难解，是脾受到胃的制约。脾受约束，不能为胃行其津液，故患者大便坚硬，小便自利，口反不渴。

【按语】脾气虚，不能运化，水湿下走肠间，则为下利泄泻，湿重于热，则下白色肠垢；脾阳虚，温煦推动无力，寒凝气结，则为便坚，大便困难；气虚卫外不固，则汗出不止；脾虚生湿，湿郁可化热，湿热相互搏击，湿重大便多白，热重多黄、赤、黑；肝气犯脾大便多青，产生五色的不同变化。

鼻的下半部五脏划分属脾胃，鼻色微红，为邪热郁蒸，热腐血败发为痈肿；色微黑，传统的说法为热极反见盛己之化，实际上是热盛伤津，血液浓缩、黏稠，行迟而瘀，瘀血之色外现而见黑色；色青，为寒凝血瘀，瘀血之色外露；色白为气血大虚，经脉失养，故不易治愈。唇为脾胃之外荣，脾胃失运，水湿内停，气血不畅，瘀血之色外现，故唇黑为胃先病；口微干燥，渴欲饮水，说明脾阳虚气不化津，津不上承，欲饮水自救，为胃气尚存，故有治愈的可能；若口干不欲饮水，说明脾阳已经大衰，不能蒸腾气化，胃气已绝，故不可治愈。肚脐肿胀外翻，是脾肾阳虚、严重水肿所致，此可为诊断胃气已绝的重要征象。

脾气郁滞而引起腹胀,叫做脾胀。阻碍胃气下降,反而上逆,则为呃逆;水湿失运,停留全身四肢而肿胀,则肢体沉重;气滞不舒,筋脉不利而失养,则四肢挛急。

脾主大腹四肢,脾阳虚,水湿不化,留注大腹四肢,则为腹肿大,四肢沉重;脾气不能升清,则口中无津液化生;脾虚不能化生气血,土不生金,肺不司呼吸,则呼吸少气;脾不能为胃吸收津液下输膀胱,膀胱生成尿量减少,则小便难。

脾约的表现是大便秘结坚硬,小便通利,口反不渴,是由于胃气太甚,制约脾不为胃运行津液,津液不能下输大肠,肠中少津,则便坚硬;津液大量下渗膀胱,则小便通利;不是热盛伤津,故口反不渴。由于胃气盛,故趺阳脉浮;脾气受制,水湿不化则脉涩。

【原文】凡人病脉以解,而反暮微烦者,人见病者差安,而强与谷,脾胃气尚弱,不能消谷,故令微烦。损谷则愈。

脾之积,名曰痞气,在胃管,覆大如盘。久久不愈,病四肢不收,黄瘅,食饮不为肌肤。以冬壬癸日得之,何也?肝病传脾,脾当传肾,肾适以冬王,王者不受邪,脾复欲还肝,肝不肯受,因留结为积,故知痞气以冬得之。

【语译】凡是病人的症状与脉象都已经好转,到了傍晚时反见微微烦躁,是患者的家人见病情已经减轻,强行给了过多的食物,由于脾胃之气还很虚弱,并未完全恢复正常的消化功能,所以导致饮食积滞,引起微烦。如能控制减少饮食,病情就会痊愈。

脾的积病,名叫痞气,多发生在胃脘部,大小如倒置的盘子。日久不愈,就会引起四肢软弱,不能自由收缩,出现黄疸、饮食不能消化以滋养肌肤等症状。多在冬天壬癸日得病,这是为什么呢?肝病会进一步传给脾脏,脾脏又会进一步传给肾脏,肾正好是在冬天气旺的时候,肾脏气旺不受邪,故脾又将邪还传给肝,但肝不接受,因此邪气就留滞结聚在脾脏而引起积病,由此可知痞气得于冬天。

【按语】病后脾胃之气未复,多食、强食都会再伤脾胃,饮食不消,心烦不安,成为食复。故病后应注意饮食的调理。

脾气郁积,叫做痞气,部位在胃脘,形状如倒置的大盘。病久,饮食不能消化,气血不能化生,则肌肤失养,如果不能滋养四肢,可致四肢痿软无力;脾气郁积,不能运化水湿,中焦湿阻,可反侮肝木,导致胆气不舒,胆汁不能行于常道,逆行肌肤,发为黄疸。肝病传脾,脾病传肾,冬季壬癸肾水气旺,脾病既不能传肾,又不能再传与肝,故郁积在脾,成为脾积。

【原文】脾病其色黄,饮食不消,腹苦胀满,体重节痛,大便不利,其脉微缓而长,此为可治。宜服平胃丸、泻脾丸、茱萸丸、附子汤。春当刺隐白,冬刺阴陵泉,皆泻之;夏刺大都,季夏刺公孙,秋刺商丘,皆补之。又当灸章门五十壮,背第十一椎[1]百壮。

脾病者,必身重,苦饥,足痿不收,《素问》作善饥,肉痿,足不收。行善瘈,脚下痛。虚则腹胀肠鸣,溏泄食不化。取其经,足太阴、阳明、少阴血者。

邪在脾胃,肌肉痛。阳气有余,阴气不足,则热中,善饥;阳气不足,阴气有余,则寒中,肠鸣腹痛;阴阳俱有余,若俱不足,则有寒有热。皆调其三里。

【注释】[1]背第十一椎:指背部第十一椎下旁开一寸半的脾俞穴。

【语译】如脾脏有病，就会见到面色萎黄、饮食难以消化、腹中胀满较甚、身体沉重、关节疼痛、大便不通等症，脉象微缓而长，这是可以治愈的病证。中药应服平胃丸、泻脾丸、茱萸丸、附子汤等方剂。针刺治疗，春天应刺隐白穴，冬天应刺阴陵泉，均用泻法；夏天应刺大都穴，季夏应刺公孙穴，秋天应刺商丘穴，均用补法。还应灸章门穴五十壮，背部第十一椎下旁开一寸半的脾俞穴一百壮。

脾病患者，一定会出现身体沉重、饥饿难忍、两足痿软不能自由收缩的表现（《素问》作"善饥，肉痿，足不收"），行走时容易感到下肢抽掣，脚下疼痛。脾气虚弱就会出现腹部胀满、肠鸣、大便溏泄、饮食不化等症状。治疗时取有关的经脉，如足太阴脾经、足阳明胃经、足少阴肾经的穴位，针刺使其出血。

邪气侵犯脾胃，出现肌肉疼痛。如果阳气亢盛有余，阴气衰少不足，是有热在中焦，容易引起饥饿；如果阳气衰少不足，阴寒有余，是有寒在中焦，会引起肠鸣腹痛的症状；如果阴阳均有余或不足，就会出现既怕冷又发热的症状。都可以针刺足三里穴进行治疗。

【按语】脾五行属土，五色为黄，脾失健运，则不能消化饮食；大腹属脾，脾气郁滞，则腹部胀满；不能传导大肠，则大便不通利；脾不运化水湿，停留肢体，则肢节疼痛。这些病证可使用中药平胃丸、泻脾丸、茱萸丸、附子汤等健脾补肾的方剂，达到治疗的目的。针刺根据脾病虚实和季节的不同，选择不同的穴位和补泻手法进行治疗。亦可用灸法治疗。

邪气犯脾引起的实证，若为湿热困脾，湿阻经脉，则身体沉重；热停心下，腐熟加快，则善饥；湿热侵犯下肢，经脉松弛，则足痿不收；湿热耗伤，筋脉拘急，足行走时则发生抽搐；湿热阻滞，经脉不通，则下肢疼痛。脾阳虚引起的证候，阳虚失运，则饮食不化，腹部胀满；阳虚水湿下流，则肠鸣腹泻。针刺治疗时,可取足太阴脾、足阳明胃、足少阴肾经上的穴位,根据病证的虚实进行调治。

脾主肌肉,寒湿或湿热等邪气侵犯脾胃,则可引起肌肉疼痛。阳盛阴虚,热留中焦,则为热中,腐熟增快,则消谷善饥;阴盛阳虚,阴寒内盛,则为寒中,脾失健运,水湿下渗,则为肠鸣腹痛;脾胃阴阳俱盛则为热,或阴阳俱虚则为寒,都可通过针刺足三里进行调治。

【原文】足太阴之脉,起于大指之端,循指内侧白肉际,过核骨[1]后,上内踝前廉,上腨内,循胻骨后,交出厥阴之前,上循膝股内前廉入腹,属脾络胃,上膈侠咽,连舌本,散舌下。其支者,复从胃别上膈,注心中。是动则病舌本强,食则呕,—作吐。胃管痛,腹胀善噫,得后与气,则快然而衰,身体皆重。是主脾所生病者,舌本痛,体不能动摇,食不下,烦心,心下急痛,寒疟,溏瘕泄,水闭,黄疸,好卧,不能食肉,唇青,强立股膝内痛厥,足大指不用。盛者则寸口大三倍于人迎,虚者则寸口反小于人迎也。

【注释】[1]核骨:足大趾本节后内侧凸起之骨。

【语译】足太阴脾经,起始于足大趾的尖端,沿大趾内侧赤白肉分界处循行,经过大趾后的核骨,上行于内踝的前缘,再向上行至小腿肚内侧,在足胫骨的后方,交出到足厥阴经的前面,再向上沿膝、大腿内侧前缘行进,进入腹内,会属于脾,联络于胃,再向上通过膈膜,挟着咽部上行,上连舌根,布散于舌下。它的支脉从胃部分出,向上穿过膈膜,注于心中。如果邪气侵犯引起的疾病,会引起舌根强直、进食则呕(呕一作"吐")、胃脘疼痛、腹部胀满、容易嗳气等症,如果大便通畅或放屁后,会感到腹中轻松,胀痛减轻,身体和四肢都沉重。如果为本经所生的病,主要引起舌根疼痛,舌体不能转动,饮食难下,心胸烦闷,心下拘急疼痛,出现寒疟、大便溏稀而泄泻、小便不通、黄疸、喜卧、不能吃肉类食物、口唇青紫等症。如果勉强站立起来,则感到大腿、膝内疼痛怕冷,足大趾不能活动。如病属邪气盛实所致,表现为寸口脉比人迎脉大三倍;如属正气虚所致,寸口脉就反小于人迎脉。

【按语】足太阴脾的经脉起于足大趾端,于内踝前廉交出足厥阴之前,沿小腿大腿前缘入腹,属脾络胃。与脾、胃、咽、舌本有密切联系。外邪犯脾的是动病,邪沿经脉上犯舌络,阻滞经气,则舌本强硬;影响脾主运化,则为腹胀;影响水湿运化,泛溢肢体,则为身体沉重;脾与胃膈膜相连,邪气犯脾,容易波及于胃,胃失和降,气滞于中,则为胃脘疼痛;胃气不降,反而上逆,则善噫气;脾胃气滞于胃肠,解便或矢气后,胃肠气机得通,则腹胀腹痛可以缓解。脾本脏虚引起的所生病,脾的阳气虚,运化失调,则可引起腹泻便溏、小便不通、好卧等症;脾阳虚,温煦失职,则可引起寒疟、寒湿黄疸、股膝内冷痛等症;寒主收引,则为舌本强,不能动摇,以及足大趾不用;寒凝血滞,则口唇青紫;由脾影响胃的阳气虚,受纳失职,胃气不降,则可引起食不下、不能食肉、心下急痛等症。

【原文】足太阴之别,名曰公孙,去本节后一寸,别走阳明。其别者,入络肠胃。厥气上逆,则霍乱。实则腹中切痛,虚则鼓胀。取之所别。

脾病,其色黄体青,失溲直视,唇反张,爪甲青,饮食吐逆,体重节痛,四肢不举。其脉当浮大而缓,今反弦急;其色当黄,今反青,此是木之刻土,为大逆,十死不治。

【语译】从足太阴经分出的络脉，称为公孙穴，从足大趾本节后一寸处，别行进入足阳明经。它别出的络脉，向上经过腹部而络于肠胃。此络脉如发生病变，可致邪气上逆，发生霍乱。邪气实就表现为腹中疼痛如刀割，正气虚则可引起腹胀大如鼓。治疗时就应取本经别出的络穴公孙。

如脾脏有病，可出现患者面色萎黄、身体皮肤发青、小便失禁、两眼直视、口唇外翻、爪甲青色、饮食后呕吐上逆、肢体沉重、关节疼痛、四肢难抬举等症。脉象本应浮大而缓，如果反见弦急，或面色本应为黄色，如果反见青，这就是木气旺盛，乘克脾土，是大为反常之证，不能治疗，容易死亡。

【按语】足太阴的别络，可加强脾与胃在体内的联系。脾胃阳气虚衰，阴寒内盛，厥气上逆，脾胃升降失调，可引起上吐下泻的霍乱病；寒湿内犯胃肠，寒凝气滞，则为腹中切痛；脾胃虚，土败木贼，气滞、血瘀、水停，则为鼓胀病。

脾病见到面黄、色青、爪甲青紫、目直视、唇反、吐逆、肢节重痛、四肢不举，及脉色相反，均为肝气过旺，乘克脾土，病情大逆，故容易死亡。

胃足阳明经病证第六

【提要】论述多种胃病的病理变化、传变规律、脉证表现、预后和治则，并阐明足阳明胃经的循行起止路线，是动病及所生病的临床表现。

【原文】胃病者腹胀，胃管当心而痛，上支两胁，膈咽不通,饮食不下,取三里。

饮食不下,隔塞不通,邪在胃管。在上管,则抑而刺之;在下管,则散而去之。

胃脉搏坚而长,其色赤,当病折髀[1]。其软而散者,当病食痹[2]髀痛。

胃中有癖,食冷物者痛,不能食,食热即能食。

胃胀者腹满,胃管痛,鼻闻焦臭,妨于食,大便难。

诊得胃脉,病形何如?曰:胃实则胀,虚则泄。

病先发于胃,胀满;五日之肾,少腹腰脊痛,胫酸。三日之膀胱,背胎筋痛,小便闭;五日上之脾,闭塞不通,身痛体重;《灵枢》云:上之心。六日不已死,冬夜半后,夏日昳。六日一作三日。

【注释】[1]折髀(音俾):髀,指股骨,即大腿骨。折髀形容股骨部疼痛如折。[2]食痹:指食后不能消化、闷痛气逆、呕吐乃止的病证。

【语译】胃病患者可出现腹部胀满、心下胃脘疼痛、向上支撑两侧胁肋、胸膈及咽部阻滞不通、不能饮食等症状,应取足三里穴来治疗。

胃病饮食不能下咽,胸膈部阻塞不通,是由于邪留胃脘。若邪停上脘,就应针刺上脘穴以抑制上逆之气;若邪停下脘,可用散泄的方法除去邪气。

胃脉搏指有力,坚实而长,患者面色红赤,就会出现大腿疼痛剧烈,如同骨折一样。如果胃脉柔弱而散,就会出现饮食不能消化、大腿部疼痛的表现。

胃中有宿食,若进生冷食物,就会疼痛,不能再食;如果吃了热的食物,则能进食。

患胃胀病,可见腹部胀满,胃脘疼痛,鼻闻焦臭气味,妨碍饮食,同时出现大便困难。

切按胃病的脉象,可以得知病证有什么表现呢?老师回答说:胃脉出现实象则见腹胀,胃脉出现虚象则见泄泻。

胃首先发生疾病,会出现腹部胀满;五天后会传与肾,出现少腹腰脊疼痛,小腿酸软;三天后又传与膀胱,出现背脊之筋疼痛、小便闭塞不通的症状;五天后又上传与脾,出现气机闭塞不通、全身疼痛、肢体重着的症状(《灵枢》说:向上会影响到心)。六天后仍不见好转,就会死亡。冬天多死在半夜,夏天多死在午后("六日"一本说"三日")。

【按语】胃失和降,气滞胃中,可引起胃脘疼痛;胃气不通,影响到脾,脾失健运,则会腹胀;胃中气滞,土塞木郁,导致肝气不疏,则为两胁支满;胃气不降,上冲咽膈,则咽膈气滞不通,饮食不下。治疗可针刺足三里调和胃气。

邪滞胃脘,胃气不降,则饮食不下,胸膈阻塞不通。病位偏于上脘,可针刺上脘穴,抑制胃气上逆;病位偏于下脘,可针刺下脘穴,向下祛除邪气,使胃气下降,诸症得解。

胃的经脉循经股骨,胃脉长而搏击有力,是股骨有剧烈疼痛,疼痛刺激,使血脉搏击增强,脉管充盈所致;同时面部血脉扩张,故面见红色;如果胃脉软而松散,是胃中有宿食停积,气血不能化生,不能充养血脉,则胃脉软散;不能濡养股骨,则股骨疼痛。

胃胀病,是因胃中气滞不通而引起脘腹胀满、疼痛;胃气郁久化火,胃火上冲,则鼻闻焦臭,影响食欲;胃气不降,腑气不通,则大便困难。

诊得胃脉实而有力,说明有胃气阻滞,故易腹胀;胃脉虚而无力,说明脾胃运化无能,水湿下渗,故易腹泻。

胃先发病,气滞则胀满;脾胃为后天之本,后天不能养先天,胃病则传与肾。少腹、腰膝为肾所司,肾伤则少腹、腰膝疼痛;肾与膀胱互为表里,肾病不已则传膀胱,背筋为足太阳膀胱的经脉所过,膀胱经气不通,则背筋等处疼痛;膀胱气化不行,则小便闭塞;胃与脾互为表里,又膈膜相连,故胃病易传与脾。脾失健运,气机闭塞不通,则身体疼痛;水湿停留,则肢体沉重;病程过长,胃气已绝,则容易死亡;冬天半夜以后阳气已衰,夏天中午阳气亢盛,容易加重病情,故易死亡。

【原文】脉浮而芤,浮则为阳,芤则为阴,浮芤相搏,胃气生热,其阳则绝。

跌阳脉浮者,胃气虚也。跌阳脉浮大者,此胃家微,虚烦,圊[1]必日再行。芤而有胃气者,脉浮之大而软,微按之芤,故知芤而有胃气也。

跌阳脉数者,胃中有热,即消谷引食。跌阳脉涩者,胃中有寒,水谷不化。跌阳脉粗粗[2]而浮者,其病难治。跌阳脉浮迟者,故久病。跌阳脉虚则遗溺,实则失气。

动作头痛重,热气朝[3]者属胃。

厥气客于胃,则梦饮食。

【注释】[1]圊(音青):厕所。此指大便。[2]粗粗:粗大。[3]热气朝:指阵阵发热,热气外张。

【语译】脉象表现浮而芤,浮属阳脉,芤为阴脉,浮芤二脉同时出现,说明胃中产生虚热,阴不敛阳,阳气欲绝。

跌阳脉浮,说明胃气虚弱。跌阳脉浮而大,提示脾胃衰弱,可见虚烦不宁之症,大便必然一日二次。脉芤而有胃气的脉象,表现为浮取大而软,稍重按就可见芤象,这就是芤而有胃气脉象的特点。

趺阳脉数,提示胃中有热,表现为消谷善饥,多思饮食。趺阳脉涩,提示胃中有寒,水谷不能腐熟消化。趺阳脉粗大而浮,说明病重难治。趺阳脉浮迟,提示宿疾久病。趺阳脉虚,容易出现遗尿;如果脉实,则矢气频繁。

运动劳作时出现头痛而重,伴见阵阵热气外张,属于胃的病变。

邪气侵袭停留在胃腑,会在梦中进食。

【按语】浮脉为阳浮于表,芤脉为阴血亏损于内,浮芤之脉同见,说明有阴血亏损、虚阳外浮的病机。阴虚于内,胃中产生虚热;阴血大伤,阴不敛阳,则阳气欲绝。

趺阳脉浮,是胃气虚弱,阳气外张,故脉位表浅;脉浮大,是胃中阳气微弱,虚阳扰心,则心烦;脾胃阳虚,阴寒内盛,水湿不化,则大便溏稀,一日二次。如果脉象轻取浮大而柔软,稍重按时中心略感不足,这样从容和缓的芤脉,是有胃气的脉象。

趺阳脉数,说明胃中有实热邪气,可加快食物的腐熟,故引起消谷易饥、进食较多的症状。趺阳脉涩,为脾胃虚寒、水谷不化、气血不生、血脉失充所致。趺阳脉浮而粗大,是阳气外浮欲脱的脉象,故病重难治。趺阳脉浮迟,是病久脾胃阳气衰弱,脉运迟缓所致。趺阳脉虚,为脾胃气虚,影响肾气不固,故可致遗尿;趺阳脉实,为有气机郁滞胃肠,故频频矢气,以缓解气滞。

运动劳作耗气,气虚不能上养于头,则头痛而重;气虚阳气外张,则阵阵潮热。这是因为胃虚不能化生元气所致。

邪热侵犯于胃,胃中有热,热则腐谷,容易饥饿,故做梦进食。

【原文】足阳明之脉,起于鼻,交頞[1]中,旁约[2]太阳之脉,下循鼻外,入上齿中,还出侠口环唇,下交承浆,却循颐[3]后下廉,出大迎,循颊车,上耳前,过客主人[4]，循发际，至额颅。其支者，从大迎前下人迎，循喉咙，入缺盆下膈，属胃络脾。其直者，从缺盆下乳内廉，下侠脐，入气街[5]中。其支者，起胃下口，循腹里，下至气街中而合，以下髀关，抵伏兔，下入膝膑中，下循胻外廉，下足跗，入中指内间。其支者，下膝三寸而别，以下入中指外间。其支者，别跗上，入大指间，出其端。是动则病悽悽然[6]振寒，善伸，数欠，颜黑，病至恶人与火，闻木音则惕然而惊，心动，欲独闭户牖[7]而处，甚则欲上高而歌，弃衣而走，贲向[8]腹胀，是为骭厥[9]。是主血血一作胃。所生病者，狂，疟，一作瘈。温淫汗出，鼽衄，口㖞，唇紧，颈肿，喉痹，大腹水肿，膝膑痛，循膺、乳、街、股、伏兔、骭外廉、足跗上皆痛，中指不用。气盛则身以前皆热，其有余于胃，则消谷善饥，溺色黄。气不足则身以前皆寒栗，胃中寒，则胀满。盛者则人迎大三倍于寸口，虚者则人迎反小于寸口也。

【注释】[1]頞（音呃）：指鼻根部，亦称山根。[2]约：缠束。[3]颐：口角之后，腮之下。[3]客主人：上关穴的别名。[5]气街：在少腹下方，毛际两旁，又叫气冲。[6]悽悽然：恶寒战栗的样子。[7]牖（音有）：窗。[8]贲向：指肠中雷鸣奔响。[9]骭厥：指足胫部之气上逆的病证。骭，是足胫的古称。

【语译】足阳明胃经，起始于鼻旁，由此上行，左右交叉于鼻根部的凹陷处，与旁侧的足太阳经脉交会，再向下沿鼻的外侧，进入上齿龈中，又返出后挟口的两侧，环绕口唇，向下交于承浆穴，再沿口角后方的下缘行进，出大迎穴，沿耳下颊车，上行到耳前，经过上关穴，沿着发际，到前额颅部。它的支脉，从大迎穴前方下走到人迎穴，又沿着喉咙，进入缺盆，穿过膈膜，会属于本经胃，联络与本经相表里的脾。它直行的脉络从缺盆下走到乳房的内缘，再向下挟脐而行，进入毛际两旁的气冲穴部位。它的另一条支脉，从胃下口起始，沿着腹部，进入气冲穴部位，和前面直行的经脉相会合，然后再经大腿前方，抵达伏兔穴，再下行进入膝盖中，向下沿胫骨前外侧循行，到足背，再进入足中趾的内侧。它的又一条支脉，从膝下三寸的地方分出，下行进入足中趾外侧。又一条支脉，从足背上分出，走入足大趾间，至足大趾的末端。外邪侵犯经脉发生的病变，可出现寒战发冷，喜伸懒腰，常常打呵欠，颜面黧黑，如病情加重，可表现出厌恶见到人和火光，听到敲击木头的声音就阵阵惊怕，心跳不安，想要关闭门窗独居房内。病情如继续加重，就可出现想登高歌唱、脱衣乱跑、肠中雷鸣、腹部胀满等症，这就是骭厥证。由本脏所生的血（"血"一说"胃"）发生病变，表现为发狂，疟疾（"疟"一作"瘨"）疾，温病汗出，鼻塞流涕，流鼻血，口角歪斜，口唇紧闭，颈项肿胀，咽喉疼痛，腹内停水而肿大，膝盖疼痛，沿胸膺、乳房、气街、股部、伏兔、足胫骨外缘、足背等部位都作痛，足中趾不能活动。本经气盛有余的实证，可出现胸腹部发热，胃热亢盛有余，表现为消谷善饥、小便色黄。本经气虚不足，可出现胸腹部畏寒战抖，胃中寒甚，表现为腹部胀满。如果病属邪气盛实所致，可见人迎脉比寸口脉大三倍；如属正气虚弱所致，就可见人迎脉反小于寸口脉。

【按语】足阳明胃的经脉，起于鼻旁，环绕唇口，沿喉咙入缺盆，下膈属胃、络脾，再下挟脐，经气街，循行下肢外侧前缘，止于足中趾。足阳明胃经与胃、脾、鼻、耳、牙龈、口唇、乳房等脏腑组织有密切联系。外邪侵犯引起的是动病，邪气侵犯，邪伤卫阳，则恶寒怕冷；邪伤胃气，气虚则善伸多欠；阳明经脉行于面，邪伤经气阻塞不通，气血瘀滞，则面色黧黑；阳明热盛，则怕见人与火；阳明胃土，畏木克伐，故恶闻木音；胃火伤心，耗损心气,心虚胆怯,则心动不安,闭户独处;胃火扰心,心神错乱,则登高而歌,弃衣而走;邪伤脾胃阳气,阴寒内盛,水湿不化,则肠鸣腹胀,以上均是足阳明经经气受伤上逆而引起,称为骭厥。若是本脏所生的血发生病证,因血亏燥热内生,扰动心神,心神妄动,则为狂证;胃虚,外邪易犯,则可引起鼻塞流涕、恶寒发热如疟,或发热多汗等症;由于足阳明经脉的循行于鼻、口、唇、颈、咽喉,胃火亢盛,胃火扰动可引起鼻血、口眼歪斜、唇紧、颈肿、喉痹等症;脾胃虚,水湿泛溢,则为大腹水肿;足阳明经气不通,则经脉行经的胸膺、乳、气街、伏兔、大腿、足胫、足背等处疼痛,足中趾不能活动。胃气亢盛,气有余便化火,阳明经脉行于身前,则胸腹发热;胃中热盛,腐熟过强,则消谷善饥;热盛伤津,化源减少,则小便黄赤。胃气不足,虚寒内生,则胸腹部怕冷;胃中寒盛,脾气不运,则腹部胀满。

肺手太阴经病证第七

【提要】论述多种肺病虚实病理变化、传变规律、脉证表现及预后、治则,并阐明手太阴肺经及其别络的循行起止、是动病和所生病的临床表现。

【原文】肺气虚,则鼻息利少气;实则喘喝,胸凭仰息[1]。肺气虚,则梦见白物,见人斩血藉藉[2],得其时,则梦见兵战。肺气盛,则梦恐惧哭泣。厥气客于肺,则梦飞扬,见金铁之器奇物。

病在肺,下晡慧,日中甚,夜半静。

病先发于肺,喘咳;三日之肝,胁痛支满;一日之脾,闭塞不通,身痛体重;五日之胃,腹胀;十日不已死,冬日入,夏日出。

　　肺脉搏坚而长,当病唾血。其濡而散者,当病漏汗,漏,一作灌。至令不复散发。

　　【注释】[1]胸凭仰息:指胸中满闷,仰面呼吸。[2]藉藉:交横杂乱的样子。

　　【语译】肺气虚弱,病人可见鼻道呼吸通利,但气少不足;如果肺气过实,可见呼吸喘促声粗,胸中满闷而喜仰面呼吸。肺气虚的病证,可梦见白色的东西,或梦见杀人而血肉交错,如果遇到肺气旺盛的时令,则可梦见战火纷飞。肺气过于盛实,做梦感到恐惧,常在梦中哭泣。邪气侵袭停留于肺,可梦见飞跃腾越,或梦见金属之类的奇异的东西。

　　肺脏发生病变,就会在傍晚时候精神清爽,中午时候病情加重,半夜时候病情平稳。

　　肺脏首先发生疾病,可出现气喘咳嗽之症;三天后传到肝脏,出现两胁疼痛,支撑胀满;再过一天后又传到脾脏,出现气机闭塞不通,身体疼痛,肢体沉重;五天后传到胃,出现腹胀;十天后仍不见好转,就会死亡。冬天多死在太阳落山的时候,夏天多死在太阳升起的时候。

　　如果肺脉搏指有力,坚实而长,就会出现咯血。如肺脉柔软而散,病人当大汗不止,如屋漏水流("漏",一说"灌"),这种情况,不能再用发散方法治疗。

　　【按语】肺气虚,呼吸功能减弱,呼出吸入气息减少,则为少气;肺在五行属金,其色白,故肺气虚时,梦中易见白色的东西;火克金,火为赤色,故梦中又易见到杀人出血;若遇肺气旺盛的时令,金气增强,故梦见战火纷飞。肺气实,邪气或痰浊阻肺,肺失宣降，则喘促气粗，胸闷气逆而仰息；肺在志为悲、为忧，肺气盛，肺志受扰，则易梦中害怕、哭泣；邪气犯肺，扰乱肺藏之魄，则梦中飞跃腾越；肺属金，故易梦见金属类的东西。

肺脏之病，傍晚肺气旺时精神较好，日中肺气虚时病情加重，夜半阳气初升时病情平稳。

肺先发病，肺气闭郁，则咳嗽气喘；金易克木，故三日传肝，疏泄失职，则胸胁胀满疼痛；木易克土，故再一日传脾，脾气失运，气闭而身体痛重；脾胃互为表里，则五日由脾传胃，脾胃气滞而腹胀。病程太长，十日以后，肺气大衰，故易死亡。冬季肺寒，太阳落山时阳气更衰；夏天阳气盛，中午阳气更甚，火旺克金，故此时肺病极易死亡。

肺脉有力而长，肺热亢盛，热迫血行，故咳嗽易引起咯血；脉濡软而散，肺气虚弱，卫外不固，则易引起汗出。肺气已虚，不能再用发散的方药治疗，以防止再伤肺气。

【原文】肺脉沉之而数，浮之而喘，苦洗洗[1]寒热，腹满，肠中热，小便赤，肩背痛，从腰以上汗出。得之房内，汗出当风。

白脉之至也，喘而浮大，上虚下实，惊有积气在胸中，喘而虚，名曰肺痹，寒热，得之因醉而使内也。

肺中风者，口燥而喘，身运[2]而重，冒而肿胀。

肺中寒者，其人吐浊涕。

形寒寒饮则伤肺，以其两寒相感，中外皆伤，故气逆而上行。肺伤者，其人劳倦则咳唾血。其脉细紧浮数，皆吐血，此为躁扰嗔怒得之，肺伤气拥[3]所致。

【注释】[1]洗洗：同洒洒，怕冷的样子。[2]运：通晕。[3]拥：通壅。

【语译】肺脉沉取快数，浮取急迫，病人就会出现怕冷发热、腹部胀满、肠中有热、小便黄赤、肩背疼痛、腰以上出汗等症。这是由于酒醉后行房事，汗出受风所引起。

如果病人面色苍白，脉象急迫浮大，此是上虚下实，易于受惊，有邪气积聚在胸中，呼吸喘促，气少而虚，名叫肺痹，会引起恶寒发热。这是由于酒醉损伤内部气血所致。

肺被风邪中伤，常出现口咽干燥、气喘、头晕冒闷、身体沉重肿胀等症状。

肺被寒邪中伤，常出现吐浓浊涎涕。

形体受到寒邪侵犯，又同时进食生冷饮食，就会损伤肺脏，因为内外两寒相互作用，表里都受到损伤，从而引起气逆上行。肺脏受伤，患者过度劳倦则咳嗽咯血。如果脉象细紧浮数，就会出现吐血。这是因为躁扰生气而得病，肺脏受伤，气机壅滞引起。

【按语】酒后同房，耗伤肾精，阴虚火旺，则肺脉沉数；汗出伤风，则肺脉浮急；风邪袭表，卫阳被遏，则恶寒怕冷；阳浮肌表，则发热；肾津损耗，津亏肠燥，腑气不通则腹满；虚火内扰，则肠中热；津少热灼，则小便黄赤；风邪阻塞经气，则肩背痛；虚火上扰，加之风为阳邪，易伤上部，所以腰以上汗多。

酒醉使内部气血伤损，不营于面，则面色苍白，此为上虚；阳气外张，则脉浮大急迫；邪气乘虚自外而入，则积聚在胸中，使肺气不降，故引起呼吸喘急，此为下实；肺气受损，则呼吸少气；肺虚卫外不固，外邪易犯，故引起恶寒发热。以上为肺痹的病机及表现。

风邪犯肺，风为阳邪，化热伤津，则口燥；肺气上逆，则喘促；风邪上干清窍，则头眩、冒闷；风邪夹湿，伤及身体，则身重、肿胀。

寒邪犯肺，肺窍不宣，津液失布，则鼻塞流清涕；病久寒邪从阳化热,肺热煎熬,则鼻流浊涕。

外寒内饮均为阴邪,内外相合,肺气受损,宣降失司,则肺气上逆;劳倦过度,肺气更伤,气逆更甚,咳逆太过而致咯血。如果再因情志不遂,躁扰恼怒,使肺气壅塞,气血瘀阻,血不归经,亦可引起吐血之症。由于失血,脉失滋养而细;内外寒邪,寒主收引而脉紧;寒郁卫气于表,卫阳不得宣散,气有余则热,热迫血行,则脉浮数。

【原文】肺胀者,虚而满喘,咳逆倚息,目如脱状,其脉浮。

肺水者,其人身体重而小便难,时时大便鸭溏。

肝乘肺,必作虚满。

脉软而弱,弱反在关,软反在颠,浮反在上,弱反在下。浮则为阳,弱则血不足。必弱为虚,浮弱自别,浮则自出,弱则为入,浮则为出不入,此为有表无里;弱则为入不出,此为无表有里。阳出极汗,齐腰而还,此为无表有里,故名曰厥阳。在当汗出不汗出。

跌阳脉浮缓,少阳微紧,微为血虚,紧为微寒,此为鼠乳[1],其病属肺。

【注释】[1]鼠乳:疣之古名。多发于颈项胸背皮肤,半球状隆起,表面呈蜡样光泽,中央凹陷如脐,挤之可见有豆腐渣样软疣小体,伴轻度瘙痒。

【语译】患肺胀病的病人,易见胸中虚满气逆,咳嗽气喘,不能平睡,只能靠床而半坐半卧,眼睛发胀,脱出向外,脉象浮。

患肺水病,就会引起身体肿重,小便困难,常常大便溏稀,如鸭粪一样。

肝木过旺乘侮肺金,一定会发生虚满的症状。

脉象本应软弱,今反在关部,寸部反而脉软;或寸部反见浮脉,尺部反见弱脉。脉浮属阳,脉弱主阴血不足。因此出现浮弱的脉象,阴阳气血必然虚弱,但浮脉与弱脉有所不同,浮脉主阳气外出,弱脉主阴气内入。浮脉因主阳气外出而不入阴,故为有表证而无里证;弱脉主阴气入内而不外出于阳,故无表证而仅有里证。阳气外出就会引起汗出极多,出汗部位到腰部就停止,这是没有表证而仅有里证,所以病名叫厥阳病。是因当出汗时不能及时出汗所致。

趺阳脉浮缓,少阳脉微紧,脉微主血虚,脉紧主有微寒,就会发生鼠乳病,这种病是属于肺的病变。

【按语】肺胀病,大体相当于今之慢支炎、肺气肿等,临床表现为胸部虚性胀满、咳嗽、气喘、不能平卧、依床而坐、眼球外突、脉浮等。是因久病咳喘,肺肾气虚,肺气上逆而咳喘;气滞于胸,则为虚满;肺气壅塞,则逼迫眼球外突;平卧会增加呼吸困难,故只能依床而坐;阳气外浮,脉位外移而脉浮。

肺为水之上源,肺失宣降,水气泛溢,则为肺水病。水流肢体,则身体肿重;水气不能下输膀胱,则小便困难;水湿下渗大肠,则便溏。

肝气侮肺,肺虚气不下降,气滞胸中,则为虚满。

脉浮为有表无里,脉弱为有里无表,脉软弱为阳气虚衰,此乃阳厥证。阳虚不达四肢,则手足逆冷;虚阳外越,则腰以上汗出极多;此因未及时出汗,病情日久,邪气损伤阳气,故脉来软弱,而成阳厥之证。

趺阳脉浮缓,为胃虚,气血不足。少阳脉微紧,为血虚寒凝,而形成鼠乳,发于胸颈背皮肤。肺主皮毛,故鼠乳为肺的病证。

【原文】肺之积,名曰息贲,在右胁下,覆大如杯。久久不愈,病洒洒寒热,气逆喘咳,发肺痈。以春甲乙日得之,何也?心病传肺,肺当传肝,肝适以春王,王者不受邪,肺复欲还心,心不肯受,因留结为积,故知息贲以春得之。

肺病其色白,身体但寒无热,时时咳,其脉微迟,为可治。宜服五味子大补肺汤、泻肺散。春当刺少商,夏刺鱼际,皆泻之;季夏刺太渊,秋刺经渠,冬刺尺泽,皆补之。又当灸膻中百壮,背第三椎[1]二十五壮。

【注释】[1]背第三椎:此指背部第三椎下旁开一寸半的肺俞穴。

【语译】肺的积病,称为息贲,病位在右胁下,大如倒置着的杯子。反复发作,经久不愈,就会出现怕冷发热的症状,气向上逆而引起气喘咳嗽,形成肺痈病。春天甲乙日容易发病,是什么原因呢?因为心患病要传给肺,肺本应该传给肝,但肝气恰好在春天时旺盛,肝气旺盛时不受病邪,所以肺将邪气再传回心,心却不肯接受,故邪气就停留在肺而成为积病,所以息贲在春天容易发病。

肺有病变,患者面色苍白,身体只有恶寒而不发热,经常咳嗽,脉象微迟,此病易治。中药宜用五味子大补肺汤、泻肺散来治疗。针刺在春天应取少商穴,夏天应取鱼际穴,都用泻的手法;季夏应取太渊穴,秋天应取经渠穴,冬天应取尺泽穴,都用补的手法。灸法应灸膻中穴一百壮,灸背部第三椎下旁开一寸半的肺俞穴二十五壮。

【按语】肺的积病,叫做息贲,是因肺气郁结,气滞血瘀,结于右胁下而成。病久肺气伤,不能卫外为固,易被外邪入侵,营卫失调,而引起恶寒发热。若肺气郁结过久,气郁化火,阳气太盛,则可腐肉败血,形成肺痈。春天甲乙日为肝气旺盛的日子,此时火克金,则心病传肺;金克木,则肺病传肝,肝旺不受邪,又不能再逆传与心,故留于肺而成息贲。

肺在五行属金,五色为白,故肺病易见白色。肺的阳气虚衰,不能温煦肌表,故只寒不热;肺虚气逆,故时时咳嗽;阳虚不能温运血脉,故脉来微细而迟,此为肺虚;若寒邪束肺,寒为阴邪,易伤阳气,故但寒不热;肺气上逆而为咳嗽;寒主收引,则脉来微迟,此为肺实。中药治疗,肺虚宜用五味子大补肺汤补益肺气,肺实宜用泻肺汤祛除病邪。针灸可根据季节、虚实的不同,选用不同的穴位和不同的补泻手法。

【原文】肺病者,必喘咳逆气肩息,背痛,汗出,尻、阴、股、膝挛,髀、腨、胻、足皆痛。虚则少气,不能报息[1],耳聋嗌干。取其经手太阴,足太阳之外、厥阴内、少阴血者。

邪在肺,则皮肤痛,发寒热,上气气喘,汗出,咳动肩背。取之膺中外俞,背第三椎之傍,以手痛[2]按之快然,乃刺之,取之缺盆中以越之。

【注释】[1]不能报息:指呼吸气短难以接续。[2]痛:极。此为重压之意。

【语译】患有肺病的病人,必然会出现喘促咳嗽,气向上逆,抬肩喘息,背痛,出汗,尾骨、阴部、股部、膝部拘急,股骨、腓肠肌、胫部、足部都疼痛。肺气虚证,就会出现呼吸少气、难于接续,耳聋、咽干等症。治疗时应取手太阴肺经,及足太阳膀胱经在背外的穴位,同时配合取足厥阴肝经脉之内的足少阴肾经的穴位,观察血脉充盈的地方,针刺使其出血。

邪气停留在肺，就会出现皮肤疼痛、发热恶寒、气上逆而喘息、出汗、咳嗽引动肩背疼痛等症状，针刺应取胸部外侧的中府、云门等穴，以及背部第三椎旁侧的肺俞穴，先以手重压这些穴位，在患者感觉舒畅爽快时，才进针；又可取缺盆部的天突穴来祛散肺中的邪气。

【按语】肺病气失宣降，则可引起咳喘气逆之症，严重时，则见张口抬肩等呼吸困难的表现。邪气阻碍在表的足太阳膀胱经经气，则可见背、尾骨、阴股部、腿膝足背等的疼痛。肺气虚，呼吸功能减弱，则为少气短息，气难接续；肺气虚，气不能上养于耳、咽，则为耳聋、咽干。针刺治疗可取手太阴肺、足太阳膀胱的穴位，亦可取足厥阴肝之内的足少阴肾经的穴位。

肺主皮毛，邪气犯肺，肺气失宣，皮毛失养，则皮肤疼痛；邪正相争，则发热恶寒；卫气不固，则易出汗；肺失肃降，肺气上逆，则咳嗽气喘，严重时咳喘引动肩背疼痛。治疗可取肺经的穴位以扶正祛邪。

【原文】手太阴之脉，起于中焦，下络大肠，还循胃口，上膈属肺，从肺系[1]横出腋下，下循臑内，行少阴、心主之前，下肘中，后循臂内上骨下廉[2]，入寸口上鱼[3]，循鱼际，出大指之端。其支者，从腕后直出次指内廉出其端。是动则病肺胀满，膨膨[4]而喘咳，缺盆中痛，甚则交两手而瞀[5]，是为臂厥。是主肺所生病者，咳上气喘喝，烦心胸满，臑臂内前廉痛，掌中热。气盛有余，则肩背痛风汗出，小便数而欠；气虚则肩背痛寒，少气不足以息，溺色变，卒遗失无度。盛者则寸口大三倍于人迎，虚者则寸口反小于人迎也。

【注释】[1]肺系:此指喉咙气管。[2]上骨下廉:此指桡骨下缘。廉,边缘或边侧。[3]鱼:手大指后掌侧隆起的肌肉。[4]膨膨:肺胀中空的样子。[5]瞀(音茂):视物不清。

【语译】手太阴肺经的经脉,开始于中焦,向下联络大肠,又再返回上行,绕行胃的上下口,向上穿过膈膜,会属于肺,再从喉咙气管旁横出到腋窝下面,沿上臂的内侧下行,行于手少阴心经与手厥阴心包络经之前,到达肘部,又继续沿前臂内侧桡骨下缘下行,到掌后桡骨茎突的下缘,再进入寸口,又前行至鱼际部,再沿着鱼际,直到大指的末端。它的支脉,从手腕后一直走到食指内侧缘,到达食指末端。邪气侵犯发生的病变,会引起肺中胀满,胸中空虚,咳嗽气喘,缺盆疼痛,病重时还出现两手交叉,视物不清,叫做臂厥。本经所生的病证,表现为咳嗽,呼吸气逆,喘促声粗,心中烦乱,胸部满闷,上臂及前臂内侧前缘疼痛,掌心发热。如本经气盛有余,就可引起肩背部疼痛、恶风出汗、小便频数、易作呵欠等症状;如本经气虚不足,就可见到肩背部疼痛怕冷,呼吸少气而不能接续,小便颜色出现异常变化,或突然小便失禁不能控制。如病属邪气盛所致,可出现寸口脉比人迎脉大三倍;属正气虚所致,寸口脉反小于人迎脉。

【按语】手太阴的经脉,起于中焦,下络大肠,还行胃口,上膈属肺,横出腋下,沿上肢内侧前缘,出大指端。邪气侵犯的是动病,导致肺失宣降、气滞胸中而为胀满;气逆向上而作咳喘;邪阻经脉之气,则为缺盆中痛和两手交叉、视力减退的臂厥证。肺本脏所生的病,肺气虚,气向上逆,则咳嗽气喘;气滞胸中,则胸满;气虚经脉失养,则上肢前缘疼痛;肺阴虚,虚热扰心,则心烦;虚热扰掌,则掌心热。肺气盛,气有余,阻塞经脉,则肩臂痛;风邪侵犯,营卫失调,则汗出而恶风;肺气盛,郁热伤津,热迫膀胱,气化失职,则小便频数;肺中邪气盛,日久伤气,肺气虚而易作呵欠。肺气虚,经脉失于温养,则肩臂痛而怕冷;卫表不固,则汗自出;肺气虚,肃降不行,津液不能下输膀胱,则小便颜色发生变化;肺虚上不制下,膀胱失约,则突然发生小便失禁。

【原文】手太阴之别,名曰列缺,起于腕上分间,别走阳明。其别者,并太阴之经,直入掌中,散入于鱼际。其实则手兑[1]掌热;虚则欠咳,小便遗数。取之去腕一寸半。

肺病,身当有热,咳嗽短气,唾出脓血。其脉当短涩,今反浮大;其色当白,而反赤者,此是火之刻金,为大逆,十死不治。

【注释】[1]手兑:兑同锐。手锐,为手掌后小指侧的高骨。

【语译】从手太阴经别出的络脉,名叫列缺,起于腕上一寸半分肉之间,别行进入手阳明经。它分出的络脉,和手太阴经脉并行,进入手掌,散入于鱼际。其络脉病如属邪气实所致,可出现手腕后高骨及手掌发热;如属正气虚所致,则可见呵欠、咳嗽、小便失禁而频数等症。治疗应取腕横纹上一寸半的列缺穴。

肺脏有病,可出现身体高热、咳嗽、呼吸短气、咳吐脓血等症。脉象本应短涩,但却见浮大;或面色本应白色,但却反见红赤,这是火盛克金,是大为反常之证,极易死亡。

【按语】手太阴经别络邪气实,气有余化火,则络脉循行经过的手腕后高骨、手掌容易发热。别络经气虚,引起肺气不足,则多呵欠易咳;肺虚上不制下,膀胱失约,则遗尿。

邪热犯肺,里热炽盛,蒸腾于外,则发高热;肺失宣降,则咳嗽;呼吸不利,则气短;热盛腐肉败血,则咳吐脓血。肺病见火盛的色脉,为火旺乘金,其证大逆,故极易死亡。

大肠手阳明经病证第八

【提要】论述大肠的病理变化及治法，阐明手阳明大肠经的循行起止及是动病、所生病的临床表现。

【原文】大肠病者，肠中切痛而鸣濯濯[1]。冬日重感于寒则泄，当脐而痛，不能久立。与胃同候，取巨虚上廉。

肠中雷鸣，气上冲胸，喘不能久立，邪在大肠。刺肓之原、巨虚上廉、三里。

大肠有寒鹜溏，有热便肠垢。

大肠有宿食，寒慄发热，有时如疟状。

大肠胀者，肠鸣而痛，寒则泄，食不化。

厥气客于大肠，则梦田野。

【注释】[1]濯濯（音浊浊）：水激荡声。

【语译】患大肠病，会出现肠中绞痛，肠鸣水响。如在冬天感受严重寒邪，易出现泄泻、脐周疼痛、不能久立等症。针刺治法和治疗胃病相同，可取胃经的上巨虚穴。

如果出现肠中雷鸣，气向上冲击胸部，引起气喘、不能久站等症，这就是因为邪在大肠所致。针刺治疗时应取气海、上巨虚、足三里等穴。

大肠有寒，就会出现腹泻，大便水粪夹杂，如鸭粪状；如果大肠有热,又可见大便泻下肠垢黏液。

　　大肠有宿食积滞,可见寒战发热,有时如同疟疾病寒热往来的症状一样。

　　大肠胀病,会出现肠中鸣响而疼痛,有寒存在则可见泄泻、饮食不能消化的症状。

　　邪气侵袭停留于大肠,可在梦中见到田野。

　　【按语】寒邪侵犯大肠,水走肠间,则肠鸣水响;寒凝气滞,则腹痛;冬天重感于寒,阴寒内盛,水湿下渗,则腹泻;寒凝气滞,肠绕脐周,则当脐而痛;阴寒盛,阳气虚,身软无力,则不能久立。大肠经与胃经下合于上巨虚,因此,大肠病亦可取胃经的上巨虚来治疗,故称"与胃同候"。

　　大肠有寒,水湿下渗,则腹泻,大便清稀如鸭溏;大肠有热,湿热煎熬逼迫,则腹泻时大便中有肠垢黏液。

　　宿食停积大肠,素体阴盛,从阴寒化,则恶寒战栗;素体阳盛,从阳化热,则发热。时寒时热,如同疟疾病寒热往来的症状一样。

　　大肠气滞,则腹中胀满;气滞水停,则肠鸣;气滞不通,则腹痛。大肠寒盛,水湿下渗,则腹泻;影响及脾,脾失健运,则饮食难于消化。

　　邪客大肠,大肠属手阳明经脉,阳明五行归土,故大肠病变,梦中易见到属土的田野。

　　【原文】手阳明之脉,起于大指次指之端外侧,循指上廉,出合谷两骨之间,上入两筋之中,循臂上廉,上入肘外廉,循臑外前廉,上肩,出髃骨[1]之前廉,上出柱骨之会上[2],下入缺盆络肺,下膈属大肠。其支者,从缺盆直入上颈,贯颊,入下齿缝中,还出侠口,交人中,左之右,右之左,上侠鼻孔。是动则病齿痛,颊肿[3]。是主津所生病者,目黄,口干,鼽衄[4],喉痹,肩前臑痛,大指次指痛不用。气盛有余,则当脉所过者热肿;虚则寒慄不复。盛者则人迎大三倍于寸口,虚者则人迎反小于寸口也。

【注释】[1]髃骨:肩端之骨,指肩胛骨与锁骨、肱骨相连接的部位。[2]柱骨之会上:柱骨,为大椎穴处。诸阳脉皆会于大椎,故称会上。[3]䪼(音拙):目眶的下部。[4]鼽(音求)衄:鼽,鼻塞。衄,鼻出血。

【语译】手阳明大肠经的经脉,开始于食指外侧,沿着食指的上缘循行,走过拇指与食指交叉间的合谷穴,进入腕上两筋的中间,再沿前臂的上缘,进入到肘部外侧,顺着上臂外侧前缘,到达肩部,经过髃骨前缘,再上行到诸阳经相会的大椎穴上,向下进入缺盆,联络于肺脏,再向下穿过膈膜,连属于大肠。它的支脉,从缺盆一直上行到颈部,通过脸颊部,进入下齿龈中,接着又返回出来绕至口唇周围,左右两脉在人中相交,左脉到右边,右脉到左边,再向上挟于鼻孔两侧。邪气侵犯经脉发生的病变,主要表现为牙齿疼痛,目眶下肿。其所主的津液发生的病变,表现为目黄、口干、鼻塞、鼻出血、咽喉肿痛、肩前及上臂内疼痛、食指疼痛不能活动。本经气盛有余的病变,则可出现经脉所过的地方发热、肿胀;本经气虚不足的病变,则可出现恶寒战慄而难以恢复温暖。病属邪气盛所致,表现为人迎脉比寸口脉大三倍;属正气虚所致,则见人迎脉反小于寸口脉。

【按语】手阳明经脉,起于食指末端,沿上肢外侧前缘上头面,与大肠、下牙齿、上唇、鼻有密切的关系。邪气侵犯的是动病,邪热壅盛,经气阻塞不通,则下牙齿痛、目眶下肿痛。阳明津液不足的所生病,热盛伤津,津少失濡则口干;热邪上炎鼻窍,则鼻塞;热迫血行,则鼻衄;热结咽喉,则红肿疼痛;阳明大肠有热,土壅木郁,胆气失疏,胆汁逆乱而目黄。阳明经气不通,则循行部位的肩前上臂疼痛,食指疼痛不用。邪热亢盛,壅滞经脉,故循行部位发热肿痛。经气虚,失于温煦,虚寒内生,则恶寒战栗不易恢复。

肾足少阴经病证第九

【提要】论述多种肾病的虚实病理变化、传变规律、脉证表现及预后、治则,并阐明足少阴肾经及其别络的起止循行、是动病和所生病的临床表现。

【原文】肾气虚则厥逆,实则胀满,四肢正黑。肾气虚,则梦见舟船溺人,得其时,梦伏水中,若有畏怖。肾气盛,则梦腰脊两解不相属。厥气客于肾,则梦临渊,沿居水中。

病在肾,夜半慧,日乘四季[1]甚,下晡静。

病先发于肾,少腹、腰脊痛,胫酸;三日之膀胱,背膂筋痛,小便闭;二日上之心,心痛;三日之小肠,胀,四日不已死。冬大晨,夏晏晡。

【注释】[1]日乘四季:指一日中象征四季的辰、戌、丑、未四个时辰。

【语译】患肾气虚证,会出现四肢厥冷;患肾气实证,会出现胀满不适、四肢发黑的表现。肾气虚的病人,可梦见船翻掉入水中,如果遇到肾水旺盛的时节,就会梦见沉伏在水中,有畏惧恐怖的感觉。肾气亢盛的病人，就会梦见腰脊分离而不相连接。邪气侵袭停留在肾脏，就会梦见面临深水，淹没在水里。

病在肾脏，半夜时精神比较清爽，而于辰、戌、丑、未四个时辰病情加重，傍晚时又比较稳定。

如果肾脏首先发生疾病，会出现少腹、腰脊疼痛，小腿发酸的症状。三天后会传入膀胱，引起背脊筋脉疼痛，小便不通。过两天后又向上传入心，引起心痛；过三天后又传入小肠，引起腹胀；过四天后病情仍不见好转，就会死亡。冬天多死在早晨天亮，夏天多死在下午黄昏的时候。

【按语】肾气虚衰，阳气不能达于四肢，则手足发冷；肾在五行属水，肾气虚，则梦见船翻溺水；当肾水旺盛的时令，则梦见沉伏水中。肾主恐，肾气虚，则有畏惧恐怖感。肾气实，邪气阻滞气机，腰腹则易胀满；气滞血行不畅，瘀血之色外现，故四肢发黑；腰为肾之府，肾气实，则梦见腰脊不适，如同分离一样；邪气伤肾，心怀恐惧，故做梦如临深渊；肾主水，故做梦如居水中。

肾的病变受时令的影响，当半夜肾气的旺时，正盛邪衰，则精神清爽；在辰、戌、丑、未等象征一日乘克四季的时辰，肾气更衰，则病情加重；傍晚邪正相当，斗争不甚，则病情稳定。

肾先发病，肾气虚，腰膝失养，则少腹、腰膝酸痛；肾与膀胱互为表里，肾病不已，故传膀胱，太阳膀胱经脉行于背脊两旁，经气不通，则背筋疼痛；膀胱气化不行，则小便闭塞；心肾水火相交，肾病不能上养于心，则为心病胸痛；心与小肠互为表里，心病发展，可传与小肠，气滞而为腹胀；病久不愈，脏腑衰败，故容易死亡。冬天早晨，夏天傍晚，肾气易损，最易死亡。

【原文】肾脉搏坚而长，其色黄而赤，当病折腰。其软而散者，当病少血。

肾脉沉之大而坚，浮之大而紧，苦手足骨肿厥，而

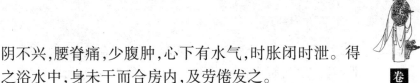

阴不兴,腰脊痛,少腹肿,心下有水气,时胀闭时泄。得之浴水中,身未干而合房内,及劳倦发之。

黑脉之至也,上坚而大,有积气在少腹与阴,名曰肾痹[1]。得之沐浴清水而卧。

【注释】[1]肾痹:是因感寒而得,其证善胀,尻以代踵(足跟),脊以代头。

【语译】肾脉搏击有力,坚实而长,面色黄赤,就会出现腰痛剧烈如同骨折。如果肾脉柔弱而散,就会出现精血不足的病证。

肾脉沉取大而坚实,浮取大而紧,可见手足骨节肿胀难受、四肢厥冷、阳痿不举、腰脊疼痛、少腹肿胀、心下有水气、时有腹胀便秘、时有大便泄泻等症。这是因洗澡之后,身上水还未干,就行房事,并因过度劳倦所致。

病人面色发黑,脉象坚实而大,是因病气积聚在少腹与阴部,名叫肾痹。这是因用冷水洗澡后睡眠受凉而引起。

【按语】肾脉坚实有力,面色黄赤,是心火脾湿侵犯于肾,肾气伤,则腰背疼痛如折;肾脉细软而散,为肾的精血不足,不能养脉。

洗澡水湿未干而行房事,寒湿易伤肾气,并因劳倦过度耗伤肾气而诱发多种病证。寒湿伤肾,则肾脉沉取大而坚实,或浮取大而紧;寒湿流注肢节,则手足骨节肿胀;阳气不达于四肢,则手足厥冷;肾阳伤,则阳痿不举,腰脊疼痛;肾阳虚气化不行,水湿停留,则少腹肿胀;水气凌心,则心下有水气;肾阳虚,温煦推动无力,则可致腹胀便秘;肾阳虚,水湿不化,下走肠间,则为大便溏泄。

洗冷水澡后睡眠受凉,为寒邪伤肾,寒凝血瘀,则面色黑;

寒实之邪在肾,则脉坚实而大;寒凝气滞,则有积气在少腹与阴部;寒主收引,筋骨拘急,故下挛急以尻代踵,上卷屈以脊代头,而成肾痹。

【原文】凡有所用力举重,若入房过度,汗出如浴水,则伤肾。

肾胀者,腹满引背,央央然[1]腰髀痛。

肾水者,其人腹大脐肿,腰重痛,不得溺,阴下湿如牛鼻头汗,其足逆寒,大便反坚。

肾著[2]之为病,从腰以下冷,腰重如带五千钱。

肾著之病,其人身体重,腰中冷如冰状,一作如水洗状。一作如坐水中,形如水状。反不渴,小便自利,食饮如故,是其证也。病属下焦,从身劳汗出,衣里冷湿,故久久得之。

【注释】[1]央央然:困苦难受的样子。[2]肾著:由寒湿痹阻于肾的病证。

【语译】凡是过度用力举重,或者房室过度,出汗剧烈像淋水一样,就会损伤肾脏。

患肾胀病,就会出现腹部胀满,牵引背部,腰与大腿部疼痛,十分困苦难受。

患肾水病,可引起腹部胀大,肚脐突出,腰部沉重疼痛,小便不利,阴部潮湿好像牛鼻头上的汗水一样湿润,足部逆冷,大便反而坚硬。

患肾著病,可见腰以下寒冷,腰部沉重好像带有五千铜钱。

患肾著病,可出现身体沉重,腰中寒冷如放有冰块一样(一说如水洗一样;一说像坐在水中,如同水肿病一样),口中不渴,小便通利，饮食正常，这就是肾著病的表现。病位属于下焦，是因为身体劳倦过度，出汗多而打湿了衣裳，寒湿留着，日久而引起此病。

【按语】劳力或房室过度都会损伤肾脏，肾阳虚，卫外不固，故汗出较多，如像水淋一样。

肾胀病，肾气郁滞，气积腹部，故可引起腹部胀满，牵引到背部；气滞于腰部，则腰引大腿疼痛。

肾水病，阳虚气化不行，水湿停留于腹部，可引起脐腹肿胀；湿滞腰府，则为腰部沉重疼痛；水湿泛溢肌肤，不能下输膀胱，则小便不利；肾阳虚不能固摄，则阴部汗多潮湿；肾阳虚，失于温煦，阳气不达下肢，则足部逆冷；肾阳虚，寒凝便结，则大便不溏，反而坚硬。

肾著病，为寒湿之邪侵犯腰府，寒凝气滞，则腰以下冷痛；湿性重着，则身体沉重，腰重如带五千钱；寒湿内停，津液未伤，则口不干渴；寒湿停滞腰部，未影响膀胱气化和脾的运化，则小便自利，饮食如故。得病的原因是劳累过度，汗出湿衣，日久寒湿内犯肾脏，故病位在下焦。

【原文】肾之积，名曰奔豚，发于少腹，上至心下，如豚奔走之状，上下无时。久久不愈，病喘逆，骨痿，少气。以夏丙丁日得之，何也？脾病传肾，肾当传心，心适以夏王，王者不受邪，肾复欲还脾，脾不肯受，因留结为积，故知奔豚以夏得之。

水流夜疾，何以故？师曰：土休[1]，故流疾而有声。人亦应之，人夜卧则脾不动摇，脉为之数疾也。

肾病，其色黑，其气虚弱，吸吸[2]少气，两耳苦聋，腰痛，时时失精，饮食减少，膝以下清，其脉沉滑而迟，此为可治。宜服内补散、建中汤、肾气丸、地黄煎。春当刺涌泉,秋刺伏留,冬刺阴谷,皆补之;夏刺然谷,季夏刺太溪,皆泻之。又当灸京门五十壮,背第十四椎[3]百壮。

【注释】[1]土休:指土气安静的时候。[2]吸吸:指语言、气息不能接续。[3]背第十四椎:此指背部第十四椎棘突下旁开一寸半的肾俞穴。

【语译】肾脏的积病,称为奔豚,肿块发生在少腹部,由下向上攻冲至心下,就像小猪受惊后奔跑一样,或上或下,没有定时。日久不能痊愈,就会引起呼吸喘促、气向上逆、筋骨痿软、呼吸少气等症状。此病多发于夏天丙丁日,是什么原因呢?因为患脾病后要传与肾脏,肾又要传与心,心气在夏天旺盛,心旺盛的时候不受邪传,肾将邪还传给脾,脾不肯接受,邪气因而留在肾脏而成积病,所以奔豚易在夏天得病。

水在夜间的流速比较快,这是什么原因呢?老师回答说:因为夜间是水旺盛而土气安静的时候,所以水流较快并能发出声响。人体五脏功能也与自然界相应,在夜间睡眠的时候,脾停止输转运化,土不制水,所以脉搏如同水流一样较为迅速。

患肾病的人,面色容易发黑,属肾气虚证,伴见言语呼吸少气,不能接续,两耳聋听力减退,不能闻声,腰部疼痛,常常遗精滑精等,并出现饮食减少,膝盖以下发冷,脉象沉滑而迟,这是可治之证。中药宜用内补散、建中汤、肾气丸、地黄煎等来治疗。针刺春天应取涌泉穴,秋天应取复溜穴,冬天应取阴谷穴,均用补法;夏天应取然谷穴,季夏应取太溪穴,均用泻法。灸法应取京门穴灸五十壮,背部第十四椎下旁开一寸半的肾俞穴灸一百壮。

【按语】肾积奔豚,为肾阳虚,阴寒积聚于下,在少腹形成包块,寒气上逆,则气从少腹上冲心下。病久肾气虚,不能纳气归元,气上逆则为咳逆气喘,呼吸少气;肾虚不能主骨,则骨痿无力;由于脾土克肾水,肾水克心火,夏天心气旺盛,肾病不易传心,反留于肾,故夏天易患奔豚病。

肾为水,脾为土,因夜间睡后,脾不运化,土不制水,水流急迫,故肾病夜间脉数。

肾阳虚,水色外现,则面色多黑;肾气虚不能纳气,则呼吸气少不续;肾气虚,不能上养于耳,则耳聋;肾阳虚,失于温养,则腰痛、膝以下清冷;火不暖土,不能助脾运化,则饮食减少;肾气不固,精关失约,则滑精遗精;脉沉迟而滑,说明肾阳虚,但气血还未大衰,故有治疗前途,用温补脾肾的方剂可望治愈。针灸治疗可根据不同的季节,选用不同的经穴和补泻手法,达到治疗的目的。

【原文】肾病者,必腹大,胫肿痛,喘咳,身重,寝汗出,憎风。虚即胸中痛,大腹、小腹痛,清厥,意不乐。取其经,足少阴、太阳血者。

邪在肾,则骨痛,阴痹。阴痹者,按之而不得,腹胀,腰痛,大便难,肩背、颈项强痛,时眩。取之涌泉、昆仑,视有血者尽取之。

【语译】患肾病的人,会出现腹部胀大、小腿浮肿疼痛、气喘咳嗽、身体沉重、睡时出汗、恶风等症。肾虚的病人,可见胸中疼痛,大腹、小腹疼痛,手足清冷,抑郁不乐等表现。治疗时取足少阴经和足太阳经的穴位,针刺使其出血。

邪气犯肾,就会出现骨节疼痛、阴邪偏胜的痹证。阴痹病,用手按压却找不到具体的疼痛部位,可见腹部胀满,腰部疼痛,大便困难,肩背、颈项强硬疼痛,时时眩晕等。治疗时应取涌泉、昆仑穴,发现有郁血,就当用针刺,使其出血。

【按语】肾实的病人,气滞于腹,则腹部胀大;寒湿流注,则身体沉重,小腿肿痛;肾气不纳,则气喘咳嗽;肾阴受伤,阴虚火旺,则睡时盗汗;肾阳受伤,卫外不固,则恶风。肾虚的病证,肾阳虚,虚寒内生,胸中寒凝,则胸痛;腹中气滞,则大、小腹痛;阳气不达四肢,则手足清冷;肾气不能上养于心,心神失主,而抑郁不乐。肾与膀胱互为表里,故治疗取足少阴、足太阳的经穴。

邪气犯肾,肾主骨,肾伤则骨痛;寒邪痹阻少阴经脉,则为肩、颈、腰部疼痛,按之疼痛部位不明显;阴寒伤肾,寒主收引,气滞腹中,则腹胀;寒凝便秘,则大便困难;肾阳伤,清阳不升,不能温养头窍,则头眩。故治疗应取足少阴经的穴位,以祛除病邪。

【原文】足少阴之脉,起于小指之下,斜趣足心,出然骨[1]之下,循内踝之后,别入跟中,以上腨内,出腘中内廉,上股内后廉,贯脊,属肾络膀胱。其直者,从肾上贯肝膈,入肺中,循喉咙,挟舌本。其支者,从肺出络心,注胸中。是动则病饥而不欲食,面黑如炭色,一作地色。咳唾则有血,喉鸣而喘,坐而欲起,目䀮䀮无所见,心悬若饥状,气不足则善恐,心惕惕若人将捕之,是为骨厥。一作痿。是主肾所生病者,口热舌干,咽肿上气,嗌干及痛,烦心,心痛,黄疸,肠澼,脊、股内后廉痛,痿厥,嗜卧,足下热而痛。灸则强食而生肉,缓带被发,大杖重履而步。盛者则寸口大再倍于人迎,虚者则寸口反小于人迎也。

【注释】[1]然骨:即内踝前下的舟状骨突起处。

【语译】足少阴肾经的经脉,起于足小趾下,斜行走向足心,到达舟状骨的下方,再沿着内踝的后面,转入足跟,在此向上行至小腿腓肠肌内,沿腘窝内侧缘,向上顺着股内侧后缘,贯穿脊柱,入属肾脏,联络膀胱。它的直行经脉,从肾向上行,穿过肝脏,通过膈膜,进入肺脏,再沿喉咙上行,挟舌根两侧。它的支脉,又从肺中出来,联络心脏,并进入胸中。本经受外邪而发生的病证,自觉饥饿但又不思饮食,面色黑而晦暗无华("炭色"一作"地色"),咳嗽,咳痰带血,喉中痰鸣气喘,坐立不安,视物模糊不清,心中空虚如饥饿的感觉;肾气不足则表现为容易恐惧,心中跳动不安,好像有人捉捕一样,这叫做骨厥("厥"一作"痿")。本经脉所主肾脏发生的病证,可见口中发热,舌体干燥,咽喉肿胀,气向上逆,喉咙发干疼痛,心中烦躁,心中疼痛,黄疸,痢疾,脊背及股内侧后缘出现疼痛,肢体痿软发冷,嗜睡多卧,足心发热而痛。用灸法治疗可使患者食欲增强而肌肉生长,并令其宽解衣带,披散头发,扶持大的手杖,穿着沉重的鞋子,缓步而行,以使气血流通。病属邪气盛所致,寸口脉比人迎脉大二倍;病属正气虚所致,寸口脉反小于人迎脉。

【按语】足少阴经脉,起于足小趾,沿下肢内侧后缘,贯穿脊柱,属肾,络膀胱,与肾、膀胱、肝、肺、心、喉咙、舌等脏腑组织有密切的联系。邪气犯肾的是动病,肾病伤胃而不伤脾,脾未伤运化正常,而有饥饿感;胃虚不能受纳,则不欲食;肾病伤肺,肺失宣降,则咳嗽咯血,痰鸣气喘,不能平卧,坐而欲起;肾病伤肝,目失血养,则视力模糊;肾病伤心,心气虚,心神无主,则心中空虚,如有饥饿感;肾病本脏之色外现,则面黑无光泽。若肾气受伤而虚衰,肾不养心,心虚胆怯,则心中恐惧,心跳不安,如人捕之,这是肾虚不能主骨的骨厥病。本经脉的所生病,肾的阴精亏损,虚热内生,火热上扰,则口热、舌干、嗌干痛、上气、咽肿;火热扰心,则心烦、心痛;火热内扰肝胆,胆失疏泄,胆汁泛溢,则为黄疸;火热下迫大肠,则为痢疾;虚热下行于足,则足心发热;肾阳虚,失于温煦,经气不通,则脊、股内后缘疼痛;阳气不达于四肢,筋骨失养,则肢体痿弱厥冷;阳气不振,心神困顿,则嗜卧多眠。用灸法温阳气,补火助土,脾气健运,则能食长肉,身体健康。

【原文】足少阴之别,名曰大钟,当踝后绕跟,别走太阳。其别者,并经上走于心包,下贯腰脊。其病气逆则烦闷,实则闭癃,虚则腰痛,取之所别。

肾病,手足厥冷,面赤目黄,小便不禁,骨节烦疼,少腹结痛,气冲于心。其脉当沉细而滑,今反浮大;其色当黑,而反黄,此是土之刻水,为大逆,十死不治。

【语译】从足少阴经分支而走出的别络,叫做大钟。从足内踝的后面的大钟穴环绕足跟,别行走入足太阳经。它别出的另一支络,和本经并行向上走入心包络,向下贯穿腰脊。本络脉发病,引起气向上逆,则心胸烦闷。如邪气实易出现小便癃闭,正气虚易见腰部疼痛。治疗时应取本经别出的络穴大钟。

肾脏有病,可引起手足逆冷、面色红赤、眼睛发黄、小便失禁、骨节疼痛而烦、少腹部结聚而痛、气上冲心等症。脉象本应沉细而滑,却反浮大;面色本黑,反见黄色,这是脾土过旺来乘克肾水,是大为反常的逆证,极易死亡。

【按语】足少阴别络发生病变,经气上逆,扰动心包,则心中烦闷;经气实,影响膀胱气化不行,则为癃闭;经气虚,影响肾气不养腰府,则为腰痛。

肾病,阳虚失于温煦,则手足厥冷,骨节烦疼;肾病导致心肝火旺,则为面红目黄;肾气不能固摄,膀胱失约,则小便失禁;肾阳虚衰,寒凝少腹,气滞血瘀,则为少腹结痛;寒气上逆,则有气上冲心的感觉。脉色相逆,土旺乘水,故不易治疗,极易死亡。

膀胱足太阳经病证第十

【提要】论述膀胱经脉的病理变化,并阐明足太阳膀胱经循行起止及是动病、所生病的临床表现。

【原文】膀胱病者,少腹偏肿而痛,以手按之,则欲小便而不得,肩上热,若脉陷,足小指外侧及胫、踝后皆热。若脉陷者,取委中。

膀胱胀者,少腹满而气癃。

病先发于膀胱者,背膂筋痛,小便闭;五日之肾,少腹、腰脊痛,胫酸;一日之小肠,胀;一日之脾,闭塞不通,身痛体重;二日不已死,冬鸡鸣,夏下晡。一云日夕。

厥气客于膀胱,则梦游行。

【语译】患膀胱病的人,少腹遍肿疼痛,用手按压,会出现欲解小便而又不能排出的症状,肩上发热,或脉络下陷,足小趾外侧及小腿、足踝后等部都有热感。如果出现络脉陷下,就取委中穴来治疗。

膀胱的胀病,可见少腹部胀满,膀胱气闭而致小便不通的表现。

疾病首先发生在膀胱的病变,可出现背脊部筋脉疼痛、小便闭塞等症;五天后就传到肾脏,引起少腹及腰脊部疼痛、小腿发酸;过一天后传到小肠,出现腹胀;过一天后又传至脾脏,出现气机闭塞不通、身体疼痛、肢体沉重等症;如果再过两天后仍不见好转,就会死亡。冬天多死于清晨鸡鸣时,夏天多死在午后未时（"下晡"一说"日夕"）。

如果邪气侵袭停留在膀胱，可梦见四处游走。

【按语】湿热郁积膀胱，气化不行，则少腹遍肿疼痛；按压小腹，气向下迫，则欲小便，但气化未通，故欲解不出。湿热阻滞膀胱经气，则肩上、胫、踝后、足小趾外侧发热；经脉阻滞不通而下陷，取本经的委中穴祛除邪气，则病可愈。

气滞膀胱，则少腹胀满，膀胱气化失职，可致癃闭。

膀胱经脉循行背脊，经脉阻滞，则背脊筋脉疼痛；气化不行，则小便闭塞。膀胱与肾互为表里，故膀胱病变不已，五日之后传肾，肾的经气不通，则引起少腹腰背疼痛，小腿酸软。肾病不已，影响小肠泌别清浊，小肠气滞而致腹部胀满。肾病火不暖土，可致脾失健运，水湿不化，引起气机闭塞不通，身体沉重。时间日久，脏腑衰败，故易死亡。冬季清晨，夏天午后，过寒过热，均易伤及膀胱，使病情加重而引起死亡。

邪气侵犯膀胱，膀胱经脉遍布身背，故梦中到处行走。

【原文】足太阳之脉，起于目内眦，上额交巅上。其支者，从巅至耳上角。其直者，从巅入络脑，还出别下项，循肩髆[1]内，侠脊抵腰中，入循膂脊[2]，络肾属膀胱。其支者，从腰中下会于后阴，下贯臀，入腘中。其支者，从髆内左右别，下贯胂[3]，一作肺。过髀枢[4]，循髀外后廉，过一本下合腘中，以下贯腨内，出外踝之后，循京骨[5]，至小指外侧。是动则病冲头痛，目似脱，项似拔，脊痛，腰似折，髀不可以曲，腘如结，腨如列，是为踝厥。是主筋所生病者，痔、疟、狂、颠疾，头脑顶痛，目黄，泪出，鼻衄，项、背、腰、尻、腘、腨、脚皆痛，小指不用。盛者则人迎大再倍于寸口，虚者则人迎反小于寸口也。

【注释】[1]肩髆(音搏)：肩胛骨。[2]膂：挟脊两旁的肌肉。[3]胂(音甚)：脊柱两侧高起的肌肉。[4]髀(音必)枢：股骨上端的关节部，即环跳穴。[5]京骨：足外侧小趾本节后突出的半圆骨，又为穴名。

【语译】足太阳膀胱经的经脉，起于内眼角的睛明穴，向上到额部，交会在头顶上部。它的支脉，从头顶到耳上角。它直行的经脉，从头顶入内络脑，又从脑中出来，下行到后项部，又沿肩胛的内侧，挟脊柱两旁行走，到达腰部，进入脊柱两旁肌肉的深处，联络于肾，会属于膀胱。它的另一条支脉，从腰部下行，会合于后阴，再向下通过臀部，进入腘窝中。它的又一支脉，从左右肩胛内分出，向下贯穿脊柱两侧高起的肌肉（"胂"一种说法为"肺"），经过髀枢(环跳穴)，沿着大腿外侧后缘下行，与前一支脉会合于腘窝中，由此再向下穿过小腿腓肠肌内侧，从外踝后方穿出，沿京骨，到达小趾外侧末端止。邪气侵犯发生的病证，会出现气向上冲而致头痛，疼痛剧烈时，眼睛像要脱出，颈项像被扯拔，脊背疼痛，腰痛剧烈好像被折断，大腿不能屈伸，腘窝部筋脉如同被捆绑一样不能随意运动，小腿肚疼痛如要裂开，这就是踝厥证。本经所主筋发生的病证，表现为痔疮、疟疾、发狂、癫疾，头脑巅顶疼痛，眼睛发黄，流泪，鼻出血，项、背、腰、尾骨、腘窝、小腿后及脚部都疼痛，脚小趾不能活动。病属邪气盛所致，表现为人迎脉比寸口脉大二倍；病属正气虚所致，人迎脉反小于寸口脉。

【按语】足太阳膀胱的经脉，起于内眼角，上头项，沿背脊两旁，下行下肢外侧后缘至小趾外侧末端，属膀胱络肾，与眼、耳、脑、项、脊、腰等脏腑组织有密切的关系。外邪侵犯的是动病，经气阻滞，故沿经络循行的眼、头、项、脊、腰、腿疼痛，运动受限。本经发生病变时，邪热逼迫，故引起痔疮、疟疾、癫狂、目黄、流泪、鼻衄等多种病证。

三焦手少阳经病证第十一

【提要】论述三焦经脉的病理变化,并阐明手少阳三焦经脉的循行起止及是动病、所生病的临床表现。

【原文】三焦病者,腹胀气满,小腹尤坚,不得小便,窘急,溢则为水,留则为胀。候在足太阳之外大络,在太阳、少阳之间,赤见于脉。取委阳。

少腹病肿,不得小便,邪在三焦约。取太阳大络,视其络脉与厥阴小络结而血者。肿上及胃管,取三里。

三焦胀者,气满于皮肤,壳壳然[1]而不坚不疼。

热在上焦,因咳,为肺痿;热在中焦,因腹坚;热在下焦,因溺血。

【注释】[1]壳壳然:外尖中空的样子。

【语译】患三焦病的人,会出现腹部胀气而满闷,小腹尤其胀硬,小便不通,急迫难忍,水液溢于肌肤表现为水肿,水液停留在腹内表现为腹胀。诊病时可察看足太阳经外侧的大络,此络在足太阳经与足少阳经之间,脉络上显现红色。治疗时应取三焦经的合穴委阳。

如果出现少腹肿胀,小便不通,这是由于邪在三焦,气化受到约束而失常所致。治疗应取足太阳经的大络,看见该络脉与厥阴经小络有瘀血结聚,应用针刺使其出血。若表现为少腹部肿胀向上连及胃脘,就应取足三里穴进行治疗。

三焦胀病，其表现多见气充满于皮肤，用手按却显得皮肤坚硬中空而不实，也不疼痛。

热邪在上焦，因而引起咳嗽，是肺痿病；热邪在中焦，因而会引起腹部坚实的症状；热邪在下焦，会引起尿血的症状。

【按语】三焦病证，气滞于中、下焦，则引起全腹气胀满闷；如果下焦膀胱气化不行，小便不通，水气停留在小腹，则小腹胀满更甚，欲便不得，急迫难忍；三焦为水液运行的通道，气化失司，水气泛滥，流溢于皮肤则为水肿；停留于腹部，则为胀满病。诊断三焦病证主要观察位于足太阳与足少阳之间该经的大络，以此络色红为重要标志。

邪犯三焦，约束膀胱气化，小便不行，则少腹肿胀。足太阳是膀胱的经脉，肝主疏泄，能调畅气机，关系到小便的排泄，故治疗应取足太阳与足厥阴的经穴。如果少腹肿胀上连胃脘，涉及足阳明胃经的病变，故取足三里穴进行治疗。

三焦气机失调，气滞于皮肤，则为气胀病；由于是单纯性气肿，故按之外尖中空不实，亦无疼痛。

热在上焦，肺失宣降，则为咳嗽；热灼日久，肺叶焦枯，发为肺痿。热在中焦，阳明腑实，燥屎内结，则腹胀坚硬。热在下焦，膀胱气化失职，热迫血行，则见尿血。

【原文】手少阳之脉，起于小指次指之端，上出两指之间，循手表腕[1]，出臂外两骨之间，上贯肘，循臑外，上肩，而交出足少阳之后，入缺盆，布膻中，散络心包，下膈，遍属三焦。其支者，从膻中上出缺盆，上项，侠耳后，直上出耳上角，以屈下颊至䪼。其支者，从耳后入耳中，出走耳前，过客主人前，交颊，至目兑眦。是动则病耳聋，辉辉焞焞[2]，嗌肿，喉痹。是主气所生病者，汗出，目兑眦痛，颊肿，耳后、肩、臑、肘、臂外皆痛，小指次指不用。盛者则人迎大一倍于寸口,虚者则人迎反小于寸口也。

【注释】[1]手表腕:手腕背侧。[2]煇煇焞焞(音浑浑吞吞):形容听觉模糊不清,耳内出现哄哄的响声。

【语译】三焦的经脉叫手少阳经,起于无名指的尖端,向上行走出于小指与无名指的中间,沿着手腕的背侧,行于前臂外侧两骨中间,再向上穿过肘部,沿上臂的外侧,到达肩部,交出于足少阳经的后面,进入缺盆,向下分散在两乳中间的膻中,再散布与心包络相联,向下穿过膈膜,依次会属上、中、下三焦。它的支脉,从膻中上走出缺盆,向上达项部,挟行耳后,再直向上到达耳上角,由此环曲下行,绕循脸颊部,到目眶下。它的另一条支脉,从耳后进入耳中,再出走耳前,经过上关穴之前,与前一支脉交会于颊部,再向上行至眼外角。本经脉受外邪侵犯而发生的病,表现为耳聋,混混沌沌,听觉模糊,咽喉肿痛,喉痹等。本经所主气引起的病证,表现为汗出,眼外角疼痛,脸颊肿痛,耳后、肩、上臂、肘、前臂外侧都疼痛,无名指不能活动。病属邪气盛所致,出现人迎脉比寸口脉大一倍;病属正气虚所致,人迎脉就反小于寸口脉。

【按语】手少阳三焦的经脉,起于无名指末端,沿上肢外侧正中线上行至头侧面,属三焦,络心包,与三焦、心包、耳、目等脏腑组织有密切的联系。外邪侵犯的是动病,邪热循经上扰,则引起耳聋、咽肿、喉痹等症。本经所主气所发生的病证,卫外不固,则汗多;经脉失养,不荣则痛,所以,当经脉循行经过的目外眦、颊、耳后、肩、上臂、肘、前臂外侧或肿或痛,无名指不能运动。

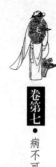

卷第七

病不可发汗证第一

【提要】论述伤寒病中不可发汗的诸多脉证,阐述其病机及误治所致的各种变证。

【原文】少阴病,脉细沉数,病为在里,不可发其汗。

脉浮而紧,法当身体疼痛,当以汗解。假令尺中脉迟者,不可发其汗,何以知然,此为荣气不足,血微少故也。

少阴病,脉微,一作濡而微弱。不可发其汗,无阳故也。

脉濡而弱,弱反在关,濡反在颠,微反在上,涩反在下。微则阳气不足,涩则无血,阳气反微,中风汗出,而反躁烦;涩则无血,厥而且寒。阳微发汗,躁不得眠。

动气[1]在右,不可发汗。发汗则衄而渴,心苦烦,饮即吐水。

动气在左,不可发汗。发汗则头眩,汗不止,筋惕肉眴[2]。

动气在上,不可发汗。发汗则气上冲,正在心端。

动气在下,不可发汗。发汗则无汗,心中大烦,骨节苦疼,目运恶寒,食即反吐,谷不得前。一云谷不消化。

咽中闭塞,不可发汗。发汗则吐血,气微绝,手足逆冷,欲得蹲卧,不能自温。

诸脉数动微弱,并不可发汗,发汗则大便难,腹中干,一云小便难,胞中干。胃燥而烦。其形相象,根本异源。

脉濡而弱,弱反在关,濡反在颠,弦反在上,微反在下。弦为阳运,微为阴寒,上实下虚,意欲得温。微弦为虚,不可发汗,发汗则寒慄,不能自还。咳者则剧,数吐涎沫,咽中必干,小便不利,心中饥烦,晬时[3]而发,其形似疟,有寒无热,虚而寒慄。咳而发汗,踡而苦满,满,一作心痛。腹中复坚。

厥不可发汗,发汗则声乱,咽嘶舌萎,谷不得前。

诸逆发汗,微者难愈,剧者言乱,睛眩者死,命将难全。

【注释】[1]动气:此指脐周有气,筑筑跳动。[2]筋惕肉𥆧(音闰):筋脉抽掣,肌肉跳动。[3]晬(音最)时:一昼夜。

【语译】患少阴病,脉象沉细而数,病位在里,不能发汗。

病人脉象浮紧,应该身体疼痛,当用发汗解表的方法治疗。如果尺脉迟,就不能发汗。这是什么原因呢?因为营气不足,阴血亏少。

患少阴病,脉微(一说"濡而微弱"),不能发汗,因为阳气已经衰微不足。

脉象濡弱,弱脉反见于关部,濡脉反见于寸部,微脉反见寸部,涩脉反见尺部。脉微主阳气不足,脉涩主阴血亏损。阳气虚弱容易伤风出汗,烦躁不安;脉涩主阴血亏虚,不能和阳气接续,就会出现手足厥冷。畏寒怕冷的症状。阳气微弱时误用汗法,必然躁烦更甚,不能安睡。

脐的右侧出现搏动,不能发汗。误用汗法,容易出现鼻出血、口渴、心胸烦闷、饮水即吐等表现。

脐的左侧出现搏动，不能发汗。误用汗法，会产生头晕目眩、汗出不止、筋脉抽搐、肌肉跳动的症状。

脐的上方出现搏动，不能发汗。误用汗法，就会出现气逆上冲、直达心脏的表现。

脐的下方出现搏动，不能发汗。即使发汗，也不会出汗，反而出现心中十分烦闷、骨节疼痛难忍、头目昏眩、形寒怕冷、食后即吐、饮食不能进入或不能消化等症状。

咽喉闭塞不通，不能发汗。如果误用汗法，就会出现吐血、呼吸极度困难微弱、手足发冷、喜蜷曲而卧、自己总不能使自己暖和等表现。

数脉，脉跳微弱无力，也不能发汗。如果误用汗法，就会引起肠液干枯，大便困难（一说"小便困难，膀胱内津液亏少"），胃中不和而烦躁等表现。虽然很像阳明腑实证的大便干燥，但病因完全不同。

脉象濡弱，弱象出现在关部，濡象出现在寸部，寸脉反出现弦象，尺脉反出现微象。弦主阳气的运动在上，微主阴寒在下，病机为上实下虚，故病人想得到温暖才觉舒畅。微弦的脉象主虚证，不可以发汗，如果误用汗法，就会出现寒战且不能自行好转。如果咳嗽很剧烈，常常吐涎沫，咽喉干躁，小便不利，心中自觉饥饿而烦躁，一昼夜后又再发作，表现就像疟疾病，出现畏寒而无发热，这是因为体虚而产生的寒战。如果因为咳嗽而误用汗法，就会出现身体蜷卧、胸腹满闷（"满"一说"心痛"）。

四肢厥冷的病证，不能发汗。如果误用汗法，就会出现语言混乱、咽喉声音嘶哑、舌体痿软、不能进食等表现。

患各种厥逆的病人，误用汗法，病轻的一般难以治愈，病重的则会出现语言错乱、头目眩晕等危重证候，性命将难以保全。

【按语】少阴病，脉细沉数，不宜用发汗法。因为脉沉为病位在里，少阴病属肾，脉细数为肾阴不足，阴虚内热，津液亏损，

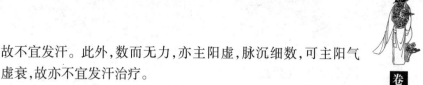

故不宜发汗。此外，数而无力，亦主阳虚，脉沉细数，可主阳气虚衰，故亦不宜发汗治疗。

尺脉迟，不宜用发汗法。因为尺脉以候肾，迟脉为阳气不足，阴血亏损，故不可发汗。

少阴病，脉微，不宜用发汗法。因为少阴属肾，脉微为阳虚，肾阳虚，故不能发汗。

脉濡、弱、微、涩，不宜用发汗法。脉濡、微、弱为阳气虚衰，涩为阴血不足，都不能用汗法。发汗后，阳气更虚，卫外不固而汗出恶风，阳气不达四肢而形寒肢冷，虚阳扰心而烦躁不得眠。

脐周为脏气所会，左肝、右肺、上心、下肾，脾土居中。上下左右脐动，为心肾肝肺伤损，不宜用发汗法。强行发汗，损伤阴阳气血，可引起诸多变证。发汗伤阴血，可致无汗、口渴、鼻衄、头眩、心烦、口苦、筋脉肌肉挛急等症；过汗伤阳，可致形寒肢冷、汗多、骨节疼痛或食入、饮水后呕吐、饮食不能消化等症状。

咽喉肿痛，闭塞不通，不宜用发汗法。因为上焦热盛，使用辛温解表发汗之剂，可加重邪热，热迫血行，故可引起吐血。若因为少阴虚寒，阳气衰微而致咽喉闭塞不通，亦不能用发汗法更伤阳气。强行发汗损伤阳气，肺气虚而呼吸微弱，阳气不达四肢而手足逆冷，阳虚寒盛而喜蜷卧。

脉数微弱，不宜用发汗法。汗法伤阴，致大肠津液缺乏，无水行舟而大便干燥。与阳明腑实证，燥热伤津的大便秘结，症状相似，但形成的原因有根本的区别。提示误汗伤津可致大便干燥。

脉象弦微，上实下虚，不宜用发汗法。此为下有真寒，上有虚阳亢盛，发汗阳气更伤，故而寒战；肺气上逆而致咳剧、吐涎沫；阳气不能蒸腾津液上承，则口咽干燥；虚阳扰心，则心烦似饥；阳虚气化不行，则小便不利；阳虚失温，则身寒蜷卧；寒凝气滞，阻塞胃气，则胸腹胀硬。

各种厥逆证，不宜用发汗法。厥逆证多为阳气虚衰，发汗更伤其阳,阳虚心神失养,则语言错乱,头目眩晕,舌萎不用,不能饮食,故易死亡。

【原文】太阳病,得之八九日,如疟状,发热而恶寒,热多寒少,其人不呕,清便续自可,一日再三发,其脉微而恶寒,此为阴阳俱虚,不可复发汗也。

太阳病,发热恶寒,热多寒少,脉微弱,则无阳也,不可复发其汗。咽干燥者,不可发汗。

亡血家,不可攻其表,汗出则寒慄而振。

血家,不可攻其表,汗出必额陷,脉上促急而紧,直视而不能眴,不得眠。

汗家,重发其汗,必恍惚心乱,小便已阴疼,可与禹余粮丸。

淋家,不可发汗,发其汗,必便血。

疮家,虽身疼痛,不可攻其表,汗出则痓。一作痉,下同。

【语译】患太阳病八九天后,如同疟疾一样,有恶寒发热的症状,发热时间较长,恶寒时间较短,患者不出现呕吐,大小便正常,寒热一天发作三次,脉象微,兼见恶寒的症状,这是表里阴阳俱虚,不能再用发汗的方法进行治疗。

患太阳病,出现发热恶寒,发热时间较长,恶寒时间较短,脉象微弱,属阳虚,不能再用汗法。如咽喉干燥,也不能发汗。

平素经常出血的病人,不可发汗以解表,如果误用汗法,就会出现恶寒战抖的症状。

易出鼻血的病人,不可发汗解表,如果误用汗法,就会引起额部下陷,筋脉拘急紧缩,两眼直视而不能转动,不能很好睡眠。

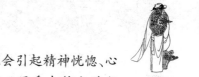

经常出汗的人,如果再使用发汗法,就会引起精神恍惚、心中烦乱不安、小便后尿道疼痛等症状,可以用禹余粮丸进行治疗。

素有淋病的人,不能用汗法,如果误用汗法,就会引起尿血的症状。

患有疮疡的病人,即使有身体疼痛的症状,也不能用汗法来解表,如果误用汗法,就会出现筋脉拘急强直的痉病("痓"一作"痉",下同)。

【按语】太阳病,有恶寒发热、热多寒少的症状,无论病程长短,只要出现脉微,均为阳气受伤,不能使用发汗方法再伤阳气。咽喉干燥,为阴液亏损,亦不能发汗。

亡血家,失血较多,阴津已亏,再发其汗,汗出,气随液脱,阳气大伤,温煦失职,则为寒战。

常出鼻血,津血不足,发汗汗出,津血大伤,筋脉失养,则额陷;血虚生风,则筋脉拘急,目直视不能转动;血不养神,神不守舍,则失眠。

平素汗出较多的病人,津液已亏,汗为心液,再发其汗,心阴亏损,心神失养,则出现神思恍惚、心中慌乱的症状;汗后尿道失养,故小便后尿道疼痛。禹余粮丸养心收涩,故可治疗误汗伤津证。

淋家,尿频尿急,实热伤阴,发汗再伤津液,热邪更旺,热迫血行,故易尿血。

疮家,气血损伤,再用发汗,津血易损,筋脉失养,虚风内作,则为痉病。

总之,亡血家、疮家、淋家、汗家,平素均有气血津液亏损的病机存在,不宜使用发汗解表的方法,否则会引起多种变证。

【原文】冬时发其汗,必吐利,口中烂生疮。

下利清谷，不可攻其表，汗出必胀满。

咳而小便利，若失小便，不可攻其表。汗出则厥逆冷。汗出多极，发其汗亦坚。

伤寒一、二日至四、五日，厥者必发热，前厥者后必热，厥深者热亦深，厥微者热亦微。厥应下之，而反发其汗，必口伤烂赤。病人脉数，数为有热，当消谷引食。反吐者，医发其汗，阳微膈气虚，脉则为数，数为客阳，不能消谷，胃中虚冷，故令吐也。

伤寒四、五日，其脉沉，烦而喘满。脉沉者，病为在里，反发其汗，津液越出，大便为难，表虚里实，久则谵语。

伤寒头痛，翕翕发热，形象中风，常微汗出，又自呕者，下之益烦，心懊恼如饥；发汗则致痉，身强难以屈伸。熏之则发黄，不得小便，久则发为咳唾。

太阳病，发其汗，因致痉。

【语译】冬天患病，误用汗法，一定会引起呕吐、泻利、口中糜烂生疮等症。

腹泻，大便完谷不化，不能发汗解表，误用汗法会引起胸腹胀满。

咳嗽同时小便通利，或者小便失禁的病人，不能发汗解表。如果误用汗法，就会引起四肢厥冷。汗出很多的患者，如果误用汗法，就会引起大便秘结。

患伤寒病后一二天到四五天，有四肢厥冷的症状，一定会发热。厥冷在前，发热在后，厥冷越明显，发热的程度也就越严重；厥冷轻微，发热的程度也就轻微。此为热厥，应该用下法，如果误用汗法，就会出现口舌生疮、红肿糜烂等症状。病人脉数，数主有热，应见善饥欲食的表现，反而出现呕吐，就不能发汗,如果误用汗法,就会使阳气衰微,膈气虚弱,脉象仍数,此属虚热的征象,不能消化食物,胃中发冷,所以会引起呕吐的症状。

伤寒病后四五天,出现脉沉、心烦,气喘满闷等症。脉沉主病位在里,如果误用汗法,就会使津液外泄,导致肠中干燥少津,大便秘结,这是表虚里实的证候,如不及时治疗,日久会出现谵语的症状。

伤寒病,出现头痛、轻微发热,像太阳中风证一样,常常出微汗,又自发呕吐,如果用攻下法,会感觉心胸烦闷,心中烦恼如同饥饿一样;如误用发汗,会引起痉病,表现为身体强直不能屈伸;如又误用火熏治疗,就会出现全身发黄,小便不利,日久不愈就会出现咳嗽唾痰的症状。

患太阳病后,本应发汗,但如果发汗过多,也会引起痉病。

【按语】冬天阴寒盛,阳气虚,如果误用发汗剂,伤及脾胃阳气,脾胃气机升降反作,胃气上逆则为呕吐,脾气不升,反而下陷,则为下利腹泻。吐泻过度,脾胃津伤,虚火上冲,则口中溃烂,口舌生疮。

下利清谷,为脾肾阳气大虚,如果用发汗解表法,汗出脾阳更伤,运化无力,气滞腹中,故腹必胀满。

咳嗽,肺失宣降,一般不会影响膀胱气化,故而小便通利;如果咳久,肺气损伤,上虚不能制下,则小便失禁;此时使用发汗解表法,汗出伤阳,阳失温煦,不达四肢,则手足逆冷。如果里热炽盛,蒸腾逼迫而致汗出太多,再发汗伤阴,肠燥津亏,则大便秘结而坚硬。

患伤寒病几天后,寒邪化热,热积在里,阳气闭郁,不达四肢,而成热厥证,表现为四肢逆冷。由于郁热在内,必发高热,手足冷在前,发热在后,发热越高,阳气闭郁越重,四肢逆冷越明显;发热较轻,阳气闭郁缓解,能运行四肢,手足逆冷减轻,此为热厥证的最大特点。里热郁积,当用下法攻下积热,反用发汗解表法,就会加重热邪,损伤津液,火热上冲,而致口舌生疮,红肿溃烂。数脉主热,胃热腐熟力强,当消化快,食欲旺盛,反见呕吐,说明不是胃热而是胃阳虚。反发其汗,阳气更衰,胃气更弱,此时脉数,则因阳气衰弱而致脉搏代偿性增快,不是真热,而是假热,胃中寒盛,不能消化水谷,胃气上逆而引起呕吐。

伤寒四五天后,病已入里,故脉沉。邪气入里化热,扰动心肺,则为心烦喘满。反用辛温解表法发其汗,津液外越,大便失濡,则为便秘,排便困难。汗出则表虚,便结则里实,故属表虚里实证。便结日久,腑气不通,上扰心神,神明错乱,则为谵语。

伤寒病,外见头痛、发热、汗出等类似太阳中风证的表现,内有呕吐症状,病邪有入里化热的趋势,误用攻下法,邪热内陷胸中,则为心烦似饥的症状。如果再误用发汗,津液大伤,筋脉失养而挛急,则为痉病,引起身体强直、难以屈伸的症状;若用火熏的方法治疗,火与热邪两相灼,津伤血耗,不能外荣,故身发黄;津少不能下输膀胱,化源不足,则不得小便;病久,邪热上炎,肺失宣降,热迫血行,则为咳嗽唾血。

太阳病,不当使用汗法而用之,或错用辛温解表发汗,或发汗太过,津液大伤,筋脉失养而拘挛,均可发为痉病。

【原文】伤寒脉弦细,头痛而反发热,此属少阳,少阳不可发其汗。

太阳与少阳并病,头项强痛,或眩冒,时如结胸,心下痞坚者,不可发其汗。

少阴病,咳而下利,谵语者,此被火气劫故也。小便必难,以强责[1]少阴汗也。

少阴病,但厥无汗,而强发之,必动其血,未知从何道出,或从口鼻,或从目出—本作耳目。者,是为下厥上竭[2],为难治。

伤寒有五，皆热病之类也，同病异名，同脉异经。病虽俱伤于风，其人自有痼疾，则不得同法。其人素伤于风，因复伤于热，风热相搏，则发风温，四肢不收，头痛身热，常汗出不解，治在少阴、厥阴，不可发汗，汗出谵言独语，内烦，躁扰不得卧，善惊，目乱无精，治之复发其汗，如此者医杀之也。

伤寒湿温，其人常伤于湿，因而中暍[3]，湿热相搏，则发湿温，病苦两胫逆冷，腹满叉胸，头目痛，若妄言，治在足太阴，不可发汗，汗出必不能言，耳聋，不知痛所在，身青，面色变，名曰重暍，如此者死，医杀之也。右二首出医律。

【注释】[1]强责：过分强求。指不当发汗而强发其汗。[2]下厥上竭：指下焦阳虚而引起厥逆，阴血上出而耗竭。[3]中暍(音椰)：即中暑。

【语译】伤寒病，脉弦细，又有头痛、反复发热的症状，属于少阳证，不能用汗法。

太阳与少阳同时患病，出现头项强痛，或者头晕眩冒，有时像结胸症一样，出现心下痞满坚硬的症状，不能发汗。

患少阴病，如出现咳嗽、泄泻、谵语症状，是因误用火熏治疗所致，一定会出现小便不利，这是由于强行对少阴发汗，导致了津液耗竭引起。

患少阴病，只见四肢厥冷，无汗，如果强行发汗，就会耗伤体内的阴血，引起出血的症状，但不能知道血从哪里而出，或者从口鼻出，或者从眼中（"目"一本作"耳目"）出。这是因为下焦阳虚，阴血上出而耗竭所引起，很难治好。

伤寒病有五种类型，都是属于热病，同属热病而有不同的名称，见到同一脉象而属于不同的经脉。虽然都是因为伤于风邪，但各有不同的顽疾，不能采用同样的方法治疗。如果患者素体易感风邪，又被热邪所伤，风与热相互搏击，会发为风温病，出现四肢无力、头痛、发热，常有汗出，但热势不退，应治疗少阴与厥阴两经，不能发汗。如果误用汗法就会引起谵语、自言自语、心中烦躁、不能安眠、容易惊慌、眼睛昏乱、没有精神等症状。如果治疗时再用汗法，这就是医生的过失，可以引起病人死亡。

属于伤寒类的湿温病，病人平素易湿伤，又再中暑热，湿与热相互搏击，就可发为湿温病，可出现两腿厥冷、腹部胀满、两手交叉压在胸前、头目疼痛或者胡言乱语等症状。应该从足太阴脾经论治，不能发汗，如果误用汗法就会导致不能言语、耳聋、不能感觉疼痛的确切部位、身体肌肤发青、脸色发生变化等表现，这就叫重暍，如果出现这种病证，就是医生失治所致，可引起病人死亡。

【按语】伤寒脉弦细，已不见太阳病的浮脉，也没有寒热并作的症状，而见头痛、反复发热的表现，因此，病已不是太阳表证，而是少阳半表半里证，故不能用发汗的方法进行治疗。

既见太阳病的头项强痛，又见少阳病的头晕眩冒，为太阳与少阳并病；再见心下痞满坚硬类似结胸证的表现，说明病位已偏少阳半表半里。此时虽有太阳表证的一些症状，也不能使用发汗解表的方法进行治疗。

少阴本为里虚寒证，若误用火攻的方法治疗，火热劫阴，虚火上炎，肺气上逆，则为咳嗽；火热扰神，可致神昏谵语；火热下迫大肠，可致下利。如果再用强行发汗方法伤津耗液，化源不足，必致小便困难。

少阴病，阴寒盛于下，阳气不达四肢，则为手足逆冷。病人此时尚未出汗，而强行发汗，必致阳气亢逆，热迫血行，引起眼、鼻出血。这种下焦阳虚肢厥、上部阳气亢逆出血耗津的病证，病情危重，故难于治疗。

伤寒病中的风温证,由于风热相互搏击,容易引起汗出伤阴,只能用养肝肾的方法治疗,不能再用发汗法,否则汗出阴亏热炽,火势上炎,扰乱心神,可引起心烦、失眠、易惊、谵语、目昏乱无神等症状。

伤寒病中的湿温证,湿热相互搏击,湿遏热伏,阳气不能下达,则下肢发冷;湿热阻碍脾胃气机,则腹部胀满;湿热上扰心胸,气滞不舒,则喜双手叉胸;心神错乱,则胡言乱语;湿热上扰于头,则头目昏痛。此时,只能用清利脾胃湿热的方法来治疗,若用发汗法,汗出湿不去,热愈炽,则致神昏耳聋、不能言语、不知痛痒等症;湿热阻碍气血,则致身青色变。

病可发汗证第二

【提要】论述伤寒病中各种宜用发汗解表的脉象和证候,阐述其病机,提出治疗方法。

【原文】大法,春夏宜发汗。

凡发汗,欲令手足皆周至,漐漐[1]一时间益佳,但不欲如水流离[2]。若病不解,当重发汗。汗多则亡阳,阳虚不得重发汗也。

凡服汤药发汗,中病便止,不必尽剂也。

凡云可发汗而无汤者,丸散亦可用,要以汗出为解,然不如汤随证良。

【注释】[1]漐漐(音执执):微微汗出的样子。[2]流离:汗出淋漓不断的样子。

【语译】治疗疾病的大法,是在春夏期间宜于发汗。

使用发汗的方法治疗表证,应使汗液透达全身四肢,并宜微微出汗,大约一个时辰最佳。但不能汗出太过,像水流一样淋漓不断。如果表证还没有解除,就应再发微汗。如果发汗太过,汗出太多,会使阳气消亡,所以阳虚的病人虽然还有表邪未解除,也不能再用汗法。

凡服汤剂发汗,如果汗出后病邪已除,就应停服剩余的药物,不必服完全剂。

凡是需要发汗而没有汤剂时,丸、散剂也可以代替服用,但必须要达到汗出后能解除疾病的目的,不过,用丸、散剂发汗解表,不如汤剂可随证加减效果更好。

【按语】春夏天,阳气向外升发,病邪有外解的趋势,因势利导,宜选择发汗法进行治疗。

使用发汗法,宜微微汗出一个时辰,全身出透,不宜大汗不止。阳虚的病人,应慎用发汗法,否则汗出易伤阳气。

使用发汗法治病,应中病即止,若病邪已除,应停服剩余药物,否则易伤正气。

丸、散剂虽有发汗作用,但不如汤剂疗效高、使用方便。以上指出使用汗法的原则和注意事项。

【原文】太阳病,外证未解,其脉浮弱,当以汗解,宜桂枝汤。

太阳病,脉浮而数者,可发其汗,属桂枝汤证。

阳明病,脉迟,汗出多,微恶寒,表为未解,可发其汗,属桂枝汤证。

夫病脉浮大,问病者,言但便坚耳。设利者为虚,大逆。坚为实,汗出而解,何以故?脉浮,当以汗解。

伤寒,其脉不弦紧而弱,弱者必渴,被火必谵语,弱者发热脉浮解之,当汗出愈。

病者烦热,汗出即解。复如疟状,日晡所发热,此属阳明。脉浮虚者,当发其汗,属桂枝汤证。

病常自汗出,此为荣气和,荣气和而外不解,此卫不和也。荣行脉中,为阴主内;卫行脉外,为阳主外。复发其汗,卫和则愈,属桂枝汤证。

病人脏无他病,时发热自汗出而不愈,此卫气不和也。先其时发汗即愈,属桂枝汤证。

【语译】太阳病,表证没有解除,如果脉象浮弱,应当微发其汗而解,宜用桂枝汤。

太阳病,脉象浮数,可用发汗解表的方法治疗,宜选用桂枝汤。

阳明病,脉象迟慢,出汗较多而微觉恶寒,说明表邪还未解除,仍可以发汗,宜用桂枝汤。

如果患病后出现脉象浮大,问病人的情况时,只说大便坚硬。假如大便下利属于虚,是大逆的病证,那么大便硬就应为实证,只要发汗,该病则好转,这是为什么呢?因为脉象浮是邪气在表,应该发汗解表,其病自解。

患伤寒病,脉不弦紧而弱,脉弱一定会口渴,如果误用火攻的方法,必然会发生胡言乱语。如果脉弱而兼发热、脉浮等症,应该用解表法,汗出表解,就会痊愈。

病人心烦躁热,出汗后就会消除,以后又可复发,像疟疾病一样,每天下午定时发热,这是属于阳明病。脉实,应该用下法攻邪。脉浮虚,应该发汗以解表,宜用桂枝汤。

病人经常自己出汗,这是营气调和的表现。营气调和,但外邪不解,这是因为卫气不与营气调和。营气行于脉中,属阴,主内;卫气行于脉外,属阳,主外。应该再用汗法,使卫气调和,才会痊愈,可选用桂枝汤。

病人的内脏没有其他病变,但见时而发热、自汗出而不愈等表现,这是因为卫气不与营气调和的缘故。如果在发热之前就先用汗法,就可使该病痊愈,发汗仍选用桂枝汤。

【按语】 太阳病,太阳中风的表证仍在,病位在表,则脉浮;风性开泄,汗出恶风,则脉弱,故当选桂枝汤,调和营卫,解肌发表,疏散风邪。

太阳病,脉浮数,浮为邪气在表,数为虚阳外浮,由于表气虚弱,仍宜选用桂枝汤,调和营卫以解表。注意不得因浮数脉而误认为风热表证,辨别要点在于此数脉必数而无力。

阳明病为里实热证,应见数脉。现为迟脉,说明不是胃热,而是胃寒。汗出多,微恶寒,是表阳虚,故仍属桂枝汤证,选桂枝汤调和营卫,解肌发表。但应注意,如果脉迟而有力,兼见潮热、腹满、便秘、手足汗多,为阳明腑实证,则当泻热通便,不能用桂枝汤治疗。

浮大脉,见大便下利,为虚阳外浮而引起脉位表浅,故属大逆证。如果大便坚硬,则是在里的实热之邪欲外解而引起脉浮,故宜因势利导,发汗解表,表解里和,肺气通调,津液下输大肠,则大便通利。

伤寒脉弱,为营阴不足,失于滋润,则为口渴;若误用火攻,强发其汗,津伤火旺,上扰心神,则为谵语。如果脉弱兼发热脉浮,则是风邪袭表,浮为卫气在表,弱为营阴不足,故仍宜发汗,邪气外出而解。

邪热扰心,则令人心烦,汗出,热邪外出则病解。如果像疟疾一样,再度发热,午后加重,为热结阳明,腑实便秘,病位在里,脉当沉实有力。现见脉浮而虚,浮脉主表为卫气强,弱为营阴亏虚,提示此时发热,是因外感风邪所致,故宜桂枝汤发汗解表。

病人经常汗出,是卫气受到邪气侵袭,不能卫外为固,此时在里的营阴未受干扰,故用桂枝汤发汗祛邪,卫气调和,病可好转。

病人内脏未病,但经常发热汗出,反复不愈,为卫气受到邪气干扰。卫阳抗邪,郁于肌表,则发热;卫被邪遏,失却固护肌表的功能,则经常汗出,故用桂枝汤解肌发汗,卫气调和而病解。

【原文】脉浮而紧,浮则为风,紧则为寒,风则伤卫,寒则伤荣,荣卫俱病,骨节烦疼,可发其汗,宜麻黄汤。

太阳病不解,热结膀胱,其人如狂,血必自下,下者即愈。其外未解者,尚未可攻,当先解其外,属桂枝汤证。

太阳病,下之,微喘者,表未解故也,属桂枝加厚朴杏子汤证。

伤寒,脉浮紧,不发其汗,因衄,属麻黄汤证。

阳明病,脉浮,无汗,其人必喘,发其汗则愈,属麻黄汤证。

太阴病,脉浮者,可发其汗,属桂枝汤证。

太阳病,脉浮紧,无汗而发热,其身疼痛,八、九日不解,表候续在,此当发其汗,服汤微除。发烦目瞑[1],剧者必衄,衄乃解。所以然者,阳气重故也,属麻黄汤证。

脉浮者,病在表,可发其汗,属桂枝汤证。

伤寒不大便六、七日,头痛有热,与承气汤,其大便反清,一作小便清者,此为不在里,故在表也,当发其汗。头痛者,必衄,属桂枝汤证。

下利后,身体疼痛,清便自调,急当救表,宜桂枝汤。

太阳病,头痛发热,汗出恶风,若恶寒,属桂枝汤证。

太阳中风,阳浮而阴濡弱,浮者热自发,濡弱者汗自出。啬啬[2]恶寒,淅淅[3]恶风,翕翕[4]发热,鼻鸣干呕,属桂枝汤证。

太阳病,发热汗出,此为荣弱卫强,故使汗出,欲救邪风,属桂枝汤证。

太阳病,下之,气上撞,可与桂枝汤;不撞,不可与之。

太阳病,初服桂枝汤而反烦不解者,法当先刺风池、风府,却与桂枝汤则愈。

烧针令其汗,针处被寒,核起而赤者,必发贲豚,气从少腹上撞心者,灸其核上一壮,与桂枝加桂汤。

【注释】[1]目瞑:目合懒开的意思。[2]啬啬(音色):形容怕冷畏缩的样子。[3]淅淅:形容冷雨寒风侵入肌肤的样子。[4]翕翕(音细):说明发热轻浅,好像用羽毛披盖在身上一样的热感。

【语译】脉象浮紧,浮脉为外感风邪,紧脉为外感寒邪,风邪能伤卫气,寒邪能伤营阴,营卫发生病变,病人感到骨节疼痛,可以发汗治疗,宜选用麻黄汤。

太阳病表证未解,热邪内传,蕴结太阳之腑膀胱,引起病人神昏如狂,必然出现下血,邪从下解,就可痊愈。如果表证还没消除,不宜攻下,应该先解表证,可用桂枝汤治疗。

太阳表证误用下法攻邪,出现呼吸微喘,是表邪还未解除,可用桂枝加厚朴杏子汤治疗。

伤寒病,脉象浮紧,应该发汗而没有发汗,出现鼻出血,可用麻黄汤治疗。

阳明病,脉象浮,不见汗出的症状,病人一定会呼吸喘促,用发汗的方法治疗就可以痊愈,可用麻黄汤。

太阴病,脉象浮,可以发汗,用桂枝汤治疗。

太阳病,脉象浮紧,无汗而发热,身体疼痛,八九天不见好转,表证仍在,此时仍应发汗,可用麻黄汤。服药以后,症状可略有减轻,仍见心中烦乱、眼睛闭合不欲睁开等症,严重者还会引起鼻出血,鼻出血后病才能解除。这是因为热邪太重,可用麻黄汤治疗。

脉象浮,病邪仍在表,可以发汗,宜用桂枝汤治疗。

患伤寒病六七天都没有解大便,兼头痛发热,可用承气汤攻下。如果大便反而清利("大便反清"一作"小便清者"),是邪不在里而在表,应该发汗,可用桂枝汤。如果头痛明显,必流鼻血。

患者泻下后,出现身体疼痛,如果大便正常后,急当解表,宜用桂枝汤。

太阳病,出现头痛发热、出汗、恶风或者恶寒的症状,宜用桂枝汤治疗。

太阳中风证,可见轻取为浮、重按为濡弱的脉象,脉浮是因发热引起,濡弱则是由于汗出所致。病人表现有畏缩恶寒、轻度恶风、微微发热、鼻中鸣响、干呕等症,宜用桂枝汤治疗。

太阳病,发热汗出,因为营气弱而卫气强,所以引起出汗,以利于解除风邪,宜用桂枝汤治疗。

太阳病,误下以后,病人自觉心下有逆气上冲,可用桂枝汤治疗;如果没有逆气上冲的表现,就不能用桂枝汤治疗。

患太阳病后,初服桂枝汤,病势不减,反而心中烦闷,治法宜先针刺风池、风府穴,然后再服用桂枝汤,就可病解而愈。

用烧针的方法来发汗,针刺部位受到寒邪侵袭,引起暗红色核块,必然会引发奔豚病,感觉气从少腹上冲心胸,应在核上灸一壮,内服桂枝加桂汤治疗。

【按语】风为阳邪，易伤体表，卫阳抗邪，阳浮肌表，则脉浮；寒为阴邪，易伤营阴，寒主收引，则脉紧；营卫俱病，经脉阻塞不通，则见周身骨节疼痛。风寒在表，肌腠闭塞，故必须用辛温发汗解表的麻黄汤进行治疗。

太阳病表邪不解，邪气入里化热，进入太阳之腑膀胱，热与血结，形成膀胱蓄血证。热入于血，扰乱心神，故病人神识如狂；热迫血行，则为下血；出血后，邪热外解，病可得愈。如果表邪还未解，病位仍在表，可用桂枝汤发汗，先解表邪，不能用攻下法。

太阳病，误用下法，邪气仍在表在上，肺气闭塞，故肺气上逆而喘，宜用桂枝汤发汗解表，加杏仁、厚朴降气平喘。

伤寒脉浮紧，未用发汗解表之剂，表邪壅遏，邪气无从宣泄，迫血妄行，则为鼻血。此与热盛迫血的病机不同，不能用清热凉血止血之法，只能用麻黄汤发汗解表，邪从汗解，不治衄而衄自止。

阳明病，病位在里，脉不当浮。现见脉浮、无汗，是外感寒邪，肺气闭郁，故病人必然见到气喘的症状。用麻黄汤发汗散寒，肺气得宣，气喘可平。

太阴病为脾胃虚寒证，脉浮，为阳气虚弱，兼有外感，此时解表，宜用桂枝汤调和营卫，解肌发汗。

太阳病八九天后，还见脉浮紧、无汗、发热、身体疼痛等麻黄汤的证候，故仍当用麻黄汤发汗解表。服药后，症状虽有减轻，但因病程太长，邪郁太甚，一时不能因汗而解，邪气郁而化热，体内阳气偏盛，热邪上冲于目，眼中阳盛而畏光，则目喜闭不欲开；热迫血行，则鼻出血。鼻出血后，阳气外泄，则病情好转。

脉浮，为风邪伤卫，阳气浮表，故宜用桂枝汤，调和营卫，发汗疏风解表。

伤寒不大便五六日，头痛发热，是阳明腑实证，故与承气汤攻下通便。如果大便清稀，说明不是里实热证，而有脾胃虚寒的病机存在。此时的头痛发热,是邪气在表,表卫不足,故宜用桂枝汤发汗解表。如果有头痛较甚,说明有阳热上冲,可引起鼻出血。

下利,容易导致阳气亏损,现在大便调畅,而见身体疼痛,说明表虚更急,当先解表,用桂枝汤。表解后,再温里。

太阳病,风邪袭表,风为阳邪,易伤阳位,则头痛;卫阳被遏,阳浮肌表,则发热;卫阳不能温煦肌表,则恶风怕冷;风性开泄,则汗自出;卫阳浮表,发热而脉浮;汗出营亏而脉弱,属营卫失调,故用桂枝汤治疗。

太阳病,风邪外袭,卫气被遏,则发热而卫强;风性开泄,汗出伤阴而营弱,病机为营弱卫强,故用桂枝汤,解肌发汗,汗出风邪外解而病愈。

太阳病,误用下法,邪气内陷,病人自觉有逆气攻心,是正气未衰,欲抗邪外出,知邪仍在表,可用桂枝汤,扶正以解肌达表,趁其势而祛邪外出。若气不上冲,是正不胜邪,邪气内陷,则不能再用桂枝汤。

太阳病,服桂枝汤后,反烦不解,为表邪太盛、病重药轻的缘故。先刺风池、风府等穴位,泄太阳的风邪,风邪得挫,再服桂枝汤,才能使病邪得解。

用烧针发汗,针刺的部位受寒,寒凝血瘀,针孔处引起暗红色肿块;烧针发汗,心阳受伤,心中虚寒,少腹部水气乘虚上冲,引发奔豚病。此为阳虚阴乘,治疗外用艾灸以散其寒凝,内用桂枝加桂汤解表散寒平冲。

【原文】太阳病,项背强几几[1],反汗出恶风,属桂枝加葛根汤证。

太阳病,项背强几几,无汗恶风,属葛根汤证。

太阳与阳明合病,而自利不呕者,属葛根汤证。

太阳与阳明合病,不下利,但呕,属葛根加半夏汤证。

太阳病,桂枝证,医反下之,遂利不止,其脉促者,表未解,喘而汗出,属葛根黄芩黄连汤证。

太阳病,头痛发热,身体疼,腰痛,骨节疼痛,恶风,无汗而喘,属麻黄汤证。

太阳与阳明合病,喘而胸满,不可下也,属麻黄汤证。

太阳中风,脉浮紧,发热恶寒,身体疼痛,不汗出而烦躁,头痛,属大青龙汤证。脉微弱,汗出恶风,不可服之,服之则厥,筋惕肉瞤,此为逆也。

伤寒脉浮缓,其身不疼但重,乍有轻时,无少阴证者,大青龙汤发之。

伤寒表不解,心下有水气,干呕,发热而咳,或渴,或利,或噎,或小便不利,小腹满,或微喘,属小青龙汤证。

伤寒心下有水气,咳而微喘,发热不渴,服汤已而渴者,此寒去为欲解,属小青龙汤证。

【注释】[1]几几(音殊殊):比喻颈项强直,俯仰不能自如。

【语译】太阳病,项背部强直拘急,头颈俯仰不能自如,本应不出汗,却反而有汗出恶风的表现,可用桂枝加葛根汤治疗。

太阳病,项背部强直拘急,头颈俯仰不能自如,不出汗,但感恶风,可用葛根汤治疗。

太阳与阳明合同为病,腹泻下利,但不呕吐,可用葛根汤治疗。

太阳与阳明合同为病,不下利,而有呕吐,可用葛根加半夏汤治疗。

太阳病,本属桂枝汤证,而医生反用下法,引起下利不止,如果脉象急促,是表证未解,出现气喘而汗出的症状,可用葛根黄芩黄连汤治疗。

太阳病,出现头痛发热、身体疼痛、腰部疼痛、骨节疼痛、恶风、无汗而气喘等症,宜用麻黄汤治疗。

太阳与阳明合而为病,出现气喘胸满的症状,不能攻下,应当解表,宜用麻黄汤治疗。

太阳中风证,出现脉象浮紧、发热恶寒、身体疼痛、无汗、心中烦躁、头痛等症状,可用大青龙汤治疗;如果脉象微弱,汗出恶风,就不能服大青龙汤;如果误服大青龙汤,出现四肢厥冷、筋脉肌肉跳动不宁的症状,这是误治所致的逆证。

伤寒病出现脉浮缓,身体不疼痛,只觉得沉重,时而减轻,没有少阴病的症状,可以用大青龙汤发汗治疗。

伤寒病表证还未解除,心下停有水气,出现干呕、发热咳嗽,或口渴,或泻利,或噫气,或小便不利,小腹胀满,或轻度气喘等,均宜用小青龙汤治疗。

伤寒病,心下停有水气,咳嗽而微喘,发热,口不渴,服小青龙汤后,口转渴,这是寒邪已去、病将向愈的表现,宜用小青龙汤治疗。

【按语】汗出恶风,是风邪袭表的桂枝汤证。项连背强,乃太阳经脉为风寒阻滞,经脉不利。故应在桂枝汤中加入能疏通经脉的葛根进行治疗。

无汗恶风,是寒邪束表,其余与上条相同,故于上方加麻黄以发汗解表。

既有太阳表证,又有阳明里证,邪气不从表解,内迫阳明,胃气下行,则不呕;邪气下走大肠,则为下利。病势仍在表,故用葛根汤解表发汗,邪能外透,不向下迫,下利自除。如果不下利,说明邪气未下迫于肠;呕吐为邪气犯胃,胃气上逆,故治疗在上方中加入降逆止呕的半夏,可使病情好转。

太阳病,桂枝汤证,表邪有化热入里的趋势,过早使用下法,下后,热邪陷大肠,成为热利。出现喘、汗是热邪乘肺,外蒸于表;脉促,为正气与邪相争,抗邪外出。此为热利,故用葛根芩连汤解表清里为治。

太阳伤寒,寒邪在表而恶寒,卫阳被郁而发热,寒主收引而无汗,肺气失宣而气喘,寒凝经气而头身、腰、骨节疼痛。这是伤寒表实证,故用发汗解表的峻剂麻黄汤来治疗。

既有太阳病,又有阳明病,见到风寒外束而引起的气喘胸满等症存在,说明病势偏表,未向里发展,故仍用麻黄汤发汗解表,表邪解而喘满自除。

发热、恶寒、无汗、头身疼痛、脉浮紧,为外感风寒的麻黄汤证,兼见烦躁,是表邪闭郁太重、阳气内郁扰心所致,故在辛温解表的麻黄汤中加石膏清热除烦,而成大青龙汤。如果见到脉微弱、汗出恶风等表虚证的表现,则不能用大青龙汤。误服大青龙汤伤阳,阳气不能温煦四肢,则会引起四肢发冷、筋肉跳动的表现。

伤寒病,脉不浮紧而浮缓,身不疼痛而身重,是外感风寒、病程较长出现的变证。身体沉重呈间歇性发作,不同于少阴病全身虚寒所致的经常身体倦怠,因此,病仍在表,还可继续使用大青龙汤发汗解表。

伤寒表不解,寒邪犯肺,不能通调水道,水气停于心下,胃气上逆,而致干呕;水气化痰,停于肺中,而致咳嗽;寒邪在表,卫阳被遏,而致发热,形成外寒内饮的病机。同时引起几种或然症:水气内停,气不化津上承,则为口渴;水湿下趋大肠,则为腹泻下利;水气阻滞胃气,胃气不降而逆,则为噫气;水气不能下输,膀胱气化不行,则为小便不利、小腹胀满;痰饮停肺,肺气上逆而喘。以上均属寒邪犯表,水气内停,故宜选用散寒化饮的小青龙汤治疗。若服小青龙汤后,出现口渴,是水饮已除、胃阳渐复、病情好转的征象。

【原文】阳明中风,脉弦浮大而短气,腹部满,胁下及心痛,久按之气不通,一作按之不痛。鼻干,不得汗,嗜卧,一身及目悉黄,小便难,有潮热,时时哕,耳前后肿,刺之小差,外不解,病过十日,脉续浮,与小柴胡汤。但浮无余证,与麻黄汤。不溺,腹满加哕,不治。

太阳病,十日以去,脉浮细,嗜卧,此为外解。设胸满胁痛,与小柴胡汤;脉浮者,属麻黄汤证。

中风,往来寒热,伤寒五、六日以后,胸胁苦满,嘿嘿[1]不欲饮食,烦心喜呕,或胸中烦而不呕,或渴,或腹中痛,或胁下痞坚,或心中悸,小便不利,或不渴,外有微热,或咳者,属小柴胡汤证。

伤寒四、五日,身体热,恶风,颈项强,胁下满,手足温而渴,属小柴胡汤证。

伤寒六、七日,发热,微恶寒,支节烦疼,微呕,心下支结,外证未去者,属柴胡桂枝汤证。

少阴病,得之二、三日,麻黄附子甘草汤微发汗,以二、三日无里证,故微发汗也。

脉浮,小便不利,微热,消渴,与五苓散,利小便发汗。

【注释】[1]嘿嘿:静默不愿谈话。

【语译】患阳明中风证,出现脉弦浮大、呼吸短促、腹部胀满、两胁下及心胸疼痛、久按则更觉气胀不通(一作“按之不痛”)、鼻腔干燥、没有出汗、嗜睡、全身及眼睛都发黄、小便困难、时时潮热、时时呃逆、耳前耳后肿胀等症,针刺后病情则减轻,而表证不能解除,病已经过十余天,脉象仍浮,可用小柴胡汤治疗。如果只见浮脉,而没有其他症状,则用麻黄汤治疗。如果出现小便不通,腹部胀满,并有呃逆症状,为不治之症。

患太阳病,过了十天,脉象浮细,病人嗜睡,这是表证已解。如果感到胸中胀满,两胁疼痛,可用小柴胡汤治疗;如果出现浮脉,可用麻黄汤治疗。

患太阳中风病,出现往来寒热,五六天后,见到胸胁胀满、沉默不语、不思饮食、心烦容易呕吐的表现,或者心胸烦闷而不呕,或感口渴,或感腹中疼痛,或感两胁胀满坚硬,或有心慌不安、小便不利,或口不渴、外有微热,或有咳嗽,可用小柴胡汤治疗。

患伤寒病四五天后,出现发热、恶风、颈项强硬、胁下胀满、四肢手足温暖、口渴等症,可用小柴胡汤治疗。

患伤寒病六七天后,出现发热、微恶寒、四肢关节疼痛难忍、微有呕吐、心下胃脘部感到支撑胀满等症,且表证没有解除,可用柴胡桂枝汤治疗。

患少阴病二三天,可用麻黄附子甘草汤轻微发汗,这是因为刚患病二三天,还没出现里证,故可轻微发汗。

如果病人脉浮,出现小便不利、微热、口渴饮水不止等症,可用五苓散治疗,以通利小便而发汗解表。

【按语】脉浮为病在太阳,脉弦为病在少阳,脉大为病在阳明。其中,鼻干、时时呃逆、腹满、潮热、发黄、小便难、嗜卧,为阳明热盛的表现;胁下痛、耳前后肿为少阳经气不利的表现;短气、无汗为太阳肺卫失宣的表现。此为三阳合病,病情复杂,不便用药治疗,先用针刺法,宣泄阳热,因势利导,使病邪外解。刺后十余日,脉仍浮,病邪有外出之机,先用小柴胡汤,输转少阳,使邪外解。服药后,无少阳证,仅脉浮无汗,再用麻黄汤治疗。如果引起小便闭塞、腹部胀满、呃逆等症,是胃气已绝,气机闭塞,邪无出路,故属不治之症。

太阳病十余天后,脉浮细,困倦嗜卧,为正气已虚,邪气有欲从外解的趋势。依照外解的层次,如果见到胸胁胀满疼痛的少阳证,可用小柴胡汤和解少阳;如果见脉浮的太阳病,则用麻黄汤发汗解表进行治疗。

伤寒五六天后,邪入少阳半表半里。邪正相争,则往来寒热;少阳经脉循行胸胁,经气不利,则胸胁胀满;胆气犯胃,则沉默不思饮食、喜呕;邪扰于心,则心中烦闷。但当邪气只扰于心而不涉及于胃,故只有心烦而无呕吐;邪气化热伤津,则为口渴;胆气乘脾,脾气郁滞,则为腹痛;邪气积于胁下,则为胁下痞坚;胆失疏泄,水气上凌于心,则为心悸;水气不能下输膀胱,则为小便不利;病位偏表,未伤津液,则口不渴而外有微热;胆气犯肺、肺失宣降而咳嗽。以上诸证,皆由少阳枢机不利而波及其他脏腑,故宜用小柴胡汤和解少阳。

伤寒四五天后,见到身热恶风、项强、胸胁胀满等症,是太阳之邪并入少阳。身热恶风比太阳病的发热恶寒病位深入一层,侧重于少阳;手足温而渴,是表邪已轻,里热未盛。说明病位主要在半表半里,仍应用小柴胡汤和解少阳。

发热微恶寒,肢节烦痛,是伤寒表证仍在;心下支结、微呕,是邪气初入少阳;太阳的症状明显,少阳的症状初步形成,为太少合病,故用桂枝汤合小柴胡汤治疗。

少阴病二三日,还未出现呕吐下利、心烦等里虚寒证的表现,邪尚在表,故用发汗力较缓和的麻黄附子甘草汤,微微发汗。

脉浮有微热,是病仍在表;邪气内传入膀胱,气化不行,则小便不利;由于气不化津,津不上承,则口渴;但不是真正的津伤,故饮不解渴;饮水越多,气化越难蒸津上承,口渴越甚。故用五苓散解表利水,外邪解,膀胱水气得化,消渴自解。

病发汗以后证第三

【提要】论述伤寒病发汗后出现的各种脉证,阐述其病机,提出治疗的法则和方药。

【原文】二阳并病,太阳初得病时,发其汗,汗先出,复不彻,因转属阳明,续自微汗出,不恶寒。若太阳证不罢,不可下,下之为逆,如此者可小发其汗。设面色缘缘[1]正赤者,阳气怫郁[2]在表,当解之,熏之。若发汗不大彻,不足言,阳气怫郁不得越。当汗而不汗,其人躁烦,不知痛处,乍在腹中,乍在四肢,按之不可得,其人短气但坐,汗出而不彻故也,更发其汗即愈。何以知其汗不彻,脉涩故以知之。

未持脉时,病人叉手自冒心,师因教试令咳而不即咳者,此必两耳无所闻也。所以然者,重发其汗,虚故也。

发汗后,饮水多者必喘,以水灌之亦喘。

发汗后,水药不得入口为逆。若更发其汗,必吐下不止。

阳明病,本自汗出,医复重发其汗,病已差,其人微烦,不了了,此大便坚也,以亡津液,胃中干燥,故令其坚。当问小便日几行,若本日三、四行,今日再行者,必知大便不久出,今为小便数少,津液当还入胃中,故知必当大便也。

发汗多，又复发其汗，此为亡阳，若谵语脉短者死，脉自和者不死。

伤寒发其汗，身目为黄，所以然者，寒湿相搏在里，不解故也。

病人有寒，复发其汗，胃中冷，必吐蚘。

【注释】［1］缘缘：不断的样子。［2］怫郁：有阻遏郁结之意。

【语译】太阳与阳明合并为病，在太阳病初起的时候，就用了发汗的方法，汗虽出但并不透彻，病势由太阳入阳明，继续微微出汗，已不恶寒。如果太阳表证没有完全消失，不能用攻下的方法，如果攻下就会成为逆证，这时可微发其汗。如果面色不断发红，是病邪将阳气遏郁在表，应该用发汗与外熏的方法来治疗。如果发汗不太透彻，虽出点汗也没有什么意义，邪气仍然遏郁阳气于表，不能外解。应该发汗而没有发汗，病人就会烦躁不安，不知疼痛的具体部位，一会儿在腹部，一会儿在四肢，按寻也不清楚，病人呼吸短气，只能倚坐，不能平卧，都是因为汗出不透彻所致，再次发汗就可以痊愈。怎么知道是汗出不透彻呢？因为脉象涩，所以才知道。

还没有诊脉时，发现病人两手交叉覆盖在心胸前，医生叫他咳嗽，病人不能立即作出咳嗽的反应，一定是病人两耳已聋，听不见问话。之所以如此，是因发汗太过，病人身体虚弱。

发汗以后，病人饮水过多，一定出现气喘，如果用水洗澡，也会出现气喘。

发汗以后，不能吞下汤药，就是逆证，如果继续发汗，就会出现呕吐、下利不止等症状。

患阳明病后，本来就有自汗的现象，医生又再用发汗法治疗，其他症状虽然可以解除，但病人觉得心中微烦，不舒适，是因大便干结坚硬所致。由于汗出太过，耗伤津液，胃肠干燥，所以引起大便干结。这时应该询问病人小便一天几次。小便本来一天三、四次，而现在只有两次，就知道大便不久就会自然通畅。是因小便次数减少，津液渗入胃肠之中，从而知道不久必解大便。

病人已经发汗，汗出较多，又再发汗，就会亡阳。如果胡言乱语、脉短，就会死亡；如果脉象不短而平缓，就不会死亡。

伤寒病发汗后，全身及面目发黄，之所以如此，是因寒湿相搏于里，不得解除。

病人有寒在内，又再发汗，使胃中更加寒冷，一定会呕吐蛔虫。

【按语】太阳病发汗不彻，转属阳明。太阳为表，阳明为里，太阳表证未解，不可用攻下法。针对太阳未解，可采取小发其汗的方法，加以外熏，以疏散表邪。发汗不彻，阳气遏郁，内扰于心则烦躁；营卫不畅，流注不定，所以痛处不定，脉涩不利；表气闭，肺气上逆，则呼吸短气，但坐不得卧。此为汗出不彻，故仍当发汗。

发汗太过，损伤阴血，不能上养于耳，故耳聋。

发汗太过伤阳，阳虚气不化津，津气不能上承则口干，此时饮水过多，阳虚无力宣化，饮停于肺，则可引起咳嗽气喘的症状。发汗太过，阳气不能卫外为固，肌腠疏松，以水洗澡，肺气闭郁，故致气喘。

过汗伤脾胃阳气，胃气虚不主受纳，则饮药不下；再用发汗法，脾胃更伤，升降失调，故见上吐下泻的表现。

阳明病，胃肠有热，过度发汗，胃肠津液受伤，则引起大便秘结坚硬。如果小便比正常次数减少，小肠中津液直接进入大肠，大便得到滋润而自解。

重发其汗，汗多气随液脱，而致亡阳。虚阳外脱，心神失养而神昏谵语。脉短，为气血阴阳大伤，故容易死亡；脉调和，为正气犹存，故不易死亡。

伤寒发汗伤阳,阳虚水湿不化,寒湿内停,土壅木郁,胆气不疏,胆汁不行常道,逆于面目肌肤,而成黄疸,身目发黄。

胃中有寒,再用发汗法,胃阳更伤,胃中虚冷,蛔虫上逆,而致吐蛔。

【原文】太阳病,发其汗,遂漏不止,其人恶风,小便难,四肢微急,难以屈伸,属桂枝加附子汤证。

服桂枝汤,大汗出,若脉但洪大,与桂枝汤。若其形如疟,一日再三发,汗出便解,属桂枝二麻黄一汤证。

服桂枝汤,大汗出,大烦渴不解,若脉洪大,属白虎汤证。

伤寒,脉浮,自汗出,小便数,心烦,<small>仲景颇复字作心烦。</small>微恶寒,而脚挛急,反与桂枝,欲攻其表,得之便厥,咽干,烦躁,吐逆,当作甘草干姜汤,以复其阳,厥愈足温,更作芍药甘草汤与之,其脚即伸,而胃气不和,谵语,可与承气汤。重发其汗,复加烧针者,属四逆汤证。

伤寒,发汗已解,半日许复烦,其脉浮数,可复发其汗,属桂枝汤证。

发汗后,身体疼痛,其脉沉迟,属桂枝加芍药生姜人参汤证。

发汗后,不可更行桂枝汤,汗出而喘,无大热,可以麻黄杏子甘草石膏汤证。

发汗过多以后,其人叉手自冒心,心下悸,而欲得按之,属桂枝甘草汤证。

发汗后,其人脐下悸,欲作贲豚,属茯苓桂枝甘草大枣汤证。

发汗后,腹胀满,属厚朴生姜半夏甘草人参汤证。

发其汗不解,而反恶寒者,虚故也,属芍药甘草附子汤证。不恶寒,但热者,实也,当和其胃气,宜小承气汤。

【语译】患太阳病后,发汗太过,引起汗出不止,病人有恶风,小便困难,四肢稍微有点拘急、屈伸困难等表现,可用桂枝加附子汤治疗。

服桂枝汤后,出现大汗,如果只是表现脉象洪大,可再用桂枝汤治疗。如果症状像疟疾一样,一天之中可以再三发作,汗出病情缓解,可用桂枝二麻黄一汤治疗。

服桂枝汤后,大汗不止,大烦大渴不能缓解,脉象洪大,可用白虎汤治疗。

患伤寒病后,出现脉象浮、自汗、小便频数、心烦不安、微微恶寒、两脚拘挛急迫的表现,反用桂枝汤来发汗解表,这是错误的治法。服桂枝汤后,出现四肢发冷、咽喉干燥、烦躁不安、呕吐气逆等症状,当用甘草干姜汤治疗,以恢复阳气。服药后手足逐渐转温,再用芍药甘草汤治疗,两脚自然伸展;如果胃气不和,胡言乱语,可用承气汤治疗。如果反复发汗,又再用烧针取汗,当用四逆汤治疗。

患伤寒病,发汗后,表证已经解除,过了半天,又觉心烦不安,脉象浮数,可再发其汗,宜用桂枝汤治疗。

发汗以后,出现身体疼痛、脉象沉迟等症,可用桂枝加芍药生姜人参汤治疗。

发汗以后,不能再用桂枝汤,出现汗出气喘、外无大热等症,可用麻黄杏子甘草石膏汤治疗。

发汗以后,出汗过多,病人两手交叉覆盖在心胸部,自觉心下跳动,喜欢用手按压,可用桂枝甘草汤治疗。

发汗以后,病人觉得脐下跳动,这是将要发作奔豚,可用茯苓桂枝甘草大枣汤治疗。

发汗以后,出现腹部胀满之症,可用厚朴生姜半夏甘草人参汤治疗。

发汗以后,病情仍不缓解,而反见恶寒的症状,是由于阳虚所致,宜用芍药甘草附子汤治疗。如果不见恶寒,但觉发热,是有实邪,应该调和胃气,可小承气汤治疗。

【按语】太阳病发汗太过,损伤卫阳,则恶风;过汗伤津,津不下输膀胱,则小便困难;发汗伤阳,阳虚失于温煦,津伤失于滋润,则四肢拘急,难以屈伸,故用桂枝汤调和营卫,加附子回阳固表。

服桂枝汤当微微汗出,如果出大汗,病邪不能祛除,邪气得桂枝的鼓动,阳气更浮,脉变得洪大,可再用桂枝汤取微汗以解表。如果出现发热恶寒,像疟疾病那样一日发作二、三次,是汗出太过,余邪未尽,故用桂枝二麻黄一汤小发其汗,即可痊愈。

如果服桂枝汤大汗出后,过汗伤津,引起心烦口渴、饮不解渴等症,同时出现脉洪大,说明邪气化热,当用白虎汤清热生津进行治疗。

伤寒脉浮、自汗、微恶寒,是表虚的桂枝汤证,但兼心烦、小便频数、足挛急等属里的气阴两虚证,用桂枝汤发汗解表,则易伤阳,阳气不能达于四肢而手足厥冷,气不化津上承而咽干,虚阳扰心而烦躁,胃阳伤胃气上逆而呕吐。此时中阳已伤,故当用甘草干姜汤以温胃阳,则手足转温;再用芍药甘草汤以回阴,筋脉得滋,其足自伸。如果服桂枝汤后,转为伤津致燥,胃中不和,燥热扰心,引起谵语,则用调胃承气汤微和胃气,谵语则止。如果服桂枝汤发汗后,再用烧针取汗,伤阳太重,就必须用四逆汤回阳救逆。

伤寒发汗后,表邪已解,当脉静身凉。半日后复发,出现心烦脉数,是邪气又积于表,但表气已虚,故不能用麻黄汤,而用桂枝汤解肌发表。

汗后身疼痛,脉沉迟,为汗后伤阴,筋脉失养,故身体疼痛;汗后伤气,气虚无力推动,则脉沉迟,故用桂枝汤调和营卫,加人参、白芍补益气阴。

发汗后,热邪未外解,内迫于肺,故不能再用桂枝汤发汗解表。里热蒸腾,肺气失宣,则汗出而喘,但还未达到里热结实的程度,故用麻杏甘石汤清热泻肺进行治疗。

发汗过多,损伤心阳,心阳虚而心下跳动不安,喜用两手交叉覆盖胸部以助阳暖心,缓解心悸,故当用桂枝甘草汤补益心阳。

发汗后,心阳受伤,诱发肾水上逆,而形成脐下跳动、欲作奔豚的病证。故用桂枝甘草汤扶心阳,加茯苓大枣以培中土,防止肾水上泛。

发汗后伤脾阳,脾虚失运,则腹部胀满,用厚朴生姜甘草人参汤补虚健脾,以温运脾阳,消除胀满。

发汗过多,损伤阴液,同时发汗过多,亦要损伤阳气,阳虚失温,则恶寒较甚,此属阴阳两虚,故用芍药甘草附子汤调补阴阳。发汗后,不恶寒,说明未伤阳;只发热,是邪气从阳化热,属于实证。可用小承气汤泻下热邪,调和胃气,热邪可除。

【原文】太阳病,发汗,若大汗出,胃中燥,烦不得眠,其人欲饮水,当稍饮之,令胃中和则愈。

发汗已,脉浮而数,复烦渴者,属五苓散证。

伤寒,汗出而渴,属五苓散证;不渴,属茯苓甘草汤证。

太阳病,发其汗,汗出不解,其人发热,心下悸,头眩,身𥆧而动,振振欲擗地[1],属真武汤证。

伤寒,汗出解之后,胃中不和,心下痞坚,干噫食臭,胁下有水气,腹中雷鸣而利,属生姜泻心汤证。

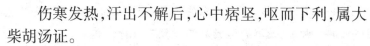

伤寒发热,汗出不解后,心中痞坚,呕而下利,属大柴胡汤证。

太阳病三日,发其汗不解,蒸蒸发热者,属于胃也,属承气汤证。

大汗出,热不去,内拘急,四肢疼,下利,厥逆而恶寒,属四逆汤证。

发汗多,亡阳谵语者,不可下,与柴胡桂枝汤,和其荣卫,以通津液后自愈。

【注释】[1]振振欲擗地:站立不稳,将要倒地之状。

【语译】患太阳病,发汗以后,汗出过多,胃中干燥,心中烦躁,睡眠不安,病人想要饮水时,只能少量饮水,使胃气调和,疾病自愈。

发汗以后,脉象仍然浮数,又见心烦口渴,可用五苓散治疗。

患伤寒病,汗出后即见口渴,属于五苓散证;如果口不渴,则属茯苓甘草汤证。

患太阳病,发汗以后,病邪不能解除,出现发热、心中悸动不安、头晕目眩、全身肌肉微微跳动、站立不稳,将要跌倒等症状,可用真武汤治疗。

患伤寒病,汗出表解后,出现胃气不和,见心下痞硬、嗳气带有饮食臭味、两胁下水气停留、腹中肠鸣而且下利等症状,可用生姜泻心汤治疗。

患伤寒病,出现发热、汗出而热不退、心下痞硬、呕吐泻利等症,可用大柴胡汤治疗。

患太阳病三天后,如果已经发汗,表邪仍不解除,蒸蒸发热,是病邪入胃,可用承气汤治疗。

如果大汗出后,发热不退,兼见腹部挛急、四肢疼痛、泻利不止、手足厥冷、恶寒等症,可用四逆汤治疗。

如果发汗过多，导致亡阳谵语，不能用攻下法，应用柴胡桂枝汤调和营卫，使津液通畅后病证就可自行好转。

【按语】太阳病，发汗过多，津液损伤，胃中干燥，心神失养而致虚烦不得眠，只能少少饮水，令胃气调和则愈。

如果发汗后，脉浮数，为表仍未解，邪入膀胱，膀胱气化不行，津液不能上承，则为口渴思饮、饮不解渴的消渴病。此时，只能用化气行水的五苓散来治疗，可起到通行津液、消除口渴、化解表邪的作用。

伤寒汗出后口渴，是邪入膀胱、气化不行、津不上承所致，故用五苓散化气行水，气行津生而渴解。如果汗后口不渴，是水停胃中，故用茯苓甘草汤以健脾利水。

太阳病，发汗后，应当汗出热退。现汗出后仍然发热，则是汗出伤阳，肾阳虚衰，阴盛于下、虚阳上浮所致；肾阳虚，水气凌心，而为心悸；浊阴上干于头，则头眩晕，身体站立不稳、欲倒地；肾阳虚，水气泛溢于肌肉，则为全身肌肉跳动。此乃肾虚水泛证，故用真武汤来治疗。

伤寒汗出之后，胃气虚弱，寒热饮食积于胃中，则为心下痞满；胃气上逆，则为干噫食臭；胃虚水气不化，水走肠间，则为胁下有水气、腹中肠鸣、大便下利，故用生姜泻心汤，和胃消痞、散水止泻。

伤寒汗出后，仍发热，不恶寒，为邪热入里；见心下痞硬，是邪结胃脘；胃气上逆而为呕吐，热邪下注而为下利。发热而呕，为小柴胡汤证，再兼心下痞硬，为少阳兼里实，故用解表和里、表里双解的大柴胡汤来治疗。

太阳病三天后，发汗后热不退，出现发热蒸腾，为邪气传入阳明，胃腑实热，故用承气汤、泻热通腑。

大汗后，表热当去，热反不除，是为阳气损伤、虚阳外浮所致。汗出伤阳，寒主收引，则腹部拘急；肾阳虚不能温暖脾阳，水湿下渗，则为下利；阳失温煦，则恶寒、手足厥冷；筋脉不通，则四肢疼痛，故用回阳救逆的四逆汤来治疗。

汗出过多，引起谵语，是亡阳心神失养所致，此时不能用清热攻下的方法来治疗，而用柴胡桂枝汤调和营卫，使津液畅通，心神得养，神有所主，则谵语自除。

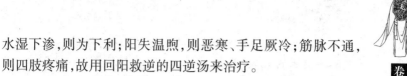

病不可吐证第四

【提要】论述不可吐的病证和误治后的变证。

【原文】太阳病，当恶寒而发热，今自汗出，反不恶寒发热，关上脉细而数，此医吐之过也。若得病一日、二日吐之，腹中饥，口不能食；三日、四日吐之，不喜糜粥，欲食冷食，朝食暮吐，此医吐之所致也，此为小逆。

太阳病，吐之者，但太阳病当恶寒，今反不恶寒，不欲近衣，此为吐之内烦也。

少阴病，饮食入则吐，心中温温欲吐[1]，复不能吐，始得之，手足寒，脉弦迟，此胸中实，不可下。若膈上有寒饮，干呕者，不可吐，当温之。

诸四逆厥者，不可吐之，虚家亦然。

【注释】[1]温温（音蕴蕴）欲吐：心中泛泛欲吐，又不能吐出。

【语译】患太阳病，本应出现恶寒发热的症状，现在只是自汗，反而不恶寒发热，关脉细数，这是误用吐法引起。如果得病

一、二天就误用吐法,会使病人感到腹中饥饿,但口中又不想吃东西;如果在得病三、四天后误用吐法,病人不喜欢吃稀粥,只想吃冷的食物,早晨吃入的东西,晚上就会吐出。这都是医生误用吐法而致,是属于小逆的证候。

患太阳病,如果误用吐法治疗,太阳病应有恶寒的症状,如今反不恶寒,也不愿多穿衣服,是因误吐后心中烦闷的缘故。

患少阴病后,饮食入口即吐,或心中想吐又吐不出来,刚得病的时候,会出现四肢寒冷、脉象弦迟等表现,这是因为胸中有实邪,不能用攻下法。如果胸膈上有寒饮,引起干呕,此时不能用吐法,应该用温法来治疗。

凡是四肢厥冷的患者,不应该用吐法,身体虚弱者同样不能用吐法治疗。

【按语】太阳病如果用麻黄桂枝剂发汗后,恶寒发热当消除,脉当恢复正常。今关脉细数,关脉主胃,细脉为脾胃两伤,数脉为虚,故推测是医生误用吐法所致。呕吐伤胃,病程短,初起一、二日吐之,仅伤及胃的气阴,胃中虚热,故吐后腹中知饥,但胃气虚不主纳食故不思食;病三、四日后吐之,脾胃两伤,脾气恶湿,脾虚则不喜稀粥;胃阴伤而有虚热,故思冷食;脾胃阳伤,腐熟运化力减弱,食谷难消,胃气上逆,则朝食暮吐。

太阳病吐之后,不恶寒、反恶热且不欲近衣被,是误吐伤阴化热,胃热扰心,而致心中烦闷。提示误吐有伤阴伤阳之别。

胸中有痰涎等实寒之邪停留,阴寒格拒,饮食入口则吐;即使不吃饮食,心中也泛泛恶心欲吐,但因为痰涎胶结,故欲吐不能吐出。初病脉弦迟,为寒主收引;手足冷,是寒气闭郁在内,阳气不达于四肢,此为寒邪积于胸中的实寒证,故不可用苦寒泻下法治疗,可用吐法治疗。如果是寒饮而不是实寒之邪停留在胸胃,则为中下焦阳虚,引起胃气上逆而干呕。不能看见病机有上逆的趋势而用呕吐的方法来治疗,此时病证属虚,寒饮为阳虚水湿不化所致,故当用温阳化饮之法治疗。

诸多手足逆冷证,为阳气虚衰、失于温煦所致,故不能用吐法更伤其阳,否则会导致各种变证丛生。呕吐容易引起机体剧烈反应,故体虚者不宜使用。

病可吐证第五

【提要】论述可用吐法的各种病证和基本原则。

【原文】大法,春宜吐。

凡服汤吐,中病便止,不必尽剂也。

病如桂枝证,其头不痛,项不强,寸口脉微浮,胸中痞坚,气上撞咽喉,不得息,此为胸有寒,当吐之。

病胸上诸实,胸中郁郁而痛,不能食,欲使人按之,而反有浊唾,下利日十余行,其脉反迟,寸口微滑,此可吐之,吐之利即止。

少阴病,饮食入则吐,心中温温欲吐,复不能吐,当遂吐之。

宿食在上脘,当吐之。

病者手足厥冷,脉乍紧,邪结在胸中,心下满而烦,饥不能食,病在胸中,当吐之。

【语译】治疗的基本原则,是春天宜用吐法。

凡是服用汤药呕吐,只要病情缓解,应立即停药,不一定要

卷第七·病可吐证第五

437

全部服完。

如果病证的表现好像桂枝汤证，但头不疼痛，颈项不强，寸脉略浮，胸中痞满而坚硬，感觉有气上冲咽喉，引起呼吸困难，这就是胸中有寒饮所致，应该用吐法治疗。

凡是上焦有实邪停聚，胸部闷闷作痛，不能饮食，需要让人按压胸部，反而有污浊的涎沫唾出，一天腹泻十多次，脉象反表现迟缓，寸部脉微滑，可以用吐法，吐后腹泻就会停止。

患少阴病，进食后即引起呕吐，或者感到心中想吐又吐不出来，当用吐法治疗。

如有宿食停积上脘，当用吐法治疗。

病人感到手足厥冷，脉搏突现紧象，是由邪气结聚胸部，引起心下满闷烦躁，胃中感觉饥饿，但不思饮食，这是邪在胸中，可用吐法治疗。

【按语】春天阳气升发向上，胸中有实邪，因势利导，是使用吐法的较好时令。

吐法是一剧烈的治法，容易损伤正气，故凡用吐法治疗疾病，只要引起呕吐，达到治疗目的，就要停止服药，不必全部服完剩余的药物。所以必须慎用吐法，不可过量。

病变像桂枝汤证，但没有头痛项强等桂枝汤证的表现，而见寸脉浮、胸部痞硬、气逆咽喉、呼吸困难等表现，是寒邪积于胸中，肺气宣降失常所致。由于病位在上，病情属实，故可用吐法祛散胸中的寒邪。

上焦有痰饮壅塞，气机阻滞，则胸中疼痛；按压胸部可暂时缓解气滞，故喜按压；痰停胸中，肺气上逆，一方面引起呕吐痰涎，另一方面影响饮食下入。肺气闭塞，通调水道功能失职，水气不能下输膀胱，而下渗大肠，表现为大便下利次数较多；气机郁滞则脉迟，痰饮实邪在上焦则寸脉微滑，故用呕吐法祛除痰涎，使上焦气机得通，水道通调，则下利可止。

胸中有痰涎等实寒之邪停留，阴寒格拒，饮食入口则吐；即使不吃饮食，心中也泛泛恶心欲吐，但因为痰涎胶结，故欲吐不能吐出，故应以吐法治疗。

宿食停留于胃的上脘部时，因势利导，可以用呕吐法治疗。但应注意，如果宿食停留在中、下脘，则应分别采用消导或下法治疗，不能一概使用呕吐法。

痰饮寒邪结于胸中，气机受阻，阳气不达于四肢，则手足发冷；寒气收引，则脉突然紧张；邪气结于胸中，则胸满心烦；寒饮犯胃，胃不主纳，故不思食；因未影响于脾，脾能运化，则有饥饿感。总之，病位偏于胸膈之上，可用吐法治疗。

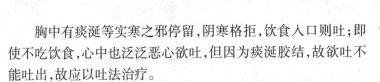

病不可下证第六

【提要】论述伤寒病中不可攻下的各种脉证，以及误下所致的各种变证。

【原文】脉濡而弱，弱反在关，濡反在巅，微反在上，涩反在下。微则阳气不足，涩则无血。阳气反微，中风汗出，而反躁烦；涩则无血，厥而且寒。阳微不可下，下之则心下痞坚。

动气在右，不可下。下之则津液内竭，咽燥鼻干，头眩心悸。

动气在左，不可下。下之则腹里拘急，食不下，动气反剧，身虽有热，卧则欲蜷。

动气在上，不可下。下之则掌握热烦，身浮冷，热汗自泄，欲水自灌。

动气在下，不可下。下之则腹满，卒起头眩，食则下清谷，心下痞坚。

咽中闭塞，不可下。下之则上轻下重，水浆不下，卧则欲踡，身体急痛，复下利日十数行。

诸外实，不可下。下之则发微热，亡脉则厥，当脐握热。

诸虚，不可下。下之则渴，引水者易愈，恶水者剧。

【语译】病人脉象濡而弱，主要见于关部，沉取脉弱，浮取脉濡；寸部脉微，尺部脉涩。寸脉微是阳气不足，尺脉涩是营血亏虚。阳气微弱，中风表虚则易汗出，兼见烦躁不安之症；涩脉表示阴血亏虚，不能与阳气接续，则见手足厥冷、形寒怕冷等症。阳气衰微就不可以用下法，如果误用下法，会出现心下痞硬的症状。

如果感觉脐的右边搏动，不能攻下。误用下法，津液内耗，会引起咽喉和鼻中干燥、头目眩晕、心跳不宁等症状。

如果感觉脐的左边搏动，不能攻下。误用下法，会引起腹部拘挛急迫，饮食不下，搏动反而更剧烈，虽然身体发热，却喜欢踡曲而卧。

如果感觉脐上搏动，不能攻下。误用下法，会出现掌心烦热，身体表面发冷，但又感觉内热汗出，喜大量饮水。

如果感觉脐下搏动，不可攻下。误用下法，会引起腹部胀满，突然站起就感头晕，饮食不能消化，下利清谷，心下痞硬。

咽喉闭塞不通的病人，不能攻下。误用下法，会引起头轻脚重，水浆难以咽下，喜欢踡缩而卧，身体拘急疼痛，腹泻下利，一天可达十余次。

凡是表有实邪，不能攻下。误用下法，会引起轻度发热、触不到脉搏、手足厥冷、脐部发热等症状。

凡是虚证，不能攻下。误用下法，会引起口大渴。如果口渴而想饮水，是好转的佳兆；如果渴而不想饮水，病情更加严重。

【按语】关脉浮濡沉弱，寸脉微，尺脉涩。寸脉微为上焦阳气虚，卫外不固，故易中风汗出；虚阳扰心，则为烦躁；尺脉弱为下焦阴血亏损，不能运行气血到达四肢，则手足怕冷而恶寒。无论阳气还是阴血不足，都不能使用下法。误下后阳气更虚，气不能温运，结于心下，则为心下痞硬。提示阳气阴血虚弱之人，禁用下法。

右脐跳动明显，为肺虚。肺虚病位在上，不能用下法。误下伤津，咽鼻失濡，则咽干鼻燥；阴津不能上养于头目，则头目眩晕；心失所养，则为心悸。提示肺气虚者，禁用下法。

左脐跳动明显，为肝虚。误下伤胃，土虚木乘，肝气横犯脾胃，所以食不下，筋脉拘挛而腹部拘急；动则耗气，故动后上述症状加剧；气虚之人，动则阳气浮张而生虚热，气虚身体倦怠而嗜卧。提示肝气虚者，禁用下法。

脐上跳动明显，为心虚。误下伤阴，心火炽甚，心的经脉行于掌，虚火扰动则掌心烦热；阳气浮张，则身热汗出，汗后则体表怕冷。由于误下和汗出易伤阴津，故想多饮水以补充津液不足。提示心虚者，禁用下法。

脐下跳动明显，为肾虚。误下伤肾阳，阴寒之气上逆，犯脾则为腹满，犯胃则为心下痞气；浊阴上逆清阳之位，人站立时，则为头眩；肾阳虚，火不暖土，脾失腐熟，则大便下利清谷。提示肾气虚者，禁用下法。

咽喉属肾，肾阳虚，虚火上逆，闭塞咽喉，不能用攻下法治疗。误下胃阳受伤，不能纳食，则水浆难于下咽。肾阳虚，精神失于温养，则身倦嗜卧；筋骨失养，则身体疼痛；火不暖土，脾运失调，则下利严重。提示少阴虚寒者，禁用下法。

凡外有表实邪气,应先解表,不可攻下。误下,表热尽陷于里,则外只有微热;热闭于内,阳气不达四肢,则手足厥冷,脉微欲绝,甚至按不到脉搏;热闭于内,则当脐处发热。提示表证禁用下法。

凡属虚证,不宜用下法。误下后,口渴较甚,是下伤津液。如果口渴欲饮水,说明阳气未竭,尤能消水;如果渴而不欲饮水,是胃气消亡,所以病情会加重。提示虚证禁用下法。

【原文】脉濡而弱,弱反在关,濡反在巅,弦反在上,微反在下。弦为阳运,微为阴寒,上实下虚,意欲得温。微弦为虚,虚者不可下。微则为咳,咳则吐涎沫。下之咳则止,而利不休,胸中如虫齧[1],粥入则出,小便不利,两胁拘急,喘息为难,颈背相牵,臂则不仁,极寒反汗出,躯冷若冰,眼睛不慧,语言不休,谷气多入,则为除中[2]。口虽欲言,舌不得前。

脉濡而弱,弱反在关,濡反在巅,浮反在上,数反在下。浮则为阳虚,数则为无血,浮则为虚,数则生热。浮则为虚,自汗而恶寒。数则为痛,振而寒慄。微弱在关,胸下为急,喘满汗流,不得呼吸。呼吸之中,痛在于胁,振寒相搏,其形如疟。医反下之,令脉急数,发热,狂走见鬼,心下为痞,小便淋漓,少腹甚坚,小便血也。

【注释】[1]齧(音聂):咬。[2]除中:指胃气将绝。

【语译】病人脉象或濡或弱,见于关部,沉取脉弱,浮取脉濡,寸脉反见弦脉,尺部反见微脉。弦脉表示阳气运动在上,微脉表示阴寒凝聚在下,上为实而下为虚,病人就想得到温暖才觉舒服。微弦脉象表示正气虚弱,不能用下法治疗。微脉可见到咳嗽,咳时会咯吐涎沫。如果误用下法,咳嗽虽然能停止,但又引起下利不止,胸痛不适如有虫咬,食入稀粥随即吐出,小便不利,两胁拘挛,呼吸喘息困难,颈与背相互牵引不适,臂部麻木不仁。病本属极度虚寒,却反而汗出,身冷像冰一样,眼睛视物不清,说话不停,饮食反而增多,这是胃气将绝的病证,名叫除中。口虽想说话,但舌却不能前后伸缩活动。

病人脉象或濡或弱,见于关部,沉取脉弱,浮取脉濡,寸部反见浮脉,尺部反见数脉。寸脉浮象表示阳虚,尺脉数象表示血少,浮象提示属虚,数象提示生热。浮象主虚,出现自汗恶寒。数象主痛,出现振寒战慄。微弱之象见于关部,表现为胸部以下急迫不适,气喘汗出,呼吸困难,呼吸的时候,两胁疼痛,时时寒战,如像疟疾。如果反用下法,引起脉象急数、发热、发狂奔走如同见鬼、心下痞硬、小便淋漓不尽、少腹较为硬满、小便出血等症。

【按语】关脉浮濡沉弱,寸脉弦,尺脉微,为阴寒盛于下,虚阳浮于上,故喜温暖。脉微弦为阳虚,故不能攻下。阳虚水气上犯,痰饮停肺,则为咳吐涎沫;误用下法,水气下渗,则咳暂止而下利不休。胸阳不振,寒凝气滞,则胸中疼痛,有似虫咬;火不生土,胃寒食谷难消,粥入则吐;肾阳虚,膀胱气化不行,则小便不利;阴寒盛,寒主收引,筋脉失养,则两胁拘急,颈背引痛,臂部麻木不仁;肾气不纳,则呼吸喘促困难;阴寒内盛,卫外不固而汗出;阳虚失于温养,则肢体寒冷,眼睛视物不清;阳虚失养,心神浮越,出现假神,则突然言语不休,或突然饮食较多,为胃气欲绝的除中证。此时神气欲脱,故口虽能说,但舌已不能活动,病情危重。提示阳虚证禁用下法。

关脉濡弱,沉脉弱,浮脉濡,寸脉浮,尺脉数。寸脉浮为阳虚于外,卫外失固,则自汗恶风;尺脉数为亡血,血失濡养,则身体疼痛;亡血气随血脱,可致亡阳:一方面阳浮于外,可引起假热的症状,故云"数则生热";同时,阳失温煦,又可引起恶寒振战的表现;关脉微弱,为中气虚乏,脾胃阳虚,寒凝气滞,则胸部以下胃脘胀闷不适;土不生金,肺气失降,则呼吸喘促困难,胁下引痛;脾胃阳虚进一步发展,引起肺的阳气虚衰,阳失温煦,则易汗出,时发振寒,如同疟疾。误用下法,脾肾阳虚,阳气推动乏力,脉搏代偿性增快,则脉虚而急数;阳浮于外,则见虚假发热;虚阳浮越,心神外越,则为狂言妄见;寒凝少腹,则少腹坚硬;肾气不能固摄,则小便淋漓;脾气不能统血,则小便出血。提示阳虚血少禁用下法。

【原文】脉濡而紧,濡则阳气微,紧则荣中寒。阳微卫中风,发热而恶寒。荣紧胃气冷,微呕心内烦。医以为大热,解肌而发汗,亡阳虚烦躁,心下苦痞坚,表里俱虚竭。卒起而头眩,客热在皮肤,怅怏[1]不得眠。不知胃气冷,紧寒在关元,技巧无所施,汲水灌其身。客热应时罢,慄慄而振寒,重被而覆之,汗出而冒巅,体惕而又振,小便为微难,寒气因水发,清谷不容间,呕变反肠出[2],颠倒不得安,手足为微逆,身冷而内烦。迟欲从后救,安可复追还。

脉浮而大,浮为气实,大为血虚。血虚为无阴,孤阳独下阴部,小便难,胞中虚,今反小便利而大汗出,法卫家当微,今反更实,津液四射,荣竭血尽,干烦不眠,血薄肉消,而成暴液[3]。医复以毒药攻其胃,此为重虚,客阳去有期,必下如污泥而死。

趺阳脉迟而缓,胃气如经也。趺阳脉浮而数,浮则伤胃,数则动脾,此非本病,医特下之所为也。荣卫内陷,其数先微,脉反但浮,其人必坚,气噫而除。何以言之?脾脉本缓,今数脉动脾,其数先微,故知脾气不治,大便坚，气噫而除。今脉反浮，其数改微，邪气独留，心中则饥，邪热不杀谷，潮热发渴。数脉当迟缓，脉因前后度数如前，仲景前字作法。病者则饥。数脉不时，则生恶疮。

【注释】[1]怅怏(音唱样)：失意不乐的神态。[2]呕变反肠出：呕变，是指呕吐物有异味。反肠出，是指脱肛。[3]暴液：指津液被火气煎熬。

【语译】病人脉象濡紧，濡脉主卫阳衰微，紧脉提示营血感寒。阳气衰微，卫气虚被风邪中伤，可致发热恶寒之证。营血感寒，引起胃中虚冷，可见微呕心烦的表现。医生认为肌表有大热，误用解肌发汗的方法，引起汗出亡阳，见烦躁不安、心下痞硬、表里虚弱衰竭的症状。如果突然站起，就会感觉头昏；虚热停留在皮肤，出现闷闷不乐、不能安睡等症。医生不知是胃气虚冷，关元处有严重寒象，找不到正确的治法，反用冷水浇洗病人身体，表热虽及时消退，但却出现恶寒战抖，需用厚被覆盖取暖。与此同时，又引起汗出头晕、机体筋肉跳动、小便微觉不通等症状。由于内寒因灌水而引起，可出现泻利清谷，不能停止，上为呕吐异味，下为直肠脱出，辗转不安，手足微感厥冷，身体发凉，心中烦躁。如果不及时治疗，到病情严重时，就不能挽救。

病人脉象浮大，浮脉是邪气实，大脉为血虚。血虚是亡阴，亡阴则孤阳独居于阴部，引起小便困难、膀胱空虚。如果见小便通利，大量出汗，本是卫阳衰微的征象，今却见邪气实，使津液四处外泄，营血严重损耗，口干心烦，不能安睡，血虚少而肌肉消瘦，为火热煎熬津液，津液耗损。医生再误用峻下药攻伐胃气，导致虚上加虚，虚阳无所依附，离死亡时间已为期不远，出现泻利污泥样粪便，就会引起死亡。

跌阳脉迟缓，表示胃气正常。跌阳脉浮数，浮是胃气受伤，数是脾气受扰，这不是脾胃病的表现，而是医生误下所致。如果营卫之气内陷，脉象本应由数变微，但却只见浮象，一定会出现大便坚硬、嗳气后病情缓解的现象。为什么这样说呢？因脾脉本缓，今脉数为热邪扰脾，数脉变得微弱，故知脾气虚弱，不能运化，引起大便坚硬，嗳气则舒。现在脉象反浮，数象虽变成微象，是邪气独留于胃中，胃中饥饿。因邪热困脾，不能消化食物，则潮热口渴。脾病脉数，变化为迟缓，脉象前后至数相同，恢复病前脉象，患者知饥能食，是病势转好的征象。如果数脉时常出现，就会发生恶疮。

【按语】脉浮细而软为濡脉，是卫阳不足，故易为风邪中伤，引起发热恶寒的表虚证。脉紧为寒邪中伤营气，引起胃中虚冷，胃气上逆而呕，扰动心神而烦。本属阳气虚而外感风寒，误用发汗解表，汗多而致亡阳。心神外越，则烦躁不安；胃阳虚，寒凝气滞，则心下痞坚，导致表里俱虚的证候。阳虚，清阳不能上养于头，故起则头眩；虚阳浮于表，则身热；阳气者精则养神，阳虚心神失养，则心中怏怏不乐，不能安眠。医者不知救里，误认为表有热邪，而用冷水浇灌，虚热虽退，阳气更衰，所以恶寒振战。又以重被覆盖，逼使汗出，阳气更衰，里更虚寒，引起筋惕肉跳、小便困难、剧烈呕吐、下利脱肛、辗转不安、手足逆冷、外冷内烦等亡阳变证。如果不用回阳救逆的治法，则难于挽救。提示阳虚外感证，禁用下法。

病人脉浮大，大为血虚，浮为气实，阳亢阴虚，应小便短赤而难，今反小便自利而大汗出，使阴液更伤，阳气更亢，故致口干、心烦、不眠、消瘦诸症。再误用攻下，不仅阴津大伤，胃气也绝，故下利污泥样肠垢而死。提示气实血虚证，禁用下法。

跌阳脉应迟缓，如见脉浮数，为使用下法所致脾胃两伤。脾胃虚，不能化生营卫，营卫虚衰，脉由浮数变为浮微，必然大便干燥,嗳气稍舒,是因脾气虚弱、失于运化所致。现数脉虽变微,但脉仍浮,是邪气停留胃中,所以胃中有饥饿感。但邪热不能消化食物,故虽饥而不能饮食,同时伴有潮热口渴等症。如果数脉变回迟缓,恢复到未病前的脉象,也就能知饥能食,病就能好转;如果经常脉数,邪热较甚,腐肉化脓,则易发生恶疮。此条提出根据趺阳脉的变化可分析误下而造成的病机变化。

【原文】脉数者,久数不止,止则邪结,正气不能复,正气却结于藏,故邪气浮之,与皮毛相得。脉数者不可下,下之必烦,利不止。

少阴病,脉微,不可发其汗,无阳故也。阳已虚,尺中弱涩者,复不可下之。

脉浮大,应发其汗,医反下之,此为大逆。

脉浮而大,心下反坚,有热属藏,攻之,不令发汗。属腑,溲数则坚,汗多即愈,汗少便难。脉迟,尚未可攻。

二阳并病,太阳初得病时,发其汗,汗先出,复不彻,因转属阳明,欲自汗出,不恶寒。若太阳证不罢,不可下,下之为逆。

结胸证,其脉浮大,不可下,下之即死。

太阳与阳明合病,喘而胸满,不可下之。

太阳与少阳并病,心下痞坚,颈项强而眩,勿下之。

【语译】脉象数的患者,脉数应持续不止,如出现停顿,提示邪气郁结,正气不能恢复,闭结内脏,所以邪气浮于外,和皮毛相应。数脉不能用攻下法,误用攻下,会出现心烦、泻利不止。

患少阴病,脉象微弱,不能发汗,这是因为阳气不足。阳气已经不足,尺脉又见弱涩,提示阴气也虚,更不能用下法。

脉象浮大,应该发汗治疗,医生反用攻下法,就会出现大逆的证候。

脉象浮大,心下反而痞硬,这是热邪结于内脏,应用攻下法,不可发汗。如果热邪结于腑,出现小便频数而大便硬结,出汗量多,热邪就会随汗而解,病获痊愈;汗出量少,则出现大便困难。迟脉表示里虚不足,不能用攻下法治疗。

太阳与阳明并病,是因为太阳病初起时,使用汗法,汗虽先出,但不透彻,病邪内传,转属阳明,就会继续自然出汗,不恶寒。如果太阳证仍在,不能攻下,误用下法,就会引起逆证。

患结胸证,出现脉象浮大,不能攻下,如果误用下法,就会导致死亡。

太阳与阳明合病,出现气喘胸满之症,不能用下法治疗。

太阳与少阳并病,出现心下痞硬、颈项强直、头目眩晕等症,不能用下法。

【按语】脉数为热,久数出现停顿叫促脉,是邪热持续、正气受到郁滞、脉气不畅所致。此为邪热在表,正气郁结于内,不能因其脉数而用下法。误下使邪气内陷,扰心则心烦,热邪下走肠间,则为协热下利。提示邪热在表,误下可致协热下利。

少阴病脉微,是阳气不足,不可用发汗解表法。汗出阳虚,尺脉微涩,为阴血亦亏,阴阳俱虚,故不能用下法治疗。提示少阴病禁用汗、下法。

脉浮大为病在表,可用发汗法治疗,不能用攻下法,误下可致多种变证。提示表证不可用下法。

脉浮大,兼见心下坚硬,是邪热结于内,不能因其脉浮而再用发汗解表法,病在里,当攻下里热。热盛于里,津液已伤,不可通利小便更伤其津,而致大便坚硬。热病在里,汗出较多,邪热随汗而解,故其病可愈;汗少为津液已伤,邪热仍炽,故大便

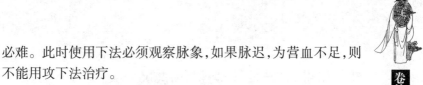

必难。此时使用下法必须观察脉象,如果脉迟,为营血不足,则不能用攻下法治疗。

太阳病发汗不透彻,邪气传入阳明,阳明为里实热证,邪气化热,故不再恶寒;里热蒸腾,而致汗出。阳明证应用下法治疗,但必须待太阳证消失后,才能使用下法。误下表邪内陷,可致多种变证。提示太阳阳明并病时,应先解表,后攻里。

结胸证本为误下邪气内陷而成,现脉浮大,表证仍在,故不能再用下法。误下,表邪尽陷,可使病情加重。提示结胸证脉浮大者,禁用下法。

太阳与阳明同时发病,见喘而胸满之症,为肺气失于宣降,病机偏表,不能过早使用下法。提示二阳合病,表邪未解,禁用下法。

太阳病未解,又见到心下痞硬、颈项强、头眩等少阳病表现,虽然病邪传里,但还未见到阳明里实证的表现,故不能用下法治疗。提示太少并病,禁用下法。

【原文】诸四逆厥者,不可下之,虚家亦然。

病欲吐者,不可下之。

太阳病,有外证未解,不可下,下之为逆。

病发于阳,而反下之,热入因作结胸;发于阴,而反下之,因作痞。痞,脉浮紧而下之,紧反入里,因作痞。

夫病阳多者热,下之则坚。

本虚,攻其热必哕。

无阳阴强而坚,下之必清谷而腹满。

太阴之为病,腹满而吐,食不下,下之益甚,时腹自痛,胸下结坚。

厥阴之为病,消渴,气上撞心,心中疼热,饥而不欲食,甚者则欲吐,下之不肯止。

少阴病，其人饮食入则吐，心中温温欲吐，复不能吐。始得之，手足寒，脉弦迟，此胸中实，不可下也。

伤寒五、六日，不结胸，腹濡，脉虚，复厥者，不可下，下之亡血死。

伤寒，发热，但头痛，微汗出。发其汗则不识人；熏之则喘，不得小便，心腹满；下之则短气而腹满，小便难，头痛背强；加温针则必衄。

【语译】凡有四肢厥冷的患者，不能用下法；身体虚弱的人，也不能攻下。

如果病人想呕吐，不能攻下。

患太阳病，表证没有解除，不能攻下，误用攻下，会引起逆证。

病发于阳，误用攻下法，热邪内陷，易形成结胸证；病发于阴，误用攻下法，就会形成痞证。痞证，是因脉象浮紧，误用攻下法，浮紧之脉变为沉紧，因而形成痞证。

病人阳气亢盛，多为热证，因用下法，可引起心下痞硬。

患者中气本来虚弱，再攻其热，一定发生呃逆。

阳虚阴盛而大便硬结，采用攻下法，定会出现下利清谷、腹中胀满等症。

患太阴病所表现的症状，主要有腹中胀满而呕吐，饮食不下，攻下则症状加重，腹部时常自觉疼痛，胸下胃脘部出现痞结胀硬等。

患厥阴病，可见消渴、气逆上冲、心中疼痛发热，虽觉饥饿但又不思饮食，甚至欲呕等症状，如果误用下法，则会出现下利不止。

患少阴病，饮食入口即吐，或心中想吐，复又不能吐出。刚得病时，出现四肢发冷、脉象弦迟等表现，是胸中有实邪所致，不能用下法。

患伤寒病五六天后,不出现结胸的表现,但有腹部濡软、脉虚、四肢厥冷等症,不能攻下,如误用攻下,会引起大失血而导致死亡。

患伤寒病,出现发热、头痛、汗微出等症,如果误用发汗,就会神志不清、不省人事;如用火熏治疗,就会出现气喘、小便不利、心腹满闷等症;如果误用攻下,就会出现呼吸短气、腹部胀满、小便困难、头痛背强等症;如用温针治疗,容易引起鼻出血。

【按语】四肢厥冷的病人,阳气虚弱,阴寒内盛,或平素身体虚弱的患者,气血阴阳俱虚,故不能用攻下法治疗。

呕吐的病人,病机向上,腑实未成,故不能用攻下法治疗。

太阳病,病位在表,表证未解,宜用发汗解表法治疗,不能用攻下法治疗。

病发于阳,是指太阳病,邪实阳盛,误用下法,邪热内陷,与痰水互结心下,而成结胸证;病发于阴,是指太阴病,邪气性质属阴,误用下法,邪气内陷,结于心下,而成痞证。痞证,就是因为本属浮紧脉的风寒邪气,误用下法,邪气入里,结于心下而成。这里阐述了结胸和痞证的成因和病机。

凡阳气盛的病人,阳气郁于肌表,则易于发热。如果见到发热,就认为是阳明腑实证而用下法,在表的阳邪内陷于心下,则会引起心项痞满坚硬的症状。提示阳盛发热,未引起腑实的病人,不能用下法。

胃气本虚的病人,见到气虚发热的症状,误用攻下法清热,下后胃气更虚,胃气上逆,可引起呃逆之症。提示胃气虚的病人,禁用下法。

阴盛阳虚的病人,寒凝气滞,或阳气推动无力,可致大便秘结。误用苦寒泻下法,脾肾阳气大伤,失于腐熟运化,可致大便下利清谷;寒凝气滞,可致腹中胀满。提示阴盛阳虚大便坚硬者,禁用下法。

太阴脾胃虚寒证,脾虚失运,气滞腹中,而为腹满;胃寒气逆,而为呕吐;胃虚失纳,则不思饮食。如果误认为阳明证而用下法,脾阳更伤,寒凝气滞,而致腹痛;寒气结于心下,则为心下硬满之症。提示太阴腹满虚寒证,禁用下法。

厥阴病为上热下寒证。上热为胸中有热,肝气化火,热火伤津,津伤而引水自救,故而消渴;肝火犯胃,胃热上冲,则心中疼热,气上冲胸;下寒,为胃中有寒,不主受纳,故虽饥而不能食;胃寒气逆,则引起呕吐。厥阴病虽有热邪,但不能用攻下法治疗。误下,脾胃阳气更伤,则可引起下利不止的病证。

少阴病,有痰浊等实邪阻塞在胸中,邪气阻滞,胃气不降,故无论进食或不进食时,都会呕吐,但因痰浊胶滞,故欲吐不能吐出;胸阳阻隔,不达于四肢,则手足寒冷;有痰则脉弦,有寒则脉迟,寒实之邪停结于胸,故不能用下法治疗。

伤寒五六天,未引起结胸证,腹部亦濡软,脉虚无力,可知无实邪结聚,但见四肢厥冷,为亡血,气随血脱,阳气不达四肢所致。故不能用下法,误下血脱则死。提示亡血气脱致厥者,禁用下法。

伤寒见到发热、头痛、微汗等症,而无恶寒,说明寒邪已经化热入里,传入阳明。如果误用辛温发表药,汗出伤津助热,热扰心神,而致神昏不识人。病已化热,误用火熏,火邪上迫于肺,则为气喘;火邪劫津,化源不足,则小便难;火热壅滞心腹气机,则为心腹满闷。如果误用下法,下伤气津,气虚则呼吸短气,津伤则小便困难,气不上养则头痛,津失濡养则背强痛。如果误用温针,热伤血络,则为鼻出血。提示温热病不可使用发汗、火熏、攻下、温针等法。

【原文】伤寒,其脉阴阳俱紧,恶寒发热,则脉欲厥。厥者,脉初来大,渐渐小,更来渐大,是其候也。恶寒甚者,翕翕汗出,喉中痛;热多者,目赤,睛不慧。医复发之，咽中则伤；若复下之，则两目闭，寒多清谷，热多便脓血；熏之则发黄，熨之则咽燥。小便利者可救，难者必危殆。

伤寒发热，口中勃勃[1]气出，头痛目黄，鼻衄不可制。贪水者必呕，恶水者厥。下之咽中生疮。假令手足温者，下重便脓血。头痛目黄者，下之目闭。贪水者，下之其脉必厥，其声嘤[2]，咽喉塞。发其汗则战慄，阴阳俱虚。恶水者，下之里冷不嗜食，大便完谷出；发其汗，口中伤，舌上胎滑，烦躁。脉数实，不大便六、七日，后必便血，复发其汗，小便即自利。

得病二、三日，脉弱，无太阳柴胡证，而烦躁，心下坚。至四日，虽能食，以承气汤少与微和之，令小安。至六日，与承气汤一升。不大便六、七日，小便少者，虽不大便，但头坚后溏，未定成其坚，攻之必溏。当须小便利，定坚，乃可攻之。

【注释】[1]勃勃：旺盛的样子。[2]声嘤：指声音细小，含混不清。

【语译】患伤寒病，寸脉尺脉都紧，恶寒发热，是将成厥脉。所谓厥脉，表现为脉初来时大，逐渐变小，后来又逐渐变大，这就是厥脉的形态。如果病人恶寒较甚，则出现微微出汗、咽喉疼痛等症；如果发热较甚，则出现目睛红赤、视物不清等症。若治疗再发其汗，就会引起咽喉红肿疼痛；再用攻下法，就会出现两眼紧闭，体内寒多的会引起下利清谷，体内热多则引起大便脓血；若用火熏治疗，易引起全身发黄；若用火熨治疗，易致咽喉干燥。如果小便通利，还可以救治；如果小便困难，病情一定危险。

伤寒病发热，口中冲出旺盛的热气，头痛，眼黄，鼻出血不止。若病人喜欢饮水，则会引起呕吐；病人厌恶饮水，则会出现手足厥冷。误用攻下，会引起咽喉生疮。如病人手足温暖，则会出现里急后重、大便脓血的表现。病人头痛眼黄，误用攻下，会出现两眼紧闭。病人喜欢喝水，攻下后必然出现厥脉，声音细小，含混不清，咽喉闭塞。如用发汗法，又会出现振寒战慄，此为阴阳俱虚之象。如厌恶饮水，误用下法就会引起中焦虚冷，不欲饮食、大便完谷不化等症；如果发汗，会引起口中生疮、舌苔滑、烦躁不宁等症。如果病人脉象数实，六七天不解大便，以后一定出现便血；如果再发汗，则出现小便自利。

患病二三天后，脉象虚弱，没有出现太阳、少阳的症状，而见烦躁不安、心下硬满，到了第四天，虽然能进饮食，但也只能用少量的小承气汤缓下，使病情缓和。到了第六天，就给承气汤一升服用。如果六七天不解大便，小便又少，虽然大便不通，但是大便起初干硬，随后溏薄，没有完全硬结，如用攻下，就会出现溏泻。必须待小便通利，大便完全燥结，才能够攻下。

【按语】伤寒寸脉尺脉俱紧，恶寒发热，是外有太阳风寒表证，内有少阴虚寒证。脉初大渐小，后来渐大，是病邪入里，少阴阳气虚衰而成的厥脉。少阴阳虚，失于温煦，则恶寒盛；阳虚卫外不固，则微微出汗；肾阳虚，虚火上炎，则咽喉疼痛。太阳风邪在表，阳气遏郁而发热；足太阳之脉起于目内眦，太阳邪热盛，上扰于目，则目红赤，视物不清。表实里虚，误用发汗法，汗多伤阴，咽喉失养，则咽喉疼痛；再用攻下法，阳气更伤，精神不振，则两目懒开；误下少阴从阴寒化，阴寒太甚，不能温脾化谷，则下利清谷；如果少阴从阳化热，热邪下迫，则为大便脓血。如果再用火熏治疗，火热煎熬，则会发黄；如果又用火熨，迫使津液更伤，不能上养咽喉，则为咽中干燥；如果小便通利，为津液未绝，故尚可救治；如果小便困难，津液已竭，故病情凶险。提示太阳表热少阴里寒证，禁用发汗、攻里、火熨等法。

伤寒病,见到发热、口中热气盛、头痛目黄等症,说明热势较盛,热伤血络,迫血妄行,故致鼻血不止。口渴欲饮,只能少少与之,多饮则水停心下,胃气上逆,则为呕吐;如果恶水,是阳气虚衰于内,不达四肢,则为手足发冷。误用下法,热邪陷结咽喉,则咽中生疮;假如病人手足本温,说明平素阳气较重,误下后,邪热内陷,则为下利脓血;平素有头痛发黄症状,是热邪在表,误下正气下陷,则目闭懒开;原来贪水,是热盛津伤,误下伤阳,气阴损耗,气失推动而脉厥,气津失养而声音细小、含混不清,咽喉闭塞。误汗伤阳,阳失温煦,则恶寒战慄;素体中阳虚冷、不喜饮水,下之更伤中阳,则不思饮食,下利清谷;再误发汗,阳气更虚,虚阳上浮,则口中生疮,舌苔白滑;虚阳扰心,则生烦躁。如果脉数实,五六天不大便,是里热下迫,故为便血;复发其汗,上虚不能制下,膀胱失约,则小便自利。

得病两三天,病程虽短,但没有太阳、少阳经的症状,又见到心烦、胃脘部硬满等症,是病已入里,转为阳明腑实证。四五天后,还能进食,说明胃还能下降,腑实不甚,加之脉弱,正气亦不足,故只能用少量的小承气汤调和胃气。第二天后,再服一升,既能通腑,又不伤正。不大便五六天后,小便量少,大便先干后稀,未坚硬,如用攻下,胃气损伤,必致便溏。应当待小便通利、大便坚硬后,即阳明腑实具备痞满燥实坚等特征,才能用大承气汤攻下通腑。指出使用攻下法的脉证和辨证要点。

【原文】藏结无阳证,寒而不热;《伤寒论》云:不往来寒热。其人反静,舌上胎滑者,不可攻也。

伤寒呕多,虽有阳明证,不可攻之。

阳明病,潮热,微坚,可与承气汤;不坚,不可与。若不大便六、七日,恐有燥屎,欲知之法,可少与小承气汤,腹中转矢气者,此为有燥屎,乃可攻之。若不转矢气者,此但头坚后溏,不可攻之,攻之必腹满不能食。

欲饮水者,即哕。其后发热者,必复坚,以小承气汤和之。若不转矢气者,慎不可攻之。

阳明病,身合色赤者,不可攻也。必发热色黄者,小便不利也。

阳明病,当心下坚满,不可攻之。攻之,遂利不止者,死;止者愈。

阳明病,自汗出,若发其汗,小便自利,此为内竭,虽坚不可攻之,当须自欲大便,宜蜜煎导而通之,若土瓜根及猪胆汁,皆可以导。

下利,其脉浮大,此为虚,以强下之故也。设脉浮革,因尔肠鸣,属当归四逆汤。

【语译】脏结证,没有出现性质属阳的症状,只有寒象而没有热象(《伤寒论》说:不往来寒热),病人精神反而安静,舌苔水滑,不能用攻下法。

患伤寒病,如果呕吐比较厉害,虽有阳明腑实证,也不用能攻下法。

患阳明病,出现午后潮热、大便微硬等症,可用承气汤治疗;大便不坚硬,就不能用此方。如果已经有六七天不解大便,担心有燥屎内积,可服少量小承气汤来探测,服药后腹中积气下泄,出现矢气,提示有燥屎,才可用攻下法。如没有积气下泄,仅是大便初硬,后便溏稀,不能攻下,误用攻下,就会引起腹部胀满、不进饮食等症。如果喜欢饮水,就容易出现呃逆。后来再度发热,大便必转坚硬,可用小承气汤缓下。如果没有积气下泄,必须十分谨慎使用下法。

患阳明病,见全身红赤色,不能攻下。误用攻下,定会发热、肌肤发黄、小便不利。

患阳明病,见到心下硬满,不能攻下。误用攻下,引起下利不止,则有死亡的危险;下利能够停止,就可痊愈。

患阳明病,已经自汗出,如果再次发汗,病人小便反而通畅,定会引起津液耗竭,此时大便虽然坚硬,也不能攻下。当病人欲解大便时,可用蜜煎导来润肠通便,或者用土瓜根及猪胆汁,均可起到润肠导便的作用。

腹泻下利、脉象浮大的病人,说明正气虚弱,是强行攻下所致。如果见到脉象浮革,因而肠鸣,可用当归四逆汤治疗。

【按语】脏结,是纯阴无阳的病症。阳气不振,但寒无热,精神安静,舌苔水滑,更说明证属阳虚,故不能用攻下法。提示病性虚寒的脏结证,禁用下法。

呕吐甚,病机还有上逆的趋势,使用下法,则违背病机发展趋势,故虽有阳明腑实,亦不能用下法。提示呕多是病机向上,禁用下法。

潮热是阳明腑实的重要征象,只要大便稍硬,就可用承气汤治疗。如果大便未硬,则不可用。如果不大便六七天,要想知道肠中有无燥屎,可用小承气汤来试探。服后矢气,为有燥屎,故可攻下;不矢气,为大便先干后溏,腑实未成,不可攻下。误下损伤脾胃,纳运失调,则为腹满不思饮食;如果胃气损伤太甚,饮水亦会发生呕吐。攻下后出现发热,是邪热再聚,化燥成实,故大便变得坚硬,可用小承气汤通下以调和胃气。如果不转矢气,说明燥屎还未形成,故慎用下法。提示通过服小承气汤,观察是否转矢气,了解肠中有无燥屎,以判断是否使用攻下法。

阳明病,面部发红,是无形热邪结于经,腑实未成,不能用攻下法。误用下法,热邪仍未解,热邪煎熬,则皮肤发黄;下后伤津,则小便不利。提示阳明病,热邪在经,腑实未成,禁用下法。

阳明病,心下胃脘部胀满,病位偏上,腑实未成,不能攻下。误下伤脾胃,运化失职,则下利不止。如果下利能止,说明胃气尚存,还可治愈。提示心下硬满,腑实未成,禁用攻下。

阳明病,出汗后,或发汗,或小便过多,津液损伤,引起大便秘结,不能用苦寒攻下法治疗。当有便意时,因势利导,用润肠通便的方法治疗。提示津亏便秘,当用润肠通便的方法治疗。

腑实未成,强行攻下,正气大伤,故见下利脉虚的症状。如果脉浮革,为失血伤阴,阳气外浮;兼见肠鸣,为脾胃阳虚,故用当归四逆汤,补益营血、温通阳气进行治疗。提示血虚阳衰病证,当用养血温通的方法治疗。

病可下证第七

【提要】论述伤寒病使用下法的脉证及治疗方剂。

【原文】大法,秋宜下。

凡可下者,以汤胜丸散,中病便止,不必尽三服。

阳明病,发热汗多者,急下之,属大柴胡汤。

少阴病,得之二、三日,口燥咽干者,急下之,属承气汤。

少阴病,六、七日,腹满不大便者,急下之,属承气汤证。

少阴病,下利清水,色青者,心下必痛,口干燥者,可下之,属大柴胡汤、承气汤证。

下利,三部脉皆平,按其心下坚者,可下之,属承气汤证。

阳明与少阳合病而利,脉不负者为顺,负者失也。互相克贼为负。

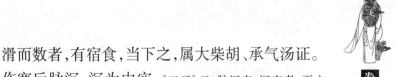

滑而数者,有宿食,当下之,属大柴胡、承气汤证。

伤寒后脉沉,沉为内实,《玉函》云:脉沉实,沉实者,下之。下之解,属大柴胡汤证。

伤寒六、七日,目中不了了,睛不和,无表里证,大便难,微热者,此为实。急下之,属大柴胡汤、承气汤证。

【语译】治疗的基本原则,秋天宜使用泻下法。

凡是可以用攻下法治疗的病证,汤剂的效果优于丸、散剂,服药后大便一通,就应停药,不需要服完全剂。

患阳明病,见到发热,汗出很多时,急用攻下法,可选大柴胡汤治疗。

患少阴病,得病二三天后,口燥咽干,当急用攻下法,可选用承气汤。

患少阴病,得病六七天后,腹部胀满,大便不通,急用攻下,可选用承气汤。

患少阴病,见到泻下稀水、便色纯青、心下疼痛、口咽干燥等症状,可以攻下,宜用大柴胡汤、承气汤。

病人腹泻下利,寸、关、尺三脉平和有力,按压心下坚硬,可以攻下,宜用承气汤。

阳明与少阳合病,腹泻下利,阳明与少阳脉不相互克伐,则为顺证;二者相互克伐,就是逆证。脉象互相克伐,就叫做负。

脉象滑数,是有宿食,应该攻下,可用大柴胡、承气汤。

患伤寒病后,出现脉沉,为邪实内结(《玉函》说:脉沉实,沉实者,下之),用攻下法可以缓解,可选大柴胡汤。

患伤寒病六七天后,病人视物模糊,眼睛转动不灵,没有表证和里证的其他表现,见到大便困难,轻微发热,此为阳明腑实证,急用攻下,可选大柴胡、承气汤。

【按语】秋气主降，万物收藏，邪实在下，因势利导，是使用下法的较好时令。阐述时令季节与使用下法的关系。

腑实证使用攻下法，汤药比丸、散剂，易于吸收，见效快，凡急下宜选用汤剂。汤有荡涤之势，性速效疾，达到治疗目的，就应停止后服。指出使用下法的宜忌。

阳明病，发热汗出过多伤津，津伤易致便秘，下势急迫，应选用大承气汤。如果伤津不甚，便秘不急，亦可用大柴胡汤攻下里实。说明发热汗多伤津易致腑实，可用下法。

少阴病，从阳化热，热极伤津，则为口咽干燥。此时邪热结实，有耗竭津液之势，宜用承气汤急下以存阴。指出少阴病热邪亢极，津伤邪结，可用下法。

少阴病六七天不大便，为邪气化热入腑，燥屎内结，故宜急下泄热存阴，可用承气汤来治疗。提示少阴病化热腑实，大便秘结，可用下法。

少阴病虚寒下利，应见大便稀薄或完谷不化等症，此下利青色水样秽臭便，为燥屎内结，热结旁流，是因少阴邪气化热入腑，大肠热结所致。大便颜色纯青，为少阴水亏、肝火亢盛、肝色外现引起；肝火犯胃，则心下疼痛；热盛伤津，则为口干。故宜大柴胡汤泻肝胃之火，承气汤泻腑实之热。指出少阴热化成实，热结旁流，可用下法。

虚寒性下利，脉当虚弱。现下利脉平，提示不存在虚寒病机。兼见脘腹部按之坚硬，提示腹中有邪热内结，热迫而引起下利。通因通用，故以承气汤急下邪热，热去而利止。指出实热内结性下利，可用下法。

阳明属土脉大，少阳属木脉弦，二者合病，见到下利症状，如果见到阳明的大脉，土旺不受木克，为顺证，预后较好。如果见到少阳的弦脉，为木病克土，为逆证，预后不好。提示腹泻下利，可从脉象相互的关系上判断疾病的顺逆。

脉滑数为宿食停结于胃肠，宿食为实邪，欲从下解，因势利导,可选用大柴胡、承气汤泻下宿食。指出食积胃肠,可用下法。

伤寒后脉沉,为表邪入里。沉脉主里,沉而有力为里实,故可用大柴胡汤解表攻里。指出伤寒病脉沉里实,可以攻下。

伤寒五六天后,视物不清,眼动不灵,大便艰难,为阳明腑实,里热炽盛,消灼津液,不能上荣于目而致;热伏于里,故身外微热。病情险恶,急需攻下,可用大柴胡、承气汤。指出目中不了了、睛不和、大便难是急下的主要依据。

【原文】太阳病末解,其脉阴阳俱停,必先振汗出解。但阳微者,先汗之而解;但阴微者,先下之而解。属大柴胡汤证。阴微,一作尺实。

脉双弦迟,心下坚。脉大而紧者,阳中有阴,可下之,属承气汤证。

结胸者,项亦强,如柔痉状,下之即和。

病者无表里证,发热七、八日,虽脉浮数,可下之,属大柴胡汤证。

太阳病六、七日,表证续在,其脉微沉,反不结胸,其人发狂,此热在下焦,少腹当坚而满,小便自利者,下血乃愈。所以然者,以太阳随经,瘀热在里故也,属抵当汤。

太阳病,身黄,其脉沉结,少腹坚,小便不利,为无血;小便自利,其人如狂者,血证谛[1]。属抵当汤证。

伤寒有热而少腹满,应小便不利,今反利者,此为血,当下之,属抵当丸证。

【注释】[1]谛(音帝):真实、确切。

【语译】太阳病还没有解除，如果寸、尺脉象暂时停止，一定出现先恶寒战慄，而后汗出而病解的现象。如果只见寸脉微弱，就应先发汗解表；如果只是尺脉微弱，应先泻下祛邪。可选用大柴胡汤。（尺脉微弱，一种版本作尺脉实。）

左右手脉象都弦迟，必然引起心下痞硬。脉象大而紧，为阳中有阴之证，可以攻下，用承气汤。

有结胸病的患者，颈项强直，好像柔痉一样，用下法治疗就可以好转。

病人没有其他表、里证的表现，发热七八天后，虽然脉象浮数，仍可攻下，应用大柴胡汤治疗。

患太阳病六七天后，表证仍然存在，脉象微沉，不出现结胸证，病人狂躁不安，是因为热积下焦，小腹部应坚硬胀满，小便通利，下血后就可以痊愈。之所以这样，是因为太阳经的邪气随着经脉的循行入里，瘀热停留在内，可用抵当汤治疗。

患太阳病，全身发黄，脉象沉结，小腹坚硬，小便不通，不是蓄血的表现；如小便自利，病人狂躁不安，才是蓄血的确据，应用抵当汤治疗。

患伤寒病出现发热，又兼小腹胀满，本应小便不利，现在反而通利，说明下焦存在蓄血，应该攻其瘀血，可用抵当丸。

【按语】太阳病表证未解，寸尺脉突然隐伏不显，是平素正气不足，正与邪气抗争，正气受到遏郁，脉气不利所致；伤寒病出现战汗，是邪正剧烈相争。邪气胜正，卫阳失职，则恶寒战慄；正气胜邪，必汗出而解。如果寸脉微弱，是上焦肺气被遏，故宜用发汗解表的方法治疗；如果尺脉微弱，是下焦大肠为实邪阻滞，故应用攻下法，可选大柴胡汤。指出伤寒病战汗后，从脉象的变化，可选用汗法或下法进行治疗。

两手脉弦迟，是胃阳不足，水寒凝滞，而成心下痞满坚硬证，性质属虚寒。如果脉大而紧，则是胃肠为实邪阻滞、气机壅塞所形成的心下坚硬证,性质为阳中伏阴,当攻下实邪,宜服承气汤。提示脉大而紧的心下痞坚证,可用下法。

结胸证,是水热结于心下。颈项强,俯仰不便,是水热结胸、不能上养颈项所致。故可用攻下法,祛除心下水热之邪,邪去颈项得养,病情自愈。指出水热结胸证,可用下法治疗。

患病七八天后,无头痛恶寒等表证,又无潮热腹满等里证,只是发热症状明显,为邪已入里。里热炽盛,蒸腾向外,则脉象浮数。病势向里发展,故用大柴胡汤透表攻里而使病邪得解。指出发热脉浮数的病证,可用下法治疗。

伤寒六七天后表证未除,脉当浮,现在脉沉微,为邪热入里,应当见到水热互结的结胸证,而未见到。病见发狂、少腹坚满、小便自利等症,为热邪深入下焦,与血搏结所致。下焦热与血结,热邪上扰心神,则引起发狂;气滞血瘀,则少腹硬满;热结下焦血分,未影响膀胱气化,则小便通利,故称为太阳蓄血证。由于瘀热在下焦少腹,必须使其下行,故用下瘀血的抵当汤进行治疗。提示瘀热结于下焦,可用下法。

太阳病,见到发黄、少腹硬满、小便不利、脉沉结等症,是湿热蕴结膀胱、气化失职所致,称为太阳蓄水证。如果见到少腹硬满、发狂、小便自利、脉沉结等表现,才是瘀热互结的蓄血证,可用抵当汤治疗。辨证的关键是小便是否通利,小便不利,是热与水结,病在气分,影响膀胱气化失职;小便自利,是热与血结,病在血分,未涉及膀胱气化。

伤寒热入于里,引起少腹硬满、小便不利,热与水结,为蓄水证;小便自利,热与血结,为蓄血证。后者必须破血逐瘀,但蓄血的程度不同而用不同的方药:病势较重,用抵当汤;病势较缓,用抵当丸。提示小便利与不利,是辨别蓄血蓄水的关键。

【原文】阳明病,发热而汗出,此为热越,不能发黄,但头汗出,其身无有,齐颈而还,小便不利,渴引水浆,此为瘀热在里,身必发黄,属茵陈蒿汤。

阳明证,其人喜忘,必有蓄血。所以然者,本有久瘀血,故令喜忘,虽坚,大便必黑,属抵当汤证。

汗出而谵语者,有燥屎在胃中,此风也。过经乃可下之。下之若早,语言乱,以表虚里实故也。下之则愈,属大柴胡汤、承气汤证。

病者烦热,汗出即解,复如疟状,日晡所发者,属阳明。脉实者,当下之,属大柴胡汤、承气汤证。

阳明病,谵语,有潮热,而反不能食者,必有燥屎五、六枚;若能食者,但坚耳,属承气汤证。

【语译】患阳明病,见到发热、汗出等症,这是里热向外蒸腾而随汗泄,故不会引起发黄。如果只有头汗出,到颈部而止,全身其他部位没有汗出,小便不利,口渴喜饮水,这是瘀热郁滞于里,全身一定发黄,可用茵陈蒿汤治疗。

患阳明证,病人出现健忘,一定有蓄血存在。之所以如此,因为体内早有瘀血,故使健忘,大便虽然坚硬,其颜色必黑,可用抵当汤治疗。

病人汗出谵语,是燥屎结于胃肠,又有太阳中风证,必须等表证已除,才能攻下。如果攻下过早,就会出现语言错乱,这是因为表虚里实的缘故。下后就会痊愈,可用大柴胡汤、承气汤治疗。

病人烦热不安,汗后可以缓解,又见如同疟疾的症状,到傍晚定时发热,属阳明病。脉象属实,就应攻下,可用大柴胡汤、承气汤治疗。

患阳明病,出现谵语、潮热之症,反而不能进食,肠中一定有五六枚燥屎存积;如果能够进食,只是大便干结,可用承气汤治疗。

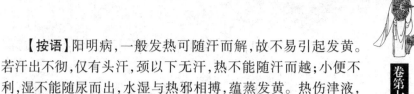

【按语】阳明病，一般发热可随汗而解，故不易引起发黄。若汗出不彻，仅有头汗，颈以下无汗，热不能随汗而越；小便不利，湿不能随尿而出，水湿与热邪相搏，蕴蒸发黄。热伤津液，则渴饮水浆。故用茵陈蒿汤苦寒清热利湿，湿去热清，发黄自退。指出湿热蕴蒸，可致黄疸。

阳明病为邪热在里，出现健忘症，是热与瘀血互结，不养心神所致；大便坚硬，是热盛伤津；大便色黑，是热壅瘀甚所致，故用抵当汤破瘀泻热。指出阳明蓄血，善忘、便坚、便黑，可用下法。

汗出，是风邪在表；谵语，是燥屎内结。表虚里实，应先解表，后攻里，表解才能用下法。下之过早，表热内陷，热扰心神，则为语言错乱。表解后，腑实仍在，可用大柴胡、承气汤攻下腑实。提出腑实兼表证，先解表、后攻里的治疗大法。

发热，汗出热解，继而再度发热。日晡为阳明经气旺盛之时，每到日晡，定时发热，可判断为阳明证。如果脉实，说明腑实已成，故可用大柴胡、承气汤攻下里实。指出日晡发热，脉实为阳明腑实证，可用下法。

阳明病，出现谵语、潮热等症，是腑实已成。如果不能饮食，是肠中燥结实滞、胃气上逆所致；如果能食，则肠中燥结还不甚，尚无胃气上逆，仅仅大便坚硬，可根据燥结的不同程度，前者用大承气汤，后者用小承气汤。提示能食与不能食，是辨别腑实程度差别的要点之一。

【原文】太阳中风，下利呕逆，表解，乃可攻之。其人漐漐汗出，发作有时，头痛，心下痞坚满，引胁下痛，呕则短气，汗出不恶寒，此为表解里未和，属十枣汤。

太阳病不解，热结膀胱，其人如狂，血自下，下之即愈。其外未解，尚未可攻，当先解外；外解，小腹急结者，乃可攻之，属桃仁承气汤。

伤寒七、八日,身黄如橘,小便不利,少腹微满,属茵陈蒿汤证。

伤寒十余日,热结在里,复往来寒热,属大柴胡汤证。但结胸,无大热,此为水结在胸胁,头微汗出,与大陷胸汤。

伤寒六、七日,结胸热实,其脉沉紧,心下痛,按之如石坚,与大陷胸汤。

【语译】患太阳中风证,见有下利、呕吐的症状,必须等表邪解除后,才能攻下。病人微微汗出,发作有一定时间,头痛,胃脘痞硬胀满,并牵引胁下作痛,呕吐时感到呼吸短促,虽有汗出而不怕风寒,这是表邪已解、里证未和的现象,可用十枣汤治疗。

太阳病表证还没解除,邪热已深入于里,结于膀胱,引起病人狂躁不安,如果自动下血,下血后病情就会痊愈。当表证未解,不能攻下,应该先解表证,待表证解除后,见到小腹拘急硬满的症状,才能攻下,可用桃仁承气汤治疗。

患伤寒病七八日后,全身发黄,面目皮肤鲜明如橘子色,小便不利,小腹轻度胀满,可用茵陈蒿汤治疗。

患伤寒病十多天后,邪热郁结在里,又出现往来寒热的症状,可用大柴胡汤治疗。如果只有结胸症状,外部没有高热,是因水结胸胁,引起头部微微汗出,可用大陷胸汤治疗。

患伤寒病六七天后,出现属实属热的结胸证,脉象沉紧,心下疼痛,如按石头一样坚硬,可用大陷胸汤治疗。

【按语】太阳中风证,表邪已解,见到心下硬满、引胁下疼痛等症,为表邪引动饮邪为患。饮停胸胁,阻碍气机,则脘胁疼痛;饮邪上迫,肺气不降,则呼吸短促;上犯于胃,胃气上逆,则为呕吐;上攻于头,则为头痛;下趋于肠,则为下利;饮邪外走于皮肤,则有微汗出;邪正相争,则发作有时。这些都是水饮内结所形成的实证,当表邪已解,里实已成,才可用攻逐水饮的峻剂十枣汤进行治疗。提示水饮结于胸胁,可用十枣汤攻下。

太阳病,邪气不能外解,传入膀胱,热与血结,形成蓄血证。热邪上扰,心神不安,则引起类似发狂的烦躁不安证。邪热与血相结较浅,血被热迫而下出,血出热解,故下血后病可自愈。热与血结较甚,下血不能自解,少腹硬满较甚,待表邪已去,可用桃仁承气汤进行治疗。提示热与血结膀胱引起的蓄血证,可用桃仁承气汤攻下治疗。

伤寒七八天后,出现全身面目色黄鲜明,是湿热蕴蒸所致。湿热阻碍膀胱气机,则少腹硬满,小便不利。可用清热利湿的茵陈蒿汤治疗。提示湿热发黄,可用茵陈蒿汤治疗。

伤寒十余天,已形成邪热积里的实热证,如果兼有寒热往来的半表半里证,是里实偏表,故可用攻里和解的大柴胡汤治疗。假如只有心下硬满的结胸症状,外部没有大热,是邪热已全入里;但头部出微汗,是水热郁蒸所致,可用逐水荡实的大陷胸汤治疗。提示水热结胸,可用大陷胸汤治疗。

伤寒六七天,已形成痰热结胸的实热证,气机阻滞,则心下疼痛;痰热为有形之邪,性质属实,故按之石硬。脉沉为病位在里,脉紧不是寒邪,而是实痛所致,故用大陷胸汤治疗。提示实热结胸,可用大陷胸汤治疗。

【原文】阳明病,其人汗多,津液外出,胃中燥,大便必坚,坚者则谵语,属承气汤证。

阳明病,不吐下而心烦者,可与承气汤。

阳明病,其脉迟,虽汗出而不恶寒,其体一本作人。必重,短气腹满而喘,有潮热,如此者,其外为解,可攻其里。若手足濈然[1]汗出者,此大便已坚,属承气汤;其热不潮,未可与承气汤;若腹满大而不大便者,属小承气汤,微和胃气,勿令至大下。

阳明病,谵语,发潮热,其脉滑疾,如此者,属承气汤。因与承气汤一升,腹中转矢气者,复与一升;如不转矢气者,勿更与之。明日又不大便,脉反微涩者,此为里虚,为难治,不可更与承气汤。

二阳并病,太阳证罢,但发潮热,手足漐漐汗出,大便难而谵语者,下之愈,属承气汤证。

病人小便不利,大便乍难乍易,时有微热喘冒,不能卧者,有燥屎也,属承气汤证。

【注释】[1]漐(音辑)然:微汗持续不止的样子。

【语译】患阳明病,病人汗出过多,津液大量外泄,导致胃中干燥,大便一定坚硬秘结。大便坚硬,出现谵语,可用承气汤治疗。

患阳明病,没有用吐下法治疗,出现心烦不安的症状,可用承气汤治疗。

患阳明病,脉象来迟,虽然汗出,但不怕冷,病人身体沉重,呼吸短气喘促,腹部胀满,午后潮热,出现这些症状,说明表证已解,可以攻里。如果手足微汗不止,说明大便已经坚硬,可用承气汤治疗;如果患者不发潮热,则不可用承气汤治疗;如果出现腹大胀满,大便不通,可用小承气汤,稍微调和一下胃气,不要泻下太过,以防意外。

患阳明病,如有谵语、潮热、脉象滑疾这类症状,可用承气汤治疗。因而给病人服一升承气汤,出现腹中肠鸣矢气,可再服一升;如果不转矢气,不能再服。第二天还不大便,脉象微涩,这是里气已虚,是难治之证,不能再用承气汤治疗。

太阳、阳明合并为病,太阳表证已经消失,只出现潮热、手

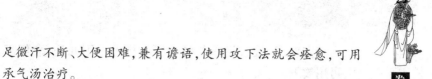

足微汗不断、大便困难，兼有谵语，使用攻下法就会痊愈，可用承气汤治疗。

病人小便不利，大便时难时易，体表时有微热，气喘，头目昏眩，不能安卧，是因为肠中有燥屎内结，可用承气汤治疗。

【按语】阳明病，里热炽盛，逼津外出，故汗多；胃中干燥，热盛津伤，则大便干燥坚硬。大便秘结，腑气不通，上扰心神，则神昏谵语，故可用承气汤攻下里实结热。提示便秘谵语，可以攻下。

阳明病，没有经过吐下治疗，是胃中燥热壅结、热邪扰心而心烦，如果再见到腹满便秘之症，可用承气汤攻下里热。提示燥热内结，胃实心烦，可用下法。

阳明病脉迟，虽然里热炽盛，但是燥屎阻碍气机，故可见到沉迟有力的脉象，切不可误认为寒。里热蒸腾，则汗出而不怕冷；阳明经气旺于午后，燥热内结，则午后潮热；腑气不通，则少腹胀满；腑气上冲，肺气不降，则呼吸短气喘促；此为表解里实，故可攻下。手足汗出不断，是大便已硬、里热蒸腾所致，故宜用承气汤攻下。如果未出现潮热之症，说明腑实未成，故不能攻下。如果腹部胀大显著，大便秘结，是腑实初成，可先小承气汤通下微和胃气，不能泻下太过。提示脉迟、潮热、腹满、便秘，可用下法。

阳明病，谵语、潮热、脉滑疾，是里热结实，可用承气汤攻下。服承气汤一升，腹中矢气，说明已有硬便内结，但药力不够，不能使硬便排出，故必须再服一升，若大便排出，病可痊愈；若腹中不矢气，说明肠中尚无燥结，不能再服承气汤。第二天仍不大便，脉微涩，微为气虚，涩为血少，邪实正虚，故病难治愈，不能再服承气汤攻下。指出服承气汤后，肠中有无矢气，是判断燥屎是否形成的关键。

二阳并病，太阳证已除，但见潮热、谵语、便难、手足不断汗出，为腑实已成，故宜用承气汤攻下。指出二阳并病，表解里实，可用攻下。

肠中有燥屎，大便传导不畅，故时难时通；热甚伤津，则小便不利；腑气不通，浊气上冲，则气喘头眩，不能安卧；邪结于里，所以外有微热。由于燥屎内结，可用承气汤攻下。提示肠中有燥屎，气喘头眩，不能安卧，可用下法。

病发汗吐下以后证第八

【提要】论述伤寒论中误汗、误吐、误下后出现的各种脉证及治疗方法。

【原文】师曰：病人脉微而涩者，此为医所病[1]也。大发其汗，又数大下之，其人亡血，病当恶寒而发热，无休止时。夏月盛热而与仲景作欲。著复衣；冬月盛寒而与仲景作欲。裸其体。所以然者，阳微即恶寒，阴弱即发热，故仲景作医。发其汗，使阳气微，又大下之，令阴气弱。五月之时，阳气在表，胃中虚冷，以阳气内微，不能胜冷，故与仲景作欲。著复衣；十一月之时，阳气在里，胃中烦热，以阴气内弱，不能胜热，故与仲景作欲。裸其体。又阴脉迟涩，故知亡血。

太阳病三日，已发其汗，吐下、温针而不解，此为坏病，桂枝复不中与也。观其脉证，知犯何逆，随证而治之。

脉浮数，法当汗出而愈，而下之，则身体重，心悸不可发其汗，当自汗出而解。所以然者，尺中脉微，此里虚，须表里实，津液和，即自汗出愈。

凡病若发汗，若吐，若下，若亡血，无津液而阴阳自和者，必自愈。

【注释】[1]病：此指误治。

【语译】老师说道：病人脉象微涩，是医生误治所致。先大发其汗，后又连续攻下，导致病人阴血大伤。此病初起怕冷，然后发热，没有停止的时候。夏天气候炎热，病人还想要多穿衣服（"与"，仲景改作"欲"）；冬天气候寒冷，病人反想裸露身体（"与"，仲景改作"欲"）。之所以这样，是因阳虚而怕冷，阴虚而发热。这是（"故"仲景改作"医生"）误用汗法，使阳气衰微；又再误用大下，使阴气衰弱。到了五月的时候，阳气浮于肌表，胃中虚冷，因体内阳气衰弱，不能战胜寒冷，所以病人想（"与"，仲景改作"欲"）多穿衣服以温暖身体；十一月时，阳气潜伏体内，积于胃中使胃中烦热，阴气内亏，不能胜热，所以病人想要（"与"，仲景改作"欲"）赤身露体以散发内热。此外，尺脉迟涩，可知阴血大亏。

患太阳病三天，已用汗、吐、下、温针治疗，病情仍不缓解，叫做坏病，桂枝汤已不能再使用。观察它的脉象症状，便知疾病所在，可以随证施治。

脉象浮数，应用汗法使邪气外解，却误用攻下法，就会引起身体沉重、心中跳动不安等症，则不能再用汗法，让其自汗出而愈。之所以如此，是因尺脉微，说明里气已虚，要等到表、里俱实、津液调和，才会自动汗出而愈。

凡是因为发汗、呕吐、泻下，或者大失血，而致津液亏竭，如果阴阳能够渐趋调和，一定可以自愈。

【按语】医生误汗误下，阳气阴血大伤，故脉微涩。阳虚失温而恶寒，阴虚阳亢而发热。气血不复，则恶寒发热不断。夏天虽然气候炎热，但因阳气浮表，病人体内阳气衰微，胃中虚冷，不能温煦肌表，故想多穿衣服以取暖防寒；冬天虽然气候寒冷，由于阳气内伏，病人体内阴血亏损，胃中烦热，故反而裸露身体，不想穿衣服。指出误汗误下，伤损阳气阴血可致夏天恶寒、冬天发热的病机。

患太阳病已三日，经过汗、吐、下、温针等方法治疗，病仍不解，是治疗方法不当。病证已发生变化，不能再用桂枝汤治疗。应根据脉证变化情况，随证施治。本条提出根据临床脉证变化，进行辨证施治的重要原则。

表证脉浮数，当发汗解表。误用下法，里气虚衰，阳气不足，脏腑功能活动减弱，则身重乏力；心阳虚弱，则心跳不安；尺脉微弱，为阳气虚衰，故不能再用汗法。如果阳气虚不甚，可等待阳气逐渐恢复，表里协调，津液自和，就能自动汗出而病愈。提出表证误下，不能再用汗法。

各种方法误治，伤津亡血，如果误治后，邪去正衰，等待机体本身阴阳自动调和，病就可以自愈。提示误治后，机体有自愈的趋势。

【原文】大下后，发汗，其人小便不利，此亡津液，勿治，其小便利，必自愈。

下以后，复发其汗，必振寒，又其脉微细。所以然者，内外俱虚故也。

太阳病，先下而不愈，因复发其汗，表里俱虚，其人因冒。冒家当汗出自愈。所以然者，汗出表和故也。表和，然后下之。

得病六、七日，脉迟浮弱，恶风寒，手足温。医再下之，不能食，其人胁下满，面目及身黄，颈项强，小便难,与柴胡汤,后必下重,本渴饮水而呕,柴胡汤复不中与也。食谷者哕。

太阳病,二、三日,终不能卧,但欲起者,心下必结,其脉微弱者,此本寒也。而反下之,利止者,必结胸;未止者,四、五日后复重下之。此夹热利也。

太阳病,下之,其脉促,不结胸者,此为欲解。其脉浮者,必结胸;其脉紧者,必咽痛;其脉弦者,必两胁拘急;其脉细而数者,头痛未止;其脉沉而紧者,必欲呕;其脉沉而滑者,挟热利;其脉浮而滑者,必下血。

【语译】经过大下之后,又再发汗,病人小便不利,是因津液耗伤、化源不足所致。此时不用治疗,等待小便自行通利后,定能自然痊愈。

如用攻下后,又再发汗,就会出现振慄恶寒、脉象微细等症。之所以如此,是因表里都虚所致。

患太阳病,如果先用下法而病不愈,又再发汗,导致表里俱虚,所以出现头目昏眩。头目昏眩的病人可因汗出而自行好转。之所以如此,是因汗出之后表气调和。表气调和后,可再用下法治疗。

患病六七天后,脉迟浮弱,虽恶风寒,但手足温暖。医生多次用攻下法,出现不思饮食、胁下胀满、面目及全身发黄、颈项强直、小便困难等症,再用柴胡汤治疗,就会出现大便后肛门坠重的表现;本来口渴思饮,但饮水即呕,柴胡汤就不能再用了。如果进食谷物就会发生呃逆。

患太阳病两三天,始终不能安卧,总想起床,是心下必有痞结,患者脉象微弱,这是素有寒饮在里所致。如果反而用下法,虽然下利停止,一定会引起结胸;如下利未止,四五天后再用攻下法,必然引起协热下利。

患太阳病，误用下法以后，脉象急促，而无结胸症状，是病邪将要缓解。脉见浮象，定会引起结胸；脉见紧象，定会咽痛；脉见弦象，定会两胁拘急；脉象细数，头痛未止；脉象沉紧，一定呕吐；脉象沉滑，就会引起协热下利；脉象浮滑，定会大便下血。

【按语】下后复汗，津液耗伤，化源不足，则小便不利。此时，不能再用通利小便的方法治疗，等待体内津液恢复后，小便自然通利，必然好转。提示汗下伤津，小便不利，可自然痊愈。

误下伤阴，误汗伤阳，阳虚不能暖外，则恶寒振慄而脉微；阴虚不能充脉，则脉细，故致内外阴阳俱虚的病证。提示下后复汗，可致阴阳俱虚。

太阳病误下误汗后，表里俱虚，但邪气仍郁于上，故致头昏眩。这种病人，正虚还不太甚，待自身津液回复，仍可祛邪出表，得汗后，表卫调和而自愈。如果表和后里实未去，仍可用下法治疗。指出误汗误下后，头昏眩冒的病人为正虚邪郁，汗出可愈。

病后五六天，脉浮，恶风寒，是病在表；脉迟，为寒，兼见手足温，则不是少阴厥阴，而为太阴虚寒证。反复误用下法，中阳更伤，胃气虚而不能受纳，则不思饮食；土虚肝气郁滞，则胁下胀满；寒湿内郁，胆气不舒，胆汁逆行，则全身面目发黄；湿滞于下，则小便不利；湿郁于颈，则颈项强。误认为柴胡证而用柴胡汤治疗，则脾胃之气更虚，中气下陷，则引起大便后肛门重坠。脾胃气虚，不能化津上承，则口渴思饮，饮后水停心下而呕吐；胃中虚冷，土气将败，故食谷后引起呃逆。提示太阳兼里虚，误下后，不可用柴胡汤。

太阳病已两三天，心下痞满，卧起不安，脉象微弱，为里有寒饮停聚。误下，损伤阳气，则为下利证；如果正气较盛，则下利可止；表热内陷，与痰饮互结，形成结胸证。如果再用攻下，邪热下陷，则为协热下利证。提示素有痰饮，误用下法，可致结胸和协热下利证。

太阳病，误下，不见结胸证，脉促，为正气抗邪于外，故病欲解；脉浮为表邪仍在；误下，邪热内陷，与痰水互结，必然形成结胸证；脉紧，为风寒邪气郁于上，则可引起咽喉疼痛；脉弦，为下后邪气郁结于肝，故引起两胁拘急；脉细数，是误下后伤阴，阴虚火炎，则可引起头痛不止；脉沉紧，为下后寒邪犯胃，胃气上逆而欲作呕吐；脉沉滑，为下后，热邪下走肠间，则为协热下利；脉浮滑，为表邪误下，损伤营血，则为下利脓血。提示太阳病误下后，可产生多种变证。

【原文】太阳少阳并病，而反下之，成结胸，心下坚，下利不复止，水浆不肯下，其人必心烦。

脉浮紧，而下之，紧反入里，则作痞，按之自濡，但气痞耳。

伤寒吐下发汗，虚烦，脉甚微，八、九日心下痞坚，胁下痛，气上冲咽喉，眩冒，经脉动惕者，久而成痿。

阳明病，不能食，下之不解，其人不能食，攻其热必哕。所以然者，胃中虚冷故也。

阳明病，脉迟，食难用饱，饱即发烦头眩者，必小便难，此欲作谷疸[1]。虽下之，其腹满如故耳，所以然者，脉迟故也。

太阳病，寸缓关浮尺弱，其人发热而汗出，复恶风寒，不呕，但心下痞者，此为医下之也。

伤寒，大吐大下之，极虚，复极汗者，其人外气怫郁，复与之水，以发其汗，因得哕。所以然者，胃中寒冷故也。

吐、下、发汗后，其人脉平，而小烦者，以新虚不胜谷气故也。

【注释】[1]谷疸:一种以寒热不食、食即头眩、胸腹胀满、身目发黄、小便不利为主要表现的病证。

【语译】太阳少阳并病,反用攻下法治疗,就会形成结胸证,出现心下痞硬、泻利不止、胃纳呆滞、汤水都不能入口等症,病人必然感到心烦不安。

脉象本为浮紧,误用下法,使脉象转为沉紧,形成痞证,心下按之柔软,这是气分的痞证。

患伤寒病,经过吐、下、汗法治疗,病人心中虚烦不安,脉象十分微弱,八九天后,又见心下痞硬、两胁疼痛、气向上直冲咽喉、头晕目眩、全身经脉抽掣跳动的症状,时间长了,定会形成痿证。

患阳明病,不思饮食,用下法病情不解,病人仍不思饮食,如果用苦寒药攻伐内热,一定出现呃逆症状。之所以这样,是因胃中虚冷所致。

患阳明病,出现迟脉,饮食难饱,饱食则心烦不安,头目眩晕,小便困难,这是将要形成谷疸。虽用了攻下的方法治疗,腹部仍然胀满,和原来一样。之所以如此,是因脉迟所致。

患太阳病,寸脉缓,关脉浮,尺脉弱,病人发热出汗,同时恶寒,不呕吐,只感心下痞满,这是医生误下所致。

患伤寒病,经过大吐大下之后,病人已经极度虚弱,又再大量发汗,病人在外的卫气遏郁,无力宣泄邪气,又再给饮水来协助发汗,就会引起呃逆。之所以如此,是因胃中虚寒所致。

如经过吐、下、发汗的方法治疗后,病人脉象已经从容和缓,感觉轻微烦闷,是因胃气受损,还未恢复,不能消化食物所致。

【按语】太阳少阳并病,病位不在里,不能用下法。误下邪热内陷,痰热互结而成心下痞坚的结胸证。下伤胃肠,可致下利不止;胃气上逆,则汤水难入;虚热扰心,必然引起心烦不安等症。提示太少并病,误下可致结胸。

浮紧脉为太阳风寒表证,误用下法,脉转沉紧,是邪气内陷心下、气机郁滞而形成的痞证。由于是无形气结,故按之柔软,而不疼痛。提示表证误下,可成痞证。

伤寒表证,误用汗、吐、下等方法治疗,阴阳气血俱虚,故脉象微细;邪气内陷,则成心下痞证;邪滞胁下,则为胁下疼痛;误下中土虚衰,胃气上冲,则觉有气上逆咽喉;气血不能上升,头目失养,则为眩冒;全身气血津液失养,则筋脉跳动,甚至肌肉失养成为痿证。提示伤寒病误用汗吐下而引起的变证。

阳明病,胃中虚寒而不能饮食,不能用苦寒泻下的方法治疗。误下胃气更伤,气机上逆,可引起呃逆。提示脾胃虚寒,禁用下法。

阳明病,脉迟,为脾胃虚寒,运化失职,故食后不能消化,勉强饮食,必然阻滞中土,寒湿内停,土壅木郁,胆汁逆行,发为谷疸。寒湿郁于中焦,浊湿上干,则为心烦头眩;浊湿阻碍膀胱气化,则为小便难。误用苦寒泻下,更伤脾阳,脾气不运,故腹满如故。提示脾胃虚寒,可致谷疸。

伤寒病,寸、尺脉缓弱,关脉浮,即病人脉浮弱,为太阳中风的脉象,发热、恶寒、汗出,是太阳中风的症状。不呕,说明病未入里。太阳中风证病位在表,现见心下痞满,说明是医生误下后,病邪下陷所致。提示太阳中风证,误下可成痞证。

伤寒大吐下后,胃阳极虚,再发其汗,外邪未解,仍遏郁在表,又用饮水发汗解表,一误再误,胃阳更虚,胃气上逆,则为呃逆。提示胃阳虚寒,误用吐下发汗,可致呃逆。

汗、吐、下后,脉象平和,是正气还未受到很大的损伤,病人心中微有烦闷,是因为胃气还未恢复,脾胃不能正常地消化饮食所致。提示汗、吐、下后,应注意调理脾胃。

【原文】太阳病，医发其汗，遂发热而恶寒，复下之，则心下痞。此表里俱虚，阴阳气并竭，无阳则阴独。复加火针，因而烦，面色青黄，肤瞤，如此者，为难治。今色微黄，手足温者，易愈。

服桂枝汤，下之，头项强痛，翕翕发热，无汗，心下满微痛，小便不利，属桂枝去桂加茯苓术汤。

太阳病，先发其汗，不解，而下之，其脉浮者，不愈。浮为在外，而反下之，故令不愈。今脉浮，故在外，当解其外则愈，属桂枝汤。

下以后，复发其汗者，则昼日烦躁不眠，夜而安静，不呕不渴，而无表证，其脉沉微，身无大热，属干姜附子汤。

伤寒吐、下、发汗后，心下逆满，气上撞胸，起即头眩，其脉沉紧，发汗即动经，身为振摇，属茯苓桂枝术甘草汤。

发汗、吐、下以后，不解，烦躁，属茯苓四逆汤。

伤寒发汗、吐、下后，虚烦不得眠，剧者，反复颠倒，心中懊憹，属栀子汤。若少气，栀子甘草汤。若呕，栀子生姜汤。若腹满者，栀子厚朴汤。

发汗若下之，烦热，胸中塞者，属栀子汤证。

【语译】患太阳病，医生发汗治疗后，仍见发热恶寒，又改用攻下法，引起心下痞满。这是因为表里皆虚，阴气阳气衰竭，阳气衰弱、阴气偏盛而独阴不化。又误用火针治疗，就会出现心烦、面色青黄、肌肉跳动，这样的病证，就难治疗；如果面色微黄，手足温暖，就容易治愈。

服桂枝汤后，又用攻下法治疗，仍然感到头颈强直疼痛，轻微发热,不出汗,心下满闷而微感疼痛,小便不通,可用桂枝去桂加茯苓白术汤治疗。

患太阳病,如果先发汗,病不能解除,又用下法,出现浮脉,说明病仍未愈。浮脉主表病位在外,反用下法,所以不能治愈。如果脉仍浮,可知病邪还在外,应该解表,才能痊愈,宜用桂枝汤治疗。

用攻下法后,又再发汗,病人白天烦躁不眠,夜晚安静,没有呕吐,也不口渴,又无表证,脉象沉微,身体没有高热,可用干姜附子汤治疗。

患伤寒病,用吐、下、发汗法治疗后,出现心下满闷不适,气向上逆,冲击胸膈,起立时头目晕眩,脉象沉紧,再发其汗,就会影响经脉,引起身体振动摇摆,可用茯苓桂枝白术甘草汤治疗。

用汗、吐、下法之后,病情仍不缓解,引起烦躁不安,可用茯苓四逆汤治疗。

如患伤寒病,经过汗、吐、下法之后,出现虚烦不能入睡,病情严重的还会翻来覆去,心中烦闷不宁,可用栀子汤治疗;如果呼吸少气,可用栀子甘草汤治疗;如果呕吐,可用栀子生姜汤治疗;假如腹部胀满,可用栀子厚朴汤治疗。

经过发汗,又再攻下,心中烦热,胸中阻塞不通,可用栀子汤治疗。

【按语】太阳病,发汗方法不当,汗后仍然发热恶寒,又用下法,邪气内陷,形成心下痞证。误汗误下,表里阴阳俱虚,有里无表,则为独阴无阳。心下痞本为痰热内结,反而用烧针,逼迫热邪,则可引起心烦;湿热郁蒸,气血不畅则面色青黄;阴阳气血失调,肌肉失养则肌肉跳动。如果面黄、手足温,说明脾胃之气犹存,故还可治愈。

服桂枝汤,又下后,仍见头项强痛、发热、无汗、心下微痛、小便不利等症,是原本饮邪内停,感受外邪后,水饮与邪气相搏,结于心下而作痛;影响膀胱气化而小便不利;外有风寒邪气而头项强痛、发热、无汗。此为表实证,服桂枝汤解表自然无效,必增加热邪,又误用下法,使津液更伤,故用桂枝去桂加茯苓白术汤利水化气,又无伤津之弊,变解肌之剂为利水之方,才可治愈。提示表邪夹饮,误治后用化饮而不伤津的治法。

太阳表证,发汗方法不当,表邪未解,认为病已入里,而用下法,脉仍浮,说明病仍在表,误下正气受到损伤,再度解表,宜用桂枝汤。提示汗下后仍有表证,宜用桂枝汤解表。

误下误汗,阳气大虚,阴寒偏盛,白天阳旺,过盛的阴气与阳相争,则昼日烦躁不得眠;夜晚阴盛,已衰的阳气无力与阴相争,阴盛则静,故夜而安静;没有呕吐口渴等里证,又无头身疼痛等表证,脉象沉微,身无大热,说明阳虚阴盛,故可用干姜附子汤温中回阳。提示下后复汗、阳虚阴盛的治法。

误用汗、吐、下法后,损伤脾胃阳气,中阳不振,水气停留于胃,上凌于心,逆犯于头,则为心下逆满、气上冲胸、起则头眩等症;若再发汗,表里阳气更伤,水饮泛逆更甚,筋脉肌肉失养,则为身体振动摇摆。故用茯苓桂枝白术汤温中利水进行治疗。提示汗吐下后形成脾胃阳虚水停证,可用温中利水的方法进行治疗。

用发汗、吐下治疗后,表邪未解,误汗伤阳,吐下伤阴,虚阳扰动而烦躁。阴阳两伤,故用茯苓四逆汤治疗。此方为四逆汤加茯苓、人参,故有扶阳救阴的作用。提示发汗吐下、阴阳两伤而见烦躁的治法。

发汗吐下后,余热未尽,留扰胸膈,心神不宁,因而引起虚烦不眠、心中烦乱等症状。可用栀子豉汤泄热除烦进行治疗;如果因误下中气受伤而引起少气的症状,可在栀子豉汤中加入甘草以补中气;若因水气上逆而呕,可在栀子豉汤中加生姜以散水气。提示汗吐下后,余热留扰胸膈的治法。

发汗吐下后,引起心中烦热、胸中窒塞不通的症状,为余热留扰胸膈较甚的表现,仍宜用栀子豉汤来泄热除烦。提示汗吐下后,热扰胸膈的治法。

【原文】太阳病,过经十余日,心下温温欲吐,而胸中痛,大便反溏,其腹微满,郁郁微烦,先时自极吐下者,与承气汤。不尔者,不可与。欲呕,胸中痛,微溏,此非柴胡汤证,以呕故知极吐下也。

太阳病,重发其汗,而复下之,不大便五、六日,舌上燥而渴,日晡所小有潮热,从心下至少腹坚满而痛,不可近,属大陷胸汤。

伤寒五、六日,其人已发汗,而复下之,胸胁满微结,小便不利,渴而不呕,但头汗出,往来寒热,心烦,此为未解,属柴胡桂枝干姜汤。

伤寒汗出,若吐下,解后,心下痞坚,噫气不除者,属旋复代赭汤。

大下以后,不可更行桂枝汤。汗出而喘,无大热,可以麻黄杏子甘草石膏汤。

伤寒大下后,复发其汗,心下痞,恶寒者,表未解也。不可攻其痞,当先解表,表解,乃攻其痞。解表属桂枝汤,攻痞属大黄黄连泻心汤。

【语译】患太阳病,已经过了十多天,病人心下不适,恶心想吐,胸中疼痛,大便反而溏稀,腹部微微胀满,精神郁郁不乐,微觉烦闷,如果先前因为大吐大下所致,可用承气汤治疗。否则,就不能用。病人恶心想呕、胸中疼痛、大便微溏,不是柴胡汤证,从呕吐的情况,可以判断是大吐大下所致。

患太阳病,经过多次发汗,又再用攻下,已五六天不解大便,舌上干燥,口渴,傍晚时稍有潮热发作,从心下到小腹部硬满疼痛,拒按,手不能触近,可用大陷胸汤。

患伤寒五六天后,病人经过发汗治疗,又再攻下,出现胸胁胀满、微感痞结、小便不利、口渴但不呕吐等症,又见头部汗出、寒热往来、心烦不安,这是病邪未解,可用柴胡桂枝干姜汤治疗。

患伤寒病,如经过发汗,又再用吐、下之法后,原有症状已经解除,还见心下痞硬,嗳气不除,可用旋覆代赭汤治疗。

用大下的方法治疗后,不能再用桂枝汤。如果出现汗出而气喘,没有高热的表现,可用麻黄杏仁甘草石膏汤进行治疗。

患伤寒病,大下之后,又再发汗,出现心下痞闷不舒、恶寒怕冷等症,是表证未解。不能先治痞证,而应先解表证,表证已解,才能治痞。解表用桂枝汤,治疗痞证用大黄黄连泻心汤。

【按语】太阳病十几天后,误用大吐下,邪气内陷,热扰胸胃,则胸痛、微烦、欲吐;热扰胃肠,则腹满、便溏。此为邪热内传,有下解的趋势,因势利导,可用承气汤治疗。不是误吐下所致,则不能用承气汤。呕、胸痛、便溏,是应用吐下治疗所致,故不是柴胡汤证。提示太阳病日久,误用汗下、邪陷阳明的治法。

太阳病反复发汗、攻下后,邪热入里,与痰水互结胸中,津液不能上布,则舌燥口渴;不大便、微潮热,是燥热内结;从心下到少腹硬满,按压疼痛,是痰热结胸,有形之实邪存在,故用大陷胸汤治疗。提示大汗下后,热与痰结,形成结胸证。

汗下不当,邪陷少阳,经气不利,则胸胁胀满微结,往来寒热;又有水气内停,津液不能上承,则口渴而不呕;影响膀胱气化,则小便不利;但头汗出、心烦,是水气内停,中伤阳气,阳气虚上浮扰头扰心所致。以上为邪陷少阳,水饮未化,故用柴胡桂枝干姜汤治疗。提示汗下后,邪陷少阳、水停阳虚的证治。

发汗吐下后,病邪已解,胃气受伤,胃虚浊气不降,饮邪上逆,则为心下痞满、噫气不除,故用补虚涤饮、降逆和胃的旋覆代赭汤治疗。提示汗下后,胃虚饮停气逆成痞的治法。

大下后,邪热内陷入里,病不在表,故不能再用桂枝汤治疗。里热蒸腾而汗出,故热势不高;热邪闭肺而致气喘,故用麻黄杏子甘草石膏汤,清热泻肺平喘。提示大下后,邪热犯肺的证治。

汗下后,见到恶寒,为表未解;见到心下痞,为邪陷入里。表里同病,应先解表,后攻里。因已经误治,解表宜用桂枝汤;邪热结于心下,故攻里宜用大黄黄连泻心汤。提示误下成痞、表解后方能攻痞的重要治疗原则。

【原文】伤寒吐下后,七、八日不解,热结在里,表里俱热,时时恶风,大渴,舌上干燥而烦,欲饮水数升,属白虎汤。

伤寒吐下后未解,不大便五、六日,至十余日,其人日晡所发潮热,不恶寒,独语如见鬼神之状。若剧者,发则不识人,循衣妄撮[1],怵惕[2]不安,微喘直视,脉弦者生,涩者死。微者,但发热谵语,属承气汤。若下者,勿复服。

三阳合病,腹满身重,难以转侧,口不仁[3],面垢[4],谵语,遗溺。发汗则谵语,下之则额上生汗,手足厥冷,自汗,属白虎汤证。

阳明病,其脉浮紧,咽干口苦,腹满而喘,发热汗出,而不恶寒,反偏恶热,其身体重。发其汗即躁,心愦愦[5]而反谵语;加温针,必怵惕,又烦躁不得眠;下之,即胃中空虚,客气动膈,心中懊恼,舌上胎者,属栀子汤证。

阳明病,下之,其外有热,手足温,不结胸,心中懊恼,若饥不能食,但头汗出,属栀子汤证。

阳明病，下之，心中懊憹而烦，胃中有燥屎者，可攻。其人腹微满，头坚后溏者，不可下之。有燥屎者，属承气汤证。

【注释】[1]循衣妄撮：病人神昏时用手乱抓衣服，或伸向空间，抓取东西。[2]怵惕：惊恐的样子。[3]口不仁：口中麻木，不知食味。[4]面垢：面部油腻秽浊。[5]愦愦(音溃溃)：指昏乱。

【语译】患伤寒病，经过吐法、下法后，七八天病情仍未缓解，热邪深入蕴结在里，使内外发热，病人常常怕风，口中大渴，口舌干燥，心烦不安，饮水很多，可用白虎汤治疗。

伤寒病，经过吐法、下法后，病情仍未缓解，五六天到十多天不大便，病人傍晚时发潮热，不恶寒，自言自语，如见鬼神一样。如果病情严重，发作时不能识人，两手乱抓衣服，或伸向空中乱抓东西，惊恐不安，微微气喘，两目直视。如果脉弦，就有生存的希望；如果脉涩，就会死亡。病情轻微，只发热谵语，可用承气汤治疗。服后即泻下，不能再服后面的药物。

如果太阳、阳明、少阳三经同时合而为病，就会引起腹部胀满、身体沉重、不能转侧、口中麻木、不知食味、面色污腻秽浊、神昏谵语、遗尿等症。误用汗法，神昏谵语更加严重；误用下法，额部出汗、四肢厥冷、自汗，可用白虎汤治疗。

患阳明病，出现脉象浮紧、咽喉干燥、口苦、腹部胀满、呼吸喘促、发热汗出、虽不恶寒却反恶热、身体沉重等症。误用汗法，会躁扰不宁，心中烦乱，甚至神昏谵语；误用温针治疗，定会惊恐不安，心中烦躁，不能安眠；误用下法，胃气虚弱，邪热扰动胸膈，引起心中烦闷不舒，舌上苔垢较厚，可用栀子汤治疗。

患阳明病，使用攻下法以后，病人体表仍有发热，手足温暖，未见结胸证的表现，心中烦闷不舒，感到饥饿，又不愿进食，只是头部出汗偏多，可用栀子汤治疗。

患阳明病,使用攻下法后,出现心中烦闷不舒、肠中燥屎内结等症,可以用下法。病人腹部微微胀满,大便前干硬后溏稀,不能攻下。如有燥屎内结,可用承气汤治疗。

【按语】伤寒吐下后,七八天不解,伤津化燥,形成表里俱热的证候。里热炽盛,蒸津外出,汗多肌腠疏松,故时时恶风;热盛伤津,则舌上干燥,口渴饮水量多。此时为无形之热充斥表里,尚未结成腑实,故用白虎汤清热泻火,生津止渴。提示伤寒误吐下后,形成燥热伤津的证治。

伤寒吐下后,病仍未解,热邪入里,与燥屎互结,故五六天至十余天不大便;到了午后阳明经气旺盛时,与邪热相搏,而成潮热;热扰心神,精神错乱,则引起神昏谵语、循衣摸床、撮空理线、惊惕不安、微喘直视等症状;此时热势沉重,津伤欲绝,若脉弦,说明阴津未竭,还可治愈;若脉涩,为阴津已绝,故容易死亡。若病情轻微,只见发热谵语等阳明腑实的症状,可用承气汤攻下腑实,急下存阴。但此为峻下剂,应中病即止。提示伤寒误用吐下,邪热内陷,形成阳明腑实证。

太阳、阳明、少阳三经同病,阳明尤甚,热滞胃肠,则腹满;热甚耗气,则身重难转侧;胃热太重,上熏于口、面,则口不仁而面垢;热扰神明,则谵语;热甚神昏,膀胱失约,则遗尿;误汗津液更伤,热势愈炽,则谵语更甚;误下,阴从下亡,阳气上浮,则额上汗出;阳从外越,则四肢发冷。提示阳明经气炽盛引起的证候,及误汗误下引起的变证。

阳明病,脉浮为经热外蒸,紧为邪气亢实而收敛;热势上炎,则口苦咽干;热势外蒸,则发热汗出而不恶寒;热邪闭肺,则气喘;热滞胃肠,则腹满;热伤正气,则身重。此为阳明经热炽盛,若误汗伤津,热势更亢,扰乱心神,则烦躁、昏愦、谵语;误用温针,火热内迫,则烦躁不得眠;误下,邪气乘胃气不足而下陷胸膈,扰心而致心烦不安,上炎而致舌上有薄黄苔。此为误下,热扰胸膈,可用栀子汤清心除烦进行治疗。提示阳明经证误治的变证。

阳明病,下后邪热入于胸膈,则心烦不安;邪热未与痰水互结,则无结胸;未伤脾,则手足温、有饥饿感,但因热扰于胃,故饥而不能食;热扰胸膈,向上向外蒸腾,则外有热、头汗出,故用栀子汤治疗。提示阳明病下后,热扰胸膈的证治。

阳明病,下后热扰胸膈,则心烦不安;热入肠中,胃气阻滞,则为腹满;如果热与燥屎互结不甚,大便先干后稀,说明腑实未成,故不能用下法;如果邪热与燥屎互结较甚,肠中燥屎坚硬,则可用承气汤攻下里实。提示大便坚硬,是辨别阳明病腑实是否已成的重要依据。

【原文】太阳病,吐下发汗后,微烦,小便数,大便因坚,可与小承气汤和之,则愈。

大汗若大下,而厥冷者,属四逆汤证。

太阳病,下之,其脉促胸满者,属桂枝去芍药汤。若微寒,属桂枝去芍药加附子汤。

伤寒五、六日,大下之,身热不去,心中结痛者,未欲解也,属栀子汤证。

伤寒下后,烦而腹满,卧起不安,属栀子厚朴汤。

伤寒,医以丸药大下之,身热不去,微烦,属栀子干姜汤。

伤寒,医下之,续得下利清谷不止。身体疼痛,急当救里;身体疼痛,清便自调,急当救表。救里宜四逆汤,救表宜桂枝汤。

太阳病,过经十余日,反再三下之,后四、五日,柴胡证续在,先与小柴胡汤。呕止小安,呕止小安,一云呕不止,心下急。其人郁郁微烦者,为未解,与大柴胡汤下者止。

【语译】患太阳病，经过吐、下、发汗治疗以后，出现轻微心烦、小便频数、大便坚硬等症，可用小承气汤微和胃气，就能治愈。

太阳病用大汗或者大下的方法治疗以后，见到手足厥冷，可用四逆汤治疗。

患太阳病，误下以后，病人脉象急促，胸部满闷，可用桂枝去芍药汤治疗。如见轻微恶寒的症状，则用桂枝去芍药加附子汤治疗。

患伤寒五六天后，误用下法，身热仍然不退，心中郁结疼痛，是病未解除，可用栀子汤治疗。

患伤寒病，误下以后，出现心烦、腹部胀满、坐卧不安的症状，可用栀子厚朴汤治疗。

患伤寒病，医生已用丸药大下，出现身热不退、微觉烦闷等症，可用栀子干姜汤治疗。

患伤寒病，医生误用攻下，出现泻利不止、大便清稀、完谷不化等症，若身体疼痛，应当先治里证；虽然身体疼痛，大便已经正常，应先治表证。治里可用四逆汤，治表可用桂枝汤。

患太阳病，已经十多天，反复用下法，服药四五天以后，柴胡汤证仍在，可先服小柴胡汤治疗。如果呕吐稍微缓解（呕吐稍安，一种说法是呕吐不止，心下急），又见到轻微烦躁的症状，是病情没有缓解，可用大柴胡汤，攻下后就能痊愈。

【按语】太阳病，汗吐下后，化燥伤津，热扰心神而微烦；小便多，津液更伤，则大便容易坚硬，是阳明腑实已成，故可用小承气汤攻下调和胃气，热除而病愈。提示汗吐下后，邪热内陷，小便多者，易成腑实。

大汗大下，阳气大伤，不能温煦四肢，形成手足逆冷的寒厥证,可用四逆汤回阳救逆。指出汗下伤阳而成寒厥的证治。

太阳病误下,邪欲内陷,正气抗邪,脉气相争而多促,阳气遏郁于胁则胸满,病邪有外出欲解的趋势,故宜将桂枝汤中敛阴的芍药去掉,以助阳气祛邪外出。如果病人有恶寒的感觉,说明卫阳已虚,故宜在上方的基础上加附子以助阳解表。提示太阳病误下后,邪气有欲解之势的证治。

伤寒误下,余热扰胸,胸中气滞不通,则心中满闷疼痛;热邪外蒸,则身热不去,故宜用栀子豉汤宣热除烦。提示误下热扰胸膈、心中结痛的证治。

伤寒误下,邪热扰心而心烦,卧起不安,脾胃气机升降失调而腹满,故用栀子豉汤清心除烦,加厚朴、枳实以利气除满。提示伤寒误下、心烦腹满的证治。

伤寒误下后,邪热扰心,则身热、微烦;下后脾胃损伤而中阳不振,故用栀子清心,干姜温中散寒。提示伤寒误下后上热下寒的证治。

伤寒误下后,脾肾阳气大虚,不能运化水谷,则下利清谷不止。此时虽有身体疼痛的表证,但里虚已极,应当先用四逆汤温里回阳。服药后,大便正常,说明里阳已复,再服桂枝汤解表以除身痛。提示表里同病,里虚为急,应先救里后攻表的重要治则。

太阳病反复误下,邪气仍在少阳半表半里,故仍用小柴胡汤和解少阳。服药后呕吐虽止,但增加心烦,说明邪热向内传播,为少阳兼里实的证候,故宜用大柴胡汤和解枢机,兼下里实。提示太阳病误下、形成少阳兼里实的证治。

【原文】伤寒,十三日不解,胸胁满而呕,日晡所发潮热,而微利,此本当柴胡汤下之,不得利,今反利者,故知医以丸药下之,非其治也。潮热者,实也,先再服小柴胡汤,以解其外,后属柴胡加芒硝汤。

伤寒十三日，过经而谵语，内有热也，当以汤下之。小便利者，大便当坚，而反利，其脉调和者，知医以丸药下之，非其治也。自利者，其脉当微，厥，今反和者，此为内实，属承气汤证。

伤寒八、九日，下之，胸满烦惊，小便不利，谵语，一身不可转侧，属柴胡加龙骨牡蛎汤。

火逆下之，因烧针烦躁，属桂枝甘草龙骨牡蛎汤。

太阳病，脉浮而动数，浮则为风，数则为热，动则为痛，数则为虚。头痛发热，微盗汗出，而反恶寒，其表未解。医反下之，动数则迟，头痛即眩，一云膈内拒痛。胃中空虚，客气动膈，短气躁烦，心中懊恼，阳气内陷，心下因坚，则为结胸，属大陷胸汤。若不结胸，但头汗出，其余无有，齐颈而还，小便不利，身必发黄，属柴胡栀子汤。

【语译】伤寒病，经过十三天，病还未缓解，表现胸胁胀满、呕吐、傍晚发潮热、轻度泄利等症，本应用柴胡汤攻下，服药后大便还是不通利，反而出现轻度腹泻，因而知道是误用丸药攻下所致，这是错误治法。如有潮热，则为里实，应先用柴胡汤解表，再用柴胡加芒硝汤治疗。

患伤寒十三天后，病邪过经，离开太阳，传入阳明，出现谵语，为里有热证，可用汤药攻下。服药后小便通利，大便应当硬结，现在反而出现腹泻，脉象平和，可知医生误用丸药攻下所致，治法错误。如果病人自己出现腹泻，脉象应当微弱，四肢当见厥冷，而今反见脉象平和，是内有实证，可用承气汤治疗。

患伤寒八九天后，误用下法，出现胸部胀满、心烦易惊、小便不通、谵语、身重不能自由转动的症状，可用柴胡加龙骨牡蛎汤治疗。

误用火法引起变证,又用下法治疗,是一误再误。因烧针引起烦躁症状,可用桂枝甘草龙骨牡蛎汤治疗。

太阳病,脉象浮而动数,浮脉主风邪在表,数脉主身体有热,动脉主疼痛,数脉为有虚象。出现头痛发热、轻微盗汗、反而恶寒等表现,是因表邪未解。如果医生误用下法,以致动数的脉象变为迟脉,出现头痛目眩(一种说法:胸膈内疼痛拒按),胃气虚弱,邪气扰动胸膈,就会引起呼吸短促、心烦不安、郁闷不舒等症状,这是因为阳热之邪内陷,心下因而坚硬满闷,从而形成结胸证,可用大陷胸汤治疗。如果没有结胸证,只见头部出汗,颈项以下没有汗出,小便也不通畅,身体一定发黄,可用柴胡栀子汤治疗。

【按语】患伤寒病程较长,已十几天,仍见胸胁胀满呕吐等少阳证的表现,兼有潮热,则为少阳兼里实的证候,本应用大柴胡汤治疗。但现见轻微下利,说明医生误下所致。潮热症状,提示阳明腑实证已成,故可先用小柴胡汤和解少阳,然后再用柴胡加芒硝汤润燥通便。指出少阳兼里实证误治后的证治。

伤寒十多天后,邪传阳明,发生谵语,为肠中有燥屎,应当用承气汤攻下。小便通利,为津液偏渗,大便当硬,今反而下利,脉象调和,可知误下所致。如果下利脉微,四肢逆冷,是虚寒性下利。现脉象调和,说明仍为胃肠燥实证,可用承气汤攻下。提示阳明里实,误用下法,大便下利,仍为胃肠燥实,可用下法。

伤寒八九天,误下,伤心阳,胸气不利气机,则胸满;心神不安,则烦惊;气化不行,则小便不利;邪热下陷大肠,燥屎内结,上干神明,又可引起谵语;误下脏气损伤,则一身沉重,转侧不便;此证为寒热错杂,虚实相兼,故用柴胡加龙骨牡蛎汤除烦镇惊。提示伤寒误下后,胸满烦惊、谵语的治法。

用火熏法发汗,再误下,心阳受伤、心神失养而引起烦躁不安,故用桂枝甘草龙骨牡蛎汤温阳安神。提示误汗误下,心阳受损而烦躁的治法。

太阳病,脉浮而动数,为风热之邪在表,故见头痛、发热、恶寒、汗出等表证。误用下法,脉象动数变迟,是胃气受伤,邪热内扰胸膈,引起头眩、短气、心烦不安等症;如果心下痞满坚硬,是邪热与痰饮互结,形成结胸证,故用大陷胸汤治疗。如果误下后,邪热不与痰结,而湿邪互蒸,湿热上炎,则头汗多,到颈而止,身上无汗;湿热郁结,影响膀胱气化,则小便不利;湿热蕴蒸,胆汁不循常道,则为黄疸,故用柴胡栀子汤疏肝清热利湿。提示太阳病误下或成结胸、或为黄疸的证治。

【原文】伤寒五、六日,呕而发热,柴胡汤证具,而以他药下之,柴胡证仍在,复与柴胡汤。此虽已下,不为逆也。必蒸蒸而振,却发热汗出而解。若心下满而坚痛者,此为结胸,属大陷胸汤。若但满而不痛者,此为痞,柴胡复不中与也,属半夏泻心汤。

本以下之,故心下痞,与之泻心,其痞不解,其人渴而口燥,小便不利者,属五苓散。一方言忍之一日乃愈。

伤寒中风,医反下之,其人下利日数十行,谷不化,腹中雷鸣,心下痞坚而满,干呕而烦,不能得安。医见心下痞,为病不尽,复重下之,其痞益甚,此非结热,但胃中虚,客气上逆,故使之坚,属甘草泻心汤。

伤寒,服汤药,而下利不止,心下痞坚,服泻心汤已。后以他药下之,利不止,医以理中与之,利益甚。理中理中焦,此利在下焦,属赤石脂禹余粮汤。若不止者,当利其小便。

【语译】伤寒病五六天后，见到呕吐、发热，说明柴胡汤的主要症状已经出现，但误用其他药物攻下，若柴胡汤证仍然存在，可再用柴胡汤治疗。此虽然为误下，但还未形成逆证。服药后，蒸蒸发热、战汗出而解。如果心下痞满坚硬疼痛，为结胸证，当用大陷胸汤治疗。如果心下只满闷而不硬痛，则是痞证，不能再用柴胡汤，当用半夏泻心汤治疗。

因误下而致心下痞满，可用泻心汤治疗，然而痞证没有解除，病人口渴而燥，小便不利，则用五苓散治疗。另外一种说法是如能忍住不饮水，一天后就可痊愈。

患伤寒病或中风病，医生误用下法，使病人一天腹泻数十次，水谷不能消化，大便中见食物残渣，肠鸣不已，心下痞硬胀满，干呕，心烦不能安宁。医生见到心下痞满，认为病邪未尽，又再用下法，病人心下痞满加重。这不是热邪郁结，而是胃气虚弱，邪气上逆，才致痞满坚硬，可用甘草泻心汤治疗。

患伤寒病，服攻下汤药后，出现腹泻不止、心下痞满坚硬等症。用泻心汤治疗后，又用其他药攻下，引起腹泻不止，医生改用理中汤，腹泻更加厉害。理中汤是用以调理中焦虚寒的方剂，现在腹泻的病位在下焦，当用赤石脂禹余粮汤治疗。如果还不停止，就应该用通利小便的方法治疗。

【按语】伤寒五六天，呕而发热的小柴胡汤证已具备，误下后，邪气未陷，病情未变，再与小柴胡汤治疗，服药后正邪相争，必然发热蒸蒸，战汗而解。若邪气内陷，与痰水互结于心下，则为结胸，可用大陷胸汤治疗。如果下后，热陷于心下，不与痰水互结，心下只是痞满而不痛，则是痞证。病不在半表半里，柴胡汤已不适用，当用半夏泻心汤清热降逆，和胃消痞。提示柴胡汤证误下，邪热内陷成痞的证治。

表证误下后，心下痞满，用泻心汤清热，痞不解，是邪热下陷膀胱，形成蓄水证。津液不能上升，则口燥咽干；膀胱气化不行,则小便困难,可用化气行水的五苓散治疗。假如能忍耐一下,外水不入,内水得化,则痞证可自愈。提示误下邪热内陷膀胱、蓄水成痞的证治。

表证误下后,邪气内陷,而成心下痞满。同时因误下损伤脾胃,不能运化水谷,则肠鸣下利,日数十行;胃气上逆,则见干呕心烦。医生见到心下痞硬以为是热结,误用下法,胃气上逆更甚,心下硬满更重,故用安中和胃的甘草泻心汤治疗。提示反复误下、胃气严重虚损而成痞硬呕利的证治。

伤寒服泻下药后,下利不止,心下痞硬,医者误认为热结心下,用泻心汤治疗无效,又再用苦寒攻下,下利更甚;考虑中阳受伤,又用理中汤温中散寒,但利仍未止。这是由于反复攻下,不仅脾阳受伤,而且下焦滑脱不固,故应使用固滑止脱的赤石脂禹余粮汤来治疗。提示反复误下、下利滑脱的证治。

【原文】太阳病,外证未除,而数下之,遂挟热而利不止,心下痞坚,表里不解,属桂枝人参汤。

伤寒吐后,腹满者,与承气汤。

病者无表里证,发热七、八日,脉虽浮数者,可下之。假令下已,脉数不解,今热则消谷喜饥,至六、七日不大便者,有瘀血,属抵当汤。若脉数不解,而不止,必夹热,便脓血。

太阳病,医反下之,因腹满时痛,为属太阴,属桂枝加芍药汤。大实痛,属桂枝加大黄汤。

伤寒六、七日,其人大下后,脉沉迟,手足厥逆,下部脉不至,喉咽不利,唾脓血,泄利不止,为难治,属麻黄升麻汤。

伤寒,本自寒下,医复吐下之,寒格更遂吐,—本作更逆吐下。食入即出,属干姜黄芩黄连人参汤。

【语译】太阳病,表证仍在,而反复使用攻下法,导致表热内陷而腹泻不止,脘腹胀满坚硬,此为既有表证,又有里证,可用桂枝人参汤治疗。

伤寒病,误用吐法治疗后,腹部胀满,可用承气汤治疗。

患病后既没有表证,又未见到里证,发热已经七八天,脉象虽然浮数,仍可以用攻下法治疗。如果攻下后,仍见数脉,说明内热较重,有明显的饥饿感,吃得多,消化快,六七日不解大便,为内有瘀血,可用抵当汤治疗。假如脉数不解,下利不止,肠道必然挟有邪热,可出现大便下利脓血。

太阳病,本应发散解表,医生反用攻下法治疗,因而引起腹部胀满,时而疼痛,这是邪气内陷太阴,可用桂枝加芍药汤治疗。病人腹部胀满,疼痛拒按,为大实痛,可用桂枝加大黄汤治疗。

伤寒六七天后,已经使用峻烈泻下药,脉象沉迟,手足厥冷,尺脉按之不明显,咽喉吞咽不利,时吐脓血,又兼有腹泻不止,此种病证比较难治,可用麻黄升麻汤治疗。

伤寒病,本有里寒的腹泻证,医生又用呕吐的方法治疗,使其里寒更甚而格拒向上,引起呕吐加重(另一版本作为里寒甚,脾胃格拒,而致上吐下利),饮食入口即吐,可用干姜黄芩黄连人参汤治疗。

【按语】太阳病,屡用攻下,表证仍在,里已大虚,故下利不止。邪陷心下,气滞中焦,而成心下痞硬症状;外有表热之邪,内有虚寒之利,故叫协热而利。治疗重点在里虚,用理中汤温中散寒以治痞与下利,仅用桂枝一味以和表。提示外有表邪、内有虚寒的痞硬下利证的治疗。

误用吐法后,津伤化燥,热结气滞,而成腹部胀满,此属实热内盛,腑实已成,故用承气汤泻热通便进行治疗。提示吐后腹满实证,可用下法。

病人发热七八天，无恶寒，是热已入里。脉虽浮数，是里热蒸腾，不是表证，故可用下法。下后脉仍数，能食易饥，五六天不大便，提示热邪不在胃肠，热已入血，热盛血瘀，故当用破血逐瘀的抵当汤来治疗。若下后，脉仍数，下利不止，热入肠中，逼血妄行，则大便中夹有脓血。提示误下后，邪热深入血分引起瘀血的证治。

太阳病，误下，伤脾气，脾胃运化失调，气滞腹中，则腹满时痛，这是兼有太阴病，表证未解，故用桂枝加芍药汤，解表和脾。若下后，腹痛拒按，夹有实邪，故改用桂枝加大黄汤治疗。提示太阳病误下、邪陷太阴的证治。

伤寒六七天，大下后，正气损伤，邪气内陷，寸脉沉迟，是阳气被郁，不达四肢，故手足逆冷；阳热上炎，则咽喉不利、吐脓血；大下后，尺脉不至，是中阳受损，故下利不止，形成寒热错杂的证候。由于正虚邪实，上热下寒，故病重难治。可用麻黄升麻汤治疗。提示伤寒误下后形成寒热错杂证的治法。

病人素体中阳不足，误用吐下，阳气更虚，形成寒盛于下、阳格于上的病机，使上吐下利的症状加重。病人进食即吐，是上焦有热，故用寒热并用的干姜黄芩黄连人参汤治疗。提示误治形成上热下寒证的治法。

病可温证第九

【提要】论述伤寒论中使用温法治疗的各种脉证。

【原文】大法，冬宜服温热药及灸。

师曰：病发热头痛，脉反沉，若不差，身体更疼痛，当救其里,宜温药,四逆汤。

下利,腹满,身体疼痛,先温其里,宜四逆汤。

自利,不渴者,属太阴,其藏有寒故也,当温之,宜四逆辈。

少阴病,其人饮食入则吐,心中温温欲吐,复不能吐。始得之,手足寒,脉弦迟。若膈上有寒饮,干呕者,不可吐,当温之,宜四逆汤。

少阴病,脉沉者,急当温之,宜四逆汤。

下利,欲食者,就当温之。

下利,脉迟紧,为痛未欲止,当温之。得冷者满,而便肠垢。

下利,其脉浮大,此为虚,以强下之故也。设脉浮革,因尔肠鸣,当温之,宜当归四逆汤。

少阴病,下利,脉微涩者,即呕,汗出,必数更衣,反少,当温之。

伤寒,医下之,续得下利清谷不止,身体疼痛,急当救里,宜温之,以四逆汤。

【语译】一般的治疗原则,冬季宜服温热药物和使用灸法治疗。

老师说:病人发热头痛,脉象不浮反沉,若病仍不减,身体疼痛更严重,应当使用救里的方法,宜服温药,用四逆汤治疗。

病人出现下利、腹部胀满、身体疼痛等症,可先用温里法,用四逆汤治疗。

病人腹泻下利,口不渴,为太阴病,是因本脏虚寒,当用温法,宜用四逆汤一类的方药。

患少阴病,饮食入口则吐,心中时常欲吐,而又不能吐出。初得病时,手足发冷,脉象弦迟。如果膈上有寒饮而引起干呕,不能用吐法,当用温法,可用四逆汤治疗。

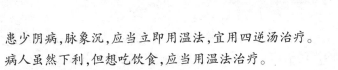

患少阴病,脉象沉,应当立即用温法,宜用四逆汤治疗。

病人虽然下利,但想吃饮食,应当用温法治疗。

病人腹泻下利,脉象迟紧,说明腹痛还未停止,应当用温法治疗。如果误用寒凉药物治疗,则易引起腹部胀满,大便中夹有肠垢。

病人腹泻下利,脉象浮大,这是虚证,为强用攻下所致。如果脉象浮革,因误下而肠鸣,当用温法,宜用当归四逆汤治疗。

少阴病,病人腹泻下利,脉象微涩,若见呕吐、汗出的表现,必然频频欲解大便,大便数量反而很少,应当用温法治疗。

伤寒病,医生误用下法后,继而下利清谷不止,身体疼痛,急需救治其里,宜用温法,可选四逆汤治疗。

【按语】冬天气候寒冷,阳气易衰,治疗虚寒性疾病,一般宜使用温热药和灸法。指出冬季的治疗大法。

头痛发热是病在表,脉当浮,现见脉沉,是阳气虚衰、无力鼓动所致;身体疼痛严重,是肾阳虚衰势急,故当用温里的四逆汤治疗。提示肾阳虚可致身体疼痛,当用温法。

脾肾阳虚,运化失职,为下利腹满;阳虚失于温煦,则身体疼痛,故宜用温里的四逆汤治疗。指出虚寒性下利腹满,可用温法。

腹泻下利,为肾阳虚衰所致;口不渴为脾脏虚寒,津液未伤,故用四逆汤温阳救逆以治下利。指出下利口不渴,病在少阴,可用温法。

少阴肾阳虚衰,不能温胃暖土,胃气上逆,则恶心欲吐;阳气不达四肢,则手足寒冷;阳虚虚寒内生,寒主收引,则脉弦迟。肾阳虚,寒饮上逆,停于胸膈,不能用吐法,当用温肾回阳的四逆汤治疗。提示肾虚寒饮上犯,停于胸膈,可用温法。

少阴病脉沉,是肾阳虚衰,气陷不能升举所致,故用回阳救逆的四逆汤治疗。指出沉脉是少阴的主脉,可用温法。

下利,想吃饮食,说明脾胃未伤而肾阳虚衰,故宜用温里的四逆汤治疗。提示下利能食,病在少阴,可用温法。

下利、腹痛不止、脉迟紧,均为阳虚阴寒内盛所致,故宜选用温里回阳的药物治疗。如果再吃冷的食物,阳气更受损伤,下利加重,可致肠垢外出。提示下利腹痛脉迟紧,为虚寒利,当用温法。

下利脉浮大,是大下伤阳、虚寒太盛、虚阳外越引起的脉象。假若脉浮坚中空而为革脉,为亡血失精;肠鸣为脾肾阳虚,水走肠间,故宜用回阳救阴的当归四逆汤。指出下利脉大,为大下伤阳,当回阳救逆;脉革肠鸣,为阴阳两亏,当回阳救阴。

下利脉微,为肾阳虚衰,阳气不振所致;阳气虚衰,阴寒之气上逆犯胃,则可致呕吐;阳气虚不能卫外,则汗多;阳虚肾气不固,则大便频数而量少,故宜选用温肾回阳的四逆汤治疗。提示下利脉微,肾阳虚衰,可用温法。

误下脾肾阳虚,运化失职,故下利清谷不止,再见身体疼痛,为少阴虚寒里急,故应先救其里,可用温法。指出下利清谷,身体疼痛,虚寒里急,当先温其里。

病不可灸证第十

【提要】论述不宜用灸法的脉证以及误治后的变证。

【原文】微数之脉,慎不可灸,因火为邪,则为烦逆,追虚逐实[1],血散脉中[2],火气虽微,内攻有力,焦骨伤筋[3],血难复也。

脉浮,当以汗解,而反灸之,邪无从去,因火而盛,病从腰以下必当重而痹,此为火逆。若欲自解,当先烦,烦乃有汗,随汗而解。何以知之? 脉浮,故知汗出当解。

脉浮,热甚,而灸之,此为实,实以虚治,因火而动,咽燥必唾血。

【注释】[1]追虚逐实:本为血虚,更用火法,耗伤阴分,是为"追虚";本为实热,更用火法,增加里热,是为"逐实"。[2]血散脉中:指火邪内攻,随血流散全身。[3]焦骨伤筋:指火毒亢盛,灼伤筋骨。

【语译】病人脉象微数,千万不可用灸法治疗,因为受到火邪伤害,会引起心烦意乱,导致阴血更虚,邪热更炽,火热入血,流散全身。这种灸法治疗,火虽然不大,内攻力量却很强,可使筋骨灼伤、阴血亏耗而难以恢复。

病人脉浮,应当用发汗解表法治疗,反用灸法,病邪不能外解,并因火邪而使病势加重,病人腰以下沉重麻痹,这是火逆所致。若能自行好转,必然先见心烦,烦后出汗,邪随汗解。如何知道呢? 见到脉浮,故知汗出后就能好转。

病人脉浮,说明热邪深重,误用灸法,本是实证,误作虚证治疗,血被火热逼迫妄动,必然引起咽喉干燥、吐血等症。

【按语】脉微数,为热盛气血损伤,不能用灸法治疗。灸法火势虽微,但穿透力强,本已热盛津亏,再误用火攻,则会引起阴血逆乱、筋骨伤损等许多变证。指出脉微数、热盛津伤的病人,不可使用灸法。

脉浮为病在表,误用灸法,邪热得火相助,热势愈炽,正气大伤,则腰以下沉重麻痹。由于脉仍浮,病邪有外解之势。火邪上炎,引起心烦,同时又可随汗出而解。提示表证不宜用灸法。

热盛引起脉浮,误用灸法,热盛伤阴,迫血妄行,火势上炎,血从上溢,故致咽干唾血。提示脉浮热盛,禁用灸法。

病可灸证第十一

【提要】论述可用灸法的脉证及预后。

【原文】烧针令其汗,针处被寒,核起而赤者,必发贲豚。气从少腹上撞者,灸其核上一壮,一本作各一壮。与桂枝加桂汤。

少阴病,得之一、二日,口中和,其背恶寒者,当灸之。

少阴病,其人吐利,手足不逆,反发热,不死。脉不至者,灸其少阴七壮。

少阴病,下利,脉微涩者,即呕,汗出,必数更衣,反少,当温其上,灸之。一云灸厥阴可五十壮。

诸下利,皆可灸足大都五壮,一云七壮。商丘、阴陵泉皆三壮。

下利,手足厥,无脉,灸之不温,反微喘者,死。少阴负趺阳者,为顺也。

伤寒六、七日,其脉微,手足厥,烦躁,灸其厥阴。厥不还者,死。

伤寒,脉促,手足厥逆,可灸之,为可灸少阴、厥阴,主逆。

【语译】用烧针的方法使病人发汗,针刺部位受到寒邪侵袭,引起红色肿块,必然诱发奔豚。见到气从少腹上冲心胸的症状,可用艾炷在肿块上灸一壮(另一版本作"各一壮"),并配合用桂枝加桂汤治疗。

患少阴病一两天,口中调和,病人感到背部怕冷,可用灸法治疗。

少阴病,患者呕吐下利,手足不冷,反而发热,不是死候。如果脉搏出现暂停,可急灸足少阴经的太溪穴七壮。

少阴病,腹泻下利,脉象微涩,立即会引起呕吐、汗出,必然频频欲解大便,大便量少,当温其足上的穴位,用灸法(另一种说法:可灸厥阴经五十壮)。

凡腹泻下利的病人,皆可以灸足上大都穴五壮(另一种说法灸七壮),商丘、阴陵泉各三壮。

病人下利,手足怕冷,按不到脉搏,使用灸法后手足仍然不转暖和,反见轻度气喘的症状,属于死候。如果足少阴经太溪穴的脉比足跌阳脉略小,就是顺证。

伤寒六七天,病者脉微,四肢怕冷,心中烦躁不安,可灸厥阴经的穴位。如果四肢仍不转温,属于死候。

伤寒病,见到脉促、四肢怕冷等症,可用灸法,灸少阴、厥阴经的穴位,以主治厥逆证。

【按语】误用烧针发汗,汗后心阳受伤,加之针处受到寒邪侵袭,寒邪内入,引动肾水上逆,而发奔豚病,故病人感到有气从少腹上冲心胸。先用艾炷灸核上以散寒邪,再用桂枝加桂汤壮心阳、降逆气。提示烧针误治,引起奔豚,可用灸法。

少阴病一两天后,口中不干苦,说明没有里热证。背心怕冷,是胸中阴盛,阳气不达于背,故可灸背俞穴,以祛寒通阳。指出少阴阳虚背寒,可用灸法。

少阴病,病人呕吐下利,是肾阳虚衰、阳气上越下脱所致。阳气不达四肢,手足应当逆冷,但反而暖和,说明阳虚不甚,故还可治愈。如果脉气一时受到阻遏,脉来暂停,可灸足少阴经的穴位,阳回病愈。提示少阴虚寒证,手足温,脉不至,可用灸法。

少阴病,肾阳虚衰故见下利;阳气衰微,则脉微涩;虚阳上越,则呕吐汗出;肾气不固,则大便频数而量少,可灸足上的穴位以温补肾阳。提示少阴虚寒下利,可用灸法。

凡是虚寒下利的病人,也可用灸法治疗。

下利、手足厥冷、无脉,均为阳虚失于温煦所致。使用灸法,不能回阳,反见气喘,是虚阳上越引起,故不治多死。少阴比趺阳脉小,说明胃气未衰,故可治疗,为顺证。提示虚寒下利,厥逆无脉,若单用灸法治疗,病重药轻,难于收效。

脉微、手足逆冷,是阳虚失于温煦;烦躁为虚阳上越、心神失养。灸后厥冷能回,还有生机;厥冷不回,阳气无救,属难治。提示脉微、肢厥、烦躁为阳虚欲脱,灸后厥回者生。

脉促,是正邪相争;手足厥冷,是阳虚失于温煦,故可用灸法散寒,治疗其厥逆证。指出灸法可治手足厥冷证。

病不可刺证第十二

【提要】论述针刺的禁忌和基本原则。

【原文】大怒无刺,大,一作新。已刺无怒。已,一作新。新内[1]无刺,已刺无内。大劳无刺,大,一作新。已刺无劳。大醉无刺,已刺无醉。大饱无刺,已刺无饱。大饥无刺,已刺无饥。大渴无刺,已刺无渴。无刺大惊,无刺熇熇[2]之热,无刺漉漉[3]之汗,无刺浑浑[4]之脉。身热甚,阴阳皆争^[5]者,勿刺也。其可刺者,急取之,不汗则泄。所谓勿刺者,有死征也。无刺病与脉相逆者。上工刺未生,其次刺未盛,其次刺已衰。粗工逆此,谓之伐形。出《九卷》。

卷第七 · 病不可刺证第十二

【注释】[1]内:此指性生活。[2]熇熇(音贺贺):形容火势炽盛。[3]漉漉(音鹿鹿):形容汗出淋漓。[4]浑浑:盛大之意。[5]阴阳皆争:指脉搏寸尺皆盛。

【语译】大怒时(一说刚发怒后),不能进行针刺治疗,已针(一说刚针刺)刺后不要发怒。刚过性生活不能进行针刺,已刺后不可进行性生活。过度劳累(一说刚劳动)后不可进行针刺治疗,已针刺后不要过度劳累。酒醉后不能进行针刺治疗,已针刺后不要醉酒。太饱不能进行针刺治疗,已针刺后不要吃得太饱。饥饿过度不要进行针刺治疗,已针刺后不要过度饥饿。大渴时不能进行针刺治疗,已针刺后不要让其口渴。不要针刺大受惊恐的人,不要针刺火热炽盛的人,不要针刺大汗淋漓的人,不要针刺脉搏盛大的人。身发大热,脉寸尺皆盛的病人,不能进行针刺治疗。当其可刺之时,就应当急施针刺,不行发汗,病邪亦可外解。所谓不可进行针刺,是因为已有死亡的征象。不要针刺病证与脉象相反的人。高明的医生在疾病未发生之时进行针刺,然后在病邪未盛时进行针刺,再其次是当病邪已衰退时进行针刺;技术不高的医生,则完全违反上述针刺法则,叫做攻伐形体(出自《九卷》)。

【按语】大怒、性交、繁劳、酒醉、大饱、大饥、大渴、大惊、大热、大汗、脉太盛均不宜使用针刺治疗。当施针刺时,应当急刺以祛邪。有死亡征兆、脉证相反,都应禁针。针刺宜早,疾病尚未发生、或邪气不盛、或邪气已衰时是进行针刺的最佳时机。

热甚,阴阳皆争[5]者,勿刺也。其可刺者,急取之,不汗则泄。所谓勿刺者,有死征也。无刺病与脉相逆者。上工刺未生,其次刺未盛,其次刺已衰。粗工逆此,谓之伐形。出《九卷》。

卷第七 · 病不可刺证第十二

【注释】[1]内:此指性生活。[2]熇熇(音贺贺):形容火势炽盛。[3]漉漉(音鹿鹿):形容汗出淋漓。[4]浑浑:盛大之意。[5]阴阳皆争:指脉搏寸尺皆盛。

【语译】大怒时(一说刚发怒后),不能进行针刺治疗,已针(一说刚针刺)刺后不要发怒。刚过性生活不能进行针刺,已刺后不可进行性生活。过度劳累(一说刚劳动)后不可进行针刺治疗,已针刺后不要过度劳累。酒醉后不能进行针刺治疗,已针刺后不要醉酒。太饱不能进行针刺治疗,已针刺后不要吃得太饱。饥饿过度不要进行针刺治疗,已针刺后不要过度饥饿。大渴时不能进行针刺治疗,已针刺后不要让其口渴。不要针刺大受惊恐的人,不要针刺火热炽盛的人,不要针刺大汗淋漓的人,不要针刺脉搏盛大的人。身发大热,脉寸尺皆盛的病人,不能进行针刺治疗。当其可刺之时,就应当急施针刺,不行发汗,病邪亦可外解。所谓不可进行针刺,是因为已有死亡的征象。不要针刺病证与脉象相反的人。高明的医生在疾病未发生之时进行针刺,然后在病邪未盛时进行针刺,再其次是当病邪已衰退时进行针刺;技术不高的医生,则完全违反上述针刺法则,叫做攻伐形体(出自《九卷》)。

【按语】大怒、性交、繁劳、酒醉、大饱、大饥、大渴、大惊、大热、大汗、脉太盛均不宜使用针刺治疗。当施针刺时,应当急刺以祛邪。有死亡征兆、脉证相反,都应禁针。针刺宜早,疾病尚未发生、或邪气不盛、或邪气已衰时是进行针刺的最佳时机。

病可刺证第十三

【提要】论述针刺适用的症状、体征以及具体的治疗方法。

【原文】太阳病,头痛至七日,自当愈,其经竟[1]故也。若欲作再经者,当针足阳明,使经不传则愈。

太阳病,初服桂枝汤,而反烦不解者,当先刺风池、风府,却与桂枝汤则愈。

伤寒,腹满而谵语,寸口脉浮而紧者,此为肝乘脾,名纵[2],当刺期门。

伤寒,发热,啬啬恶寒,其人大渴,欲饮酢[3]浆者,其腹必满,而自汗出,小便利,其病欲解,此为肝乘肺,名曰横[4],当刺期门。

阳明病,下血而谵语,此为热入血室。但头汗出者,当刺期门,随其实而泻之,濈然汗出者则愈。

妇人中风,发热恶寒,经水适来,得之七、八日,热除,脉迟,身凉,胸胁下满,如结胸状,其人谵语,此为热入血室,当刺期门,随其虚实而取之。《平病》云:热入血室,无犯胃气及上二焦。与此相反,岂谓药不谓针耶?

太阳与少阳并病,头痛,颈项强而眩,时如结胸,心下痞坚,当刺大杼第一间、肺输、肝输,慎不可发汗,发汗则谵语,谵语则脉弦。谵语五日不止,当刺期门。

【注释】[1]竟:尽。[2]纵:纵任其气,乘其所胜之脏。[3]酢[3]:指醋。[4]横:其气横行,反侮所不胜之脏。

【语译】太阳病,病人头痛,第七天后,应当自行好转,这是因为太阳病邪气传经已尽。若病情仍有传经的趋势,当针刺足阳明胃经的穴位,使邪气不能传经,则病可痊愈。

太阳病,初服桂枝汤,反见心中烦闷不解的表现,应当先刺风池、风府等穴,然后再服桂枝汤,就可使疾病痊愈。

伤寒病,见到腹部胀满、胡言乱语、寸口脉浮紧等症,这是肝病乘克脾土,叫做纵,应当针刺期门穴。

伤寒病,出现发热、畏寒怕冷、口中大渴、喜喝醋浆等症,腹部必然胀满,如果见到自汗出、小便通利等表现,为病邪欲解,这是肝病反侮肺金,叫做横,应当针刺期门穴。

阳明病,大便下血、谵语,这是热入血室的表现。若只是头部出汗,应当针刺期门穴,根据病情属实而用泻法,使之微微出汗,则病可好转。

妇人感受风邪,出现发热恶寒,正当月经来潮,得病七八天后,发热已退,脉象转迟,身体转凉,但仍胸胁胀满,与结胸的症状相似,见到谵语,这是热入血室的表现,应当针刺期门穴,根据病情的虚实而辨证取穴。《平病》说:热入血室,治疗时不应侵犯胃气及中、上二焦。与之相违背的,难道能只有药物误治而没有针刺误治吗?

太阳与少阳并病,见到头痛、颈项强、目眩、时如结胸症状的心下痞硬,应当针刺大椎第一间隙、肺俞、肝俞等穴,千万不能使用汗法治疗。如果误用发汗,则会发生谵语、脉弦等症。若谵语五天不停止,当针刺期门穴。

【按语】太阳病,当邪气再度欲传经时,针刺阳明经的穴位,可阻断邪气传经,而使病情好转。提示太阳病欲传经时,可用针刺。

505

太阳病，初服桂枝汤，反烦不解，是邪热太甚，故先刺风池、风府，以泄热邪，然后再服桂枝汤解肌发表而愈。提示太阳病邪热较甚，可用针刺泄热。

紧脉与弦脉相似，《伤寒论》有"紧则为弦"之说。寸口脉浮紧，为肝气偏旺。肝气乘脾，脾气不利则腹满；躁热扰神，则谵语。病机重点在于肝气过甚，故针刺肝经募穴期门，泻其过旺的肝气，腹满谵语可减。提示肝气乘脾，宜针刺期门。

从病人口渴、喜饮醋，得知肝气旺盛，气郁化火伤津。木火刑金，肺气闭郁，肺卫失宣，则发热微恶风寒。肝火亢盛，肝气乘脾，又可引起腹部胀满。病机重点在于肝气亢盛，肝旺侮肺，故宜针刺期门，泻其肝火，肝不侮肺，肺气得宣，汗出热解，肺气肃降，小便通利，病情则可缓解。提示肝火犯肺，宜针刺期门。

阳明病，邪热炽盛，热入血室，血为热扰，则可引起便血；热邪上蒸，则可引起头汗；血室属肝，肝藏魂，热入扰魂，魂失安宁，则为谵语。所以治取期门，以泻血中热邪。提示阳明病，热入血室，宜针刺肝经募穴期门。

妇女月经来时，被风邪中伤，病邪乘虚而入，故外表的发热恶寒症状消除，转为热退身凉；邪气阻碍气血运行，则脉象来迟；邪气郁结胸胁，胁下满闷不舒，故有似结胸证的表现；热入血室，扰动肝魂，则生谵语。故刺期门，泻其实邪。热入血室，应从肝经治疗，不要侵犯胃气及中上两焦，这是十分重要的治疗原则。提示行经中风，热入血室，宜针刺肝经，无犯中上二焦。

太阳之邪罢，传入少阳，故外有头项强痛，同时又见头眩、心下痞满的少阳证。治疗既不宜汗，又不宜下，故可针刺大椎、肺俞穴以宣泄太阳之邪，刺肝俞以和少阳。若误用汗法，汗出津伤，邪火亢盛，扰乱心神，则为谵语；少阳木火旺盛，其脉必弦。针刺期门，宣泄木火，可使谵语得平。提示太少并病，宜用针刺，禁用汗法。

【原文】少阴病,下利,便脓血者,可刺。

妇人伤寒,怀身腹满,不得小便,加从腰以下重,如有水气状,怀身七月,太阴当养不养,此心气实,当刺泻劳宫及关元,小便利则愈。

伤寒,喉痹,刺手少阴。少阴在腕,当小指后动脉是也,针入三分,补之。

问曰:病有汗出而身热烦满,烦满不为汗解者何?对曰:汗出而身热者,风也;汗出而烦满不解者,厥也,病名曰风厥也。太阳主气,故先受邪,少阴与为表里也,得热则上从之,从之则厥。治之,表里刺之,饮之汤。

热病三日,气口静,人迎躁者,取之诸阳五十九刺,以泻其热,而出其汗,实其阴,以补其不足。所谓五十九刺者,两手外内侧各三,凡十二痏[1];五指间各一,凡八痏;足亦如是;头入发一寸傍三分,各三,凡六痏;更入发三寸,边各五,凡十痏;耳前后、口下、项中各一,凡六痏;巅上一。

【注释】[1]痏(音委):量词,指穴位。

【语译】少阴病,下利,解脓血大便,可用针刺方法治疗。

妇人伤寒,已怀孕,腹部胀满,不得小便,腰以下自己感到十分沉重,好像有水肿病一样,怀孕七月,正当太阴经气养胎的时候,得不到营养,这是由于心气实所致,应当用泻法针刺劳宫、关元穴,小便通利,其病则愈。

伤寒病,咽喉肿痛,可针刺手少阴的腕侧,正对小指后面脉动应手的穴位,即神门穴,针刺入三分,用补法。

问道:病人有汗出,而见身热、心烦、胸满等症,心烦、胸满不因汗出而解,这是什么原因?回答说:汗出而身体发热,是风邪所致;汗出而心烦胸满不愈,是厥证所成,故病名叫做风厥。太阳主在外的阳气,故先受病邪侵犯,少阴与太阳互为表里,太阳受邪身热,则少阴之气上逆,上逆则成厥证。治疗方法,应在太阳之表和少阴之里同时进行针刺,并配服汤药治疗。

患热病已三天,病人寸口脉象平静,人迎脉躁动,可选取诸阳经治热病的五十九个穴位,以泻其在表之热,使热邪随汗出而泄,并配用充实阴经的针法,以补其不足。所谓治热病的五十九个穴位,就是两手内、外各三穴,左右共十二穴;五指指缝间各有一个穴位,左右共八穴;足上也是一样;头上入前发际一寸的上星穴旁开三分,各有三穴,左右共六穴;再从入发际的中间向后三寸的两边各有五穴,左右共十穴;耳前后、口下、项中各一穴,共六穴;巅顶一穴。

【按语】少阴病,邪从热化,邪热下迫,可致大便下利脓血,可用针刺治疗,祛除热邪。提示少阴热迫下利脓血,可用针刺疗法。

孕妇感受寒邪,使脾气不能运化,则腹部胀满;水湿停留,则腰以下沉重,小便不利。妊娠到了七月,脾为湿气所困,不能化生气血滋养胎气,亦阻隔心气下降,而使心气亢盛,上下格拒。故针刺劳宫、关元穴以泻心实,使心气下降,助脾运化,水气得运,小便通利而诸病可愈。指出妊娠伤寒,水湿不化,可刺心经泻实利湿。

伤寒病,邪入少阴,化热上冲,而致咽喉肿痛。可针刺手少阴心经的神门,以泻热邪。提示少阴热化证,咽喉疼痛,可用针刺。

风邪侵犯太阳之表,同时亦波及少阴之里。风伤太阳,风性开泄,故汗出;卫阳抗邪而浮于肌表,则发热,故身热不因汗出而解。风邪向内波及少阴,使少阴阴阳气血逆乱,引起手足逆冷而为厥证,同时阳气上逆,则引起心烦胸闷。故治疗应取太阳、少阴的穴位,表里同时针刺,再配合汤药治疗。提示风厥证,太少同病,应刺两经的穴位。

发热三天,人迎脉躁动,寸口脉正常,是热在表,故可针刺属于阳部的五十九个穴位,以发汗泄热,同时适当配合针刺补阴的穴位以养阴。这些穴位分布在头面四肢属于体表阳位的地方。提示表热证,可针刺体表属阳的穴位。

【原文】热病先肤痛,窒鼻充面[1],取之皮,以第一针[2]五十九。苛菌为轸—云苛轸。鼻[3],索皮于肺,不得,索之火。火,心也。

热病,嗌干多饮,善惊,卧不能安,取之肤肉,以第六针[4]五十九。目眦赤,索肉于脾,不得,索之木。木,肝也。

热病而胸胁痛,手足躁,取之筋间,以第四针[5],针于四达。—作逆。筋辟目浸[6],索筋于肝,不得,索之金。金,肺也。

热病数惊,瘛疭而狂,取之脉,以第四针,急泻有余者。癫疾,毛发去,索血—作脉。于心,不得,索之水。水,肾也。

热病而身重骨痛,耳聋而好瞑,取之骨,以第四针五十九。骨病食龋牙齿,耳清,索骨于肾,无—本作不。得索之土。土,脾也。

【注释】[1]充面:面部浮肿。[2]第一针:古九针之一的镵针。[3]苛菌为轸(音诊)鼻:指鼻生细密之疹。苛,细、密。轸,通"疹"。[4]第六针:古九针之一的圆利针。[5]第四针:古九针之一的锋针。[6]筋辟目浸:筋辟即筋痿不能行走,目浸即流泪不止。

【语译】热病首先见到皮肤疼痛、鼻塞、面部浮肿等症,是邪在皮毛,当用第一针即镵针,选刺治疗热病的五十九个腧穴中的穴位。若鼻部生细密的疹子(一说鼻部有痒疹),是病位在肺,治疗应当浅刺皮部而调肺气。这样针刺,不达疗效,应取火脏的腧穴。火脏是心脏。

热性病,引起咽干多饮、易惊、不能安卧等症,是热在肌肉,以第六针即圆利针,选刺治热病五十九腧穴中的穴位。如果眼角红赤,应取肌肉治脾的穴位。如果不达疗效,应取木脏的腧穴。木脏是肝脏。

热性病,见到胸胁疼痛、手足躁动等表现,是热在筋脉,以第四针即锋针,选刺四肢的穴位。如果足痿软不能行,眼睛流泪不止,应取在筋脉治肝的穴位。如果不达疗效,应取金脏的腧穴。金脏是肺脏。

热病引起多次惊厥,症见四肢抽搐而狂躁,是热传血脉,以第四针锋针,急泻血中有余的邪热。如见癫狂、毛发脱落,应取病位在血治心的穴位。如仍不达疗效,应取水脏的腧穴。水脏是肾脏。

热病引起肢体骨节重痛、耳聋、喜合目欲眠等症,是热邪伤骨,以第四针的锋针,选刺治疗热病五十九穴中的穴位。如果骨病食物腐蚀牙齿,伴见耳部清冷之症,应取病位在骨治肾的穴位。如没有治疗效果,可取土脏的腧穴。土脏是脾脏。

【按语】热病皮肤痛、鼻塞、面肿,是邪气在皮。肺主皮毛,皮毛浅在体表,属于阳分,故取选治热病五十九针的穴位,用镵针浅刺,治疗邪在皮毛的病证。肺开窍于鼻,鼻部的疹子故亦选肺的腧穴。或选心的穴位,泻火以治心。提示肺经热病,可用镵针,刺肺刺心。

热病咽喉干燥,多饮,为热伤脾液,津不上承;热扰心神,则易惊、不能安卧。故选治热病五十九穴中的穴位,用圆利针急泻热邪。目眦红赤,是肝脾火盛,选取脾经穴位;无效,再取肝经,泻肝以平土。提示脾经热病,可用圆利针,刺脾刺肝。

热病胸胁痛,手足躁动,为热伤肝筋。故用锋针,针刺四肢经络,放血泄热。如果筋软、流泪,为伤肝,故治肝;无效治肺,益金以制木。提示肝经热病,可用锋针,刺肺刺肝。

热病多惊、抽搐、发狂,为热伤心脉,可用锋针急泻血中热邪。如果癫狂、毛发脱落,是血虚失养,故治心经;无效,治肾经,补水以制火。提示心经热病,可用锋针,刺心刺肾。

热病骨重、耳聋、喜睡,为热伤肾精,不能养骨。治用锋针泄热透邪。如果齿烂、耳冷,治取肾经之穴;无效,再取脾经之穴,补土以制水。提示肾经热病,可用锋针,刺肾刺脾。

【原文】热病,先身涩倚教[1],倚教《太素》作倚。烦闷,干唇嗌,取之第一针五十九。肤胀[2],口干,寒汗[3]。

热病,头痛,摄摄,一作颞颥。目脉紧,善衄,厥热也,取之以第三针[4],视有余不足。寒热病。

热病,体重,肠中热,取之以第四针,于其输及下诸指间,索气于胃络,得气也。

热病,侠脐痛急,胸胁支满,取之涌泉与太阴、阳明,一云阴陵泉。以第四针,针嗌里。

热病而汗且出,及脉顺可汗者,取之鱼际、太渊、大都、大白。泻之则热去,补之则汗出。汗出太甚者,取踝上横文以止之。

热病七日、八日,脉口动,喘而眩者,急刺之。汗且自出,浅刺手大指间。

热病,先胸胁痛,手足躁,刺足少阳,补手太阴,病甚,为五十九刺。

热病,先手臂痛,刺手阳明、太阴而汗出止。

热病,始于头首者,刺项太阳而汗出止。

热病,先身重骨痛,耳聋目瞑,刺足少阴,病甚,为五十九刺。一云刺少阳。

热病,先眩冒而热,胸胁满,刺足少阴、少阳。

热病,始足胫者,先取足阳明而汗出。

【注释】[1]傍救:傍同旁,救同勃,广泛之意。[2]肤胀:《灵枢》作腹胀。[3]寒汗:怕冷、出汗。[4]第三针:古九针之一的锓针。

【语译】热病初起,全身广泛干涩不润(《太素》作倚),心中烦闷,唇干咽燥,可用九针中第一针即镵针刺治热病五十九穴中的穴位。本病还有腹胀、口干、怕冷、出汗等症状。

热病,见到头痛、颞部(一本作颡颥)与眼睛之间的经脉收缩、容易流鼻血等症状,这是厥热病用第三针即锓针针刺,根据疾病的有余、不足,寒热的轻重而辨证施治。

热病,身体沉重,肠中有热,可用九针中第四针锋针,针刺脾胃两经的腧穴及足趾间腧穴,再取胃经的别络,以得气为度。

热病,见到挟脐疼痛拘急、胸胁胀满等症,可取足少阴肾经的涌泉穴及足太阴脾、足阳明胃(另一种说法:阴陵泉)两经的穴位,并用第四针即锋针刺咽喉部廉泉穴进行治疗。

热病,将要出汗,脉症相符,可使用汗法,当取手太阴经的鱼际、太渊穴和足太阴脾经的大都、太白穴。用泻法则热去,用补法则汗出。如汗出太多,可取内踝上横纹处的三阴交穴,用泻法以止汗。

热病七八天,见到寸口脉躁动、气喘、眩晕等症,当用针急刺,汗将自出,应浅刺手大指的少商穴。

热病,先见胸胁疼痛、手足躁动等症,宜刺足少阳胆经,补手太阴肺经。病邪较甚,可针刺五十九穴中的穴位。

热病,先见到手臂疼痛的症状,可刺手阳明、手太阴两经的穴位,汗出后,则热除而手臂痛止。

热病初起,从头部开始发病,应针刺项部太阳经的穴位,汗出则病止。

热病,先见到身体沉重、骨节疼痛、耳聋、眼睛喜闭的表现,可针刺足少阴肾经的穴位。病邪较甚,可针刺五十九穴中的穴位(另一种说法是针刺少阳经的穴位)。

热病,先见到眩晕、发热、胸胁苦满的症状,可刺足少阴肾、足少阳胆两经的穴位。

热病,从足胫部开始发病,先取足阳明胃经的穴位,汗出后则病止。

【按语】温热疾病,热盛伤津失润,可致全身皮肤干涩、口干唇干咽燥;热邪扰心,则为心烦;热邪郁滞脾气,则为腹胀;热盛迫津外泄,则为汗出;汗出肌腠疏松,则怕冷。病属阳,故可取治热病五十九穴中的穴位,用镵针浅刺。

温热疾病,热盛阳气闭郁,阳气不达于四肢,则为热厥。热邪上冲,则头痛;热迫血行,则鼻衄;热盛欲生风,则眼周经脉收缩。根据病情的寒热虚实,用九针中的第三针锓针进行治疗。

热邪耗伤津液,经脉失养,则身重;热伤脾胃,则腹中发热;故用锋针,针刺脾胃二经的腧穴太白、陷谷及足趾间穴位大都、厉兑等,再取胃的别络丰隆、公孙,得气则能达到治疗目的。

热病伤及脾胃气机,则脐周拘急疼痛;伤及肝胆经脉,则胸胁胀满不适。肝肾同源,肾的经脉沿腹的两侧上行,故针刺可取足少阴肾经涌泉,足太阴、阳明经的穴位,并用锋针刺廉泉穴。

热病里热蒸腾而致汗出,脉证相合,宜于发汗,肺主皮毛,可针刺手太阴肺经的鱼际、太渊,足太阴脾经的大都、太白穴。用泻法则热去,用补法则汗出。汗出太盛,可取足太阴脾经的三阴交补脾止汗。

发热七八天，热势仍盛，寸口脉躁动不安；热气上冲，则气喘、头眩。此为邪在手太阴肺经，故可急针刺少商发汗，汗出而解。

热病，邪入少阳，或经气不利，则胸胁疼痛；经脉拘急，则手足躁动。用针刺，急泻少阳之热；兼刺太阴，固其卫表。热邪太甚，再刺治热病五十九穴中的穴位，以祛除热邪。

热病侵犯手臂经脉而引起疼痛，因手阳明、手太阴两经循行上肢，故取两经的穴位针刺以发汗，汗出邪去而病解。

热病从头项开始，太阳经脉循行头项，针刺之则汗出邪去而愈。

热病伤肾，肾气虚，脏腑功能低下，则身体沉重；肾不主骨，则骨痛；肾精亏损，不能上养耳目，则耳聋、目欲闭合。故治疗刺足少阴肾经的穴位；热甚，加刺治热病五十九穴中的穴位。

热入少阳，经气不利，则胸胁胀满；热邪上扰头目，则头晕眼花；热邪未解，则仍发热。治疗取少阳的穴位，兼补少阴，既可祛邪，又可防止汗出过多伤肾，使邪去正安。

热病从足胫部开始，可先取循行于足部的阳明经的穴位。

以上提示，针刺治疗温热疾病，可根据侵犯的经络部位，结合病变的寒热虚实，选择不同类别的针和穴位，采用泻、补等不同手法进行治疗。

病不可水证第十四

【提要】论述水疗法的禁忌脉证，及误用所致的变证。

【原文】发汗后，饮水多者，必喘。以水灌之，亦喘。

伤寒，大吐、大下之，极虚，复极汗者，其人外气怫郁，复与之水，以发其汗，因得哕，所以然者，胃中寒冷故也。

阳明病，潮热，微坚，可与承气汤。不坚，勿与之。若不大便六、七日，恐有燥屎，欲知之法，可与小承气汤。若腹中不转矢气者，此为但头坚后溏，不可攻之。攻之必腹满，不能食，欲饮水者，即哕。

阳明病，若胃中虚冷，其人不能食，饮水即哕。

下利，其脉浮大，此为虚，以强下之故也。设脉浮革，因尔肠鸣，当温之，与水即哕。

病在阳，当以汗解，而反以水噀[1]之，若灌之，其热却不得去，益烦，皮上粟起，意欲饮水，反不渴，宜文蛤散。若不差，与五苓散。若寒实结胸，无热证者，与三物小陷胸汤，白散亦可。身热皮粟不解，欲引衣自复，若以水噀之洗之，益令热却不得出。当汗而不汗，即烦。假令汗出已，腹中痛，与芍药三两，如上法。

寸口脉浮大，医反下之，此为大逆。浮即无血，大即为寒，寒气相搏，即为肠鸣，医乃不知，而反饮水，令汗大出，水得寒气，冷必相搏，其人即饐[2]。

寸口脉濡而弱，濡即恶寒，弱即发热，濡弱相搏，藏气衰微，胸中苦烦，此非结热，而反薄居水渍[3]布，冷铫[4]贴之，阳气遂微，诸腑无所依，阴脉凝聚，结在心下，而不肯移，胃中虚冷，水谷不化，小便纵通，复不能多，微则可救，聚寒心下，当奈何也。

【注释】[1]噀（音训）：喷水。[2]饐（音椰）："饐"同噎，是气逆而噎塞，与哕相似，但哕有声，饐无声。[3]渍（音字）：浸泡。[4]铫（音掉）：分割成几块。

【语译】发汗以后，饮水过多，定会见到喘促的症状。如用水洗浴，也会引起喘促的症状。

患伤寒病，大吐大下以后，身体已极度虚弱，又发大汗，导致阳热郁阻在肌表，若再饮水治疗，以发其汗，就可引起呃逆。之所以会这样，是由于胃中寒冷。

阳明病，见到潮热、大便微硬的表现，可用承气汤治疗。如大便不坚硬，则不能用下法。假若已六七天不大便，恐有燥屎停积肠中，可用探试的方法，给小承气汤，服药后腹中不转矢气，是大便初硬后溏的表现，不能用攻下法。若用攻下，则会引起腹部胀满、不能进饮食的表现。若要饮水，即会发生呃逆。

阳明病，胃中虚寒，患者不能进食，若想饮水，就会发生呃逆。

下利，脉象浮大，此是正气虚弱，是因妄用攻下所致。假如脉象浮革，是因误下而引起肠鸣，应当用温补方法治疗。若给予饮水，则会发生呃逆。

病在太阳，应当用发汗解表的方法治疗，反用冷水喷洒或用洗浴的方法治疗，邪热被冷水遏郁而不能除去，心烦就会加重，肌表有粟粒状突起，想要饮水，但又不是真正口渴，宜用文蛤散治疗。如病势未减，再用五苓散治疗。若是寒实结胸，没有热象，可用三物小陷胸汤，或用白散治疗。若身体发热，皮肤粟粒不能解除，想增加衣裳覆盖，反用冷水喷洒洗涤，更使邪热内郁而不能外达。应当汗出而不能汗出，就会发生烦躁。假如汗出停止后，腹中疼痛，可加芍药三两，按照上面方法服用。

寸口脉象浮大，医生反使用下法，是治疗上的严重失误。因为脉浮说明是血虚，脉大提示有寒，寒气与水相互搏击，就会引起肠鸣。医生不明病理，反而施用饮水的方法发汗治疗，使出汗较多，水邪遇到寒气，寒水相互搏击，患者即出现噎证。

寸口脉象濡弱，脉濡可见恶寒，脉虚弱可见发热，濡弱的脉象相互结合，五脏阳气衰弱，可引起胸中烦闷的表现。这不是热邪蕴结，反而用冷水浸布，分割成几块，敷贴于外，使阳气更加衰微，脏腑无所依附，阴寒凝聚，结在心下，不得疏散，使胃中虚冷，水谷不能运化，即使小便通利，但尿量不多。这样的证候，病情轻者可以救治，若寒气结聚心下，就没有什么办法可以医治。

【按语】误汗伤阳，饮水过多，胃阳更伤，胃气上逆，肺气失降，则为气喘；肺主皮毛，若用冷水灌洒皮肤，肺气不能宣发，则气逆喘促。提示误汗禁用冷水、冷冻等物理降温疗法。

误汗误下后，身体极虚，再误发其汗，胃阳损伤，胃中虚寒。阴寒内盛，阳气向外浮越而怫郁于肌表，若误认有热，再用饮水法以发其汗，水入胃中，与阴寒相搏，胃气上逆，则引起呃逆。提示胃中虚冷，禁用冷水、冷冻类物理降温疗法。

阳明病，出现潮热、大便微坚等症，是腑实已成，可用承气汤攻下治疗。大便不坚硬，腑未结实，则不能用下法。探测腑实是否已成，可服小承气汤：服后不转矢气，大便先干后稀，是腑实未成，若误攻下，脾胃阳伤，纳运失调，则腹满不食。若饮水，胃气虚逆，则为呃逆。提示阳明病腑实未成，误用下法，胃气损伤，水入即呃逆。

阳明病，胃中虚寒，受纳无权，则不思饮食；若饮水过多，胃气上逆，可引起呃逆。

病在表，当用辛温解表法，反用冷水喷洒或洗浴，不但不能解表，反使热邪内伏，则增加烦躁不安；冷水在表，则皮肤起栗；病人津液未受到损伤，故只是想喝水，而不是真正发渴，此时宜用文蛤散解表清热利水除烦。若服药后不能好转，为水气蓄结膀胱，可用五苓散化气利水，微散表邪。若为水寒互结心下，未与热合，则成为寒实结胸证，可用三物白散温寒散水；若转化为痰热结胸，可用小陷胸汤清化热痰。若外有发热、怕冷、皮肤起栗、欲加衣覆被取暖，为表邪未解，反而用冷水喷洗，更使邪热内郁不能外出,不能出汗,邪热扰心,则生烦躁;如果汗出伤阴,阴虚筋挛,则可引起腹痛,可重用白芍缓急止痛。指出表热用冷水、冷冻等物理降温疗法导致表卫郁遏所引起的变证。

脉浮大,误用下法,损伤阳气,寒水停积于肠,引起肠鸣;反而饮水过多,寒水搏结,损伤胃阳,胃气上逆,则引起噎证。提示误下伤阳,不宜饮水。

寸口脉濡弱,为外有恶寒发热的表证,内有阳气虚衰的里证。此时脏腑阳衰,心神失养而烦躁,不是热结,而反用冷水外淋或敷,阳气更衰,胃中虚寒,运化无力,则水谷不消;气化不行,则小便虽通而量少。胃中虚寒不甚,生化未绝,则还可挽救;若胃寒太甚,胃气已绝,病重难愈。提示表热里寒,禁用水疗。

病可水证第十五

【提要】论述使用饮水疗法的脉证、机理和方法。

【原文】太阳病,发汗后,若大汗出,胃中干燥,烦不得眠,其人欲饮水,当稍饮之,令胃中和则愈。

厥阴病,渴欲饮水者,与水饮之即愈。

太阳病,寸口缓,关上小浮,尺中弱,其人发热而汗出,复恶寒,不呕,但心下痞者,此为医下也。若不下,其人复不恶寒而渴者,为转属阳明。小便数者,大便即坚,不更衣十日,无所苦也。欲饮水者,但与之,当以法救,渴宜五苓散。

寸口脉洪而大,数而滑,洪大则荣气长,滑数则胃气实,荣长则阳盛,怫郁不得出身,胃实则坚难,大便则干燥,三焦闭塞,津液不通,医发其汗,阳盛不周,复重下之,胃燥热畜,大便遂摈[1],小便不利,荣卫相搏,心烦发热,两眼如火,鼻干面赤,舌燥齿黄焦,故大渴。过经成坏病,针药所不能制,与水灌枯槁,阳气微散,身寒温衣复,汗出表里通,然其病即除。形脉多不同,此愈非法治,但医所当慎,妄犯伤荣卫。

霍乱而头痛发热,身体疼痛,热多欲饮水,属五苓散。

呕吐而病在膈上,后必思水者,急与猪苓散。饮之水亦得也。

【注释】[1]大便遂摈(音宾):形容大便秘结不通。

【语译】太阳病,发汗后,若汗出太多,引起胃中干燥、心烦而不能入睡、口渴而想饮水等症,只能给予少量的饮水,使胃燥得以滋润,胃气调和,则病可自行恢复。

厥阴病,病人口渴想要饮水,给饮水后,病情就能逐渐好转。

太阳病,寸脉缓,关脉略浮,尺脉虚弱,病人表现发热汗出,又兼见恶寒、不呕吐等症,感觉心下痞满,这是医生误下所致。假如没有经过误下,病人又不恶寒而口渴,是病已转属阳明。若小便频数,引起大便坚硬,即使十多天不大便,病人也不会感到多大痛苦。如果想要饮水,可以少量饮水。总之,可根据病情进行适当的处理,如见口渴,宜用五苓散治疗。

病人寸口脉洪大数滑,洪大脉为营气旺盛,滑数脉为胃气壮实。营气旺则阳气充盛,阳气郁于肌表而不能外达;胃腑实热,则大便坚结难于排出,使三焦气机闭塞,津液不能通调。若医生用辛温发汗的方法治疗,阳气更加亢盛而不能周流,再用下法治疗,胃肠干燥而热气内蓄,致使大便不通,小便不利;营卫之气相互搏击,病人则见心烦发热、两目灼热如火、鼻孔干燥、面红目赤、口舌干燥、牙齿焦黄、口中大渴等症。这是病情过经恶化而成坏病,针和药都不能治疗。可用水浇洗病者枯槁的身体,使阳气微散,身体怕冷,再用衣被覆盖,微微汗出,使表里气机畅通,病情即会好转。由于体表症状与脉多不一致,故此病不是按常法而治愈,医者应当谨慎,不要乱伤营卫之气。

霍乱病见到头痛发热、身体疼痛等症,如果热多而想喝水,可用五苓散治疗。

呕吐而病在膈上,吐后一定想饮水,急用五苓散治疗。用饮水方法也可以使病治愈。

【按语】太阳病,发汗太多,津液大伤,胃失滋润而干燥,热扰心神而烦躁不眠。病人自欲饮水以滋润燥渴,只能给少量的汤水,令胃气和,津液恢复,其病则愈。提示汗出津伤烦渴,只能少量饮水。

厥阴病,热盛伤津,渴欲饮水自救,给予少量饮水,滋润其燥,病可自愈。指出厥阴病伤津口渴,饮水可愈。

太阳病,寸缓关浮尺弱,是风邪在表,营卫失调,故发热汗出恶寒;病在表,未入少阳,故不呕,反用下法,邪气结于心下,则为心下痞满。若再误下,汗出津伤,则口渴;病已转属阳明,则不恶寒。小便多,津液伤,则大便坚硬,虽然不大便十余日,病人无所痛苦,说明并非腑实。若口渴欲饮,可给予饮水调治;若口渴饮水太多,水气内停,可用五苓散化气行水。提示太阳病误下伤津,转属阳明,口渴便干,腑实未成,可用饮水法治疗。

寸口脉洪大滑数,是阳热盛胃气实,引起三焦气机闭塞,津液不能通调,大便干燥。误用汗法、下法,燥热更盛,津液更伤,则大便干燥,小便短少;邪热上炎,扰动心神,则心烦发热;烧灼头面,则面红目赤,鼻干舌燥,牙齿焦黄,口中大渴。这是太阳病误治成为坏病。用针药治疗已经无济于事,可用水淋洗身体,消散热邪,使阳气布散,身体略有寒意,然后加衣盖被,微微取汗,则病邪外解。此非常法治疗,当谨慎使用。提示热盛胃实,误汗误下,燥热内盛,针药无效,可用水疗。

霍乱上吐下泻,本已阳气损伤,又兼见外感风邪所致的头痛发热、身体疼痛等症,使三焦气机不能通调,水气不能下输膀胱而为蓄水证。外有发热之症,内因津液不能上输而口渴思饮,故宜用五苓散化气行水,以止渴除热。提示霍乱兼中风所致蓄水证,宜用五苓散治疗。

因胸膈之病引起呕吐,吐后饮水过多,水气内停,可用五苓散化气行水;若吐后伤津,口渴思饮,可给少量饮水,令胃气和则愈。提示吐后伤津,可饮水调治。

病不可火证第十六

【提要】论述火热疗法的禁忌证候、误治所致的变证,以及治疗方法和预后。

【原文】太阳中风,以火劫发其汗,邪风被火热,血气流溢[1],失其常度,两阳相熏灼,其身发黄。阳盛则欲衄,阴虚小便难,阴阳俱虚竭,身体则枯燥,但头汗出,齐颈而还,腹满而微喘,口干咽烂,或不大便,久则谵语,甚者至哕,手足躁扰,循衣摸床。小便利者,其人可治。

太阳病,医发其汗,遂发热而恶寒,复下之,则心下痞,此表里俱虚,阴阳气并竭,无阳则阴独,复加火针,因而烦,面色青黄,肤瞤,如此者为难治。今色微黄,手足温者愈。

伤寒,加温针必惊。

阳脉浮,阴脉弱,则血虚,血虚则筋伤。其脉沉者,荣气微也;其脉浮,而汗出如流珠者,卫气衰也。荣气微,加烧针,血留不行,更发热而躁烦也。

伤寒,脉浮,而医以火迫劫之,亡阳惊狂,卧起不安,属桂枝去芍药加蜀漆牡蛎龙骨救逆汤。

【注释】[1]泆(音毅):同溢,充满而流出。

【语译】太阳病中风证,医生以火攻法强行发汗,风邪被火热逼迫,使气血流溢,失去正常规律,风火两阳相互熏灼,病人身体发黄。阳热亢盛,迫血妄行,从上而出,则为衄血;阴虚津亏,则小便困难;阴阳俱亏耗,身体则枯燥,仅头上出汗,到颈部即止,腹部胀满,微微气喘,口中干燥,咽喉溃烂;或大便不通,病久则发谵语,严重的出现呃逆、手足躁扰不安、循衣摸床等症。如果小便通利,此病还可以治愈。

太阳病,医生已用发汗治疗,病人仍发热恶寒,又用攻下法,则发生心下痞满。此时表里俱虚,阴气阳气受到损耗而衰竭,阳气虚而阴气独胜,若又再误用烧针,因而引起心烦、面色青黄、肌肤跳动,见到这些表现则为难治。如果表现为面色微黄、手足温暖,则可治愈。

伤寒病,如果加用温针治疗,必定引起惊惕不安。

寸部脉浮,尺部脉弱,则为血虚,血虚则筋脉失养而受损伤。患者脉沉,是营气微弱;脉浮,汗出如珠,是卫气衰微。营气本已微弱,再加用烧针治疗,则气血凝滞不行,以致发热更甚而烦躁。

伤寒病,脉浮,医生用火法强行发汗,导致阳气亡失,引起惊惕狂乱、起卧不安等症,可用桂枝去芍药加蜀漆牡蛎龙骨救逆汤治疗。

【按语】太阳中风证,风为阳邪,反用火热强发其汗,风邪被火热逼迫,使气血外溢而亏损。同时因两热煎熬熏灼,引起全身发黄。热盛迫血妄行而衄血;阴液亏损,化源不足而小便难;阴阳两虚,失于滋养濡润,则身体枯燥;热邪上蒸,则头汗出,至颈而止;热盛津伤,胃肠气滞,则腹部胀满;腹满胃气上逆,肺气不降,则微微气喘;热盛伤津,则口干;热腐血败,则咽喉溃烂;津少失滋,则大便干结不解;病久热邪扰神,则谵语;严重时,精神失调,则手足躁动,循衣摸床;胃气欲绝,上逆而呃逆。以上为病重难愈。若小便通利,为津液未亡,故还有一定治愈的希望。提出太阳中风证误用火疗引起的变证。

太阳病,发汗后,仍见恶寒发热,为表证未除。又复用下法,邪气入里,则为心下痞证。此因误汗误下,表里俱虚,阴阳并竭。阳虚阴盛,而又复加烧针,阳气更伤,心神失养而心烦,气血不畅而面色青黄,肌肤失于温煦而跳动,此阴阳气血大衰,故病难治。若面色微黄,手足暖和,为阳气未伤,气血调和,故病能好转而愈。指出太阳病误汗误下,再误用烧针引起的变证。

伤寒病,误用温针,火劫发汗,损伤阳气,心神失养可引起惊惕不安。

阳脉浮,为卫阳浮于肌表,汗出过多,则卫阳损伤;阴脉沉弱,为营血亏损;此时营卫已虚,再用烧针发汗,津气更虚,不能推动气血运行,则气血留滞而不行;津亏,则燥热更盛;心神受扰而烦躁。提示营卫虚弱,不能使用烧针。

伤寒脉浮,病在表,以火强行发汗,汗出伤阳,虚阳浮越,心神不宁,则为惊狂、起卧不安。治疗可用桂枝加蜀漆牡蛎龙骨救逆汤回阳救逆,养心安神。指出伤寒误火发汗而致亡阳惊狂的证治。

【原文】问曰:得病十五、十六日,身体黄,下利,狂欲走。师脉之,言当下清血[1]如豚肝,乃愈。后如师言,何以知之?师曰:寸口脉阳浮阴濡弱,阳浮则为风,阴濡弱为少血,浮虚受风,少血发热,恶寒洒淅,项强头眩。医加火熏,郁令汗出,恶寒遂甚,客热因火而发,怫郁蒸肌肤,身目为黄,小便微难,短气,从鼻出血。而复下之,胃无津液,泄利遂不止,热瘀在膀胱,畜结成积聚,状如豚肝,当下未下,心乱迷愦,狂走赴水,不能自制。畜血若去,目明心了。此皆医所为,无他祸患。微轻得愈,极者不治。

【注释】[1]清血:指大便带血。

【语译】问道:患病已经十五六天,见到身体发黄、大便下利、发狂欲奔走等症。老师诊脉后说,病人应当泻下猪肝色样的血大便,才会痊愈。后来病情果然和老师说的一样,老师怎么会知道得这样准确呢?老师回答说:病人寸脉浮而尺脉濡弱,寸脉浮为外有风邪,尺脉濡弱为内有血虚,感受风邪所致,故脉浮虚,血虚引起发热,表现有恶寒怕冷、项强头眩等症。医生反用火熏治疗,热郁肌表,逼迫汗出,使恶寒更甚,邪热因火熏而发,郁结蒸腾于肌肤,使全身面目发黄,小便不畅,呼吸短气,鼻出血。此时,医生以为热盛,再误用下法,致胃中津液亏损,泄泻不止,瘀热蓄结膀胱而堆积聚结,性状如猪肝,这些东西当下而未下,邪热扰乱心神,使心神昏乱,到处奔走,欲投水解热,不能自制。假若蓄血能排除,则两目明了,心神安定。以上变证,都是医生误治引起,并非其他灾患所致。如果病情轻微就能治愈,病情危重,则难于治愈。

【按语】寸脉浮为外感风邪,尺脉濡弱为内有血虚,风邪在表,则恶寒、头项强痛,血虚阴不制阳而内生虚热。此为表里俱虚,误用火熏,发汗则表虚而恶寒更甚,热迫则阳热更甚,熏蒸发黄;热邪伤津耗气动血,则为小便难,呼吸短气,鼻出血。再误用下法,大便下泻,津液更伤,胃中无津,热结膀胱而为蓄血证。蓄血在内,热与血结而变为猪肝色。热邪上扰神明,则病人发狂,到处奔走,甚至于欲投水解热。如果蓄血排除,不扰心神,则神清目明。提示太阳表虚,误用火熏下法,热蓄膀胱,而成蓄血之证。

【原文】伤寒,其脉不弦紧而弱者,必渴,被火必谵言。弱者发热,脉浮,解之,当汗出愈。

太阳病,以火熏之,不得汗,其人必躁,到经不解,必有清血。

阳明病,被火,额上微汗出,而小便不利,必发黄。

阳明病,其脉浮紧,咽干口苦,腹满而喘,发热汗出,而不恶寒,反偏恶热,其身体重,发其汗则躁,心愦愦[1]而反谵语,加温针必怵惕,又烦躁不得眠。

少阴病,咳而下利,谵语,是为被火气劫故也,小便必难,为强责少阴汗出。

太阳病二日,而烧瓦熨其背,大汗出,火气入胃,胃中竭燥,必发谵语,十余日振而反汗出者,此为欲解。其汗从腰以下不得汗,其人欲小便反不得,呕欲失溲,足下恶风,大便坚者,小便当数,而反不数及多,便已,其头卓然[2]而痛,其人足心必热,谷气下流故也。

【注释】[1]愦愦(音溃):形容烦乱不安。[2]卓然:卓,高远的意思。卓然,形容在身体最高的头部。

【语译】患伤寒病,脉不弦紧而虚弱无力,必然引起口渴,如用火熏的方法取汗,则会引起谵语。脉弱的病人出现发热,若兼有浮脉,是病位在表,应当解表,汗出则病愈。

太阳病,用火熏的方法发汗,如不能出汗,病人一定发生烦躁,传经六七天,病仍然不好转,必见大便出血的表现。

阳明病,误用火法治疗,额上微微出汗,而小便不通畅,必见身目发黄。

阳明病,脉象浮紧,表现为咽干口苦、腹部胀满、呼吸喘促、发热汗出、不恶寒、反恶热、身体沉重,若误用发汗,就会引起心中烦乱、反而谵语等症;如果误用温针,必致惊恐不安、烦躁、不得安眠。

少阴病,见到咳嗽、下利、谵语等症,是被火气逼迫引起。病人小便必然艰涩难下,这是少阴病强行发汗所致。

患太阳病两天,用烧热的瓦温熨背部,逼迫汗大出,火气入胃,胃液干燥竭绝,必然发生谵语。经过十多天,如果发生震颤出汗,这是病情欲解的象征。表现为病人腰以下没有汗出,欲解小便而排不出尿,呕吐同时小便失禁,足下怕风。若大便坚硬,则小便应当频数,而现在小便反不频数,尿量不多,大便以后,头部突然疼痛,病人足心必见发热,这是谷气化生的热气下流所致。

【按语】伤寒脉不弦紧,说明已无表寒证;脉弱,说明阴津已伤,故其人必渴。再误用火熏,热扰心神,则发谵语。若脉浮弱而发热,是营弱卫强,病有外解之势,故用调营解表的方法,汗出而愈。提示伤寒脉弱津伤,不宜火攻。

太阳病火熏不能发汗,邪热内扰,则必烦躁;病邪传经已尽,热郁不解,迫血下出,而为便血。提示太阳病误用火熏,热邪内陷,可致烦躁便血。

阳明病里热炽盛,误用火熏,逼迫额上出微汗,津伤则小便

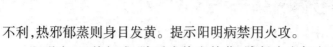

不利,热邪郁蒸则身目发黄。提示阳明病禁用火攻。

　　阳明病,里热炽盛,脉浮为热邪外蒸,脉紧为邪气亢实;口苦咽干,为热邪上炎伤津;腹满为胃肠气滞,气喘为热扰肺气不降;里热蒸腾,则发热汗出、不恶寒、反恶热;热邪耗气,则身重;若再发汗,燥热更甚,扰心则心中烦乱不安,甚则谵语。若误用温针,火热内迫,损伤心神,则心中怵惕不安、烦躁、不得安眠。提示阳明病里热炽盛,禁用汗法和温针。

　　太阳病两天,邪热在表,误用温熨法发汗,汗出津伤,则胃液干燥竭绝;热邪扰心,则神昏谵语;病过十余天,正气尚能抗邪外出,故必然振慄战汗而解。火攻后,津气损伤,腰以下失养,则腰以下无汗,想解小便而不得出;热气上逆,引动胃气上冲而呕吐;呕吐后,肾气不固,则小便失禁、足下恶风;一般大便干是由于小便过多所致,现在热盛伤津,则小便不频数,也不多。若胃中津气渐复,则大便通利而下解,水谷之阳气下流,足下得温而发热;便后阳气下降,头部失养突然疼痛。提示太阳病误用温熨发汗的变证。

病可火证第十七

【提要】论述下利用温熨的方法治疗。

【原文】下利,谷道[1]中痛,当温之以火,宜熬末盐熨之。一方炙枳实熨之。

【注释】[1]谷道:即肛门。

【语译】下利泄泻,肛门里面感到疼痛,应当用火法以温暖肠道,宜用炒热的盐来温熨。另一方法是用炒热的枳实来温熨。

【按语】虚寒性下利,引起肛门疼痛,可用温熨的方法治疗。一种方法是用食盐炒热温熨,另一种方法是用枳实炒热温熨,以祛散阴寒之气。

热病阴阳交并少阴厥逆阴阳竭尽生死证第十八

【提要】论述阴阳交、少阴证、厥逆、阴阳竭尽等多种危重病证的表现、辨证要点和预后判断。

【原文】问曰:温病,汗出辄复热,而脉躁疾,不为汗衰,狂言,不能食,病名为何? 对曰:名曰阴阳交[1],交者,死。人所以汗出者,生于谷,谷生于精。今邪气交争于骨肉而得汗者,是邪却而精胜。精胜则当能食而不复热。热者邪气也,汗者精气也。今汗出而辄复热者,邪胜也;不能食者,精无俾也;汗而热留者,寿可立而倾也。

夫汗出而脉尚躁盛者,死。今此脉不与汗相应,此不胜其病也。狂言者,是失志,失志者,死。有三死不见一生,虽愈必死。

热病,已得汗,而脉尚躁盛,此阳脉之极也,死,其得汗而脉静者,生也。

热病,脉尚躁盛,而不得汗者,此阳脉之极也,死,脉躁盛得汗者,生也。

热病,已得汗,而脉尚躁,喘且复热,勿肤刺,喘甚者,死。

热病,阴阳交者,死。

热病,烦已而汗,脉当静。

太阳病,脉反躁盛者,是阴阳交,死。复得汗,脉静者,生。

热病,阴阳交者,热烦身躁,太阴寸口脉两冲尚躁盛,是阴阳交,死。得汗脉静者,生。

热病,阳进阴退,头独汗出,死。阴进阳退,腰以下至足汗出,亦死。阴阳俱进,汗出已热如故,亦死。阴阳俱退,汗出已寒慄不止,鼻口气冷,亦死。右热病阴阳交部。

【注释】[1]阴阳交:指热邪深入于阴分,阴阳交结不解。

【语译】问:温热病,汗出后立即又见发热,脉象躁动急疾,热势不因汗出而缓减,进而引起狂言乱语、不思饮食等症,这些表现叫什么病名呢？回答说:病名叫做阴阳交,阴阳交是一种死证。人体所以要出汗,是因为汗液由水谷所化生,水谷化生精气,转化为汗。现邪气与正气交争于骨肉之间而引起汗出,是邪气退却而精气获胜,正气胜则应当能进饮食而不再发热。发热由邪气所致,汗出为正气抗邪。今见汗出而又立即发热,为邪气战胜正气;不能进食,精气得不到补充;汗出而热留不解,立刻就有生命危险。

凡汗出而脉象仍躁动较盛,病人易死亡。现在脉象与汗出的症状不相适应,这是正气不能战胜邪气。出现狂言乱语的症状,是神志失常的表现,神志失常属于死候。今见三种死候,而不见一点生机,虽然病情暂时减轻,最后必然死亡。

热病,已经发汗,汗后脉仍躁动有力,这是阳经邪热极盛的表现,属死候。若汗出而脉象表现平静,才有生机。

热病,脉仍躁甚,而没有见到汗出的症状,这是阳经邪热极盛的表现,属死候。如果脉象躁动有力而兼有汗出的症状,才有生机。

热病,已经汗出,而脉象仍然躁动,表现为气喘又再见到发热,则不可用针刺其肌肤。若气喘加重,容易死亡。

热病,属阴阳交的病证,容易死亡。

热病烦躁后引起汗出,脉象应当平静。

太阳病,脉象反而躁动有力,是阴阳交的病证,容易死亡。如果又出汗,脉象平静,则有生机。

热病阴阳交结,病人心中烦热,躁动不安,属太阴的寸脉冲动而躁甚,是阴阳交的病证,容易死亡。如汗出脉象平静,则有生机。

热病,阳气亢盛,阴液枯竭,仅头部出汗,多属死候。阴气亢盛,阳气衰竭,从腰以下至足出汗,也是死候。阴阳俱亢盛,汗出后热势仍然不解,也是死候。阴阳俱虚,汗出后恶寒战栗不止,呼吸口鼻出冷气,也是死候(以上热病阴阳交部)。

【按语】阳气蒸腾津液外出而成汗液,津液又是由水谷精气所化生。温病阳热太盛,入于阴分,迫汗外出。若汗出热势当减,能进饮食,是正气战胜邪气的表现;若汗出而热不退,立即又发热,是邪气胜,正气大伤;加之热伤脾气,不能化生精微,后天生化之源匮乏,故生命立倾。这一过程,是阳热太过,入于阴分,故叫阴阳交。提示温病时阴阳交的形成机理和表现。

温病发热,汗出热退后脉应平静,反而脉象躁动不安,是脉象与症状不合,正气不能战胜邪气;加上见到谵语、神志失常,是神气外脱,故易死亡。阴阳交病,出现汗出复热、汗出脉躁动、汗出谵语等三种死证,仅有汗后热退能食一种生证,故为三死一生,病情虽然暂时好转,最终仍易死亡。提示阴阳交的另外两种死证。

热病汗出后,脉仍然躁动不安,是阳经热盛到了极点,邪盛正衰,故易死亡;如果汗出脉象和缓平静,是正盛邪退、病情好转的表现。指出热病汗出,脉象躁动或平静是判断死生的重要标志。

热病不出汗,脉象躁动,是热邪闭郁、阳热极盛的表现,故易死亡;如果脉象躁动,能够出汗,汗出热退,邪热外解,则病有生机。指出汗出是热邪外解的重要途径。

热病汗出,邪热仍盛,故脉象躁动,继而复热,热势上炎而呼吸喘促。此是邪气亢盛,正气已衰,用浅刺法已不能祛除亢盛之邪,更不能扶正,故不宜使用。提示热病汗后复热脉躁动,慎勿浅刺。

热病,阳邪深入阴分,交结不解,热邪深重,正气大衰,故易死亡。

热病,邪热扰心,则心烦;汗出热退身凉,无热逼迫,故脉象自然平静。

太阳病,邪热亢盛,则脉躁盛,此为阳邪入阴分、灼伤精气而成的阴阳交证,故多死。如果得汗热退身凉脉静,为邪去正复,故可生还。

热病,阴阳交,热盛扰心则心烦、身躁动;热邪扰肺,则右寸脉冲动躁盛,邪盛正衰,故多死证;如果汗出热退脉静,邪退正复,则多生机。

热病,阳盛阴衰,热邪上炎,则头汗特多,阳亢阴竭,则易死亡;阴盛阳衰,真阳耗竭,肾气不能固摄,则腰以下汗多,阳气欲脱,故亦易死亡;阴阳俱亢盛,汗出热不退,阳极阴极,阴阳格拒,故亦易死亡。阴阳俱衰,汗出后,阳气更衰,温煦失职,则寒战不止,口鼻出冷气,为阳气已脱,故主死。

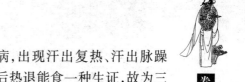

【原文】热病,所谓并阴者,热病已得汗,因得泄,是谓并阴,故治。治,一作活。

热病,所谓并阳者,热病已得汗,脉尚躁盛,大热,汗之,虽不汗出,若衄,是谓并阳,故治。右热病并阴阳部。

少阴病,恶寒,踡而利,手足逆者,不治。

少阴病,下利止而眩,时时自冒者,死。

少阴病,其人吐利,躁逆者,死。

少阴病,四逆,恶寒而踡,其脉不至,其人不烦而躁者,死。

少阴病六、七日,其人息高者,死。

少阴病,脉微细沉,但欲卧,汗出不烦,自欲吐,五、六日自利,复烦躁,不得卧寐者,死。

少阴病,下利,若利止,恶寒而踡,手足温者,可治。

少阴病,恶寒而踡,时时自烦,欲去其衣被者,可治。

少阴病,下利止,厥逆无脉,干烦,一本作干呕。服汤药,其脉暴出者,死。微细者,生。右少阴部。

伤寒六、七日,其脉微,手足厥,烦躁,灸其厥阴,厥不还者,死。

伤寒,下利,厥逆,躁不能卧者,死。

伤寒,发热,下利至厥不止者,死。

伤寒,厥逆,六、七日不利便,发热而利者,生。其人汗出,利不止者,死。但有阴无阳故也。

伤寒五、六日,不结胸,腹濡,脉虚复厥者,不可下。下之,亡血,死。

伤寒,发热而厥,七日,下利者,为难治。右厥逆部。

【语译】热病所谓并阴，是指热病已经发汗，汗后又引起泄泻，故叫做并阴，还有希望治愈（"治"一本作"活"）。

热病所谓并阳，是指热病已经发汗，汗后脉象仍然跳动躁盛，高热持续不退，又再发其汗，汗仍不得出，或出现流鼻血，这叫做并阳，还有治疗希望（以上热病并阴阳部）。

少阴病，见到恶寒、身体踡卧成团、腹泻下利、手足厥冷等症，属不治之证。

少阴病，腹泄下利已止，出现头眩、时常昏冒等症，属于死候。

少阴病，见到呕吐下利、烦躁、四肢厥冷等症，属于死候。

少阴病，四肢厥冷，恶寒踡卧，脉不跳动，虽不心烦，但有躁动不安等表现，属于死候。

少阴病六七天，病人呼吸喘促浅表，属于死候。

少阴病，脉微而沉细，常想卧床睡觉，汗出，心中不烦，欲呕吐，五六天后出现腹泻下利，又烦躁不安，不能安卧，属于死候。

少阴病，腹泻下利，若下利已止，而见到恶寒踡卧、手足转温等症状，还可以治愈。

少阴病，见到恶寒踡卧、时觉心烦不安、欲想减少衣被等症，还可以治愈。

少阴病，下利已止，见到四肢厥冷、脉不跳动、心烦不安（一本作"干呕"）等症，服汤药后，脉搏突然跳动剧烈，属于死候。脉象微细，则还有生机（以上属少阴部）。

患伤寒六七天，患者脉象微弱，手足厥冷，烦躁不安，可灸厥阴经的腧穴，如灸后仍然四肢厥冷，不能暖和，属于死候。

伤寒，见到腹泻下利、四肢厥冷、心中躁动、不能安卧等症，属于死候。

伤寒，发热，下利，引起四肢厥冷不能缓和，属于死候。

伤寒，四肢厥冷，六七天未解大便，如果发热而兼见大便下利，则还有生机。如果病人汗出，下利不止，属死候。这是由于阴气太盛、阳气大衰所致。

患伤寒五六天,心下无结胸证,腹部按之濡软,脉象虚弱,四肢厥冷,则不能用攻下法治疗。若误下,则会亡血而引起死亡。

伤寒,发热,四肢厥冷,第七天后,出现腹泻下利,属难治之证(以上为厥逆部)。

【按语】热病汗出,易伤津液,再因泄泻,津液更伤,这样两伤津液,故叫做并阴。虽然出汗、下利伤阴,只要注意保存津液,故仍有治疗希望。提示热病汗出、下利易伤津液。

热病汗后脉躁动、高热不退,为阳热过盛;再用发汗,汗不能出,是津亏热盛,逼血上行,故有衄血。两种现象,均是阳气过甚,故称并阳。虽然阳气太甚,只要注意泻火清热,仍可治疗。提示热病汗后高热、脉躁动,或发汗不出、衄血,为阳热太盛。

少阴病,见到恶寒、踡卧、下利、手足逆冷,为阴寒内盛,失于温煦,阳气欲脱,故不易治疗。提示少阴虚寒欲脱,不易治疗。

少阴病,下利过甚,为阴绝于下,虚阳上浮,则引起眩晕、头冒等阳气欲脱的表现,故容易死亡。提示少阴下利、眩冒,阴绝阳脱,容易死亡。

少阴病,上吐下泻,阳气损伤,心神失养,则烦躁不安,阳气不达四肢,则手足逆冷,均为阳气欲脱的征兆,故易死亡。提示少阴吐、利、厥逆,为阳气欲绝,容易死亡。

少阴病,手足厥冷,恶寒踡卧,无脉,心中躁扰,为阳气失温,气血不能运行四肢,故不治多死。提示少阴厥逆无脉,容易死亡。

少阴病六七天,肾阳虚极于下,阴寒上逆,肺气不降,故呼吸喘促浅表,肺气欲绝,故易死亡。提示少阴喘促气高,肺气欲绝,容易死亡。

少阴病，阴寒盛推动无力，则脉沉微细；阴盛主静，则困倦思睡，心中不烦；阳气外脱，则汗出；阳衰于下，寒气上逆，则自欲呕吐；阳衰阴盛，病已沉重，延至五六日，又出现下利，阴从下脱，由不烦变为烦躁，思睡变为不得卧，是阴阳离决的征兆，故容易死亡。提示少阴本已阴盛阳衰，又加下利，阴阳离决，容易死亡。

少阴病，下利，恶寒踡卧，是阳气衰微；利止后，手足转为暖和，是阴气渐退，阳气渐回，故预后良好。指出少阴病，手足转温，是阳气回复的标志。

少阴病，恶寒踡卧、心烦，是阳气虚衰，失于温煦。若不恶寒，反而发热想脱衣服，是阳气回复，战胜阴寒，故疗效较好。提示少阴病欲去衣被，是阳气回复的佳兆。

少阴病，下利虽止，但阳气已伤，故仍手足厥冷、无脉、心烦，当服汤药散寒救逆。服药后，脉突然暴出，是阳气外脱，故容易死亡；若药后，脉现微细，是阳气渐复，故预后较好。指出少阴病阳气回复的脉象特征。

伤寒延至五六日，阳气虚衰，则脉微、手足厥冷、心烦；可用艾炷灸厥阴的经穴，仍手足厥冷，是阳气不能回复，故不治多死。提示伤寒阳微肢厥、厥逆不回者多死。

伤寒下利伤阴，厥冷、烦躁不卧伤阳，阴阳俱伤，其病多死。指出伤寒下利厥逆，阴阳两伤，容易死亡。

伤寒发热，下利伤阴；手足厥冷不止，是阳气损伤；阴阳两伤，故亦易死亡。指出伤寒阴阳两伤，容易死亡。

伤寒，手足厥冷，五六日不大便，是阳衰寒凝所致。若见发热而利的表现，说明体内阳气回复，能推动便行，故易治疗；若汗出、下利不止，是阴盛阳虚，阳气欲脱，故易死亡。提示伤寒汗出下利是阳气欲脱的死证。

伤寒五六日，邪气内陷，不见结胸证，而见腹中濡软、脉虚、手足厥冷等症，是阳气虚衰，不可攻下。误下伤津、亡血，必然导致死亡。提示伤寒邪陷阳虚，不可攻下。

伤寒发热而兼见手足厥冷,此为热厥,为阳气闭郁在内,不达四肢。若又见下利,是里热下迫所致。阳盛于内,格阴于外,故病难治易死。提示伤寒阳气闭郁而厥逆的危重证候。

【原文】热病,不知所痛,不能自收,口干,阳热甚,阴颇有寒者,热在髓,死不治。

热病在肾,令人渴,口干,舌焦黄赤,昼夜欲饮不止,腹大而胀,尚不厌饮,目无精光,死不治。

脾伤,即中风,阴阳气别离,阴不从阳,故以三分候其死生。

伤寒,咳逆上气,其脉散者死。谓其人形损故也。

伤寒,下利,日十余行,其人脉反实者死。

病者胁下素有痞,而下在脐傍,痛引少腹,入阴侠阴筋,此为脏结,死。

夫实则谵语,虚则郑声。郑声者,重语是也。直视,谵语,喘满者死。若下利者亦死。

结胸证悉具而躁者死。

吐舌下卷者死。唾如胶者难解。舌头四边徐有津液,此为欲解。病者至经,上唇有色,脉自和,为欲解。色急者未解。右阴阳竭尽部。

【语译】热病,不知何处疼痛,四肢弛缓,不能活动,口中干燥,阳气偏胜时发热更甚,阴气偏胜时冷得更凶,这是邪热深入骨髓,属于难治。

热病在肾,病人口渴而干燥,舌苔焦黄,舌质红赤,日夜不停地饮水,使腹部肿大而胀满,还不停饮水,双目暗淡无神,病属难治。

脾气受损,又感受风邪,阴阳离决,阴不从阳,可从寸、关、尺三部脉象诊察疾病生死。

伤寒病,咳嗽,气上逆,脉象散大,属于死候,这些是病人形体虚损所致。

伤寒病,腹泻下利,一日解大便十多次,脉反充实而有力,属于死候。

病者胸胁下平素有痞块,向下连接脐的两旁,疼痛牵引到少腹,并入阴部挟阴筋,这是脏结病,属于死候。

病属实证多见谵语,病属虚证则多见郑声。所谓郑声,是指语声低弱、语言重复的表现。如见两目直视、谵语、喘息胸满等症,是属死候。如兼见下利之症,也是死候。

结胸的全部症状都表现齐备,而又见到烦躁不宁的表现,属于死候。

病人吐舌或卷舌,是属死候。吐出的内容物如胶状,病属难治。舌边渐渐湿润而有津液,这是疾病将愈的征兆。病在经脉,上唇变为正常颜色,脉象缓和,是疾病将愈的征兆。如果色泽不和而病情危急,是病未解除(以上属阴阳竭尽部)。

【按语】温热病,热入骨髓,耗伤精气,故全身不适,又不知痛苦在何处;因其筋脉失养痿软,则四肢弛缓不收;津少失濡,则口干;阳虚阴亢,故在阳气盛时则发热甚;气虚阳弱,故在阴气盛时又怕冷。热入骨髓,病情危重,故不治多死。指出热病热入骨髓的危重证候。

热邪入肾,损伤阴精,津不上承于口,则口干渴,饮水不止;饮水过多,水停腹中,则腹部胀大;但肾阴肾精未复,故还不断思饮;肾阴不能上养于目,则目暗无光;热盛伤津,则舌红苔黄焦燥。此为肾精亏损已极,故不治易死。提示热伤肾精,病重易死。

脾气损伤,气血无从生化,脏腑虚衰,再中风邪,阳热偏盛,阴血不足,阴不顺从阳气,而致阴阳离决。寸关尺脉为脏腑气血信息汇聚之处,通过诊察寸口三部,故可判断疾病的死生。提示脾伤中风,阴阳离决,病重难治。

平素形体虚弱,又患伤寒病,咳嗽气逆是肺气大伤,脉散大是阳气欲脱,故容易死亡。指出伤寒咳逆伤肺,形脱脉散,病重难愈。

伤寒下利日十余次,是正气大伤,反而见到实脉,是证虚脉实,脉证相反,故易死亡。指出伤寒下利脉实,脉证不合,病情危重。

胁下痞块连脐,引少腹阴部疼痛,是阴寒之邪结于脏腑,叫做脏结,病重易死。

谵语是胡言乱语,为热扰心神,故属实证;郑声是语声低弱重复,为心气大伤,故属虚证。由于热盛而引起神昏谵语、直视、喘满,故属死证;若下利不止,阴气欲绝,亦易死亡。指出谵语郑声都属危重证候。

结胸证各种症状均见,说明邪气鸱张,病已危重,再见烦躁,为神明受扰,故多属恶候,容易死亡。指出结胸证的预后。

吐舌、卷舌,为邪热炽盛,故病重易死;呕吐胶状物,是热邪煎熬过甚,故病难解;舌边津液回生,是正气来复,故属病愈征兆;病在经脉,唇微红,脉平缓,是气血调和,故病欲愈;若色泽发生急骤变化,脏腑精气大衰,则病重难解。

重实重虚阴阳相附生死证
第十九

【提要】论述虚与实、重实、重虚的概念,重实、重虚的脉证及与季节气候的关系和治疗原则。其次论述阴阳相附的证候与预后。

【原文】问曰:何谓虚实? 对曰:邪气盛则实,精气夺则虚。重实者,言大热病,气热,脉满,是谓重实。问曰:经络俱实何如? 对曰:经络皆实,是寸脉急而尺缓也。皆当俱治。故曰滑则顺,涩则逆。夫虚实者,皆从其物类始,五脏骨肉滑利,可以长久。寒气暴上,脉满实。实而滑,顺则生;实而涩,逆则死。形尽满,脉急大坚,尺满而不应,顺则生,逆则死。所谓顺者,手足温;所谓逆者,手足寒也。

问曰:何谓重虚? 对曰:脉虚、气虚、尺虚,是谓重虚也。所谓气虚者,言无常也;尺虚者,行步匡然[1]也;脉虚者,不象阴也。如此者,滑则生,涩则死。气虚者,肺虚也;气逆者,足寒也。非其时则生,当其时则死,余脏皆如此也。脉实满,手足寒,头热者,春秋则生,冬夏则死。脉浮而涩,涩而身有热者死。络气不足,经气有余,脉热而尺寒,秋冬为逆,春夏为顺。经虚络满者,尺热满而寒涩,春夏死,秋冬生。络满经虚,灸阴刺阳;经满络虚,刺阴灸阳。

问曰:秋冬无极阴,春夏无极阳,何谓也? 对曰:无极阳者,春夏无数虚阳明,阳明虚则狂;无极阴者,秋冬无数虚太阴,太阴虚则死。右重实重虚部。

热病,所谓阳附阴者,腰以下至足热,腰以上寒,阴气下争,还心腹满者死。所谓阴附阳者,腰以上至头热,腰以下寒,阳气上争,还得汗者生。右阴阳相附部。

【注释】[1]匡然:怯弱、恐惧的样子。

【语译】问道:什么叫做虚实? 回答:邪气亢盛则为实,精气不足便是虚。所谓重实,是说患大热高烧的病证,阳气盛而热,脉充盛而满,这就叫做重实。又问道:什么叫经络俱实? 回答说:经络俱实,是指寸口脉急而尺肤脉缓慢,经脉和络脉一齐治疗。所以说脉滑是顺证,脉涩是逆证。虚与实的道理都可以从同类事物中通过取类比象,然后再用逻辑推理方式而获得。所以五脏骨肉滑利就可以长寿。寒气突然上逆,则脉充满而实。脉象有力而滑,与病证相符则病情较轻而有生机;脉象有力而涩,与病证相逆则病重而易死。身体肿满,脉象急大坚实,尺肤肿满,而尺脉不应指,此时,如脉证相符则生,脉证相逆则死。所谓顺证,是指手足温和;所谓逆证,是指手足寒冷。

问道:什么叫做重虚? 回答说道:脉虚、气虚、尺肤虚,这就叫重虚。所谓气虚,是语言低微,失其常态;所谓尺虚,是指行走怯弱无力,慌乱不稳;所谓脉虚,是脏腑阴血不足。上述这些情况,脉象滑利则易生,脉象涩滞则易死。气虚,是指肺虚;气逆,见手足寒冷。如肺虚不是发生在相克的时令,其人可生;如发生在相克的时令,其人将死。其余各脏虚实的道理也都如此。脉象充实而满,手足寒冷,头部发热,在春、秋季则易生,在冬、夏季则易死。脉象浮而涩,涩脉而见身体发热,均主死。络气不足,经气有余,则寸口脉主热象而尺肤寒冷,在秋、冬季为逆证,在春、夏季为顺证。经气虚,络气满,则尺肤热而胀满,见到寒象的涩脉,在春、夏季则死,在秋、冬季则生。络满经虚,应灸阴经,刺阳经;经满络虚,应刺阴经,灸阳经。

问道:秋、冬时节不要使阴经极虚,春、夏时节不要使阳经极虚,是什么道理呢? 回答说:不要使阳经极虚,是春、夏时不要时常使阳明经空虚,阳明经空虚就会引起发狂;不要使阴经极虚,是秋、冬时不要时常使太阴经空虚,太阴经空虚就容易死亡(以上属重实重虚部)。

热病,所谓阳气依附于阴气,可见腰以下到足部发热,腰以上发冷,这是因为阳气下行与阴气相争,当阳气向上返回,行到心腹部则引起胀满,就会死亡。所谓阴气依附于阳气,可见腰以上到头部发热,腰以下发冷,为阳气在上部与阴气相争,当阴气回复下行,身体汗出,则其人可生(以上属阴阳相附部)。

【按语】实是邪气亢盛而引起的病机变化,实只针对邪气而言;虚是正气不足而引起的病机变化,虚只针对正气而言。故一般只说邪实正虚,而无正实邪虚之说。重实是指证实脉实,重虚是指证虚脉虚。凡脉证相符,预后较好,主生;脉证相反,预后较差,主死。

病证与季节气候有密切的关系,凡遇到不是相克的时令,其病可生;遇到相克的时令,其病将死。因此,春夏季要保护阳气,秋冬季要保护阴气,不要使阳气或阴气受到损伤。

热病中,阳依附阴,是阳气下降与阴气相争,形成上寒下热的病机,下部有热,则腰以下发热;上部有寒,则腰以上寒冷;相争的阳气返回到心腹部,阻滞气机,则为心腹部胀满,病势为逆,病情加重,故易死亡。阴依附阳,是阳气在上与阴相争,形成上热下寒的病机,上部热盛,则腰以上到头部发热;下有寒,则腰以下寒冷;相争的阴气向下返回,周身汗出热退,则病有生机。

热病生死期日证第二十

【提要】论述根据热病的脉证判断生死日期。

【原文】太阳之脉,色荣颧骨,热病也。荣未夭,曰今且得汗,待时自已。与厥阴脉争见者,死期不过三日,其热病气内连肾。

少阳之脉,色荣颊前,热病也。荣未夭,曰今且得汗,待时自已。与少阴脉争见者,死期不过三日。

热病七、八日,脉微小,病者溲血,口中干,一日半而死。脉代者,一日死。

热病七、八日,脉不躁喘,不数,后三日中有汗。三日不汗,四日死。未曾汗,勿肤刺。肤,一作庸。

热病三、四日,脉不喘,其动均者,身虽烦热,今自得汗生。传曰:始腑入脏,终阴复返阳,故得汗。

热病七、八日,脉不喘,其动均者生。微热在阳不入阴,今自汗也。

热病七、八日,脉不喘,动数均者,病当瘖。期三日不得汗,四日死。

热病,身面尽黄而肿,心热,口干,舌卷,焦黄黑,身麻臭,伏毒伤肺。中脾者死。

热病,瘈疭,狂言,不得汗,瘈疭不止,伏毒伤肝。中胆者死。

热病,汗不出,出不至足,呕胆,吐血,善惊不得卧,伏毒在肝。腑足少阳者死。

【语译】太阳经脉有病,两颧颜色特别荣润,是热病的征象。若光荣色泽未减,全身尚有汗出,等到本经气旺的时候,就可自行好转。若同时出现厥阴的色脉,死期不会超过三天,这是热病邪热内传损伤肾精所致。

少阳经脉有病,两面颊前颜色特别荣润,这是热病的征象。若光荣色泽未减,全身尚有汗出,等到本经气旺的时候,就可自行转愈。若同时出现少阴的色脉,死期也不会超过三天。

患热病七八天,脉象微小,病者出现尿血、口中干燥,一天半左右就会死亡。如果出现代脉,一天内就会死亡。

患热病七八天,脉象不躁动,也不数急,三天之内将会出汗。如果三天之中不见出汗,到了第四天就会死亡。如果尚未出汗,不要在肌肤上进行针刺(肤一本作庸)。

热病三四天,脉不急数,跳动较为均匀,病人虽然心烦发热,如今自行出汗,就有生机。古医书说:疾病由腑入脏,行尽阴脏又复出阳腑,所以会出汗。

热病七八天,脉不急数,跳动较为均匀,为有生机。是因微热在阳分而未入阴分,所以现在会自行出汗而解。

热病七八天,脉不急数,跳动次数均匀,病人应该声音嘶哑、不能言语。如果在三天内不能出汗,第四天就会死亡。

患热病引起全身面目发黄肿胀,心中发热,口中干燥,舌卷,舌苔焦黄而黑,身体发麻而带有臭气,这是伏毒伤肺的表现。如果伏毒伤脾,就会死亡。

热病,引起四肢抽搐,狂言乱语,不能出汗,如果抽搐不止,这是伏毒伤肝。如果伏毒伤胆,就会死亡。

热病,汗不能外出,或汗出不能到达足部,又见呕吐胆汁、吐血、容易受惊、不得安卧等症,这是伏毒在肝。如果伏毒伤及足少阳胆腑,就会死亡。

【按语】热病见于足太阳经脉,两颧色泽鲜红,只要色泽尚未暗淡,等到太阳经气旺盛之时,正气抗邪于外,则汗出热退而病解。如果见到厥阴之色脉,是热病伤肾,水不涵木,风火上扰,热病加重,故过不了三天就会死亡。提示太阳经热病,经气旺时则生,见厥阴色脉则死。

少阳经热病,两颊色泽鲜明,若色泽尚未暗淡,到了少阳经气旺时,正气抗邪,则汗出热退而减。若见到少阴之色脉,为水不生木,故三日内易死。

热病七八天,热盛耗气伤阴,故脉来微小;热迫血行,则尿血;热盛伤津,则口干,阳盛阴竭,故很快死亡。若见代脉,是脏气衰微,故更易死亡。

患热病已七八天,脉不躁急数,说明热势不盛,两三天后,津液回复,则可出汗;若三天内不出汗,是热盛伤津,化源已绝,故到了第四天,则易死亡。未出汗,是津液大伤,故不要用针刺法强行发汗。提出热病不能出汗,容易死亡,切勿针刺。

热病三四天,脉象调匀不数,说明热势不盛。虽有心烦发热等热象,但津液未受到大的损害,故可自己汗出热解而病愈。这是符合疾病由腑入脏、由脏出腑、由阴转阳而引起汗出的道理。提示热病脉象调匀,可汗出而解。

热病七八天,脉象调匀不数,是微热在表,还未入里,必然汗出热解而病愈。提示热病在表脉调,易汗出而解。

热病七八天,脉象虽调匀不数,但气津已伤,咽喉失养,故引起声哑失音;若三四天不出汗,是气津已绝,故到了第四天易死。提示热病声哑、汗不出者易死。

热毒伤肺,热邪熏蒸煎熬,则引起全身黄肿;热邪扰心,则心中热;上扰于口,则口干舌卷、苔黄焦黑;毒热蕴蒸,则身麻而臭。如果毒热再伤脾,化源已绝,故必死无疑。提示毒热伤肺中脾,可致死亡。

热毒伤肝,筋脉挛急,生风而抽搐;热扰心神,则狂言乱语;汗不得出,热势更盛,风势更急,故抽搐不止。如果毒热再伤及胆,肝胆热极,故易死亡。

热毒伤肝胆,热盛伤津,则汗不出,或汗出不彻;毒热上冲,肝胆之气上逆,则呕吐胆汁;热迫血行,则吐血;热扰胆虚,则胆小易惊,不得安卧。毒热沉重,故易死亡。以上两条,均提示毒热中伤肝胆,病重易死。

热病十逆死证第二十一

【提要】论述热病的十种逆证的脉证及预后。

【原文】热病,腹满膜胀[1],身热者,不得大小便,脉涩小疾,一逆见,死。

热病,肠鸣腹满,四肢清,泄注,脉浮大而洪不已,二逆见,死。

热病,大衄不止,腹中痛,脉浮大绝,喘而短气,三逆见,死。

热病,呕且便血,夺形肉,身热甚,脉绝动疾,四逆见,死。

热病,咳喘,悸眩,身热,脉小疾,夺形肉,五逆见,死。

热病,腹大而胀,四肢清,夺形肉,短气,六逆见,一旬内死。

热病,腹胀便血,脉大,时时小绝,汗出而喘,口干舌焦,视不见人,七逆见,一旬死。

热病,身热甚,脉转小,咳而便血,目眶陷,妄言,手循衣缝,口干,躁扰不得卧,八逆见,一时死。

热病,瘈疭,狂走,不能食,腹满,胸痛引腰脐背,呕血,九逆见,一时死。

热病,呕血,喘咳,烦满,身黄,其腹鼓胀,泄不止,脉绝,十逆见,一时死。

【注释】[1]䐜(音嗔)胀:指腹部胀满。

【语译】热病,出现腹部胀满、身体发热、大小便不通等症,脉象涩小而疾数,这是第一种逆证,容易引起死亡。

热病,出现肠鸣腹满、四肢清冷、泄泻下注等症,脉象浮而洪大不止,这是第二种逆证,容易引起死亡。

热病,出现大量衄血不止、腹部疼痛、脉象浮大欲绝、呼吸喘而短气等症,这是第三种逆证,容易引起死亡。

热病,出现呕吐、大便出血、形体消瘦、身热较甚、脉微欲绝、跳动疾数等症,这是第四种逆证,容易引起死亡。

热病,出现咳嗽喘促、心悸头眩、身体发热、脉象细小急数、形体消瘦等症,这是第五种逆证,容易引起死亡。

热病,见到腹部胀大、四肢清冷、形体消瘦、呼吸短气等症,这是第六种逆证,十天之内死亡。

热病,见到腹胀、大便出血、脉形宽大、时而出现短暂的停顿、汗出而喘息、口干而舌焦、眼睛看不见人等症状,这是第七种逆证,十天之内死亡。

热病,见到身体发热较甚、脉象转小、咳嗽便血、眼眶凹陷、胡言妄语、循摸衣缝、口中干燥、心烦躁扰、不得安卧等症状,这是第八种逆证,一个时辰内死亡。

热病,见到筋脉抽搐,发狂乱走,不思饮食,腹部胀满,胸痛牵引到腰部、脐部及背部,呕血等症状,这是第九种逆证,一个时辰内死亡。

热病,见到呕血,气喘咳嗽,心烦满闷,身体发黄,腹胀如鼓,泄泻不止,脉沉伏欲绝,这是第十种逆证,一个时辰内死亡。

【按语】热病,身热、腹胀、二便不通、脉疾,为热盛伤津,一逆易死。

热病，腹满肠鸣、泄泻下注、手足清冷、脉象浮大而洪，是阴盛阳浮，二逆易死。

热病，大量衄血、腹痛、呼吸喘促短气、脉浮大欲绝，此为热盛内闭外脱，三逆易死。

热病，呕吐、大便下血、身热、肌肉消瘦、脉微细疾数，此热盛耗气伤津，四逆易死。

热病，咳嗽气喘、心悸头眩、形体消瘦、身体发热、脉细小而疾，此为热病正气大衰，五逆易死。

热病，腹部胀大、形体消瘦、呼吸气短、四肢清冷，此为脾阳已败，六逆，一旬易死。

热病，腹部胀大、大便下血、口干舌燥、视不见人、脉大时而暂停，此为热伤津气，孤阳将脱，七逆，一旬易死。

热病，身体发热、脉由大转小、咳嗽、大便下血、口干、目眶下陷、妄言乱语、手循衣缝、躁扰难眠，此为热极精伤，神气欲脱，八逆，一时易死。

热病，手足抽搐、发狂乱走、腹满不食、呕血、胸背腰脐引痛，此为热病筋伤神乱，九逆，一时易死。

热病，身体发黄、腹胀如鼓、呕血、泄泻、心烦满闷、咳嗽气喘、脉象沉伏不见，此为邪热内闭，十逆，一时易死。

热病五藏气绝死日证第二十二

【提要】论述热病五脏气绝的证候及死期。

【原文】热病，肺气绝，喘逆，咳唾血，手足腹肿，面黄，振慄不能言语，死。魄与皮毛俱去，故肺先死，丙日笃,丁日死。

热病,脾气绝,头痛,呕宿汁,不得食,呕逆吐血,水浆不得入,狂言谵语,腹大满,四肢不收,意不乐,死。脉与肉气俱去,故脾先死,甲日笃,乙日死。

热病,心主气绝,烦满骨痛,一作瘦。嗌肿,不可咽,欲咳不能咳,歌哭而笑,死。神与荣脉俱去,故心先死,壬日笃,癸日死。

热病,肝气绝,僵仆,足不安地,呕血,恐惧,洒淅恶寒,血妄出,遗屎溺,死。魂与筋血俱去,故肝先死,庚日笃,辛日死。

热病,肾气绝,喘悸,吐逆,踵疽,尻痛,目视不明,骨痛,短气,喘满,汗出如珠,死。精与骨髓俱去,故肾先死,戊日笃,己日死。

故外见瞳子青小,爪甲枯,发坠,身涩,齿挺而垢,人皮面厚尘黑,咳而唾血,渴欲数饮,大满,此五脏绝表病也。

【语译】热病,肺气欲绝,见到喘促气逆,咳嗽唾血,手足、腹部肿胀,面色发黄,身体战慄,不能说话等症,病易死亡。魄与皮毛的功能衰竭,说明肺气已绝,丙日病情危重,丁日病易死亡。

热病,脾气欲绝,见到头痛、呕吐宿食水汁、不思进食、呕吐血液、水浆不能入口、狂言乱语、腹部胀大满闷、四肢纵缓不能收缩、神情不乐等症,就会死亡。病人脉气和肌肉的功能衰竭,说明脾气已绝,甲日病情危重,乙日病易死亡。

热病,心主之气欲绝,见到心烦满闷、骨节疼痛(一本作抽搐)、咽部肿胀、不能吞咽、欲咳而痰难咳出、唱歌哭笑无常等症,就会死亡。如果神明与荣气血脉的功能衰竭,说明心气已绝,壬日病情危重,癸日病易死亡。

热病，肝气欲绝，病人突然昏仆倒地，站立不稳，同时见到呕血、恐惧胆怯、微微怕冷、血液妄行、大小便失禁等症，就会死亡。如果魂与筋血的功能衰竭，说明肝气已绝，庚日病情危重，辛日容易死亡。

热病，肾气欲绝，见到心累气喘、呕吐呃逆、足跟生疮、骶尾生痈、两目视物不清、骨节疼痛、呼吸短促、气喘胸满、汗出如珠等症，就会死亡。如果肾精和骨髓的功能衰竭，则肾气已绝，戊日病情危重，己日容易死亡。

外表见到病人瞳仁色青而缩小，爪甲干枯，头发脱落，全身皮肤干燥枯涩，牙齿凸起，积满齿垢，皮肤很厚，着满黑色灰尘，咳嗽吐血，口渴频频饮水，腹部胀大而满闷，这是五脏气绝的外在表现。

【按语】热病伤肺，肺气上逆，则咳嗽气喘咯血；不能通调水道，则手足腹部肿胀；不能温煦皮毛，则面黄，恶寒战栗；宗气衰少，则不能言语。以上为肺气欲绝，故易死亡；肺藏魄，主皮毛，肺气已绝，到了丙丁之日，火盛克金，则病情危重易死。

热病伤脾胃，纳运失调，胃气上逆，则呕吐宿食、血液，不能纳食，水浆不入；脾失健运，则腹部胀大满闷，四肢纵缓不收，心情不愉快；脾热上冲，扰神则狂言乱语，扰头则头痛；此为脾胃之气已绝，故容易死亡。到了甲乙之日，木旺克土，则病情危重易死。

热病伤心，热扰心神，则心烦满闷；热扰咽喉，则咽肿痛，不能吞咽；心火上扰肺金，肺气不宁，则欲咳而痰难咳出；热伤心气，心不主神志，则唱歌哭笑无常；热伤心阳，不能下暖肾水，骨节失养则疼痛；此为心气欲绝，故易死亡。到了壬癸之日，水旺克火，则病情危重易死。

热病伤肝，肝阳上亢，肝风内动，则突然倒仆，站立不稳；肝火上冲，则为呕血吐血；邪热耗伤肝胆之气，则恐惧胆怯，微微怕冷;肝肾同源,肝气大伤,引起肾气虚损,肾气不固,则大小便失禁;此为肝气已绝,故易死亡。到了庚辛之日,金旺克木,则病情危重易死。

热病伤肾,热毒下注,则足跟、尾骶部生痈生疽;热伤肾精,精不养目,则视物不明;精不养骨,则骨节疼痛;热伤肾气,肾气不纳,则心累气喘,呼吸短气,胸中胀满;肾气上逆,迫使胃气上冲,则为呕吐呃逆;虚阳上脱,则汗出如油;此为肾气欲绝,故易死亡;到了戊己之日,土旺克水,则病情危重易死。

热病见到瞳仁色青缩小,爪甲干枯,是肝气欲绝;见到发脱,身体干燥,牙齿凸起而秽垢,是肾气欲绝;见到皮肤色黑尘厚,咳嗽吐血,是肺气欲绝;见到口渴多饮,腹部胀大,是脾气欲绝。以上是五脏之气欲绝的表现。

热病至脉死日证第二十三

【提要】论述从至脉的次数以判断热病的死期。

【原文】热病,脉四至,三日死。脉四至者,平人一至,病人脉四至也。

热病,脉五至,一日死。时一大至,半日死。忽忽[1]闷乱者死。

热病,脉六至,半日死。忽忽疾大至,有顷死。

【注释】[1]忽忽:形容恍惚的样子。

【语译】热病见四至脉,三天则死。所谓四至的脉象,就是正常人一次,而病人脉四次。

热病见五至脉,一天则死。有时出现一浮大,半天死。若出现神志恍惚闷乱,亦死。

热病见六至脉,半天则死。脉忽然急疾而浮大,片刻即死。

【按语】本节指出,热病脉象跳动至数越快,热势越重,则死亡时间越快。

热病损脉死日证第二十四

【提要】本篇论述从损脉的次数以判断热病的死期。

【原文】热病,脉四损,三日死。所谓四损者,平人四至,病人脉一至,名曰四损。

热病,脉五损,一日死。所谓五损者,平人五至,病人脉一至,名曰五损。

热病,脉六损,一时死。所谓六损者,平人六至,病人脉一至,名曰六损。若绝不至,或久乃至,立死。

治伤寒形证所宜进退,晋王叔和集仲景评脉要论。

【语译】热病见四损脉,三天则死。所谓四损脉,就是正常人脉跳动四次,而病人脉才跳动一次,故叫做四损脉。

热病见五损脉,一天则死。所谓五损脉,就是正常人脉跳动五次,病人脉才跳动一次,故叫做五损脉。

热病见六损脉,一个时辰内则死。所谓六损脉,就是正常人脉跳动六次,病人脉才跳动一次,故叫做六损脉。假若脉搏停止，或者停了好久才跳一次，即刻会死亡。

治疗伤寒病，应根据病人表现的脉证加减运用。这是晋·王叔和集中对张仲景的伤寒论进行评论。

【按语】本节指出，热病随着脉象跳动减慢，病情逐渐加重，死亡时间越快。

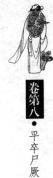
卷 第 八

平卒尸厥脉证第一

【提要】论述卒尸厥形成的病机、脉证及预后。

【原文】寸口沉大而滑,沉则为实,滑则为气,实气相搏,血气入于脏即死,入于腑即愈,此为卒厥。不知人,唇青身冷,为入脏,即死;如身温和,汗自出,为入腑,而复自愈。

【语译】病人寸口脉象沉大而滑,沉脉是血实,滑脉是气实,血与气相互作用,气血搏击于脏,就会引起死亡,搏击于腑就容易治愈,这就是卒厥。其表现为突然昏倒,不知人事,唇口青紫,全身发冷。这是病邪入脏所致,很快就会死亡;如果身体温和,汗自出,是病邪入腑的表现,可以自行康复。

【按语】寸口脉沉大而滑,为气血亢盛于内,阳气过亢,血随气动,气血逆乱,发为卒厥。气血扰乱于脏,心神失主,则突然昏倒,不省人事;气血瘀滞,则唇口青紫;气血闭郁于内,阳气不达于四肢,则全身发冷,形体如尸,故称为卒尸厥。此时病情危重,容易死亡;如果病由脏出腑,身体变得暖和,微微出汗,是气血调和,阳气逐渐回复,故可自行康复。

平痉湿暍脉证第二 痉,一作痓

【提要】论述痉、湿、暍三种病证的病机、脉证、治法及预后。

【原文】太阳病,发热无汗,而反恶寒者,名刚痉。

太阳病,发热汗出,而不恶寒者,名柔痉。一云恶寒。

太阳病,发热,其脉沉而细者,为痉。

太阳病,发其汗,因致痉。论云:发其汗太多,因致痉。

病者身热足寒,颈项强急,恶寒,时头热,面赤目脉赤,独头动摇者,为痉。论云:独头而摇,卒口噤,背反张者,痉病也。

太阳病,无汗,而小便反少,气上冲胸,口噤不得语,欲作刚痉,葛根汤主之。

刚痉为病,胸满口噤,卧不著席,脚挛急,其人必齘齿[1],可与大承气汤。

痉病,发其汗已,其脉浛浛[2]如蛇,暴腹胀大者,为欲解。脉如故,反伏弦者,必痉。一云痉脉出,欲已。

痉脉来,按之筑筑[3]而弦,直上下行[4]。

痉家,其脉伏坚,直上下。

夫风病,下之则痉。复发其汗,必拘急。

太阳病,其证备,身体强几几然,脉沉迟,此为痉,瓜蒌桂枝汤主之。

痉病有灸疮,难疗。

疮家,虽身疼痛,不可发其汗,汗出则痉。

【注释】[1]齘(音)齿:睡中磨牙齿。[2]洽洽(音含含):形容脉象滑利。[3]筑筑:形容脉象坚硬强直。[4]直上下行:指从寸部至尺部皆见弦脉。

【语译】太阳病,发热无汗,而反恶寒,叫做刚痉。

太阳病,发热汗出、不恶寒者,叫做柔痉(另一种说法认为本证亦可见到恶寒的症状)。

太阳病,具有发热、脉象沉细等表现,称为痉病。

太阳病,用发汗法,因而引起痉病(《伤寒杂病论》说:发汗太多,因而引起痉病)。

病人表现有身热足冷、颈项强硬、恶寒、时常头部发热、面红、眼睛筋脉红赤、只是头部单独动摇等症状,称为痉病(《伤寒杂病论》说:只见头部摇动、突然牙关紧闭、角弓反张等症,就是痉病)。

太阳病,见到无汗、小便短少、气上冲胸、牙关紧闭、不能言语等症状,这是将要发刚痉的先兆,可用葛根汤治疗。

刚痉病,可见胸部胀满、牙关紧闭、睡卧时不能着床、下肢痉挛拘急等表现,病人必然有磨牙的症状,可用大承气汤治疗。

痉病,发汗后,病人脉象滑利,如蛇蠕动,腹部突然胀大,为病情好转的征兆。如果脉象仍然与发汗前一样,甚至更加沉弦,一定再发痉病(另一种说法:痉病见到脉象浮出,是好转的征兆)。

痉病的脉象,按之挺直而弦,从寸到尺三部一样。

患痉病的人,脉象表现为沉伏而坚硬,从寸到尺三部一样。

患风病的人,误用攻下,就会变成痉病。如再发汗,定会出现四肢拘急的症状。

太阳病的症状已经具备,又见到身体强直、转侧活动不便、脉沉迟等表现,这是痉病,可用瓜蒌桂枝汤治疗。

痉病又兼患灸疮,则难于治愈。

患有疮疡的病人,即使身体疼痛,也不能用发汗解表的方法,发汗后则可引起痉病。

【按语】太阳病为邪气在表,风寒外束,卫阳抗邪,则发热;卫阳失于温煦,则恶寒;寒主收引,腠理闭塞,则无汗;属表实证,故称为刚痓。

太阳病,风邪袭表,风性开泄,肌腠疏松,则发热、不恶寒而汗出,有时亦可汗出恶风,属表虚证,故称为柔痓。其实,痓病刚柔之分,主要依据是否汗出,及筋脉拘急的程度,不在于有无恶寒的表现。

太阳病发热,其脉当浮。如为痓病,脉当弦而有力。今反见沉细之脉,是正气不足,无力抗邪,故为难治。

太阳病,发汗过多,汗出津伤,筋脉失养,拘急痉挛,因而发生痓病。

外感风邪,卫阳抗邪于外,则头身发热,面红目赤;卫阳被遏,失于温煦,则身寒足寒;风阻经脉,拘急不利,则颈项强直,独头动摇,或背部反张,突然口噤,发为痓病。

太阳病,风寒束表,如果汗出,小便当少。现未出汗而小便少,是邪气外束,正气不能外达,亦不能下行所致;不外达下行,故反而气逆上冲胸中;邪气入筋,筋脉拘挛,则口噤不能言语,是欲作刚痓的先兆。故用葛根汤开泄表邪,疏通经络,邪由经络侵入,仍从经络而去,则刚痓不会发生。

痓病邪热内传,灼伤阳明经脉,里热壅盛,则胸部胀满;热盛伤津,筋脉失养而拘急,则卧不着席,角弓反张,足部挛急;阳明经脉入齿,夹口环唇,里热筋伤则为齘齿,此时里热深重,故用大承气通腑泻热,急下存阴以解其痓。

痓病,发汗以后,脉象滑利如蛇行走,说明津伤还不太甚,加之见到突然腹部胀大,是邪气由脏出腑,则病欲解;如果脉象仍然沉伏而弦,是邪热深伏,经脉拘急较甚,故必然发痓。提示从脉象的变化上可推测痓病的预后。

痓病由于筋脉拘急,故脉象从寸到尺三部都弦而挺直。

痓病邪入阳明,病位在里,故脉象部位深沉,从寸到尺都坚硬弦急。

伤风病,汗出过多,本已阴虚阳亢,误用下法,或误用汗法,津液更伤,筋脉失养而拘急,均可引起痉病。

太阳表证齐备,可见发热、汗出、恶风、颈项强、身体强等症,脉象应浮,今反而沉迟,是因津液不足,风邪化燥而成痉病。故用瓜蒌根滋养津液,桂枝汤解肌祛邪,以舒缓筋脉。

痉病津液本已伤损,又生灸疮,气血津液更亏,故病重难治。

生疮之人,气血亏损,即使外感风邪,引起身体疼痛,亦不能发汗。汗出津液更伤,筋脉拘急,必然引起痉病。提示疮家忌用汗法。

【原文】太阳病,关节疼烦,脉沉而缓者,为中湿。论云:中湿为湿痹之候,其人小便不利,大便反快,但当利其小便。

病者一身尽痛,一云疼烦。发热,日晡即剧,此为风湿,汗出所致也。论云:此病伤于汗出当风,或久伤取冷所致。

湿家之为病,一身尽疼,发热,而身色熏黄也。

湿家之为病,其人但头汗出,而背强,欲得被覆向火。若下之早,则哕,或胸满,小便利,一云不利。舌上如胎,此为丹田[1]有热,胸上有寒,渴欲饮而不能饮,则口燥也。

湿家下之,额上汗出,微喘,小便利,一云不利。者,死,若下利不止者,亦死。

问曰:风湿相搏,身体疼痛,法当汗出而解,值天阴雨不止,师云此可发汗,而其病不愈者,何也? 答曰:发其汗,汗大出者,但风气去,湿气续在,是故不愈。若治风湿者,发其汗,微微似欲出汗者,则风湿俱去也。

湿家身烦疼,可与麻黄汤加术四两,发其汗为宜,慎不可以火攻之。

风湿,脉浮身重,汗出恶风者,防己汤主之。

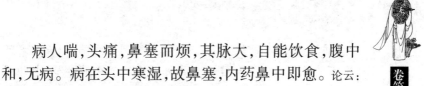

病人喘,头痛,鼻塞而烦,其脉大,自能饮食,腹中和,无病。病在头中寒湿,故鼻塞,内药鼻中即愈。论云:湿家病,身疼痛,发热,面黄而喘,头痛鼻窒而烦。

伤寒八、九日,风湿相搏,身体疼痛,不能自转侧,不呕不渴,脉浮虚而涩者,桂枝附子汤主之。若其人大便硬,小便自利者,白术附子汤主之。

风湿相搏,骨节疼烦,掣痛不得屈伸,近之则痛剧,汗出短气,小便不利,恶风不欲去衣,或身微肿者,甘草附子汤主之。

【注释】[1]丹田:脐下三寸处的穴位。此泛指下部。

【语译】太阳病,关节疼痛而心中烦扰不宁,脉象沉缓,称为中湿(《伤寒杂病论》说:感受了湿邪而成湿痹,病人可见小便不利,大便反而通利,治疗只要通利小便,湿邪即可除去)。

病人出现全身疼痛(一说疼烦)、发热、到傍晚时更加明显等症,这是风湿病,是由于汗出后风湿乘虚而侵入肌表所致(《伤寒杂病论》说:此病是因汗出后感受风邪,或经常贪凉取冷,寒邪侵袭而致)。

平素患湿病的人,全身疼痛,同时发热,全身发黄,色黄晦暗如烟熏。

平素患湿病的人,身体无汗,只有头上出汗,背部强直不舒,怕冷而喜欢添衣加被或烤火取暖。如果过早使用下法,则会引起呃逆,或胸中满闷,小便清长通利(一种说法:小便不利)。如果舌上有白滑苔,这是下部有热,胸上有寒,病人口渴想饮水而又不能喝,则口中感到干燥。

平素患湿病的人,误用下法,则见额上出汗、微微气喘、小便清利(另一说法:小便不利)等症状,属难治易死的证候。如果误下后,腹泻不止,也是死证。

问道:风湿相互结合侵犯人体,引起周身疼痛,应当用发汗法,使风湿之邪从汗而解。若遇阴雨连绵不止的季节,老师说这时可以发汗,但使用汗法后病情仍不好转,这是什么原因呢?回答说:用发汗法治疗风湿病,发汗太过,汗出太多,只能祛除风邪,湿邪仍然存留,不能除去,所以病仍不能解除。因此,要想治疗风湿病证,虽然宜用发汗的方法,但只能出微汗,风与湿邪方能俱去。

平素患湿病的人,身体疼痛,引起心烦,用麻黄汤加白术四两发汗除湿,最为适宜,切不可用火攻。

风湿病,脉浮,见到身体沉重、汗出恶风等症状,可用防己汤治疗。

病人表现为气喘、头痛、鼻塞、心烦、脉大、饮食正常、腹中调和等症,为腹部没有病变。病变在头部,因受到寒湿侵犯,所以鼻塞,用药塞入鼻中就可治愈(《伤寒杂病论》说:素有湿病的人,身体疼痛,发热,面色发黄,气喘,头痛,鼻塞,心烦)。

患伤寒病已经八九日,风邪和湿邪相互结合侵犯人体,引起身体疼痛,病人不能自己翻身转侧,没有呕吐和口渴的症状,脉象浮虚而涩,可用桂枝附子汤治疗。如果病人大便坚硬,小便自利,可用白术附子汤治疗。

风邪和湿邪相互结合侵犯人体,引起骨节疼痛而心中烦躁,手足牵引疼痛,不能屈伸,用手触及患处则疼痛加剧,汗出气短,小便不利,怕风但又不敢减去衣服,或有一身微肿的症状,可用甘草附子汤治疗。

【按语】湿邪为六淫之一。湿为阴邪,湿性重着,易阻碍气机,易流注关节,以致关节闭阻不通,引起关节疼痛而心中烦扰不宁之症;湿邪易阻碍气血运行,故使脉象沉细。湿邪中伤脾胃,脾失健运,气化不行,水液下渗大肠,则小便不利,大便反快而溏稀。治疗湿痹,只要分利小便,使水湿从小便而去,则大便正常,湿邪得解。

风湿在表,湿阻经脉,经气不通,故一身尽疼;湿郁肌表,蕴而生热,则发热;湿为阴邪,旺于午后,湿遏热伏,故傍晚热甚。

湿邪阻碍经气,则引起全身疼痛;湿邪郁蒸,则发热;湿郁阻滞,致胆汁疏泄不利,逆于肌肤,则为黄疸;因湿邪易使气血运行不畅,气血有所瘀滞,故黄疸色暗黄如烟熏。

湿邪为病,阳气不能向外透达,反而向上冲越,则病人头汗较多;湿邪伤于太阳经脉,则项背强;湿遏卫气,温煦失职,则怕冷,喜加衣盖被近火取暖;误下,胃气受伤,则上逆为呃逆;上焦阳气不通,则胸中满闷;脾气受阻失运,气化不行,则小便不利;湿邪上升,停留于舌苔表面,则形成白滑苔;停聚胸中,损伤胸阳,则为胸中有寒;湿邪下流,积聚下焦,郁而化热,则为下焦有热;湿阻脾气,不能升腾津液上承口中,则口中干燥,欲饮水,但非津液真正损伤,内有湿邪停留,故不愿饮水止渴。

湿病在表,误用下法,阳气上脱,则引起额上汗出;肺气上逆,则为喘逆;阳气上逆,对下不能统摄,津液下流,则小便通利。阳气上脱,故病重难治;若误下引起下利不止,则上部脱阳,下部脱阴,则易死亡。

风湿身体疼痛,用发汗法治疗,如果大汗出,只能祛除风邪,湿邪不能排除。微微发汗,才能使风与湿同时解除,这是治疗湿病的重要原则。

感受风湿,引起全身烦疼,只能用麻黄加术汤,微微发汗解表。千万不能用火攻,防止湿化燥化热,或大汗出,湿邪反不能解。

身重为湿邪在表,脉浮、汗出恶风,为伤风表虚证,故不能再用麻黄一类的发汗解表药,可用益气固表除湿的防己黄芪汤治疗,起到补气祛湿的作用。

湿邪在表,肺气不宣,鼻窍不通而塞;肺气上逆,则喘;寒湿在头,则头痛;脉大属阳,知病在表;腹中和,是里无病,故用药纳入鼻中,宣泄上焦寒湿,使肺气通利而病除。此病位浅,不必求深,故用简易的外治法进行治疗。

风湿犯表,病程较长,风湿阻滞经络,则身体疼痛;湿性重着,则身重难于转侧;不呕不渴,是病未入里;脉浮主风邪在表,脉虚主阳气虚弱,脉涩主湿邪伤阳。此为阳虚湿阻,故用桂枝附子汤扶阳温经,散寒除湿。服药后,小便通利,大便坚硬,是阳回湿减,气化已行,故减去桂枝的通阳解表作用,增加白术以健脾运湿。

骨节烦疼,手足牵引作痛,不能屈伸,按压痛剧,是风湿阻碍经络较甚,湿邪深入关节,病情较重;湿留肌肉,则身体微肿;恶风不欲去衣,小便不利,是表里阳虚。此为湿邪停留,表里阳虚,故以附子桂枝白术同用,助表里阳气,祛风除湿。

【原文】太阳中热,暍[1]是也。其人汗出恶寒,身热而渴也,白虎汤主之。

太阳中暍,身热疼重,而脉微弱,此以夏月伤冷水,水行皮肤中所致也,瓜蒂汤主之。

太阳中暍,发热恶寒,身重而疼痛,其脉弦细芤迟,小便已洒洒然毛耸,手足逆冷,小有劳,身热,口前开,板齿燥,若发其汗,恶寒则甚;加温针,则发热益甚;数下之,淋[2]复甚。

【注释】[1]暍(音噎):指伤暑。[2]淋:指淋证,表现为小便短少,赤涩疼痛。

【语译】因暑热邪气而引起的太阳病,叫做中暍,就是中暑病。病人可见汗出、恶寒、身体发热、口渴等症,可用白虎汤治疗。

太阳中暑,引起身体发热、疼痛沉重、脉象微弱等症,这是夏天贪凉接触冷水过多,水湿郁于皮肤所致,可用瓜蒂汤治疗。

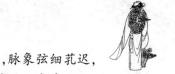

太阳中暑，出现发热恶寒，身体沉重、疼痛，脉象弦细芤迟，小便后自觉寒冷而毫毛竖起，四肢发冷，稍微劳动就感身热，口开气喘，门齿干燥等症。如果再误汗，则恶寒更甚；加用温针，则发热更甚；如多次使用下法，会使小便短少、赤涩疼痛更加严重。

【按语】夏季受暑热侵犯，从太阳开始，故称为太阳中暍。暑热在表，则身体发热；卫阳被遏，则全身恶寒；暑热升散，则易汗出；津液被伤，则口渴。此为暑热伤津，故用白虎汤清热泻火、生津止渴。

夏天为暑热中伤，又受到冷水侵袭，水湿停留在皮肤肌肉之中，形成暑热夹湿之证。暑热盛，则身热；湿性重浊，则身体沉重；水湿困阻，脉气运行不利，则脉来微弱。瓜蒂性寒，既能清热，运用呕吐又能散身面的水气，水去则湿无所依，而暑热自解。

暑热中伤太阳，病在表，则发热恶寒，身体疼重；暑热伤气，阳虚脉来弦细而迟；暑病汗多伤阴，则脉现芤象，说明太阳中暑，气阴两伤。膀胱主一身之表，小便后阳气下降，故感到形寒而毫毛耸起；阳气受伤，不能卫外为固，则手足发冷；劳动阳气更虚，虚阳外浮，则身体发热；阳虚气上逆，则张口喘气；津液大伤，则门齿干燥。此病当清暑益气生津，若用汗法，阳气更虚，则恶寒更甚；若用温针，徒增其热，则发热更甚；若数用下法，气津更伤，气虚膀胱气化无力，津少小便化源不足，则小便短少赤涩、疼痛如淋。

平阳毒阴毒百合狐惑脉证第三

【提要】论述阳毒阴毒、百合、狐惑三种疾病的临床表现、治疗原则、方药及预后。

【原文】阳毒为病，身重，腰背痛，烦闷不安，狂言或走，或见鬼，或吐血下痢，其脉浮大数，面赤斑斑如锦文[1]，喉咽痛，唾脓血。五日可治，至七日不可治也。有伤寒一、二日便成阳毒。或服药吐、下后变成阳毒，升麻汤主之。

阴毒为病，身重背强，腹中绞痛，咽喉不利，毒气攻心，心下坚强，短气不得息，呕逆，唇青面黑，四肢厥冷，其脉沉细紧数，身如被打，五、六日可治，至七日不可治也。或伤寒初病一、二日，便结成阴毒；或服药六、七日以上至十日，变成阴毒，甘草汤主之。

【注释】[1]锦文：形容面部有条状或块状的斑疹，如锦缎上的花纹。

【语译】阳毒引起的病证，可见身体沉重、腰背疼痛、心中烦闷不安、狂言乱语等症状，或到处乱跑，或出现幻视错觉，如见鬼状，或引起吐血下痢的表现，脉象浮大而数，面部出现像锦缎花纹样的红色斑疹，并见咽喉疼痛、呕吐脓血等症状。发病五、六日内还可治疗，七日以后就难治愈。或患伤寒病一两日就变成阳毒证。或误吐、下后变成阳毒证。均可用升麻汤治疗。

阴毒引起的病证,可见身体沉重、背部强直、腹中绞痛、咽喉不利等症。毒气攻心,则为心下硬满、气息短促、呼吸困难、上逆呕吐、口唇青紫、面色青黑、四肢怕冷、脉象沉细紧数等症,身体疼痛像被棍打一样。发病五六日内还可治疗,七日以后就难治愈。或患伤寒病才一两天就聚结成阴毒证。或误治六七日到十日,成为阴毒。均可用甘草汤治疗。

【按语】感受阳毒邪气,毒热由表侵袭,阻滞太阳经脉,则身体沉重,腰背疼痛;热毒扰乱心神,则心中烦乱,胡言乱语,或乱走乱跑,如见鬼状;毒热迫血妄行,则上为呕吐脓血,下为下痢赤白;阳热在外,则脉浮大而数。毒热入血分,由肌肉向外散发,则面部出现红班;热毒壅盛于咽喉,则咽喉疼痛;肉腐成脓,则呕吐脓血。此虽毒热深重,但病程较短,正气损伤还不太重,故可治愈;如果病程长,正气大伤,则不易治愈。伤寒初起,其人阳气素盛,则化热化毒,可变成阳毒;若误治吐、下后,化热化毒,亦可变成阳毒。此为毒热蕴蓄阳经阳络及咽喉,病位偏表,故用升麻汤辛散解毒、活血通络进行治疗。

感受阴毒邪气,损伤阳气,阻滞经脉气血,则咽喉不利,身重背强,或身痛如被棍打;寒主收引、凝滞,则腹中绞痛;毒气攻心,气血凝滞于心下,则心下坚硬胀满;阳虚气逆,则呼吸气短困难;胃气上逆,则呕吐;面部气血不畅,则面唇青紫黯黑;阳气不达四肢,则手足逆冷;阳虚寒凝,又有邪毒,则脉沉细紧数。病短易治,病长难治。伤寒初起,其人阴气素盛,从阴寒化;或服药时间过长,伤损阳气,都可转化为阴毒。可用甘草汤温散寒毒。按《肘后方》记载,甘草汤,即是升麻汤去雄黄,能温散寒邪,活血通络,对阴毒的治疗有一定作用。

【原文】百合之为病,其状常默默,欲卧复不能卧,或如强健人,欲得出行而复不能行,意欲得食复不能食,或有美时，或有不用闻饮食臭时，如寒无寒，如热无热，朝至口苦，小便赤黄，身形如和，其脉微数。百脉一宗，悉病，各随证治之。

百合病，见于阴者，以阳法救之；见于阳者，以阴法救之。见阳攻阴，复发其汗，此为逆，其病难治；见阴攻阳，乃复下之，此也为逆，其病难治。《千金方》云：见在于阴而攻其阳，则阴不得解也，复发其汗为逆也。见在于阳而攻其阴，则阳不得解也，复下之，其病不愈。

【语译】患百合病后，病人常沉默不语，想睡又睡不安稳，有时又好像身体健康，想要出外走动而又不能行走，心里想吃东西而又吃不下，有时食欲很好，有时又不想吃而怕闻到食物气味，感觉怕冷而又不觉得冷，感到发热而又不觉得热，早晨则觉口苦，小便黄赤，身体外表好像正常人，内心则感到不适，脉象微数。因人体百脉同出一源，一处经脉发病，则全身经脉都受影响，临床上应根据不同证候进行辨证治疗。

患百合病，见到阴证的表现，可用补阳方法救治；见到阳证的表现，可用滋阴方法救治。如果见到阳证而攻其阴分，又发其汗，这是错误的治法，其病不易治愈；见到阴证而攻其阳分，又再用下法，这也是错误治疗，其病亦不易治愈（《千金方》说：病邪在阴而反攻其阳，则阴邪不解，再发其汗就是误治。病邪在阳而反攻其阴，则阳邪不解，再攻下则表邪内陷，病就不会好转）。

【按语】患百合病，外表上身体平和，健康无病，但有许多似是而非、变化不定的表现。如欲睡不能睡，欲行不能行，欲食不能食，似冷非冷，似热非热，沉默少言，主要表现为口苦、小便黄、脉微数等症。从上述表现可推测，病位与心肺有关。因为这些症状，是由心神不定所致；而百脉之病，与肺主治节、朝百脉有密切关系。从口苦、小便黄、脉微数的症状分析，病机主要为阴虚内热。因此，在治疗上应随证候变化而加减化裁。

百合的治疗原则，对阳虚阴盛的阴证，要用补阳救阴的方法治疗；对阴虚阳亢的阳证，要用滋阴清热的方法治疗。如果见到阴虚阳亢的阳证，反而用攻阴法或发汗法再伤其阴；或见到阳虚阴盛的阴证，反而用攻阳法或泻下法更伤其阳，都是错误的治法，都会加重病情，难于治愈。百合病多为阴虚内热，其治法当补阴以制阳。

【原文】狐惑为病，其状如伤寒，默默欲眠，目不得闭，卧起不安。蚀于喉为惑，蚀于阴为狐。狐惑之病，并不欲饮食，闻食臭，其面目乍赤、乍白、乍黑。其毒蚀于上者，则声喝[1]；其毒蚀下部者，咽干。蚀于上部，泻心汤主之；蚀于下部，苦参汤淹洗之；蚀于肛者，雄黄熏之。

其人脉数，无热，微烦，默默欲卧，汗出，初得三、四日，目赤如鸠眼，得之七、八日，目四眦黄黑，若能食者，脓已成也，赤小豆当归散主之。

病人或从呼吸，上蚀其咽，或从下焦，蚀其肛阴。蚀上为惑，蚀下为狐。狐惑病者，猪苓散主之。

【注释】[1]喝（音夜）：说话声音嘶哑。

【语译】狐惑病的临床表现类似伤寒，常沉默不语，想睡而不能闭目安睡，坐卧不安。损伤于咽喉，称为惑；损伤于前后二阴，称为狐。狐惑病的表现，是不思饮食，厌恶食物气味，面部的颜色时红、时白、时黑。损伤上部，则引起声音嘶哑；损伤下部，则咽喉干燥。蚀于上部，用泻心汤治疗；蚀于下部，用苦参汤泡洗；蚀于肛门，用雄黄外熏。

病人脉数，未见发热症状，表现为心中微烦、沉默想睡、出汗等症，患病初起三四日内，眼睛发红似鸠眼，七八日后，双眼内、外眼角出现黄黑色，此时病人饮食正常，是脓血已成，可用赤小豆当归散治疗。

狐惑病人，有的随呼吸道上损咽喉，有的从下焦损伤其前后二阴。蚀于上部咽喉叫惑，蚀于下部前后二阴叫狐。患狐惑病，可用猪苓散治疗。

【按语】狐惑病，多由湿热内郁，邪毒化火，腐蚀咽喉、二阴所致。湿热郁蒸，则发热，与外感伤寒病的症状相似；湿热伤及脾胃运化，则不思饮食，甚则恶闻饮食气味；湿热困顿精神，则沉默想睡，目不得闭，卧起不安；湿热与正气相争，病邪时进时退，则面目之色变化不定；湿热毒邪上蚀于咽喉，咽喉腐烂，伤及声门，则声音嘶哑，用甘草泻心汤清热解毒，化湿扶正；湿热邪毒下蚀于前阴，厥阴经脉环绕阴器，上循咽喉，热毒从下循经上攻，则前阴腐烂而咽干，用苦参汤泡洗前阴；若蚀于后阴，肛门溃烂，则用雄黄熏洗患处，均有燥湿杀虫解毒的功效。

狐惑病，湿热毒邪郁蒸，则脉数、微烦、沉默想睡；无热、汗出说明病不在表，热已深入血分。湿热上熏于目，则目赤如鸠眼；湿热郁久，腐血化脓，则双目眼角颜色暗黄；热势上攻，对脾胃影响反轻，则能进饮食。此时用赤小豆当归散，可起到清热解毒、燥湿排脓的作用。

湿热化毒引起的狐惑病，咽喉、前后二阴腐烂，可用猪苓散清热育阴利湿进行治疗，湿去热孤，则病可治愈。

平霍乱转筋脉证第四

【提要】论述霍乱病的主要脉证及转筋的临床治疗。

【原文】问曰：病有霍乱者何？师曰：呕吐而利，此为霍乱。

问曰：病者发热，头痛，身体疼，恶寒，而复吐利，当属何病？师曰：当为霍乱。霍乱吐泻止，而复发热也。伤寒，其脉微涩，本是霍乱，今是伤寒，却四、五日至阴经上，转入阴必吐利。

转筋[1]为病，其人臂脚直，脉上下行[2]，微弦，转筋入腹，鸡屎白散主之。

【注释】[1]转筋：指肢体筋脉拘挛急痛，俗称抽筋。[2]脉上下行：指脉从寸至尺，三部脉都相同。

【语译】问道：疾病中有叫做霍乱的病证，表现是怎样的呢？老师回答说：上有呕吐，下有泻利的病，叫做霍乱病。

问道：病人有发热、头痛、身体疼痛、恶寒、呕吐、下利等症状，当属何病？老师回答说：应是霍乱病。霍乱呕吐泻下停止，又会再度发热。伤寒，脉象微涩，本是霍乱，又复感寒邪，经过四五日，病邪入里传至阴经，邪转入阴，则一定呕吐下利。

转筋病，病人的臂脚筋脉痉挛强直，脉象三部都见微弦，两腿转筋牵引少腹作痛，用鸡屎白散治疗。

【按语】霍乱的临床表现为:外有恶寒发热、头身疼痛等表证,内见上吐下泻的里证。是因外感寒邪、邪正相争、卫阳被遏而致恶寒发热;经脉阻滞,而致头身疼痛;寒邪入里,损伤脾胃,升降失调,胃气上逆,而成呕吐;脾失健运,水湿下渗,而成泄泻。顷刻而起,上吐下泻,挥霍缭乱,而称霍乱。

霍乱吐泻,损伤津液,津伤筋脉失养,而致筋脉挛急,故引起臂足强直,寸关尺脉三部微弦;转筋之甚者,可由小腿转筋牵引到少腹。此由湿热引起转筋,可用鸡屎白散利湿清热进行治疗。

平中风历节脉证第五

【提要】论述中风、历节病之病因、病机、脉证表现及临床治疗。

【原文】夫风之为病,当半身不遂,或但臂不遂者,此为痹。脉微而数,中风使然。

头痛脉滑者,中风,风脉虚弱也。

寸口脉浮而紧,紧则为寒,浮则为虚,虚寒相搏,邪在皮肤。浮者血虚,络脉空虚,贼邪不泻,或左或右,邪气反缓,正气则急,正气引邪,喎僻不遂。邪在于络,肌肤不仁;邪在于经,则重不胜;邪入于腑,则不识人;邪入于脏,舌即难言,口吐于涎。

寸口脉迟而缓,迟则为寒,缓则为虚。荣缓则为亡血,卫迟则为中风。邪气中经,则身痒而瘾疹[1]。心气不足,邪气入中,则胸满而短气。

趺阳脉浮而滑,滑则谷气实,浮则汗自出。

少阴脉浮而弱,弱则血不足,浮则为风,风血相搏,则疼痛如掣。

【注释】[1]瘾疹:瘾即隐。隐疹可见皮肤大小不等的风团,时隐时现,剧烈发痒。

【语译】中风引起的病证,应当表现为半身上下肢体不能活动。如果只有一只手臂不能活动,是经脉闭塞不通而成的痹证。脉象微数,是中风病的脉象。

有头痛脉滑的表现,叫中风病,是风邪使脉象虚弱。

寸口脉象浮紧,紧脉是感受外寒所致,浮脉是气血虚弱引起,气血内虚与外寒之邪相互作用,病邪则聚在肌表。浮脉是血虚,血虚则络脉空虚,邪气不能排出体外,或在左侧,或在右侧,受邪的一侧肢体筋脉松弛,正常一侧肢体筋脉相对紧张,牵引受邪一侧筋脉,引起口眼歪斜,半身不遂。风邪侵入络脉,可导致肌肤麻木不仁;风邪侵入经脉,可见肢体沉重无力;风邪入腑,可引起神志昏迷,不能识人;风邪入脏,可出现舌体强硬、难于说话、口流涎水等症。

寸口脉象迟而缓,迟脉主寒,缓脉主虚。营血迟缓引起失血,卫气迟慢则为风邪中伤。邪气中伤经脉,可引起全身发痒,皮肤起隐疹。胸中阳气不足,邪气入里,可出现胸中满闷、呼吸短促的症状。

趺阳脉浮而滑,滑脉表示食积内停,浮脉为汗水自出。

少阴脉浮而弱,弱脉表示阴血不足,浮脉说明感受风邪,阴血不足与风邪相互作用,则引起拘急疼痛的症状。

【按语】中风病引起半身不遂,痹证引起一只手臂不能活动,这是中风与痹证的主要区别。风为阳邪,引起数脉;其性开泄,则为脉虚;故中风的脉象多见微数。

风为阳邪,易伤阳位,阻碍头部经脉,则为头痛;风与正气相搏,则可引起滑脉;风性开泄,肌腠疏松,亦可使脉象虚弱。

寸口脉浮,是指正气虚,脉紧是指外感风寒,风寒与正虚相互结合,使邪气停留在肌表,这是因为气血虚而使脉络空虚,卫外不固,风寒乘虚侵袭而停留于空虚的经脉处。受邪的一侧经脉阻塞失养,功能丧失而纵缓;无病的一侧经脉功能正常而收引,则使口眼歪邪,半身不遂。风邪中人,有轻重之分。邪气中伤络脉,则引起肌肤麻痹不仁;邪气中伤经脉,则肢体沉重,活动不便;邪气中伤脏腑,使人神志不清,则昏不识人,舌强不能言语,口吐涎沫。

寸口脉迟,是由外感风寒而致,脉缓是因气血虚弱引起;正虚,外邪容易侵袭而为中风病。如果脉沉取而缓,是营血不足;浮取而缓,是外感风邪而成中风病。风中经脉,风性主动,善行而数变,行于肌肤,则为时隐时现的风团痒疹;如果心气不足,邪气深入胸中,胸气受阻,则为胸满短气。

趺阳脉为胃脉,以候胃气。脉浮为风,风性疏泄,腠理开泄则汗出;趺阳脉滑为谷气实,谷气实则胃热盛,热可蒸津出汗,汗出易被风邪侵犯而致病。

少阴心、肾脉浮而弱,弱为气血不足,浮为外感风邪,正气虚又外感风邪,经脉失养而拘急,则可引起关节拘急而疼痛的病证。

【原文】盛大脉涩小,短气,自汗出,历节疼,不可屈伸,此皆饮酒汗出当风所致也。

寸口脉沉而弱,沉则主骨,弱则主筋;沉则为肾,弱则为肝。汗出入水中,如水伤心,历节黄汗[1]出,故曰历节也。

味酸则伤筋,筋伤则缓,名曰泄。咸则伤骨,骨伤则痿,名曰枯。枯泄相搏,名曰断泄。荣气不通,卫不独行,荣卫俱微,三焦无所御[2],四属断绝,身体羸瘦,独足肿大,黄汗出,胫冷,假令发热,便为历节也。病历节,疼痛不可屈伸,乌头汤主之。

诸肢节疼痛,身体尪羸[3],脚肿如脱[4],头眩短气,温温[5]欲吐,桂枝芍药知母汤主之。

【注释】[1]黄汗:此指历节病的一个症状,在关节痛处流溢黄色汗液。[2]御:指驾驭、统摄。[3]尪羸(音汪雷):形容肌肉消瘦。[4]脚肿如脱:形容两足膝关节肿胀脱出。[5]温温:即蕴蕴。指胃中郁郁不舒。

【语译】形体肥胖的人,脉象涩小,出现短气、自汗出、全身关节疼痛、不能屈伸等症状,这是饮酒后出汗受风邪侵犯所致。

寸口脉象沉弱,沉主骨病,弱主筋病;沉脉又主肾脏有病,弱脉又主肝脏有病。汗出时进入水中,水湿侵犯伤心,致全身关节肿痛,同时伴见黄汗,所以叫历节病。

过食酸味伤筋,筋伤则弛缓不收,名叫泄。过食咸味则伤骨,骨伤则痿软无力,名叫枯。枯和泄结合,称为断泄。荣卫相伴而行,营气不通,卫气不能单独运行,营卫皆衰,三焦不能统摄水道,不能输布精微,四肢缺乏营养供给,则全身消瘦,只有两足单独肿大,同时伴出黄汗、小腿发冷,如果加上发热,则成历节病。患历节病,关节疼痛而不能屈伸,可用乌头汤治疗。

患者全身多个关节疼痛变形,身体消瘦,膝关节肿大突出,头昏眼花,呼吸短促,胃中不舒而想呕吐,可用桂枝芍药知母汤治疗。

【按语】胖人多痰,阻碍脉气,则脉多细涩;胖人多阳虚气虚,卫外不固,则多汗出;气少则呼吸短气;加上饮酒出汗,肌腠疏松,风邪乘虚而入,风与湿相互结合,流注关节,则引起历节病。

　　寸口脉沉，为肾精不足而骨软，弱脉为肝血不足而筋弱，肝肾俱虚，筋骨虚弱，如在此时汗出肌腠疏松，入水作业，湿邪乘虚侵入，水湿伤心主的血脉，流注关节，阻滞经气，则为历节疼痛；湿郁化热，湿热蕴蒸，可引起出黄汗的症状。

　　过食酸味食物可伤肝损筋，筋伤则弛缓，不能约束关节，称为泄；过食咸味食物可伤肾损骨，骨伤则痿弱不能立，称为枯；总之，食酸咸太过，则伤肝肾，导致精血两败。肝肾俱虚，营卫运行发生障碍，三焦通调水道和输布精气的功能失职，全身四肢失养，身体逐渐消瘦，湿邪流注下肢，则两足单独肿大。如果湿郁化热，湿热郁蒸，遍身黄汗，是黄汗病；如果两胫发冷，全身发热，便是历节病。历节病，本有肝肾亏损，又为寒湿侵犯；既是经脉失养，又有寒凝经脉收引，阻滞不通，则全身关节拘急疼痛，活动受限，不能屈伸，故用乌头汤除湿通经、散寒止痛。

　　风湿侵犯全身关节，经脉失养、阻塞不通，则多个关节疼痛；湿邪上犯头目，则为头目晕眩；湿阻脾胃，气机失常，胃气不降，则胃中郁闷欲吐；胃气上逆，肺气不降，则呼吸短气；湿气下流，则膝关节肿大突出；湿郁化热伤阴，全身失养，则身体消瘦。本证既有风湿郁而化热，又有湿热郁而伤阴，故用桂枝芍药知母汤疏风通络、清热除湿，热去湿除阴复，则诸证可愈。

平血痹虚劳脉证第六

　　【提要】 论述血痹、虚劳两病的病因、病机、脉证表现及临床治疗。

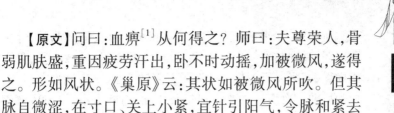

【原文】问曰：血痹[1]从何得之？师曰：夫尊荣人，骨弱肌肤盛，重因疲劳汗出，卧不时动摇，加被微风，遂得之。形如风状。《巢原》云：其状如被微风所吹。但其脉自微涩，在寸口、关上小紧，宜针引阳气，令脉和紧去则愈。

血痹，阴阳俱微，寸口、关上微，尺中小紧，外证身体不仁，如风状，黄芪桂枝五物汤主之。

夫欲治病，当先知其证何趣，乃当攻之耳。

【注释】[1]血痹：是指营卫气血不足，血行凝滞，而致身体麻木不仁的病证。

【语译】问道：为什么会发生血痹病呢？老师回答说：平素好逸恶劳、养尊处优的人，筋骨脆弱而身体肥胖，或因疲劳出汗，或因睡卧时经常转动身体，受了微风侵袭，就容易患此病证。该病的表现（《诸病源候论》说：本病的症状是，自觉身体如被微风所吹），但其脉象微涩，在寸郭和关郭脉小而略带紧象，宜用针刺导引阳气，使脉象平和而不紧，病就会痊愈。

血痹病，阴阳营卫气血诸虚不足，寸、关脉微弱，尺脉小而紧，外证表现为身体麻木不仁，如像风痹的症状，可用黄芪桂枝五物汤治疗。

凡是治病，应该首先了解病根所在，才能用适宜的方法治疗。

【按语】凡好逸恶劳、养尊处优的人，外形肌肉丰盛，但内部筋骨脆弱，肌腠疏松，如果劳累过度，或思虑太过，不得安眠，辗转不安，风邪乘虚侵入，阻滞血脉，而成血痹。由于脉气不利，则脉来微涩；筋脉失养而拘急，则寸关脉微微紧张。治疗用针刺，引动阳气，气行则血脉得通，经脉拘急缓解而紧脉消除，诸证可得痊愈。

血痹病，主要病机是阴阳气血虚弱。寸关脉属肺脾，寸关脉微弱，是脾肺不能生气生血，而致气血虚弱；尺脉小紧，是肾阳虚微，寒凝血行不畅。此病既有阳气不足，又有阴血不畅，故成为血痹。血痹的主要表现是肢体、肌肉麻木不仁，与风痹疼痛走窜不定的症状略有相似，故称"如风痹状"。血痹主要是由气血不足、阳气虚弱引起，故宜用黄芪桂枝五物汤调营养气、温阳行气进行治疗。

任何疾病，首先应明确病证的本质，才能作出有针对性的治疗。指出辨证求本是治疗疾病的重要原则。

【原文】男子平人[1]，脉大为劳，极虚亦为劳。

男子劳之为病，其脉浮大，手足暖，春夏剧，秋冬差，阴寒精自出，酸削不能行，少腹虚满。

人年五十、六十，其病脉大者，痹侠背行[2]，苦肠鸣。马刀侠瘿[3]者，皆为劳得之。

男子平人，脉虚弱细微者，喜盗汗出也。

男子面色薄[4]者，主渴及亡血。卒喘悸，其脉浮者，里虚也。

男子脉虚沉弦，无寒热，短气，里急，小便不利，面色白，时时目瞑，此人喜衄，少腹满，此为劳使之然。

【注释】[1]平人：此处不指健康人，是指外表似无病而内脏气血已虚损的人。[2]痹侠背行：指脊柱两旁有麻木感。[3]马刀侠瘿：生于腋下的结核叫马刀，生于颈旁的结核叫侠瘿，两者常相联系，称为马刀侠瘿。[4]面色薄：是指面色淡白无华。

【语译】男子外表平和的人，脉象浮大，为患有虚劳病；脉象极虚，也是患有虚劳病。

男子患有虚劳病证，脉象多为浮大，常见手足心发热，到了春夏季病情加剧，秋冬天病情减轻，前阴寒冷而滑精，两足消瘦酸痛、行走不便，少腹虚胀满闷。

人到五六十岁，患病时脉象宽大，沿脊柱两旁有麻木感，肠鸣，腋下和颈项部瘰疬，这些都是虚劳病所致。

男子外表平和的人，如果脉象虚弱细微，可见经常盗汗的症状。

男子面色苍白无华，提示有口渴及失血的病证。如果突然出现气喘心悸、脉象浮大无力等表现，是里虚的证候。

男子脉象虚而沉弦，没有恶寒发热的症状，可见呼吸短促，腹中拘急，小便不利，面色淡白，时常两眼昏花，视物不清，容易流鼻血，少腹胀满等症，这是由于虚劳所致。

【按语】男子外表未见病象，脉浮大无力，是阴虚阳浮所致；如果脉大而极虚，重按无力，是精气内损，都是虚劳病常见的脉象。

虚劳病，脉象浮大，手足心发热，是阴虚于内、阳浮于外所致。阴虚阳亢，到了春夏天阳气旺盛时，阴液更伤，手足心发热更甚；到了秋冬季阴寒偏盛，阳气内藏，故发热减轻。肾阴不足，阴损及阳，阳失温煦，则前阴寒冷；肾气不固，则精液自流；肾的阴阳俱虚，精骨失养，则身体瘦弱，骨节酸痛，行走不便；肾阳虚，寒凝气滞，则少腹胀满。

人到五六十岁，阴血亏损，阳气外浮，则脉象浮大，若受风邪侵犯，经脉不通，则背脊两侧麻木疼痛；若脉浮大无力，则为阳气不足；脾气虚弱，运化失职，水湿下走肠间，则为肠鸣；若阴虚火旺，痰瘀互结，则为腋下或颈部瘿瘤。说明老年人既可出现阴亏，又可引起阳虚，可从脉象有力无力、脉形大小等方面进行鉴别。

脉虚弱细微，是阴血不足，不能内守，睡时卫阳入里，不能卫外为固，阴液更容易外泄，故易引起盗汗。

面色淡白，是由于失血，面部血脉失充所致；失血伤津，津不上承，则口渴；突然心悸气喘，是大失血后，虚阳上逆、肺气欲脱引起；脉浮不是外感邪气，而是里虚、阳气外浮所致，故浮脉可主虚证。

脉虚沉弦，则是沉弦无力，沉为在里，故无恶寒发热的表证；脉弦无力，为气血不足，筋脉失养，略带拘急引起。血虚不能上荣于面，则面色淡白；血不能上养于目，则两眼时花而视力模糊；气虚不能摄血，则经常衄血；阳气虚，不主呼吸，则气短；阳气虚，寒凝气滞，则少腹胀满；寒主收引，则少腹拘急；阳气虚，气化不行，则小便不利。以上都是由于虚劳而引起的病证。

【原文】男子脉微弱而涩，为无子，精气清冷。

夫失精家，少腹弦急，阴头寒，目眩痛，—云目眩。发落。脉极虚芤迟，为清谷，亡血，失精。

脉得诸芤动微紧，男子失精，女子梦交通，桂枝加龙骨牡蛎汤主之。

脉沉小迟，名脱气。其人疾行则喘喝，手足逆寒，腹满，甚则溏泄，食不消化也。

脉弦而大，弦则为减，大则为芤，减则为寒，芤则为虚，寒虚相搏，此名为革。妇人则半产、漏下，男子则亡血、失精。

【语译】男子脉象微弱而涩，提示不能生子，是因为精气清冷所致。

经常遗精的人，出现少腹拘急、龟头寒冷、目眶疼痛（另一种说法：目眩）、头发容易脱落等症。脉象极度虚弱并兼芤迟之象，多为下利清谷、失血、遗精所致。

见到芤、动、微、紧等脉象,男子可出现遗精,女子可出现梦中性交,宜用桂枝加龙骨牡蛎汤治疗。

脉象沉小而迟,叫做脱气。病人走路过快就会引起呼吸喘促有声、四肢逆冷、腹部胀满等症;严重时可见腹泻便溏、食物不能消化的表现。

脉象弦大,脉虽弦,但按之脉力比弦脉减弱;脉虽大,但脉形比大脉中空,如同芤脉,弦象减弱为寒象,大而中空为虚象,虚与寒相互作用,则形成革脉。在妇女可见小产、崩漏等,在男子可见失血、遗精等。

【按语】脉象微弱为阳气虚衰,脉涩为精少不足,阳气阴精衰少,精液清稀而冷,则不能受妊成胎,故无子。

经常遗精或滑精的病人,容易耗精损阳。肾阳虚,寒主收引,则少腹弦急;失于温煦,则龟头寒冷;肾阴虚,阴精不能上养头目,则目疼头眩;不能滋养头发,则头发容易脱落。凡下利清谷、亡血、失精等病,伤损阴阳气血,都可见到极虚芤迟之脉。

脉象芤动为失血伤阴,微紧为寒盛伤阳,阴阳两虚,男子可引起失精、女子可引起梦交。用桂枝加龙骨牡蛎汤调和营卫,则阳气固摄,阴气内守,精不外泄,病可痊愈。

脉沉细小迟,为脾肾阳气虚衰。肾阳虚,不能纳气,则呼吸喘促,动则喘息有声;阳气不达四肢,则手足逆冷;脾阳虚,运化失调,则腹胀便溏,食谷难化。

脉弦大,比弦脉紧张度稍弱,比大脉中心略空,则为革脉。弦而减弱为寒,寒主收引,故管壁坚硬;大而中空为虚,为阴血亏损,虚寒互结,则形成外坚中空的革脉。半产、漏下、亡血、失精,阴血大伤,虚阳外越,都可引起革脉。

平消渴小便利淋脉证第七

【提要】论述消渴病、小便利与淋证的病因、病机、脉证表现及临床治疗。

【原文】师曰：厥阴之为病，消渴[1]，气上冲心，心中疼热，饥而不欲食，食即吐，下之不肯止。

寸口脉浮而迟，浮则为虚，迟则为劳。虚则卫气不足，迟则荣气竭。

趺阳脉浮而数，浮则为气，数则消谷而紧。《要略》紧作大坚。气盛则溲数，溲数则紧，《要略》作坚。紧数相搏，则为消渴。

男子消渴，小便反多，以饮一斗，小便一斗，肾气丸主之。

【注释】[1]消渴：此指严重的口渴引饮症，与杂病中的消渴病不同。

【语译】老师说：厥阴病的表现，是口渴多饮而饮不解渴，自觉有气上冲心胸，心中疼痛灼热，胃中饥饿而不思饮食，吃后立即引起呕吐，如果用泻下药，就会泄泻不止。

寸口脉象浮迟，浮脉提示虚弱，迟脉提示劳损。虚是卫气不足，迟是营气衰竭。

趺阳脉浮而数，浮脉是胃热气盛，数脉则引起消谷善饥、大便干结之症。胃气亢盛则小便频数，小便频数则大便更坚硬，二者相结合,就成为消渴病。

男子患消渴病,小便反而增多,饮水一斗,小便也排出一斗,可用肾气丸治疗。

【按语】厥阴病,邪热入内伤津,则口渴而引水自救。此虽叫做消渴,但小便并未增多,故不同于内伤杂病中的消渴病。肝经郁热循经上冲,则引起气上冲胸、胸中疼热的症状。肝热犯胃,热扰易于消谷则知饥,胃伤失纳而不欲饮食;胃中有热,食入胃气格拒而上逆,则为呕吐。厥阴病为上热下寒,误用下法,下焦虚寒更盛,则腹泻不止。

寸脉以候心肺,寸脉浮为卫气虚弱,阳浮于外;寸脉迟,为劳伤营血,脉运迟慢。这里指出心肺营血不足,阴虚内热亢盛,是形成上消的主要原因。

趺阳脉浮为胃中阳气旺盛,脉数为胃热亢盛,热盛消谷,则多食善饥;热盛伤津,大肠液亏,则大便坚硬;气盛向下逼迫膀胱,则小便频数;津液大量从小便下渗,亦可导致大便干燥坚硬;小便频数与大便坚硬相互影响,津液耗损太过,则形成消渴。这里指出胃热亢盛是形成消渴的根本原因。

男子肾阳虚气化不行,津不上承而致口渴。不是津液损伤,故饮水虽多,饮不解渴;饮水后,肾气不固,水液大量下渗膀胱,则小便量多。此为肾阳虚衰,故用肾气丸温阳化气进行治疗。

【原文】师曰:热在一作结。下焦则溺血,亦令人淋闭不通。淋之为病,小便如粟状[1],少腹弦急,痛引脐中。

寸口脉细而数,数则为热,细则为寒,数为强吐。

趺阳脉数,胃中有热,则消谷引食,大便必坚,小便则数。

少阴脉数,妇人则阴中生疮,男子则气淋[2]。

淋家不可发汗,发汗则必便血。

· 581

【注释】[1]小便如粟状:指小便有砂石,如粟粒般大小。[2]气淋:淋证之一,是气滞膀胱,引起下腹至阴囊胀痛、小便涩滞或尿后疼痛等症状。

【语译】老师说:邪热下焦膀胱,则可引起尿血,也会使人小便淋闭不畅。淋病的症状,是小便有砂石如粟米状大小,伴见少腹拘急、疼痛牵引脐中等症。

寸脉细而数,数脉提示有热,细脉提示有寒,数脉是因剧烈呕吐所致。

趺阳脉数,说明胃中有热,易见消谷善食、烦渴引饮、大便坚硬、小便频数等症。

少阴脉数,在妇人易引起阴部生疮,在男子则易患气淋。

久患淋病的人不能发汗,发汗易引起尿血。

【按语】淋病是热结于下焦膀胱,气化失职,故小便频数短少,尿道滞涩疼痛;热结膀胱,气机阻滞不通,则少腹拘急,疼痛牵引脐中,称为淋证;热迫血行,则为尿血,称为血淋;湿热煎熬,结成砂石,则小便排出粟米样的砂石,称为石淋。

寸脉数,为上焦有热,热迫血行而致脉快;寸脉细,乃热盛伤津,不能充养脉管而成;寸脉细数,为上焦热盛伤阴。如果中焦胃中有热,强行呕吐,亦可加快脉行而使脉数。

趺阳脉以候胃气,脉数为胃中有热,热盛腐熟加快则消谷易饥,进食较多;热盛伤津,则烦渴引饮;胃热液干,肠燥津伤,则大便坚硬;饮水较多,脾失转输,肾失制约,水液直趋膀胱,则小便频数。小便愈多,津液愈耗,口渴愈甚,使消渴反复加重。

足少阴肾脉数,为湿热下注,在妇女湿热瘀阻气血,则引起前阴生疮;在男子湿热郁于膀胱,气化失职,则引起小腹至阴囊胀痛、小便滞涩不通等气淋的症状。

平素患淋证的病人,下焦湿热较甚,即使感受外邪,也不能妄用辛温发汗法,误汗伤阴,邪热更甚,热伤血络,则可引起尿血发生。

平水气黄汗气分脉证第八

【提要】论述水气病、黄汗的病因、分类、病机及辨证治疗。

【原文】师曰:病有风水,有皮水,有正水,有石水,有黄汗。风水,其脉自浮,外证骨节疼痛,其人恶风。皮水,其脉亦浮,外证胕肿[1],按之没指,不恶风,其腹如鼓,如鼓,一作如故不满。不渴,当发其汗。正水,其脉沉迟,外证自喘。石水,其脉自沉,外证腹满,不喘。黄汗,其脉沉迟,身体发热,胸满,四肢头面肿,久久不愈,必致痈脓。

【注释】[1]胕肿:指皮肤肌肉肿胀。

【语译】老师说:水气病有风水、有皮水、有正水、有石水、有黄汗等五种。风水,病人脉浮,外部表现的症状有全身骨节疼痛、怕风等。皮水,病人脉象也浮,外部表现的症状有全身水肿、按之凹陷满指,不怕风,腹胀如鼓(一说腹部不肿仍和正常一样),口不渴等,应当用发汗法治疗。正水,病人脉象沉迟,外部表现的症状有呼吸喘促。石水,病人脉象沉,外部表现的症状有腹部胀满,但不喘促。黄汗,病人脉沉迟,可见身体发热、胸部胀满、四肢头面浮肿等症。经久不愈,必然化生痈脓。

【按语】风水为外邪袭表,则脉浮;经气阻滞,则全身骨节疼痛;卫气被遏,肌表失于温煦,则恶风;肺气失宣,不能通调水道,则为全身水肿。皮水为水湿侵脾,脾主肌肉,脾被湿困,水气泛溢于肌表,则脉浮,全身皮肤肌肤水肿,按之没指;大腹属脾,湿气困脾,脾气郁滞,则腹部肿胀如鼓。水湿已入里,不在表,故病人已不恶风;津液未伤,故不渴。风水是邪气束表,肺气失宣,故当用发汗宣肺行水的方法治疗;皮水为水湿困脾,上犯到肺,故亦可用宣肺利水、燥湿运脾的方法治疗。正水是肾阳虚衰,气化不行,水气泛溢于全身所致,故脉象沉迟;水气上逆犯肺,则肺气不降,呼吸气喘。石水为阴寒凝滞于下焦,故下腹部胀满;水邪深伏,故脉象亦沉;水肿在下,未犯上焦,则不喘。黄汗是水湿侵犯脾肺,由于水湿内郁,阻碍营血运行,则脉象沉迟;肺脾不能运化水湿,泛溢肌肤,则四肢头面肿;水气上犯于肺,胸阳不展,则为胸满;水湿化热,郁蒸于肌表,则身热,出黄汗;若日久不愈,营血郁热更甚,腐败气血,则化生痈脓。

【原文】脉浮而洪,浮则为风,洪则为气,风气相搏,风强则为瘾疹,身体为痒,痒为泄风[1],久为痂癞[2];气强则为水,难以俯仰。风气相击,身体洪肿[3],汗出乃愈。恶风则虚,此为风水;不恶风者,小便通利,上焦有寒,其口多涎,此为黄汗。

【注释】[1]泄风:是指身痒多汗,为风邪外出的表现。[2]痂癞:瘾疹经久不愈,化脓结痂,有如癞疾。[3]洪肿:指高度浮肿。

【语译】脉浮而洪,浮脉为有风邪,洪脉为内有水气,风邪与水气相互结合侵犯人体为病,如风邪偏胜,则发生隐疹,全身发痒,痒是风邪外泄的表现;如果经久不愈,就会发展成为痂癞;如果水气偏胜,则为水肿,身体难以俯仰屈伸。风邪和水气相互搏击,则身体浮肿较甚,汗出才会好转。如果有怕风的症状,属表虚，这是风水病；如果不怕风，小便通利，是上焦有寒，病人口中多涎沫，就是黄汗病。

【按语】浮脉属阳，风为阳邪，易伤肌表，故外感风邪，多见浮脉；水湿之气与风结合，水气盛于外，则为洪脉；风邪与水气相互结合为病，如果风邪偏盛，风毒湿热入于血分，轻则发为隐疹，风气行走于皮下，则皮肤发痒，此为风邪有外泄的趋势；若风邪不能外解，内攻营血，久则肌肉腐溃，皮肤溃烂结痂，而成为痂癞。如果水气比风邪更盛，水气泛溢于肌肤，则为水肿；水肿较盛，胸腹肿胀突出，则俯仰屈伸不便；风邪与水气相互作用，水湿泛溢较盛，则为身体高度浮肿；由于病邪在表，故可用发汗祛风的方法治疗，汗出风邪与水气随之而解。发汗后，仍恶风，是表阳虚，说明与风邪有关，故为风水；如果汗出不恶风，是与风邪无关，而是水湿初泛肌肤，波及中上二焦。由于水湿在上，未影响下焦膀胱气化，则小便通利；湿为阴邪，还未化热，侵犯上焦，影响中焦脾的运化，不能输布和约束津液，则口中多涎沫；湿未化热，故只是黄汗初起的表现。

【原文】寸口脉沉滑者，中有水气，面目肿大，有热，名曰风水。视人之目窠[1]上微拥，如新卧起状，其颈脉[2]动，时时咳，按其手足上，陷而不起者，风水。

太阳病，脉浮而紧，法当骨节疼痛，而反不痛，身体反重而酸，其人不渴，汗出即愈，此为风水。恶寒者，此为极虚，发汗得之。渴而不恶寒者，此为皮水。身肿而冷，状如周痹[3]，胸中窒，不能食，反聚痛，暮躁不眠，此为黄汗，痛在骨节。咳而喘，不渴者，此为脾胀，其形如肿，发汗即愈。然诸病此者，渴而下利，小便数者，皆不可发汗。

风水，其脉浮，浮为在表，其人能食，头痛汗出，表无他病，病者言但下重，故从腰以上为和，腰以下当肿及阴，难以屈伸，防己黄芪汤主之。一云：风水，脉浮重。汗出恶风者，防己黄芪汤主之。

风水，恶风，一身悉肿，脉浮不渴，续自汗出，而无大热者，越婢汤主之。

【注释】[1]目窠：指上下眼胞。[2]颈脉：此指人迎脉，在结喉两旁。[3]周痹：表现为周身上下游走作痛。

【语译】寸脉沉滑，是身体里面有水气，见到面目浮肿、发热等症，称为风水。病人出现眼胞微微浮肿，像刚睡醒起来的样子，在颈部结喉两旁脉管有明显的跳动，并见到时时咳嗽，按病人手足上的浮肿处，凹陷不能很快恢复等症状，这就是风水病。

太阳病，脉浮而紧，应当见到骨节疼痛之症，但是反不疼痛，身体有沉重而酸软的感觉，口中不渴，此时，只要汗出病情就会痊愈，这也是风水病。如果有恶寒的症状，是外表阳气极虚、发汗太过所致。如果口渴而不恶寒，则属皮水。如果身体浮肿而发冷，症状如同周痹一样，可见胸中满闷、不思饮食、疼痛反而局限、晚上躁扰不能安睡等症，就是黄汗病，疼痛在骨节深处。如果咳嗽而气喘，口中不渴，这是脾胀病，它的症状像水肿，发汗则可治愈。然而凡患水肿病，口渴而且泄泻，小便频数，都不可使用发汗的方法治疗。

患风水病，脉浮，浮是邪气在表，病人饮食正常，头痛汗出，外表未见到其他症状，病人自述下半身沉重，腰以上安好平和，腰以下水肿连及阴部，屈伸困难，可用防己黄芪汤治疗（一说：风水病，脉浮而身体沉重，汗出而恶风，当用防己黄芪汤治疗）。

风水病，初起有怕风、全身都浮肿等症，脉浮，口中不渴，不断出汗，全身没有大热的表现，可用越婢汤治疗。

【按语】沉滑脉见于寸部，为水气聚伏于内；风邪与水气相搏，上犯于头，则面目肿大；风遏卫阳，则引起发热。风水肺气失宣，水气上犯于目，可见目胞微肿，如刚睡醒一样，光亮而有水色；上犯于颈，水壅颈脉，则颈脉跳动明显；肺气闭郁，不降反逆，则见咳嗽；肺失宣降，通调失职，上源壅塞，水气泛溢全身，则四肢肿胀，按之凹陷不起。上述水肿，为肺失宣降所致，水肿以上半身为主，故称为风水。

太阳病，脉浮紧，为外感风寒，应当见到全身骨节疼痛而未能见到，反见身体沉重酸软，是风寒束肺，肺失通调水道，水气泛溢肌肤引起；风水在表，津液未伤，则口不渴；风与水气搏击肌表，故用解表发汗法。如果发汗太过，损伤阳气，则恶寒明显；如果是水湿犯脾而引起的皮水证，脾气不能化津上承，则为口渴；湿邪困脾，运化失职，水湿犯于肌肤，不是风邪在表，则水肿而不恶寒。黄汗为水湿侵犯肌腠，闭郁阳气，则身体发肿而怕冷，表现与风邪侵犯形成的周痹的症状相似，只是没有走窜疼痛的症状；水湿闭阻胸中阳气，肺气不宣，则胸中窒塞；水湿犯胃，胃不受纳，则不思饮食；水湿聚集于关节，经气阻塞，则为疼痛；到了傍晚，阴气盛，湿邪闭阻更甚，则关节剧痛，引起心烦难眠之症。脾胀病，水气不化，上犯于肺，肺失宣降，则咳嗽气喘；津液未伤，则口不渴；水湿泛溢于肌肤，则形状像水肿；发汗水湿外解，则脾胀可愈。以上各种水肿，都用发汗法治疗。如果有渴而下利、小便多等症，说明体内津液大伤，故不能再用发汗法治疗，指出治疗水肿病的禁忌。

风水脉浮，为水气在表，未伤及脾胃，则饮食正常；外有风邪，则头痛；肌表疏松，则汗出；没有恶风等其他表证，说明风邪不盛；病人腰以下沉重，水肿较甚，连及阴部，腰以上调和，说明水湿盛于下，故可用防己黄芪汤益气健脾，除湿利水。另说风水病，见到水肿身重症状，如果脉浮汗出恶风，为风水兼表虚证，可用补气固表、利水除湿的防己黄芪汤治疗。

风水,风邪伤卫,则恶风;风与水气相互搏击,则全身水肿较甚;脉浮为水气在表,口渴为肺胃郁热伤津;自汗不止,为热逼津液外泄;身无大热,是热蒸于内;外因有汗,热气外透不彻,故无大热;此为风水外有水气,内有郁热,故用越婢汤,发越水气,兼清郁热。

【原文】师曰:裹水[1]者,一身面目洪肿,其脉沉,小便不利,故令病水。假如小便自利,亡津液,故令渴也,越婢加术汤主之。一云:皮水,其脉沉,头面浮肿,小便不利,故令病水。假令小便自利,亡津液,故令渴也。

皮水之为病,四肢肿,水气在皮肤中,四肢聂聂动[2]者,防己茯苓汤主之。

【注释】[1]裹水:指皮肤之里的水肿,即皮水。[2]聂聂动:聂聂,为树叶被风微微吹动的样子。此处形容肌肉轻微跳动。

【语译】老师说:皮水病人,全身面目浮肿较甚,脉象多沉,如果小便不利,水湿不能下行,就会引起水气病。如果病人小便通利,则津液易于消亡,故使人口渴,可用越婢加术汤治疗(另一种说法:皮水病,水气内停故脉沉,水气上泛则头面浮肿、小便不通,水气泛溢,则发生水肿。如果病人小便通利,则津液消亡,会引起口渴)。

皮水病,四肢出现浮肿,水气停留于皮肤之中,四肢肌肉微微跳动,可用防己茯苓汤治疗。

【按语】水湿侵犯肺脾,脾失健运,肺失宣发,水湿不能下输膀胱,则小便不利,水湿泛溢于皮下,全身面目出现高度水肿,称为裹水,即皮水;脉象沉是因水肿太甚,脉位较深;治疗宜用越婢加术汤发汗利水。如果小便通利,水液大量下渗,则可引起口渴,津液消亡,则不能用越婢加术汤。

脾阳虚衰,不能化气行水,水气泛于皮下,脾主四肢,则引起四肢浮肿;阳虚失于温煦,水气在肌肤中流动,则肌肉轻微跳动;由于是阳虚水停,故用防己黄芪汤通阳化气行水进行治疗。

【原文】趺阳脉当伏,今反紧,本自有寒,疝瘕,腹中痛。医反下之,下之则胸满短气。

趺阳脉当伏,今反数,本自有热,消谷,一作消渴,小便数,今反不利,此欲作水。

寸口脉浮而迟,浮脉热,迟脉潜,热潜相搏,名曰沉。趺阳脉浮而数,浮脉热,数脉止,热止相搏,名曰伏。沉伏相搏,名曰水。沉则络脉虚,伏则小便难,虚难相搏,水走皮肤,则为水矣。

寸口脉弦而紧,弦则卫气不行,卫气不行则恶寒,水不沾流[1],走在肠间。

少阴脉紧而沉,紧则为痛,沉则为水,小便即难。师曰:脉得诸沉者,当责有水,身体肿重。水病脉出[2]者,死。

【注释】[1]沾流:沾,即有濡润滋养之意。流,指流通。沾流,是指水液滋养流通、正常运行的过程。[2]脉出:指脉浮大无根,为阳气外脱之象。

【语译】正常的趺阳脉当沉伏,现在反见紧象,这是体内本有寒气,所以易发生疝瘕,腹中疼痛等症。医生反误用下法治疗,误下后易发生胸中满闷、呼吸短气等变证。

正常的趺阳脉当沉伏,现在反见数脉,这是体内本有热邪。胃有热则容易消谷(另一种说法:口渴多饮),小便次数增多。

如果小便反而不利,这是将要发生水肿。

寸脉浮迟,脉浮是阳热在外,脉迟是阳气沉潜于内,浮阳在外与沉潜于内的阳气相互作用,名叫沉。趺阳脉浮数,浮脉是阳热在外,数脉是里有热邪郁结,阳热在外与郁结在里的热邪相互作用,名叫伏。沉与伏相互结合,名叫水。沉是络脉空虚,伏则小便困难,络脉空虚与小便困难相互影响,水气停留,泛溢肌表,成为水气病。

寸脉弦紧,弦是卫气不畅,卫气失于温煦则恶寒,水气不能正常运行输布,则流溢于肠间。

少阴脉紧而沉,紧脉主痛,沉脉主有水气,可致小便困难。老师说:诊得脉象偏沉,当考虑水气为患,会出现身体肿胀而沉重的表现。水气病见到脉象浮大无根,则是死证。

【按语】趺阳脉以候胃气,正常趺阳脉多为沉伏,又兼有紧脉,是胃中有寒。寒凝气滞,则腹中气机结聚,形成疝气瘕块,按之有疼痛之感。如果反用下法,阳气更伤,肺气上逆,则见胸闷气短之症。

趺阳脉沉伏,又兼数脉,是胃中有热,热盛腐熟增快,则消谷善饥,口渴思饮。饮水过多,水走肠间,下行膀胱,则小便增多;如果小便不利,水气停留,泛溢全身,则为水肿。

寸脉浮迟,浮脉主外有邪热,迟脉为热邪向内潜伏,障碍脉气,外热与内热相互结合,称为邪热内沉。趺阳脉浮数,浮为外热,数为热邪内结停留,外热与内热互结,称为邪热内伏。沉与伏相互作用,邪热内盛,渴欲饮水,水气内停,发为水肿。沉为热盛伤气,正气不足,不能供养经脉,则为络脉空虚;伏为热盛饮水过多,小便不利,水气泛溢于皮肤肌肉,则为水肿。说明水肿的形成是先有正气损伤,气不化水,然后才有水气停留。

寸脉弦紧,弦紧脉主寒,外寒犯肺,郁遏肺气,不能宣发,则卫气不行;卫气受遏,失于温煦,则外表恶寒;肺失宣降,通调水道失职,水气不能正常运行,则下走肠间。

少阴脉沉紧,为肾阳虚衰,阴寒内盛。寒主凝滞,不通则痛;阳虚气化不行,水气内停,则小便短少,难于排出;水气泛溢,引起水肿,则脉沉。水肿病全身可见明显水肿、身体沉重,故脉象多沉。如果脉象暴出,浮大无根,是虚阳外越,故容易死亡。

【原文】夫水病人,目下有卧蚕,面目鲜泽,脉伏,其人消渴。病水腹大,小便不利,其脉沉绝者,有水,可下之。

问曰:病下利后,渴饮水,小便不利,腹满阴肿者,何也?答曰:此法当病水,若小便自利及汗出者,自当愈。

水之为病,其脉沉小,属少阴。浮者为风,无水虚胀者为气。水发其汗即已。沉者与附子麻黄汤,浮者与杏子汤。

【语译】患水气病,可出现下眼睑浮肿、形如蚕卧之状,面目颜色光亮润泽,脉象沉伏,病人口渴,饮水量多等症。患水气病的人可见腹部胀大、小便不利、脉象沉微欲绝等表现,是有水气在里,可用下法治疗。

问道:患泄泻、痢疾之后,出现口渴欲饮水、小便不利、腹部胀满、阴部浮肿等症,是什么原因呢?回答说:按一般病机发展,应发生水肿病,假如小便通利又有汗出,可以自行好转。

患水气病,脉象沉小,是少阴水肿;若脉象浮,是风水病;若无水肿而只是单纯的胀满感,则是气病。水气病发汗就能治愈。脉沉的用附子麻黄汤治疗,脉浮的用杏子汤治疗。

【按语】眼胞属脾,水气犯脾,则首先在下眼胞处微微出现浮肿,皮色发亮,如蚕卧之状;皮下水肿较甚,则脉象显得沉伏;水气内停,气不化津上承,则口渴;是水津内停,并非阴伤,故饮不解渴,愈饮愈渴。饮水过多,水停腹中,则肚腹胀大;气化不行,则小便短少不利;水气太甚,气机受阻,脉气不达,则脉沉微欲绝。此脉不是阳气衰微,而是水气太甚,故可用攻下逐水的药物治疗。此为实性水肿,才能用攻下法治疗。

下利太过,脾肾阳气损伤,气不化津上滋,则口渴饮水较多;阳虚气化不行,则小便不利,因而引起全身水肿、腹部胀满、阴部水肿等症。如果小便通利,身体出汗,是水气外泄,故可以自行好转。

水气病,脉沉是肾阳虚引起的正水病,脉浮是风水犯肺引起的风水病,两者都是水气为患,故宜用发汗利水法治疗。脉沉小,由肾阳虚而致,用附子麻黄汤温经发汗;脉浮风水束表,用杏子汤宣散风水。如果没有水气内停,只是有胀满的感觉,是气滞形成的气胀病,此处用于与水肿的鉴别诊断。

【原文】心水者,其身重而少气,不得卧,烦而躁,其阴大肿。

肝水者,其腹大,不能自转侧,胁下腹中痛,时时津液微生,小便续通。

肺水者,其身肿,小便难,时时鸭溏。

脾水者,其腹大,四肢苦重,津液不生,但苦少气,小便难。

肾水者,其腹大,脐肿,腰痛,不得溺,阴下湿如牛鼻上汗,其足厥冷,面反瘦。一云大便反坚。

【语译】心水病,可见身体沉重、呼吸短促少气、不能平卧、烦躁不安、前阴部浮肿较甚等症。

肝水病，可见腹部肿大、不能自己翻身转侧、胁下及腹部疼痛、口中时有津液微生、小便时通时不通等症。

肺水病，可见全身浮肿、小便困难、大便时溏如鸭粪一样。

脾水病，可见腹部肿大、四肢感到沉重、津液不能化生、呼吸气少不足、小便困难等表现。

肾水病，可见腹部肿大、肚脐肿胀突出、腰部疼痛、小便不通、阴部湿润如牛鼻上出汗一样、两足发冷、面部反见消瘦等症（另一说法：大便反而坚硬）。

【按语】水气侵犯心脏，损伤心的阳气。心主血脉，肺中宗气贯心脉而行气血，有助心行血的作用。心阳虚，宗气亦虚，宗气少全身之气不足，脏腑功能减弱，则身体沉重；宗气少不司呼吸，则气短少气，不能平卧；阳气不养心神，则心中烦躁；心阳下降以暖肾阳，水气犯心，心阳虚不能温暖肾阳，水气下流，则前阴水肿。

水气犯肝，肝气郁滞，则胁下引腹中痛；肝气犯脾，脾失运化，水湿停于大腹，则腹部胀大，转侧不便；肝的疏泄失职，气机升降失调，肝气上升，脾气亦升，则口中津液微生；肝气不降，水道不利，则小便时通时不通。

水气犯肺，肺失通调，水液不能下输膀胱，则小便困难；水气泛溢肌肤，则为全身浮肿；肺与大肠相表里，肺气不行，大便传导失司，则大便稀，粪与水夹杂而下如鸭粪。

脾主大腹、四肢，水气犯脾，脾不布津，水气停滞大腹、四肢，则为腹部胀大、四肢沉重；脾困不能为胃行其津液，则津液不生；脾虚，土不生金，肺气虚少，则呼吸少气；脾不转输津液到膀胱，则小便困难。

水气犯肾，肾阳虚衰，关门不利，水气侮脾，则腹部胀满，严重时则使脐肿突出；肾阳虚寒凝腰府，则腰痛；肾阳虚膀胱气化不行,则小便不通;肾阳虚,寒湿下注,则阴部潮湿出汗;阳气不达下肢,则两足发冷;肾水为病,水性下流,则腰以下水肿较甚,面部不肿,相对下部水肿而消瘦。

五脏水肿,与五脏的生理功能密切相关。故肾水腰痛足冷,脾水腹胀四肢沉重,肝水胁下痛,肺水时时鸭溏,心水前阴肿胀。

【原文】师曰:诸有水者,腰以下肿,当利小便;腰以上肿,当发汗乃愈。

师曰:寸口脉沉而迟,沉则为水,迟则为寒,寒水相搏,趺阳脉伏,水谷不化,脾气衰则鹜溏,胃气衰则身肿。少阳[1]脉卑[2],少阴脉细,男子则小便不利,妇人则经水不通。经为血,血不利则为水,名曰血分。一云水分。

问曰:病者苦水,面目身体四肢皆肿,小便不利。师脉之,不言水,反言胸中痛,气上冲咽,状如炙肉,当微咳喘。审如师言,其脉何类?师曰:寸口脉沉而紧,沉为水,紧为寒,沉紧相搏,结在关元,始时当微,年盛不觉,阳衰[3]之后,荣卫相干,阳损阴盛,结寒微动,紧气上冲,喉咽塞噎,胁下急痛。医以留饮而大下之,气击不去,其病不除。后重吐之,胃家虚烦,咽燥欲饮水,小便不利,水谷不化,面目手足浮肿。又与葶苈丸下水,当时如少差,食饮过度,肿复如前,胸胁苦痛,象若奔豚,其水扬溢,则浮咳喘逆。当先攻击冲气,令止,乃治咳,咳止其喘自差。先治新病,病当在后。

【注释】[1]少阳:此指手少阳三焦经脉所行之处,当耳门微前上方颞浅动脉后缘。[2]脉卑(音碑):脉沉而虚弱。[3]阳衰:阳气衰弱。此指阳明脉衰之时。

【语译】老师说:凡患水气病,若腰以下浮肿较甚,应当用利小便的方法治疗;若腰以上浮肿较甚,应当用发汗的方法,水肿就可治愈。

老师说:寸脉沉迟,沉主有水气,迟则为有寒,寒与水相互作用,则趺阳脉沉伏不起,引起水谷不能消化,脾气虚弱,运化失职则便溏如鸭粪,胃气虚弱则身体浮肿。少阳脉沉而虚弱,少阴脉细小,男子则引起小便不利,女子则引起月经不通。月经来源于血,血不通则化为水,名叫血分病(另一种说法:名叫水分病)。

问道:病人患水气病,面目身体四肢均肿,小便不利。老师诊病切脉时,病人不说有水气病,反而说胸中疼痛,有气上冲咽喉,咽中如有炙肉样异物梗塞,当有轻微的咳嗽气喘症状。如果真正像老师所说的那样,病人的脉象应该怎样呢?老师回答说:寸脉沉而紧,沉是有水气,紧是有寒邪,二者相互作用,水寒凝结下焦,开始病当轻微,壮年身体强盛无明显不适,老年阳气衰弱以后,营卫彼此不相协调,阳气虚损而阴气亢盛,凝结于下焦之寒水渐动,肾中阴寒之气上冲,则咽喉有梗塞感,胁下急痛。医生误认为有留饮在胁下,用峻下的方法治疗,不能制止上冲之寒气,旧病不能消除。后来又用吐法治疗,使胃气虚而心中烦闷,咽中干燥而思饮水,小便不利,饮食不化,面目四肢出现浮肿。医生又用葶苈丸下水,当时水肿好像减轻,而后饮食过多,浮肿又恢复如从前一样,胸胁急痛,病状像奔豚,水气泛溢,则上逆迫肺,引起咳嗽喘息气逆。治疗应当先肃降上攻的冲气,使冲气平止,然后才能治愈咳嗽,咳嗽停止则气喘自愈。总之,要先治新病,后治旧病。

【按语】腰以下水肿属阴,阴寒在下,则小便不利,治疗宜用分利药利其小便,水湿排除,其病则愈;腰以上肿,病位在上,邪气在表,肺气失宣,故用发汗法开发腠理,宣通肺气,使在表之水从汗而解。这是治疗水肿病的大法，凡水肿性质属实者，均可按此法治疗。

寸脉主肺，寸脉沉，为水气停留皮下，使脉位深伏；寸脉迟，为寒水之邪犯肺，肺气失宣，治节不行，水气泛溢，成为水肿；趺阳脉候脾胃，此脉沉伏，为胃阳虚不能腐熟水谷，脾阳虚不能运化而大便溏薄如鸭粪；脾胃阳气虚弱，津液输布失调，水湿泛溢肌肤，则为全身浮肿。以上因气滞而水停，故称为气分。手少阳三焦为水液运行的通道，其脉虚，则水道不通；少阴肾脉虚，肾阳不能化气行水，均会使膀胱气化不行而小便不通；月经与冲脉和肾气密切相关，肾气虚，精血少，寒凝胞宫，可使月经不通；月经来源于血，经血不通，血脉瘀阻，障碍水道，则可导致经闭而水停，故称为血分。

患水肿病，全身高度浮肿，小便短少，此时肾阳衰微，在下的寒水之气，由下上冲，犯于咽喉，则为咽中炙肉样感觉；上冲于肺，肺气上逆，则为咳嗽气喘；肾阳虚冲气上逆的病机重在水气，故诊病时，病人不说水肿，而只提冲气。水肿病见寸脉沉紧，是水寒之气结于下焦，肾阳虚衰。年轻体壮，阳气尚旺，水肿轻微，尚没有感觉；若年老阳衰，营卫气血不畅，阳虚阴盛，积于下焦的寒水之气，乘阳虚夹肾气上冲，逆于咽喉，则为塞噎不通；逆于胁下，则为胁下急痛。如果医生误认为留饮，而用十枣汤攻下，大下之后，水去而寒气独留，上冲的寒气未除，则冲气上逆不能好转。疑有痰阻胸膈，又误用瓜蒂散之类呕吐，过吐耗气伤津，胃气虚则不能腐化水谷，胃阴虚则引起虚烦，口中干燥，频频饮水；饮水过多，脾肾阳气不化，水气不行，则小便不利；水气泛溢，则为全身水肿。看见水肿，不辨虚实，又用葶苈丸利水，小便通后，水肿稍减，但因脾胃之气未复，故食后水气又发，水肿如前。因治疗一误再误，阳气更虚，阴寒之气上逆，则胸胁疼痛又起，如同奔豚病发作一样；水气冲逆于肺，则为咳嗽气喘。治疗应当先温阳散寒，止其冲气上逆，令冲气停止，阴寒之气不能上犯,咳嗽气喘即可好转。治疗的基本原则是先治新病,后治旧病。此条提出虚证水肿,阳虚为本,误用攻下、呕吐、通利,阳气更虚,积寒更甚,应当用温阳法平冲止逆,先治新病,后治旧病。

【原文】黄汗之病,身体洪肿,一作重。发热,汗出而渴,而渴,一作不渴。状如风水,汗沾衣,色正黄如柏汁,其脉自沉。

问曰:黄汗之病从何得之? 师曰:以汗出入水中浴,水从汗孔入得之。黄芪芍药桂枝苦酒汤主之。

黄汗之病,两胫自冷,假令发热,此属历节。食已汗出,又身常暮卧盗汗出者,此劳气也。若汗出已反发热者,久久其身必甲错。发热不止者,必生恶疮。若身重,汗出已辄轻者,久久必身𥆧,𥆧则胸中痛,又从腰以上必汗出,下无汗,腰宽弛痛,如有物在皮中状,剧者不能食,身疼重,烦躁,小便不利,此为黄汗,桂枝加黄芪汤主之。

【语译】患黄汗病,可见身体高度浮肿(一作沉重)、发热、汗出而渴(另一说法为不渴)等症,症状好像风水病,出汗沾染衣服,汗液色黄,如黄柏汁一样,脉象为沉。

问道:黄汗病是怎样得来? 老师回答说:是因出汗时进入水中洗澡,水湿从汗孔渗入肌肤而得病。可用黄芪芍药桂枝苦酒汤治疗。

黄汗病,有两侧小腿寒冷的表现,假如小腿发热,则不是黄汗而是历节病。吃饭后易出汗,又常在夜间睡时盗汗,这是虚劳病。如果汗出后反而发热明显,时间久了病人全身皮肤必然干枯粗糙,如同鱼鳞甲交错一般。如果发热不止,必然化生恶疮。如果身体有沉重感，汗出后感到轻松，时间一长必然出现全身肌肉跳动，肌肉跳动可牵引胸部作痛，同时腰以上一定出汗，腰以下则无汗，腰髋部松弛无力，并感觉有疼痛，好像有东西在皮肤中一样，病情严重时则不能进食，身体疼痛沉重，心中烦躁不安，小便不利，这就是黄汗病，可用桂枝加黄芪汤治疗。

【按语】黄汗为湿热郁蒸所致，水湿泛溢肌肤，则可见全身浮肿之症；湿热郁蒸，则引起发热、出汗等症；汗出津伤，则为口渴；若湿重于热，则口不作渴；湿热煎熬，则汗出色黄粘衣。

黄汗病的成因是人体营卫气衰，肌腠疏松，汗出入水中，水寒从肌表而入，水寒郁遏汗液于肌腠，郁久化热，湿热交蒸，营卫运行不畅，汗液变黄，而成黄汗。用黄芪芍药桂枝苦酒汤调和营卫、补气固表、祛湿清热进行治疗。

黄汗病，水湿郁于肌表，下流小腿，阻滞经气，阳气不能下达，则两胫发冷；如果两胫发热，是湿热痹阻经脉，则为历节疼痛病；如果食后汗出，是胃气虚弱、气虚不固的自汗证；如果睡时盗汗，为阴虚阳亢所致，这些都是由于劳伤气阴所致，与黄汗色黄粘衣不同；若汗出热不为汗减，反而发热，是由于湿热交蒸的缘故；病久热盛伤津，肌肤失养，则为皮肤干燥如鱼鳞；如果发热不止，热盛白壅，血败肉腐，则生恶疮；如果身重因汗出减轻，是湿热随汗减；如果汗出日久，阳气损伤，肌肉失于温煦，则引起肌肉跳动；进而影响胸阳虚，则为胸痛；黄汗阳虚于上而不通于下，则腰以上汗多，腰以下无汗；寒湿下注，气血不畅，则腰髋部松弛而痛；湿气流走时，则好像有物在皮中；如果病情转剧，湿滞胃中，则不思饮食；湿滞肌肉，则身体重痛；心阳被遏，则烦躁不安；膀胱气化不行，则小便不利。以上为水湿郁滞而成黄汗，故用桂枝加黄芪汤调和营卫、宣阳除湿进行治疗。

【原文】寸口脉迟而涩,迟则为寒,涩为血不足。趺阳脉微而迟,微则为气,迟则为寒。寒气不足,则手足逆冷;手足逆冷,则荣卫不利;荣卫不利,则腹满胁鸣相逐[1];气转膀胱,荣卫俱劳;阳气不通则身冷,阴气不通则骨痛;阳前通[2]则恶寒,阴前通[3]则痹不仁。阴阳相得,其气乃行,大气[4]一转,其气乃散。实则矢气,虚则遗溺,名曰气分。

气分,心下坚,大如盘,边如旋杯[5],水饮所作,桂枝去芍药加麻黄细辛附子汤主之。

心下坚,大如盘,边如旋盘,水饮所作,枳实术汤主之。

【注释】[1]相逐:形容肠鸣音连连不止。[2]阳前通:前,即先之意。是指阳气先通,阴气未至。[3]阴前通:阴气先通,阳气未至。[4]大气:此指全身正气。[5]旋杯:是指倒置的杯子。

【语译】寸脉迟而涩,迟脉主寒,涩脉主血虚不足。趺阳脉微而迟,微脉主气虚不足,迟脉主里有虚寒。阴寒内盛而正气不足,则手足逆冷;手足逆冷,则荣卫之气运行不利;荣卫之气运行不利,则腹部胸胁胀满,肠鸣连声不止;寒气转入膀胱,荣卫之气更加劳损;阳气不能通行则身冷,阴气不能通行则骨节疼痛;阳气先行、阴气未至则恶寒;阴气先行、阳气未至则麻木不仁。阴阳互济,相互协调,阳气在体内就正常运行,全身正气周转,阴寒之气就自然消散。实证则矢气,虚证则遗尿,这种病叫做气分病。

气分病,心下坚硬,形大如盘,边缘像倒置的圆杯,是由于水饮停积而成,用桂枝去芍药加麻黄细辛附子汤治疗。

心下坚硬,形大如盘,边缘像倒置的圆盘,是由于水饮停积而成,可用枳实白术汤治疗。

【按语】寸脉以候心肺,寸脉迟为寒主收引脉行迟慢,寸脉涩为阴血失滋脉气不畅;趺阳脉以候脾胃之气,脉微为脾胃气虚不足,脉迟为脾胃阳气虚寒。阴寒内盛而正气不足,阳气不达四肢,则手足怕冷;脾胃虚,不能化生营卫气血,气血不达四肢,手足亦冷;营卫运行不利,脾胃失养,虚寒更甚,气机凝滞,则腹部胸胁胀满;水走肠间,则肠鸣不止;阴寒之气转入膀胱,则营卫更加劳损。阳气不通,失于温煦,则全身发冷;阴气不通,骨失濡养则疼痛;阳气先通,阴气不至,阳气不能卫外为固则恶寒;阴气先通,阳气不至,不能推动阴血,经脉痹阻,则麻木不仁;阴阳互济,相互协调,阳气运行通畅,正气周转,阴寒之气自行消除。如果平素阳气略盛,气机运转,可为矢气;如果阳气素虚,不能固摄,膀胱失约,则为遗尿。以上都是气机失调所致,故称为气分病。此条指出气血、营卫、阴阳失调是引起疾病的重要病机,调整阴阳、流畅气机是治疗的重要法则。

阳气虚弱,水气不化,停于胃中,则为心下坚满,故用桂枝去芍药加麻黄细辛附子汤温阳行气、宣散水湿进行治疗。

脾胃虚弱,失于转输,水气不化,停于胃脘,则为心下坚满,故用枳实白术汤行气散结、健脾利水进行治疗。

平黄疸寒热疟脉证第九

【提要】论述黄疸、疟疾病的病因、病机、脉证表现、预后及临床治疗。

【原文】凡黄候,其寸口脉近掌无脉,口鼻冷,并不可治。脉沉,渴欲饮水,小便不利者,皆发黄。

腹满,舌痿黄[1],躁不得睡,属黄家。

师曰:病黄疸,发热烦喘,胸满口燥者,以发病时,火劫其汗,两热所得。然黄家所得,从湿得之。一身尽发热而黄,肚热,热在里,当下之。

师曰:黄疸之病,当以十八日为期,治之十日以上为差,反剧为难治。

又曰:疸而渴者,其疸难治;疸而不渴者,其疸可治。发于阴部[2],其人必呕;发于阳部[3],其人振寒而发热也。

师曰:诸病黄家,但利其小便。假令脉浮,当以汗解之,宜桂枝加黄芪汤。又男子黄,小便自利,当与小建中汤。

黄疸腹满,小便不利而赤,自汗出,此为表和里实。当下之,宜大黄黄柏栀子芒硝汤。

黄疸病,小便色不变,欲自利,腹满而喘,不可除热,热除必哕。哕者,小半夏汤主之。

【注释】[1]舌痿黄:舌为面、身之误。痿,即萎黄。舌痿黄是指面色淡黄,枯槁无光。[2]阴部:此指病在里。[3]阳部:此指病在表。

【语译】凡是黄疸病证,如果近掌侧的寸部无脉,口鼻发冷,则不易治疗。若见到脉沉、口渴想饮水、小便不利等症,就会发生黄疸。

病人腹部胀满,全身肤色萎黄,心中烦躁不能安睡,属于黄疸病证。

老师说:黄疸病,可见发热心烦气喘、胸部胀满、口中干燥等症,其发生是在初得病时,用火攻强行发汗,火邪与热邪互相结合而成。然而黄疸的发生,多数由湿邪引起。黄疸病中凡见全身发热、发黄、腹部有热,是热在里,当用下法治疗。

老师说:患黄疸病,当以十八天为治愈期限,治疗十天以上应该好转,如果病情未减反而加重,就难于治疗。

又说:黄疸病,见口渴症,就难于治疗;黄疸病,口不渴,可以治疗。病发在里,病人一定呕吐;病发在表,病人会感到寒战发热。

老师说:患黄疸的病人,一定要利小便。假如病人脉浮,应当用发汗的方法治疗,宜用桂枝加黄芪汤。另外,男子患黄疸病,若小便自利,应当用小建中汤治疗。

黄疸病,腹部胀满,小便不利,尿色黄,自汗出,这是表气调和,里有实证。应当用下法治疗,宜用大黄黄柏栀子芒硝汤。

黄疸病,小便色不变,欲自下利,腹部胀满,呼吸气喘,不可过度清热,否则热去必然发生呃逆。见到呃逆症状,可用小半夏汤治疗。

【按语】黄疸病,寸部无脉,口鼻冷,为心肺阳气已绝,故不易治疗。脉沉为湿热郁于里;渴欲饮水,为热盛伤津;小便不利,为湿热郁结膀胱,气化不行;湿热煎熬熏蒸,胆汁逆行,泛溢肌肤,发为黄疸。

寒湿困脾,脾气郁滞,则为腹满;脾失健运,营卫不生,气血不能外荣,则面色萎黄;寒湿内盛,阳气不养心,心神不宁,则躁扰不得安睡。此为寒湿内困,影响胆汁排泄,逆行肌肤,发为阴黄。

黄疸病的发生,是因外感湿热之邪或风寒化热,正气抗邪,则为发热;热扰于心,则心烦;热盛伤津,则口干燥;肺气闭郁,则胸满;肺气上逆,则气喘。其发生为外有热邪,误用火劫强行发汗,外热与内热相互搏击,逼迫胆汁横溢,故发为黄疸。以上为火热发黄。但黄疸病一般是从湿而发,湿热郁蒸,胆汁逆行全身,故为一身发热发黄;肚腹发热,是里热炽盛,故当用清热泻下法治疗。

十八日是土旺之期,土旺之时则脾气至。土无定位,故脾土寄旺于四季之末各十八日。黄疸病十八日之后,脾土虚者气至当恢复健运,邪气实者可得以通利,故黄疸病当以十八日为期。若治疗十日以上,黄疸不退,是邪盛正虚,正不胜邪,故为难治。

黄疸病为湿热内蕴,如果口渴较甚,为热盛伤津,热炽湿黏,胶痼难解,正不胜邪,故病难治;黄疸而不伴口渴,说明湿热交蒸不甚,邪微正盛,正能胜邪,故为可治。病发于里,湿热郁于脾胃;胃气上逆,则为呕吐;病发于表,湿热郁于经络,湿热郁蒸,则发热;卫阳失职,则恶寒。

黄疸病,湿热内蕴或寒湿内困均与湿邪有关,只要通利小便,湿去热孤,湿去寒单,则病易治愈。假如黄疸初起,脉浮为有表证存在,营卫虚弱,则用桂枝汤调和营卫,加黄芪扶正祛邪。黄疸当小便不利,现在小便反而通利,多为脾胃虚弱、气血不能外荣而引起的萎黄证,病属虚劳,故用小建中汤补虚建中进行治疗。

黄疸病,湿热阻滞脾胃,则腹部胀满;湿热阻滞膀胱,则小便不利;湿热郁蒸,则自汗出;此为表和无病,里有实热,故治宜攻下,用大黄黄柏栀子芒硝汤通泄里热、利湿除黄。

黄疸病如果热重于湿,必大便不通,小便色黄。现见小便色白、腹部胀满、泄泻下利、气虚而喘等症,是内有寒湿,故不能用清热的方法治疗。如果除热,损伤胃气,就会发生呃逆。此时用小半夏汤温胃和中以降逆止呕,呃逆停止,再治黄疸。

【原文】夫病酒黄疸,必小便不利,其候心中热,足下热,是其证也。

心中懊侬而热,不能食,时欲吐,名曰酒疸。

酒黄疸者,或无热,靖言了了[1],腹满欲吐,鼻燥。其脉浮者,先吐之;沉弦者,先下之。

酒疸,心中热,欲吐者,吐之即愈。

酒疸，黄色，心下结热而烦。

酒疸，下之，久久为黑疸[2]，目青面黑，心中如噉蒜齑状[3]，大便正黑，皮肤爪之不仁，其脉浮弱，虽黑微黄，故知之。

【注释】[1]靖言了了：言语不乱，神情安静。[2]黑疸：酒疸误下，引起目青面黑、大便色黑的症状。[3]噉蒜齑状：噉（音淡），吃的意思。齑（音济），指捣碎的姜、蒜、韭菜等。

【语译】患酒黄疸，必然小便不利，可见心中热，足下热，这是酒黄疸的症状。

患者心中烦闷不宁而热，不能饮食，时时欲吐，名叫酒疸。

酒黄疸的病人，有的不发热，语言不利，神情安静，腹部胀满，欲呕吐，鼻腔干燥。若病人脉浮，应先用吐法治疗；脉象沉弦，应先用下法治疗。

酒疸病，心中烦热，想要呕吐，用吐法治疗即可痊愈。

酒疸病的表现是全身色黄，心下痞结有灼热感，心中烦躁。

酒疸病，误用下法，久之则变成黑疸，可见眼青面黑、胃中灼热，好像吃了蒜姜等刺激性食物一样，大便颜色纯黑，皮肤搔之麻木不仁，病人脉象浮弱，皮肤虽黑而微黄，所以知道这是酒疸误下的变证。

【按语】饮酒过多，湿热内蕴，湿热不能从小便排除，则发生黄疸。湿热上蒸，则心中发热；湿热下流，则足下热。

平素嗜酒无度，酒毒湿热内蕴，上熏于心，则心中烦闷较甚、发热；湿热在胃，影响纳食，则不思饮食；胃气上逆，则时时欲吐。

酒黄疸，湿热内郁，结于胆胃，未犯心包，心中无热扰动，故神情安静，言语不乱；湿热在脾胃，阻碍脾气，则腹部胀满；胃气上逆,则为呕逆;热伤津液,不能上养于鼻,则鼻干;脉浮为湿热有上出的趋势,故用吐法因势利导;脉沉弦,为病结于里,故先用下法治疗。指出应根据病机发展趋势选用治法。

酒疸,湿热蕴于胃,则心中热;时欲吐,是病机趋向于上,故用呕吐法因势利导进行治疗。

酒疸,湿热结于心下脾胃,湿热上蒸,则心中热而烦;脾胃湿热,土壅木郁,胆气不疏,胆汁不畅,泛逆肌肤,则发为黄疸。

酒疸,误用下法,湿热陷入血分,血行瘀阻,瘀血之色与黄色互见,则为目青面黑;瘀热内蕴于胃,上蒸于心,则心中胃脘有辛辣灼热感,如吃姜、蒜等刺激性食物一样。内有瘀血,则大便色黑;血瘀阻碍精血外荣于皮肤,则皮肤有麻木不仁之感;脉浮而弱,浮为上焦有湿热之邪,弱为酒疸下后正气虚弱,正虚血瘀而湿热郁蒸,则面色虽黑微黄,与女劳疸的面黑脉沉有所不同。

【原文】寸口脉微而弱,微则恶寒,弱则发热。当发不发,骨节疼痛;当烦不烦,而极汗出。趺阳脉缓而迟,胃气反强。少阴脉微,微则伤精,阴气寒冷,少阴不足。谷气反强,饱则烦满,满则发热,客热消谷,发已复饥,热则腹满,微则伤精,谷强则瘦,名曰谷寒热。

阳明病,脉迟者,食难用饱,饱则发烦。头眩者,必小便难,此欲作谷疸。虽下之,腹满如故,所以然者,脉迟故也。

师曰:寸口脉浮而缓,浮则为风,缓则为痹。痹非中风,四肢苦烦,脾色必黄,瘀热以行。

趺阳脉紧而数,数则为热,热则消谷;紧则为寒,食即满也。尺脉浮为伤肾,趺阳脉紧为伤脾。风寒相搏,食谷则眩,谷气不消,胃中苦浊,浊气下流,小便不通,阴[1]被其寒,热流膀胱,身体尽黄,名曰谷疸。

【注释】[1]阴:此指太阴脾土。

【语译】寸口脉微而弱,微脉主恶寒,弱脉主发热。病人当发热而不发热,则会引起骨节疼痛;心中当烦躁而不烦躁,则会引起大汗不止。趺阳脉缓而迟,胃气反而强盛。少阴脉微,微则损伤精气,阴寒内盛,这是因为肾阳不足。如果食欲旺盛,进食过饱则引起心中烦闷,脘腹胀满,胀满则引起发热,邪热消灼水谷,发作后又感到饥饿,发热则腹满,脉微则伤精,食欲旺盛身体反而消瘦,名叫谷寒热。

阳明病,脉象迟慢,不能吃得过饱,饱食则引起心烦。见到头眩之症,一定伴见小便困难,这是将要发生谷疸。虽然使用下法,腹部仍然胀满,之所以会引起这些现象,是由于脾胃虚寒、脉迟的缘故。

老师说:寸脉浮而缓,浮是外感风邪,缓是湿热郁闭所引起的痹证。痹证并非中风而得,四肢为烦热感到痛苦,脾色必黄,是湿热瘀结在脾而表现于体表。

趺阳脉紧而数,数是胃中有热,热则消谷善饥;紧是脾虚有寒,寒则食后脘腹胀满。尺脉浮主伤肾,趺阳脉紧是伤脾。风寒相互作用,进食后就感到头目眩晕,食物不化,胃气被湿热所伤,湿浊之气下流,则会引起小便不通利;太阴脾土遭受寒邪侵袭,湿热流注膀胱,全身都会发黄,病名叫谷疸。

【按语】寸脉微而弱,微脉为寒伤卫阳,故恶寒;弱脉为热伤营阴,故发热;如果病人当发热而不能发热,郁于经脉,则引起骨节疼痛;热郁于内,当发烦躁而未发,热迫津液而外出,则大汗不止;趺阳脉以候胃气,脉象迟缓,是脾弱而胃强;少阴肾脉微弱不足,则是肾精受伤,阳虚阴寒内盛;胃气强食欲太旺,过饱扰心则心烦,热伤胃气则腹部胀满,进而引起发热;热盛则腐熟过快,消谷善饥。邪热阻滞气机则腹部胀满,脉微则是精气易伤,吃得虽多,水谷精微被热消灼,不能养身,则身体消瘦。

阳明病脉迟,是脾胃虚寒,运化减弱,故不能吃得过饱;过饱伤神,则心烦;如果出现头眩,是寒湿上犯清阳之位,同时脾气不能运化转输,则小便困难。从脉迟可以得知此为脾胃虚寒,如果误认为湿热而用下法,更伤脾阳,则腹满不能消除。

寸脉浮而缓,浮为风热邪气外蒸,缓为脾虚湿邪阻滞,此不是外感风邪,而是湿与热合,蕴结于脾,土壅木郁,逼迫胆汁横逆,泛溢肌肤,则为全身发黄;脾主四肢,湿热蕴脾,则四肢烦热。

跌阳脉紧而数,数为胃中有热,胃热过盛,腐熟过快,则能食善饥;紧为脾虚有寒,脾寒运迟,则食后腹部胀满。胃热脾湿,湿热蕴蒸肝胆,而成黄疸。尺脉浮为肾气被伤,跌阳脉紧为脾有寒。风指风热,寒指寒湿,风干于胃,寒湿伤脾,风热与寒湿相搏,湿热蕴滞于中焦,运化失职,则食后不能消化;食后脾不升清,则头眩;脾虚而谷气消化迟缓,浊气壅塞于胃,则胃中苦浊;湿浊之气下流,膀胱气化不行,则小便不利;太阴脾气为寒湿所伤,与胃中湿热相合,流注膀胱,小便不行,湿热蕴蒸,反而阻塞肝胆,胆汁泛逆全身,则引起全身发黄。

【原文】额上黑,微汗出,手足中热,薄暮则发,膀胱急,小便自利,名曰女劳疸。腹如水状,不治。

黄家,日晡所发热,而反恶寒,此为女劳得之。膀胱急,少腹满,身尽黄,额上黑,足下热,因作黑疸。其腹胀如水状,大便必黑,时溏,此女劳之病,非水也。腹满者难治,硝石矾石散主之。

【语译】病人前额色黑,微微出汗,手足心发热,傍晚发作,膀胱胀急,小便通利,病名叫女劳疸。腹部如有水肿一样肿胀,是不治之证。

黄疸病人,到了傍晚时出现发热,而又反恶寒,这是房劳过度而得的女劳疸。病人表现为膀胱急迫,少腹胀满,全身皆黄,额上色黑,足下发热,因此形成黑疸。病人腹部胀大如水肿样,大便一定色黑,时时便溏,这是女劳疸,并非水病。腹部胀满者难治,可用硝石矾石散治疗。

【按语】前额黑,为肾经虚热上泛,与血相搏成瘀,瘀血之色外现引起。虚火上迫,津液外泄,则微汗出,头汗多;肾阴虚,阴虚火炎,则手足心热,午后潮热;肾的虚热逼迫膀胱,则小腹拘急;女劳疸,因房室过度伤肾,肾气不固,膀胱失约,则小便自利;女劳疸日久,肾伤及肝,气滞血瘀水停,则腹部水肿胀大,故病重难治。

黄疸病,湿热蕴结阳明,日晡阳明经气旺盛则发热,不应恶寒,而现在反恶寒,是因房劳伤肾,瘀热内停,阻碍阳气外达皮毛所致;肾虚瘀热内停,则引起额上黑、足下热、少腹满、膀胱急、身尽黄等症。腹胀如水,为肝肾血瘀水停;大便时溏色黑,为瘀血下行。这些症状不同于水气病,而是瘀血内停,故用硝石矾石散除湿祛瘀。

【原文】夫疟脉自弦也,弦数者多热,弦迟者多寒。弦小紧者可下之,弦迟者可温药,若脉紧数者,可发汗,针灸之。浮大者,吐之。脉弦数者,风发也,以饮食消息止之。

疟疾结为癥瘕,名曰疟母,鳖甲煎丸主之。

疟但见热者,温疟也,其脉平,身无寒但热,骨节疼烦,时呕,朝发暮解,暮发朝解,名曰温疟,白虎加桂枝汤主之。

疟多寒者,牝疟也,蜀漆散主之。

【语译】疟疾的脉本来当出现弦象，弦数的脉象多属有热，弦迟的脉象多属有寒。弦小紧的脉象可用下法治疗，弦迟的脉象可用温药治疗，如果脉弦紧数，可用发汗或者针灸治疗。脉象浮大，可用吐法治疗。脉象弦数，是因感受风邪而发，可用饮食调理的方法来治疗。

疟疾天长日久，病邪停留于胁下，形成痞块，病名叫疟母，可用鳖甲煎丸治疗。

疟疾只见到发热的症状，是温疟病。温疟病的脉象平和，自己感觉不怕寒冷反而发热，骨节疼痛发烦，时常呕吐，早晨发病到了傍晚就会好转，傍晚发病到了次日清晨就会好转，此病名叫温疟，用白虎加桂枝汤治疗。

疟疾发作时，恶寒时间长发热时间短，是牝疟，可用蜀漆散治疗。

【按语】疟疾，病位不离少阳，故以弦脉为疟疾病的主脉。脉弦数的病性偏热，脉弦迟的病性偏寒；脉弦紧而小，为疟邪结实，故可用攻下疟邪的方法治疗；脉弦迟，病偏于寒，故当用温法除寒；脉紧数而不沉，是风寒化热之邪在表，故可用发汗或针灸法治疗；脉形大，是邪盛于上，故当用吐法治疗；脉象弦数，是指风邪从阳化热，热盛耗伤胃津，故可选用甘寒饮料如梨汁、蔗汁之类的食物进行调理，可让病情自动恢复。此乃根据脉象的变化、病机的不同而采用不同的方法进行调治。

疟病日久，正气渐虚，疟邪与血、痰结为痞块，着于胁下，成为疟母，故当用鳖甲煎丸扶正祛邪、软坚散结进行治疗。

疟病性质偏热，叫做温疟。脉象发作时多弦数，发作后脉平缓如常人；内热较甚，则全身发热，恶寒较少；兼见骨节烦疼，是表邪未解；疟热在少阳，胆热犯胃，胃失和降，则时时欲吐；疟病邪正相争，正胜邪却则病止，邪胜正却则病发，故发病休作有时。可用白虎加桂枝汤清热生津、解肌发表。

疟病发作,恶寒较甚,发热较少,性质偏寒,属于阴证,故称为牝疟,可用蜀漆散祛逐阴邪、宣通阳气进行治疗。

平胸痹心痛短气贲豚脉证第十

【提要】论述胸痹、心痛、贲豚之病因、病机、脉证表现及临床治疗。

【原文】师曰:夫脉当取太过与不及,阳微阴弦,则胸痹而痛。所以然者,责其极虚也。今阳虚知在上焦,所以胸痹心痛者,以其脉阴弦故也。

胸痹之病,喘息咳唾,胸背痛,短气,寸口脉沉而迟,关上小紧数者,瓜蒌薤白白酒汤主之。

平人无寒热,短气不足以息者,实也。

【语译】老师说:诊脉应当了解其太过和不及,若见寸脉微弱、尺脉弦实,就可判断为胸痹心痛病。之所以这样,是由于上焦的阳气虚极。得知阳虚在上焦,所以判断为胸痹心痛,是因为寸脉微、尺脉弦的缘故。

胸痹病的表现,常见气喘咳嗽吐痰涎、胸背牵引作痛、呼吸气短不能接续、寸脉沉迟、关脉小紧数等症,可用瓜蒌薤白白酒汤治疗。

平素无寒热表现、健康无病的人,突然见到呼吸短促急迫的症状,其性质属于实证。

【按语】寸脉以候胸,寸脉微为胸中阳气不足;尺脉以候肾,弦脉是下焦阴寒太过,有痰饮水气停留;阳微阴弦,是胸中阳虚,痰饮水气上犯,引起胸阳痹阻,胸痹疼痛。指出胸阳不足,阴邪上乘,是形成胸痹、心痛的主要病机。

胸痹是因胸阳不振,痰饮上乘所致。肺失宣降,则咳嗽气喘吐痰;痰气痹阻,气机不通,则胸背疼痛、短气;寸口脉沉迟是胸阳不振,关上脉小紧数是胃有痰饮积聚;故用蒌薤白白酒汤通阳开痹,祛痰散结进行治疗。

胸痹、心痛的病人,未发作时,如同平人一样。在没有感受外邪的情况下,突然发生胸膈痞塞气短的症状,是阴邪阻滞胸中,故为实证。说明胸痹心痛形成原因有胸中阳虚和邪气停滞虚、实两种不同类型,阳虚为本,邪实为标。

【原文】贲豚病者,从少腹起,上冲咽喉,发作时欲死复止,皆从惊得。其气上冲,胸腹痛,及往来寒热,贲豚汤主之。

师曰:病有贲豚,有吐脓,有惊怖,有火邪,此四部病皆从惊发得之。

【语译】奔豚病,自觉有一股气从少腹开始向上冲逆,直达咽喉,发作时病人极端痛苦,像要死去,发作过后,又与平常一样,这种病是由受到惊恐引起。自觉有气上冲,胸腹疼痛,同时伴有往来寒热等症,可用奔豚汤治疗。

老师说:疾病中有奔豚,有吐脓血,有惊怖,有火邪所致的变证,这四种病都可以因惊恐等情志因素而诱发。

【按语】奔豚病是一种发作性疾病,发作时,气从少腹上冲咽喉,病人极端痛苦,冲气平后,又如常人。此病是因受到惊恐,损伤心肾,心肾阳虚,寒水之气随冲脉上逆,则发为奔豚。如果奔豚病气上冲逆时,出现胸胁少腹疼痛,是肝气郁滞引起;往来寒热,是少阳经气不疏,邪正相争引起;故奔豚病见到上述症状,是肝气郁结,化热上冲所致。可用奔豚汤清热平肝,降逆止冲进行治疗。

平腹满寒疝宿食脉证第十一

【提要】论述腹满、寒疝、宿食三种病证的脉证表现、辨证要点及临床治疗。

【原文】趺阳脉微弦,法当腹满,不满者必下部闭塞,大便难,两胠[1]—云脚。疼痛,此虚寒从下上也,当以温药服之。

病者腹满,按之不痛为虚,痛者为实,可下之。舌黄未下者,下之黄自去。腹满时减,减复如故,此为寒,当与温药。

趺阳脉紧而浮,紧则为痛,浮则为虚,虚则肠鸣,紧则坚满。

脉双弦而迟者,必心下坚。脉大而紧者,阳中有阴也,可下之。

病腹中满,痛为实,当下之。

腹满不减,减不足言,当下之。

病腹满,发热数十日,脉浮而数,饮食如故,厚朴三物汤主之。

腹满痛,厚朴七物汤主之。

寸口脉迟而缓,迟则为寒,缓即为气,气寒相搏,转绞而痛。

寸口脉迟而涩,迟为寒,涩为无血。

【注释】[1]胠(音区):即两胁部。

【语译】趺阳脉微而弦,病人应当感到腹部胀满,反而不觉胀满,必然是因下部闭塞,导致大便困难、两胁(另一说法为两脚)疼痛等症,这是虚寒从下向上犯逆,故当用温药治疗。

病人腹部胀满,按之不痛,性质属虚;按之疼痛,性质属实,可用下法治疗。舌苔黄燥,是未用下法治疗,下后黄苔自然可退。腹部胀满有时减轻,时又如故,这是里有寒邪,当用温药治疗。

趺阳脉紧而浮,紧脉主疼痛,浮脉主正虚,虚则肠鸣,紧则腹部胀硬满。

两手脉象均弦迟,会出现心下坚硬的表现。脉象大紧,是阳中有阴的实证,可用下法治疗。

患者腹部胀满而疼痛,则属实证,当用下法。

腹部胀满持续不减,即使胀满有时减轻,也微不足道,当用下法。

患者腹部胀满,发热已十几天,见到脉象浮数、饮食正常等症,可用厚朴三物汤治疗。

患者出现腹部胀满疼痛,可用厚朴七物汤治疗。

寸口脉迟缓,迟脉主寒,缓则主气,气寒相互结合侵犯于内,则引起腹中绞转疼痛。

寸口脉迟而涩,迟脉主寒,涩脉主血虚不足。

【按语】趺阳脉微而弦,微是脾阳不足,弦是肝气郁滞,肝郁乘脾,气滞腹中,则腹部胀满;如果脾阳虚,不能推动,大肠传导无力,则可引起下焦气闭,便秘难排;肝气不疏,则为两胁下疼痛。此为虚寒性腹满便秘,故宜用温通行气药进行治疗。

腹满疼痛辨虚实的关键是:按之不痛,为脾胃虚寒,运化无力,气机郁滞所致,故为虚证;按之疼痛,为邪气或病理产物致病,因有形之物停积在内,故为实证。凡属实证,可用攻下法治疗。如果舌苔黄燥,还未使用过攻下法,是阳明腑实、燥热内结而正气未伤,故用苦寒攻下泻火之法,下后燥热去而黄苔除。如果已经使用下法而黄苔仍在,就当仔细辨证,若单用寒下法,恐大便难通,舌黄难去。如果腹满时有减轻,时而胀满,为脾胃虚寒,寒凝气滞,则当用温补药治疗。

趺阳脉紧浮,紧为脾胃虚寒,寒气凝滞、收引,则腹痛坚满;浮为脾胃气虚,运化失职,水液大量下走肠间,则为肠鸣。

弦脉为肝气郁滞,迟脉为阴寒内盛;双手脉弦迟,说明肝寒犯胃,胃气凝滞,则心下痞满坚硬。大脉属阳,为实邪内结;紧脉属阴,为内有寒邪;故脉大而紧,为阳中有阴;里有寒实,故可用温里攻下法治疗。

腹中胀满不减,疼痛拒按,为有实证,故可用攻下法治疗。

腹中胀满,持续不减,或胀满减轻,微不足道,仍为实证,当用攻下法治疗。

发热十多天,腹部肠满,脉象又浮数,是表邪未解,而肠中腑实已成,而且表邪轻、里实重;饮食如故,是胃气未伤,病变重点在肠。此为表里同病,不用厚朴三物汤,而是厚朴七物汤。因为厚朴七物汤才有外解表邪、内通肠中腑实、表里双解的效果。

腹部胀满疼痛,为内实气滞之证,病已完全入里,而用厚朴三物汤(不是厚朴七物汤)行气泄满、通下腑实。

【原文】夫中寒家,喜欠,其人清涕出,发热色和者,善嚏。

中寒,其人下利,以里虚也,欲嚏不能,此人肚中寒。一作痛。

夫瘦人绕脐痛,必有风冷,谷气不行[1],而反下之,其气必冲。不冲者,心下则痞。

　　寸口脉弦者,则胁下拘急而痛,其人啬啬恶寒也。

　　寸口脉浮而滑,头中痛。趺阳脉缓而迟,缓则为寒,迟则为虚,虚寒相搏,则欲食温,假令食冷,则咽痛。

　　寸口脉微,尺中紧而涩,紧则为寒,微则为虚,涩则血不足,故知发汗而复下之也。紧在中央,知寒尚在,此本寒气,何为发汗复下之耶?

　　夫脉浮而紧乃[2]弦,状如弓弦,按之不移。脉数弦者,当下其寒。胁下偏痛,其脉紧弦,此寒也,以温药下之,宜大黄附子汤。

【注释】[1]谷气不行:此指大便不通。[2]乃:好像之意。

【语译】平素阳气虚寒的人,外感寒邪,易打呵欠,常流清涕,发热,面色平和,容易打喷嚏。

　　感受寒邪,容易引起泄泻,这是由于里虚。欲打喷嚏又打不出,是病人腹中有寒邪。

　　身体瘦弱的人,出现腹部绕脐疼痛,是受到风寒侵犯,引起大便不通,如果反用苦寒泻火的下法,腹中冷气必然上冲。若气不上冲,心下就会出现痞满的症状。

　　病人寸口脉弦,则会引起两胁拘急疼痛,出现啬啬恶寒的症状。

　　寸口脉象浮滑,多见头部疼痛。趺阳脉象缓迟,缓脉是胃中有寒,迟脉是胃气虚弱,胃气虚弱加上寒邪内侵,虚寒相互作用,病人就喜欢吃热的东西,假如进冷的食物,就会引起咽喉疼痛。

　　寸口脉微,尺部脉象紧涩,紧脉是有寒邪,微脉是主虚弱,涩脉是血虚不足,所以知其是发汗后又误用攻下所致。紧脉为病在中央,说明寒气还在,此病本来寒气存在,为何误用了发汗还要再误用攻下法治疗呢?

脉象浮而紧的是弦脉,如弓弦般硬直,按之不移。脉数兼弦,当用温下法除去寒邪。如果病证的表现是偏于胁下疼痛,脉象紧弦,这是寒邪凝聚不散,可用温下药治疗,宜选用大黄附子汤。

【按语】平素阳气虚弱的人,容易外感寒邪,阳虚气机欲伸,故经常爱打呵欠;肺气失宣,津停鼻窍,化为清涕,故其人清涕出;寒邪外束,卫阳浮表抗邪,则发热;并非热邪炽盛,故面色调和而不红;正气欲抗邪外出,故容易打喷嚏。提示素体阳虚之人,容易外感风寒而成为表虚证。

外感寒邪,直犯脾胃,脾胃阳虚,水湿不化,则为腹泻下利;下利阳气更虚,不能祛邪外出,故欲嚏不能。提示寒邪直中,可形成里虚寒证。

平素消瘦而阳气虚弱之人,容易受风寒邪气的侵犯,寒凝气滞,则绕脐疼痛;寒主凝滞,则大便秘结不通。此为寒秘,只能用温通的方法治疗,若用苦寒攻下,下焦阳气被伤,阴寒之气上逆,则有气上冲胸的症状发生;若无气上攻冲,是误下中焦阳气已伤,无力上冲,此时风冷之邪内陷心下,则为心下痞满证。

寸口脉弦,弦脉主寒主痛,为外感寒邪,卫阳被遏,则有怕冷恶寒的感觉;弦脉又属肝,经脉循行胁下,则胁下拘急疼痛。

寸口脉浮滑,为外感风热邪气,风邪上干清阳之位,则头痛。趺阳脉缓迟,是为脾胃虚寒,故只宜吃温热食物,如果吃冷食,则胃寒气逆,会引起咽喉疼痛。

脉微为阳气虚,脉涩为阴血不足,脉紧为有寒邪,是因先用发汗,后用下法,故使内部气血不足,寒邪存在。从紧脉知有寒邪在内,故不能误汗误下。

脉象浮紧,如同弦脉,形状像弓弦,按之不移。脉弦数,是寒邪结于胁下,故当温于寒邪;寒邪结于胁下,经气阻滞,则胁下疼痛,脉象弦紧。治当用温药以攻下,宜用大黄附子汤温下。

【原文】寸口脉弦而紧,弦则卫气不行,卫气不行则恶寒;紧则不欲食,弦紧相搏,则为寒疝[1]。

趺阳脉浮而迟,浮则为风虚,迟则为寒疝,寒疝绕脐痛,若发则自汗出,手足厥寒,其沉弦者,大乌头汤主之。

【注释】[1]寒疝:是因寒邪侵犯引起的一种急性腹痛证。

【语译】寸口脉弦而紧,弦是阳虚卫气不能运行于外,卫气不行于外则恶寒;紧为胃阳被寒邪所困,故不思饮食;阳虚与寒邪相互搏击,则为急性腹痛的寒疝证。

趺阳脉浮而迟,脉浮提示因风寒等因素而致气虚,脉迟是寒凝致疝,寒疝表现为绕脐作痛,如果发作严重就会引起汗自出、手足厥冷,脉象表现为沉弦,可用大乌头汤治疗。

【按语】寸脉弦紧,为寒邪犯肺,卫阳被遏,卫失温煦,则恶寒;寒邪犯胃,胃不纳食,则不思饮食;寒凝胃气,则腹中剧烈疼痛,发为寒疝。

趺阳脉以候脾胃,脉浮迟,则为脾胃虚寒,寒凝气滞,发为寒疝;寒凝脾气,脾主脐腹,则绕脐痛;痛剧则引起汗出;阳气不达四肢,则手足发冷;寒主收引,则脉象沉紧,故用大乌头煎破积散寒以止痛。

【原文】问曰:人病有宿食,何以别之?师曰:寸口脉浮大,按之反涩,尺中亦微而涩,故知有宿食。

寸口脉紧如转索,左右无常者,有宿食。

寸口脉紧,即头痛风寒,或腹中有宿食不化。

脉滑而数者,实也,有宿食,当下之。

下利,不欲饮食者,有宿食,当下之。

大下后六、七日不大便,烦不解,腹满痛,此有燥屎也,所以然者,本有宿食故也。

宿食在上管,当吐之。

【语译】问道:患有宿食病,应当怎样诊断?老师回答说:寸口脉浮大,按之反涩,尺部脉亦微弱而涩滞,因此可知是有宿食。

寸口脉紧如转动绳索,左右弹指,变化无常,是内有宿食。

寸口脉见紧象,是风寒引起的头痛,或是腹中有宿食不化。

病人脉滑而数,主有实证,如为宿食所致,当用攻下法治疗。

大便泄泻下利,不思饮食,是胃肠有宿食,当用攻下法治疗。

大下后六七日,仍不大便,病人心烦不解,腹部胀满疼痛,是肠中有燥屎所致。之所以如此,是尚有宿食的缘故。

宿食停留在上脘,应当用呕吐的方法治疗。

【按语】宿食内积,不能化生气血,气血不足,阳气向外浮张,所以寸口脉浮大;又因积滞较久,胃肠气滞不通,所以不仅在寸口重按见到涩脉,尺脉重按亦微带涩象,故知有宿食存在。

寸口脉紧,如按在绳索上,左右弹指,变化无常,是内有宿食、阻滞胃气、气机失调所致。

寸口脉紧,见到头痛,一方面可因外感风寒,使脉气收缩而紧张;另一方面,亦可因腹中有宿食,阻碍气机而引起。

滑主宿食,数主里热,此为实证,为宿食化热,故宜使用下法。

腹泻下利，不思饮食，是宿食在胃，还未消除，故当泻下消导，除去食积。

腹中有燥屎，大便干燥，使用下法五六天后大便仍然不解，胃气仍然阻滞，故腹满疼痛；胃浊上犯，则心烦不解，此是胃中有宿食的缘故。

宿食在上脘，有上出的趋势，故宜用呕吐法因势利导。

平五脏积聚脉证第十二

【提要】论述五脏积聚的主证、脉象，介绍根据脉象判断癥积部位的方法。

【原文】问曰：病有积、有聚、有系气，系，一作谷。下同。何谓也？师曰：积者，脏病也，终不移；聚者，腑病也，发作有时，展转痛移，为可治；系气者，胁下痛，按之则愈，愈复发，为系气。夫病已愈，不得复发，今病复发，即为系气也。

诸积大法，脉来细而附骨者，乃积也。细，一作结。寸口，积在胸中；微出寸口，积在喉中。关上，积在脐旁；上关上，积在心下；微下关，积在少腹。尺，积在气街；脉出在左，积在左；脉出在右，积在右；脉两出，积在中央。各以其部处之。

【语译】问道：病有积、有聚、有系气（一作谷气），是什么意思呢？老师回答说：积，是指脏病，病位固定，始终不移动；聚，是指腑病，发作有一定的时间，病位不定，疼痛转移，此病可以治愈；系气病，胁下疼痛，用手按之可好转，愈后仍会复发，是系气病。如果病已痊愈，就不再复发，如今病又复发，这就是系气病。

诊断诸积的方法如下：脉来沉细（一作结），重按着骨始得，是积病。沉细脉出现于寸部，是有积在胸中；若稍超出于寸部，是有积在喉中。见于关部，是有积在脐周；见于关的前面，是积位于心下；见于关的微下方，是积位于少腹。见于尺部，是积在气街。见于左手，是积位于左部；见于右手，是积位于右部；见于左右两手脉，三部同时见到，则积位于中央部位。临床上可根据宿食出现的不同部位，采用不同的方法进行治疗。

【按语】积属于脏病，为瘀血内停，故病位始终不移；聚属于腑病，为气机郁滞，气聚则发，气散则消，病位不定，疼痛转移，故可治疗；系气，即谷气，是脾胃为谷气壅塞，进而引起肝气郁结，气滞于胁下，则为胁下疼痛；按之气机得舒，则胁痛缓解；但不解又复结，疼痛又作。疾病本已痊愈，又再复发，多因饮食调理不当，故是谷气引起。

治疗各种积病的大法，应根据脉象的表现和在寸口三关的不同位置进行辨证；积病潜伏在内，根深蒂固，阻碍气血运行，故脉象沉细着骨。根据寸脉诊上部、尺脉诊下部的规律，可以判断积病的病位，而分别采用不同的方法治疗。

【原文】诊得肺积，脉浮而毛，按之辟易[1]，胁下气逆，背相引痛，少气，善忘，目瞑，皮肤寒，秋差夏剧，主皮中时痛，如虱缘之状，甚者如针刺，时痒，其色白。

诊得心积，脉沉而芤，上下无常处，病胸满悸，腹中热，面赤，嗌干，心烦，掌中热，甚即唾血，主身瘛疭，主血厥，夏差冬剧，其色赤。

诊得脾积,脉浮大而长,饥则减,饱则见,腨起与谷争减,心下累累[2]如桃李,起见于外,腹满,呕泄,肠鸣,四肢重,足胫肿,厥不能卧,是主肌肉损,其色黄。

诊得肝积,脉弦而细,两胁下痛,邪走心下,足肿寒,胁痛引少腹,男子积疝,女子瘕淋,身无膏泽,喜转筋,爪甲枯黑,春差秋剧,其色青。

诊得肾积,脉沉而急,苦脊与腰相引痛,饥则见,饱则减,少腹里急,口干,咽肿伤烂,目睆睆,骨中寒,主髓厥,善忘,其色黑。

【注释】[1]辟易:指脉退避、隐伏。[2]累累:形容连贯成串。

【语译】诊断为肺积病,脉象表现为浮取轻虚无力,重按则退却下陷,隐伏不显,伴有胁下之气上逆、胁肋与背部互相牵引作痛、呼吸少气、遇事善忘、闭目不想睁开、皮肤寒冷等症。秋季病情好转,夏天病情加剧。皮肤时常疼痛,轻者皮肤发痒如有虱子爬行,重者疼痛如同针刺,时常发痒。皮肤色白。

诊断为心积,病人脉象沉而芤,时上时下,变化无常,常感胸部满闷,心悸跳动,腹中发热,面色红赤,咽喉干燥,心烦不安,手心发热,严重的可引起吐血,肢体抽搐,又主出血过多而发生的昏厥。夏天病情好转,冬天病情加剧。肤色红赤。

诊断为脾积,病人脉象浮大而长,饥饿时病情减轻,饱食时病情加重,腹胀随着饮食多少而变化,心下有成串像桃李般大小的肿块,站立时在外面可以见到,同时伴见腹部胀满、呕吐、泄泻、肠鸣、四肢沉重、小腿肿大、手足厥冷、不能安卧、肌肉瘦削、皮肤色黄等症。

诊断为肝积,病人脉象弦细,两胁下疼痛,邪气横克,引起心下疼痛,下肢肿大寒冷,胁痛牵引少腹,在男子则是积疝,在女子则是瘕聚、淋浊、全身肌肤干燥、失去脂膏润泽，经常发生转筋，爪甲干枯色黑。春季病情好转，秋天病情加剧。皮肤色青。

诊断为肾积，病人脉象沉急，脊部与腰部互相引痛，饥饿时容易发作，饱食后疼痛缓解，少腹出现拘急，口中干燥，咽部肿大溃烂，视物不明，骨中感到寒冷，还可见到因髓海空虚而引起的昏厥、善忘、皮肤色黑等症。

【按语】肺患积病，病位在上，积久气血损伤，则脉象浮而轻虚，重按沉隐；肺气不降，金不制木，肝气上逆，则胁下气逆，胁背相引而痛；积伤肺气，宗气衰少，全身功能衰退，则少气、善忘、眼闭不想睁、皮肤怕冷。肺主皮毛，肺有积病，气血瘀滞，皮毛失养，则皮肤发痒如有虫行，严重时出现刺痛。肺气旺于秋季，被克于夏季，故秋差夏剧。肺属金，故肺积其病色白。

患心积病，气血损伤，心脉瘀滞，脉运失常，则脉象表现为沉芤；心脉痹阻，则心悸胸满；积久化火，心火内炽，则腹中热；心火上炎，则面红、嗌干；扰心，则心烦；心的经脉行于手掌，则掌中热；热盛迫血妄行，则引起唾血；积久耗血，筋脉失养，血虚生风，则筋脉抽搐；血不养神，则易发生昏厥；心气旺于夏而被克于冬，故心积夏差冬剧。心属火，故心积其病色赤。

患脾积病，脾气大伤，虚阳外浮，则脉浮大而长；脾气已虚，饥饿时不需运化，病情略有缓解；饱食后脾虚运化无力，反被食滞，则病情加重；脾不运化，水湿内停而为肿胀，饮食过多，损伤脾气，则肿胀加重；反之，脾气损伤减轻，则肿减；脾积在心下，气血瘀阻，则见成串痞块；脾气郁滞，则为腹满；影响脾胃纳运升降，则上为呕吐，下为肠鸣、泄泻；脾主肌肉、四肢，脾不化湿，则四肢沉重、足肿；阳气不达四肢，则手足发冷、不能安卧。脾属土，故脾积其病色黄。

患肝积病，肝血不足，则脉弦细；肝气郁滞，则两胁疼痛；木病乘土，则痛引心下；肝阳损伤，寒湿下注，则足肿怕冷；寒凝肝经经脉,筋膜拘急收引,则胁痛牵引少腹,男子引起疝气,女子引起瘕聚、淋浊;肝血失养,不养于肤,则皮肤枯槁失泽;不养于筋爪,则转筋、爪甲焦黑。肝气旺于春而被克于秋,肝积则春差秋剧。肝属木,故肝积其病色青。

患肾积病,病位在下,易损肾阴肾阳,则脉沉而紧急;腰为肾之府,肾虚失养,则腰脊相引而痛;饥饿时阳气不足,肾气更虚,则病证加重;饱时肾气得充,虚损减少,则病证减轻;肾阳虚,不能温养少腹,则少腹拘急;肾阴虚,虚火上炎,则口干、咽喉肿痛溃烂;肝肾同源,肾精不足,肝血减少,不能上养于目,则眼睛视物不明;肾阳虚不能温养骨髓,则骨髓寒冷;肾精不能上养于脑,则脑海空虚而昏厥,健忘。肾属水,故肾积其病色黑。

【原文】寸口脉沉而横[1]者,胁下及腹中有横积痛。其脉弦,腹中急痛,腰背痛相引,腹中有寒疝瘕。脉弦紧而微细者,癥也。夫寒痹、癥瘕、积聚之脉皆弦紧。若在心下,即寸弦紧;在胃管,即关弦紧;在脐下,即尺弦紧。一曰:关脉弦长,有积在脐左右上下也。

又脉癥法,左手脉横,癥在左;右手脉横,癥在右;脉头大者,在头;头小者,在下。

又法:横脉见左,积在右;见右,积在左。偏得洪实而滑,亦为积。弦紧亦为积,为寒痹,为疝痛。内有积不见脉,难治;见一脉一作胁。相应,为易治;诸不相应,为不治。

左手脉大,右手脉小,上病在左胁,下病在左足;右手脉大,左手脉小,上病在右胁,下病在右足。

脉弦而伏者,腹中有癥,不可转也,必死不治。

脉来细而沉,时直者,身有痈肿,若腹中有伏梁[2]。

脉来小沉而实者,胃中有积聚,不下食,食即吐。

【注释】[1]横:此指脉强劲有力。[2]伏梁:指心下至脐周有包块的病证。

【语译】寸口脉沉而强劲有力,是胁下和腹中有坚硬积块,伴见疼痛;若脉弦,则腹中拘急疼痛,腰背牵引疼痛,腹中有寒性疝气和瘕病;若脉弦紧而微细,是癥病。寒痹、癥瘕、积聚的脉象,都是弦紧。如果病在心下,可见寸脉弦紧;若在胃脘,可见关脉弦紧;若在脐下,可见尺脉弦紧(另一种说法:关脉弦长,有积在脐的左右上下)。

又有一种从脉诊断癥病的方法:左手脉强盛有力,是癥病位于左侧;右手脉强盛有力,是癥病位于右侧;脉象上大下小,是癥病在人体的上部;脉象上小下大,是癥病在人体的下部。

另一种诊断癥病的脉法:若强盛有力的脉象出现在左手,积在右侧;见于右手,积在左侧。只见洪实而滑的脉象,也是积病。弦紧的脉,也是积病,或是寒痹,或是疝痛。体内有积病而未见到相应的病脉,则病难治愈;见到一种脉(一作胁)象和积病相应,则病易治;凡脉病不相应,是不治之证。

左手脉大,右手脉小,左脉大于右脉,上部有病在左胁,下部有病在左足;右手脉大,左手脉小,右脉大于左脉,上部有病在右胁,下部有病在右足。

脉象弦而伏,是腹中有癥病,腹部胀大不能转动,必然属不治的死证。

脉来细而沉,时有强直之感,是身上有痈肿,或腹中有伏梁。

脉来小沉而实,是胃中有积聚,食物不能下吞,饮食入胃,即会引起呕吐。

【按语】胁下、腹部有积块疼痛,为气血瘀结在内,故脉沉而强劲有力;肝气郁结,气机阻滞,则腹中拘急疼痛、腰背相引疼痛;阳气不足,则腹中有寒,引起疝气、瘕聚等病,这些病证都因気滞所致,故见弦脉;癥为气血痰瘀互结,阻碍脉气,故见弦紧微细之脉;寒痹、癥瘕、积聚,都有寒凝气滞的病机,故脉多弦紧;寸、关、尺脉各见弦紧之脉,分别主心下、胃脘、脐下的积病,是根据寸口三部脉象的脏腑部位划分而作出判断的。

从癥病的脉象所在的部位不同,可以判断癥病的病位:如癥脉在左或右手,则癥病就在相应左侧或右侧;脉象上大下小或上小下大,则病位分别在上或在下;或脉象在左或右,则积病在右或左;或脉象左大于右手,病在左胁或左足;反之右大于左手,病在右胁右足。总之积病见积脉易治,不见积脉难治。脉症相应易治,脉症不合难治。

癥在腹中,腹胀肿大不能转侧,脉象弦伏,不治多死。

腹中有伏梁或身有痈肿,均为气血瘀滞,故脉象沉细而强直。

胃中有积聚,阻碍脉气,则脉沉小而实;胃气受损,故不能饮食;食后胃气格拒,则引起呕吐。

平惊悸衄吐下血胸满瘀血脉证第十三

【提要】论述惊悸、吐衄、下血、瘀血等疾患的病因、病机、脉证、诊断及预后。

【原文】寸口脉动而弱,动则为惊,弱则为悸。

趺阳脉微而浮,浮则胃气虚,微则不能食,此恐惧之脉,忧迫所作也。惊生病者,其脉止而复来,其人目睛不转,不能呼气。

寸口脉紧,趺阳脉浮,胃气则虚。

寸口脉紧，寒之实也。寒在上焦，胸中必满而噫。胃气虚者，趺阳脉浮，少阳脉紧，心下必悸。何以言之？寒水相搏，二气相争，是以悸。

【语译】寸口脉动而弱，动脉是受到惊吓所致，弱脉可见心悸之症。

趺阳脉微而浮，脉浮是胃气虚弱，脉微则不思饮食，这是受恐惧而引起的脉象，是因精神忧郁紧张所致。若是受到惊恐产生的病证，脉象会出现止而复来的结脉，同时见到病人眼睛不能转动、呼吸暂时停顿的表现。

寸口脉紧，趺阳脉浮，这是病人胃气虚弱所表现的脉象。

寸口脉紧，是寒实证的脉象。若寒在上焦，则见胸部胀满、嗳气频作。若胃气虚弱，趺阳脉浮，少阳脉紧，必然出现心悸的表现。为什么会出现心悸呢？是因寒邪与水气相互搏击，所以出现心悸。

【按语】具有短滑数实的脉象叫做动脉，沉而细软的脉象为弱脉。寸口脉动，是因受到惊恐刺激，心神不安，气血逆乱，因而脉象动摇不宁；若气血不足，心脉失于充养，则引起弱脉。说脉惊与悸的成因不同。

趺阳脉候胃气，因受到恐吓、忧伤等情志刺激，恐伤肾，忧伤肺，肺肾气伤，久必伤及胃气，导致胃气虚弱，气虚不能收敛，故脉象外浮；胃虚不能纳食，气血不生，脉气失养而致微脉；突然受惊，惊伤心，气血逆乱，可引起脉搏停顿，出现结脉或代脉；强烈的精神刺激，导致心气阻痹，心气神明功能失常，不能支配眼和呼吸运动，则见眼睛不能转动，呼吸暂时停顿。

寸口脉紧，紧脉主宿食，食积过久，伤胃可致胃气虚弱；趺阳脉候胃，浮脉主虚，是胃气虚弱，脉气外张。

寸脉紧为外寒犯肺，病在上焦，性质属寒属实。寒邪束表，肺失宣降，气机郁滞，则胸中胀满；寒邪波及于胃，胃寒气逆，则为噯气(俗称打嗝);胃气虚弱,脉气外浮,故趺阳脉浮;寒水之气相搏,三焦气化失司,则少阳脉紧;寒水之气冲心,心气心阳受损,不能奉养心神,心神不宁,则心中悸动。

【原文】脉得诸涩濡弱,为亡血。

寸口脉弦而大,弦则为减,大则为芤。减则为寒,芤则为虚,寒虚相搏,此名为革。妇人则半产漏下,男子则亡血。

亡血家,不可攻其表,汗出则寒慄而振。

问曰:病衄连日不止,其脉何类?师曰:脉来轻轻在肌肉,尺中自溢[1],一云尺脉浮。目睛晕黄[2],衄必未止;晕黄去,目睛慧了[3],知衄今止。

师曰:从春至夏发衄者,太阳;从秋至冬发衄者,阳明。

寸口脉微弱,尺脉涩。弱则发热,涩为无血,其人必厥,微呕。夫厥,当眩不眩,而反头痛,痛为实,下虚上实,必衄也。

太阳脉大而浮,必衄,吐血。

病人面无血色,无寒热,脉沉弦者,衄也。

衄家,不可发其汗,汗出必额上促急而紧,直视而不能眴[4],不得眠。

【注释】[1]溢:此指浮泛之脉象。[2]目睛晕黄:形容眼睛视物昏黄。[3]目睛慧了:形容眼睛视物清晰。[4]眴(音瞬):同瞬。形容目珠转动。

【语译】切得脉象为涩、濡、弱,提示有血证。

寸口脉弦而大,脉象虽弦,但比弦脉力量减弱;脉形虽大,但不如大脉中心空虚,形如芤脉。脉力比弦脉减弱是因阳衰寒盛,脉大而中空是因阴血亏损。阴血虚弱与阴寒相互搏击,形成革脉。妇人主小产、崩漏,男子则主失血。

平素失血的人,不可用发汗解表的方法治疗,若汗出就会出现寒战怕冷的表现。

问道:病人鼻血连日不止,应属哪一类脉象?老师回答说:脉跳动轻虚无力,见于肌肉之间,尺脉比较浮泛(另一种说法:尺部脉浮),视物昏黄不清,知鼻血尚未停止;如果视物已不昏黄,逐渐变为清晰,就知道鼻血已经停止。

老师说:从春到夏发生的鼻血,属于太阳病;从秋到冬发生的鼻血,属于阳明病。

病人寸脉微弱,尺脉涩。脉弱为阳虚发热,脉涩为血虚,病人必然四肢逆冷,出现轻微呕吐的症状。病人四肢厥逆,应当目眩而未眩,却反见头痛,这种头痛的性质属实,为下虚上实证,必然会出现鼻血。

太阳病,脉象浮大,必然发生鼻出血、吐血等。

病人面色苍白而无血色,没有恶寒发热等症,脉象沉弦,是鼻出血的表现。

常鼻出血的病人,不可发汗,汗出必见额上血脉绷紧急促,或脉管下陷、两眼直视、眼珠不能转动、不能睡眠等症。

【按语】大量失血,伤血耗气,血少不能充养脉管,气虚不能推动、升举,则脉往来不流利,细软而小,脉位或浮或沉,见到涩、濡、弱等虚脉。

脉形弦大,但比弦脉重按力量稍减,比大脉中心稍空,叫做革脉,是因虚寒而引起;妇女小产、崩漏,男子大量失血的同时,气随液脱,阳气亦虚,阴寒内盛,虚阳外脱,则外面脉管紧张,内部血脉空虚而成革脉。是因各种出血而致脉管壁失养,筋脉挛急而脉壁坚硬,外坚中空,如按鼓皮。

平素经常出血的病人,血虚不足,即使外有表证,亦不能用发汗解表法治疗。因为汗出的同时,气随液脱,阳气亦大虚,故必然引起恶寒战慄的症状。

经常鼻衄的病人,气血虚弱,虚阳外张,故脉象多浮于肌表;轻虚无力;出血过多,久病及肾,肾阴损伤,虚火外浮,故尺脉亦外浮。如果继续出血,血不养目,则视物昏花发黄;鼻衄停止,血能养目,则视物清明,故可从眼睛视物情况判断鼻衄是否将止。

太阳为开、主表,从春到夏,春生夏长,阳气外浮,外热所迫,故春夏衄者多属太阳。阳明为阖,主里,从秋到冬,秋收冬藏,阳气内敛,热自内迫,故冬秋衄者多属阳明。

寸脉微弱为阳气不足,虚阳外浮,则发热;尺脉涩为阴血不足;阳气阴血不能温养四肢,则手足厥逆;寒气上逆,胃气随之上行,则见轻微呕吐;厥证阴盛于下,阳气逆于上,阳气冲于头,病人当眩而未眩,就会发生头痛。此是下虚上实,上冲的阳气迫血外出,则会发生衄血。

太阳脉浮大,为外感风热之邪,热盛迫血妄行,则为衄血、吐血。

病人面色淡白无华,是因为大量失血,血不上荣于面引起;不是外感表证,故无寒热;脉象沉弦,是因失血脉管壁失养而拘急所致。

经常鼻衄的病人,即使外有表证,亦不能发汗。汗出津血亏损,阳气外浮,则额上脉管绷急。血失充养,则脉管下陷;血不养目,则目不能视;血虚筋脉挛急,则目珠不能转动;血不养神,则不得安眠。

【原文】脉浮弱,手按之绝者,下血;烦咳者,必吐血。

寸口脉微而弱,气血俱虚,男子则吐血,女子则下血。呕吐、汗出者,为可治。

跌阳脉微而弱,春以胃气为本。吐利者为可,不者,此为有水气,其腹必满,小便则难。

病人身热，脉小绝者，吐血，若下血，妇人亡经，此为寒。脉迟者，胸上有寒，噫气喜唾。

脉有阴阳、趺阳、少阴脉皆微，其人不吐下，必亡血。

脉沉为在里，荣卫内结，胸满，必吐血。

男子盛大，其脉阴阳微，趺阳亦微，独少阴浮大，必便血而失精。设言淋者，当小便不利。

趺阳脉弦，必肠痔下血。

【语译】脉象浮弱，重按脉形欲绝，是有下血病证；兼见心烦咳嗽，必致吐血。

寸口脉微而弱，是气血两虚，男子会引起吐血，女子则会引起下血。如果出现呕吐、汗出的症状，尚属可治。

趺阳脉微弱，春天人以胃气为本，如果有吐利等症状，则为可治；不然，是有水气停留，病人腹部一定胀满，并见小便困难。

病人身体发热，脉象微小欲绝，可见吐血，若见下血症，妇人则出现闭经，这是寒凝血瘀。脉象迟缓，是胸上有寒，可引起嗳气、经常吐涎等症。

寸口阴阳，趺阳、少阴太溪三部脉皆微，病人没有呕吐、下利等症，定是因亡血所致。

脉沉为病在里，是营卫之气内结，如果胸部胀满，必然引起吐血。

男人身体强壮高大，脉象寸、尺俱微，趺阳也微，唯独少阴太溪脉浮大，必然引起大便出血和失精症状。假设病人有淋证，应当见到小便不利的表现。

趺阳脉弦，必然见到痔疮出血症状。

【按语】脉象浮弱，是指脉浮细柔软无力，重按脉象又微细欲绝，说明病人阳气虚衰，气不摄血，则引起下血证；如果见到心烦咳嗽之症，说明有虚火上扰，热伤肺络，故引起咯血。

寸脉微弱，为气血两虚，气不摄血，男子引起吐血，女子则引起下血症状；如果病人见到呕吐、汗出的症状，说明胃气未衰，阳气还未大伤，故可治愈。

趺阳脉微弱，说明胃的阳气已虚，但人以胃气为本，如果见到呕吐、下利之症，说明胃气还未竭绝，故还有治疗前途；如果无呕利症状，是脾胃阳虚，不能化气行水，必然有水气内停，泛溢于脾，则腹部胀满；水液不能下行膀胱，则小便困难。

脉微小欲绝，是阴寒内盛、阳气欲绝之脉；虚阳外浮，则身体发热；气不摄血，则吐血、下血、妇女停经。脉迟为胸上有寒，引动胃气上逆，则嗳气喜唾。

寸尺脉、趺阳脉、少阴太溪脉俱微弱，如果无呕吐下利症状，必然是因失血、气随血脱而引起阳气衰微。

脉沉为营卫之气互结于内部，结于胸中，则胸部胀满；营卫之气郁结化热，迫血上行，则为吐血。

男子身体强壮，如果寸口脉微、趺阳脉微，而少阴太溪脉浮大，说明阳气盛于下，迫血妄行，则为便血；扰动精室，则为遗精；如果热结膀胱，气化失职，则为热淋，应当引起小便不利。

趺阳脉以候胃气，脉弦，为胃肠积热，热郁肠道气机；热迫血行则必然引起痔疮下血。

【原文】病人胸满，唇痿[1]，舌青，口燥，其人但欲漱水，不欲咽，无寒热，脉微大来迟，腹不满，其人言我满，为有瘀血。当汗出不出，内结亦为瘀血。病者如热状，烦满，口干燥而渴，其脉反无热，此为阴伏[2]，是瘀血也，当下之。

下血，先见血，后见便，此近血也；先见便，后见血，此远血也。

【注释】[1]唇痿：是指口唇色暗枯萎不泽。[2]阴伏：郁热伏于阴分。

【语译】病人胸部胀满，口唇干枯无华，舌质青，口中干燥，病人只想饮水漱口而不欲吞咽，没有恶寒发热的表现，脉象微大而迟慢，腹不胀满，但病人却说胀满，这是有瘀血的表现。此证应当汗出而不能出汗，邪气停结，会成瘀血。病人感到好像有热，心中烦闷不安，口中干燥而渴，但未见热证的脉象，这是热伏于阴分，为内有瘀血，应当攻下瘀血。

大便下血，先见出血，后见大便，这是近血；先见大便，后见出血，这是远血。

【按语】胸满是因瘀血阻滞、气机壅塞所致；唇痿是因瘀血阻滞，阴血不能上荣于舌；瘀血之色外露，则舌青暗晦；瘀血阻滞经络，津液不得上承，则口中干燥；但非津液内亏，故只饮水濡润口腔而不欲吞咽；没有表证，故无寒热；脉虽略大，但往来不流利，是因瘀血阻滞；由于血阻经隧，影响气机，故病人自觉腹满，但不是宿食、水湿等有形之邪停滞胃肠，故从外形上看不出腹部胀满。以上是瘀血内停的典型症状。如果邪气在表，当汗出而没有汗出，邪气内郁，阻碍血行，亦可形成瘀血；如果瘀滞在内化热，则自觉发热；瘀滞气机，则心烦胸满；瘀热内停，津液不能布化，则口干燥而渴；由于是瘀热在血分，而不在气分，故脉无热象。这些是郁热伏于阴分，为瘀血所致，故用攻下瘀血的方法治疗。

大便下血，出血在先，大便在后，是因湿热蕴于大肠，迫血下行所致；如果大便在前，出血在后，是因脾胃虚寒、统摄无权、血不归经所致。

平呕吐哕下利脉证第十四

【提要】论述呕吐、哕、下利的病因、病机、脉证表现及临床治疗。

【原文】呕而脉弱,小便复利,身有微热,见厥者,难治。

跌阳脉浮者,胃气虚,寒气在上,暖气在下,二气并争,但出不入,其人即呕而不得食,恐怖而死,宽缓即差。

夫呕家有痈脓者,不可治呕,脓尽自愈。

先呕却渴者,此为欲解;先渴却呕者,为水停心下,此属饮家。呕家本渴,今反不渴者,以心下有支饮也。

问曰:病人脉数,数为热,当消谷引食,而反吐者,何也? 师曰:以发其汗,令阳微,膈气[1]虚,脉乃数,数为客热[2],不能消谷,胃中虚冷,故吐也。

阳紧阴数,其人食已即吐,阳浮而数亦为吐。

寸紧尺涩,其人胸满,不能食而吐,吐止者为下之,故不能食。设言未止者,此为胃反,故尺为之微涩也。

寸口脉紧而芤,紧则为寒,芤则为虚,虚寒相搏,脉为阴结而迟,其人则噎。关上脉数,其人则吐。

脉弦者,虚也。胃气无余,朝食暮吐,变为胃反。寒在于上,医反下之,今脉反弦,故名曰虚。

跌阳脉微而涩,微则下利,涩则吐逆,谷不得入也。

寸口脉微而数,微则无气,无气则荣虚,荣虚则血不足,血不足则胸中冷。趺阳脉浮而涩,浮则为虚,涩则伤脾,脾伤则不磨,朝食暮吐,暮食朝吐,宿谷不化,名曰胃反。脉紧而涩,其病难治。

夫吐家,脉来形状如新卧起。

病人欲吐者,不可下之。

呕吐而病在膈上,后思水者解,急与之。思水者,猪苓散主之。

哕而腹满,视其前后[3],知何部不利,利之即愈。

【注释】[1]膈气:膈上的胸中之气。[2]客热:此指假热。[3]前后:此指前后二阴。

【语译】病人呕吐,脉象微弱,小便又复通利,身体轻微发热,如果见到四肢厥冷的症状,则为难治。

趺阳脉浮,是胃气虚弱,若寒气在上,热气在下,两相竞争,升降失调,只出不入,病人则会呕吐而不能进食,若精神上感到恐怖,就会死亡;精神上自觉宽缓,就可以治愈。

素患呕吐的病人,内部患有痈脓,不能用止呕的方法治疗,待脓排尽后,呕吐会自然痊愈。

先有呕吐,后见口渴,这是呕吐病将愈的表现;若先有口渴,后见呕吐,是水气停于心下,这是痰饮为患。经常呕吐的病人,本应口渴,现在反而不渴,是心下有支饮停聚所致。

问道:病人脉数,数脉主热,应能消化水谷而思进食,现在反而呕吐,是什么道理呢?老师回答说:是因发汗太过,使阳气衰弱,膈上胸中正气不足,所以脉象变数;其实,数是一种假热,不能腐化水谷,胃中仍然虚寒,所以会引起呕吐。

寸脉紧而尺脉数,食后即发生呕吐,寸脉浮数也可引起呕吐。

寸部脉紧而尺部脉涩,病人自觉胸中满闷,不能饮食,伴见呕吐。呕吐是因攻下而停止,所以不能进食。假设呕吐一直不止,这是胃反病,所以尺部出现微涩的脉象。

　　寸口脉紧而芤,脉紧是有寒邪,脉芤是正气虚弱,正气虚弱又受阴寒侵犯,脉气受到阴寒凝结而变得迟慢,病人吞咽时就有梗阻感;如果关上脉数,病人就会发生呕吐。

　　脉象弦,是有虚象。胃中阳气衰竭,早晨进的饮食,晚上又会吐出,成为胃反病;是因寒邪本在上部,医生反而用攻下法,脉象才反而变成弦脉,所以名叫虚。

　　趺阳脉微而涩,微脉是因下利所致,涩脉是因呕吐气逆,故饮食物不能入胃。

　　寸口脉微而数,微脉是阳气不足,阳气不足则营气也虚,营气虚则血虚不足,血不足则胸中发冷。趺阳脉浮而涩,浮脉是胃阳虚,涩脉是脾阳伤,脾胃阳虚则不能消化食物,早晨吃入,晚上吐出,晚上吃入,次晨吐出,胃中饮食停聚不能消化,这种病证叫做胃反。如果脉象紧涩,则病重难治。

　　经常呕吐的病人,脉象运行柔软弛缓,好像起床时疲乏无力的样子。

　　病人有欲呕吐的症状,不可用攻下法治疗。

　　呕吐,病位在胸膈以上,吐后口渴想饮,是病愈的佳兆,快给水喝。有呕吐思水的症状,可用猪苓散治疗。

　　呃逆而腹部胀满,应注意观察病人大小便情况,了解哪一部分不通利,使之通利就会痊愈。

　　【按语】呕吐损伤气阴,脉气失养,脉象故当虚弱;津伤应当小便减少,现小便反而通利,是吐后伤阳,肾阳虚元气不固;若更见四肢厥冷,身发微热,是阴寒内盛,阳气欲脱,故属难治。

　　趺阳以候胃气,胃气虚弱,阳气外张,故脉浮;胃气虚升降失调,寒气在上,热气在下,寒热相互格拒,只出不入,因而见到不断呕吐而饮食不能进入的症状。如果精神上感到恐怖,肝胃气机郁滞,则格拒加重,病重易死;如果精神宽松,不太紧张,气机调畅,格拒缓解,则病易治愈。

内有痈脓,妨碍胃气,可引起呕吐。此是机体祛邪外出的一种反应,故不能用止呕的方法治疗,待脓尽,呕吐自然好转。说明治病必须求本。

先呕后渴,是水饮能从呕吐排出,胃阳得到恢复,则病为欲解;先渴后呕,是因为心下本有痰饮内停,损伤阳气,气不化津,津液不能上承而口渴;因渴而多饮,更加助水气,又引起胃气上逆而呕吐,故属饮家。经常呕吐,耗伤津液,故易口渴;今反不渴,是因为心下有支饮内停。

脉数本主热,如果胃热过盛,应当消化很快,进食较多,现在反而呕吐,是因误汗伤胃阳,胃中虚冷,不能腐化水谷所致;脉数是虚热所致,是因误汗肺气亦伤,胸中宗气虚,助心行血的作用减弱,只有加快脉搏的跳动,才能满足对全身供血的需要,故出现数脉。此是虚热,故为客热,不能起到腐熟化谷的作用。

脉象寸紧尺数,是上寒下热,寒热格拒,热往上冲,寒气上逆,故食入即吐;如果寸脉浮数,是上焦有热,胃热上冲,故食入亦易呕吐。

寸脉紧芤,紧脉主有寒邪,芤脉主正气虚损,虚寒邪气入侵,脉为阴寒凝滞而变得迟慢,则胃中受寒,胃气上逆而产生哽噎;关脉数为胃中有热,胃热气逆,则引起呕吐。

脉弦,是胃中虚寒,寒主收引,脉气紧张,而产生弦象;胃中阳气虚衰,不能腐熟水谷,胃气失降,幽门不利,虚寒之气上逆,则引起朝食暮吐、暮食朝吐的胃反证。本为胸膈有寒,误认为热,反用攻下法,胃气大伤,故此时出现的弦脉不属实证,而是虚证。

趺阳脉候脾胃,脉微涩是脾胃阳气大伤,胃气上逆则呕逆,故饮食不能入胃;脾气下陷则下利。

寸脉微数为阳虚气少,不能化生营血,营血少失于滋养,不能生成宗气,故形成胸中虚冷的病机;趺阳脉虚涩,则脾胃虚寒,不能消磨水谷,饮食停积在胃,不能下传大肠,则形成朝食暮吐、暮食朝吐的胃反证。脉紧为胃气虚寒,脉涩为脾津已伤,脾胃阴阳两虚,胃气已绝,故其病难治。

经常呕吐,脾胃气伤,不能化生气血充养脉道,故脉象虚软无力。

病人欲吐,是病势有从上而解的趋势,只能因势利导,不能用攻下的方法治疗。

饮停胸膈,胃气上逆而呕吐,吐后口渴思饮,是饮去胃阳恢复的表现,可给少量的饮水,令胃气和则愈,故为欲解;如果吐后思水,为防止吐后胃虚,水饮再度停留于胃,可用猪苓散健脾利水进行治疗。

呃逆而腹满,如果兼见小便不利,是水饮上逆所致,故当利小便,小便通利,水饮消除,则呃逆腹满自除;若兼大便不通,是肠胃燥屎积滞,腑气不通,胃气不降而引起,则当通其大便,大便通利,胃气下降,呃逆腹满皆愈。

【原文】夫六腑气绝于外者,手足寒,上气,脚缩。五脏气绝于内者,下利不禁,下甚者,手足不仁。

下利,脉沉弦者,下重;其脉大者,为未止;脉微弱数者,为欲自止,虽发热不死。

脉滑,按之虚绝者,其人必下利。

下利,有微热,其人渴,脉弱者,今自愈。

下利,脉数,若微发热,汗自出者,自愈。设脉复紧,为未解。

下利,寸脉反浮数,尺中自涩,其人必清脓血。

下利,手足厥,无脉,灸之不温,若脉不还,反微喘者,死。

少阴负趺阳^[1]者,为顺也。

下利,脉数而浮—作渴。者,今自愈。设不差,其人必清脓血,以有热故也。

下利后,脉绝,手足厥冷,晬时脉还,手足温者生,脉不还者死。

下利,脉反弦,发热身汗者,自愈。

【注释】[1]少阴负趺阳:指少阴太溪脉的跳动比趺阳脉弱小。

【语译】六腑阳气欲绝,不能外达,则引起四肢发冷、气上逆而喘、两脚挛缩等症。五脏精气欲绝,不能内守,则引起下利不止,下利严重时,可引起手足麻木不仁。

下利,脉象沉弦,可致里急后重;若病人脉大,可致下利不止;若脉象微弱而数,是下利将要停止,虽有发热症状,也不会造成死亡。

脉滑,重按虚而欲绝,病人必然出现下利的表现。

下利,有轻微发热、口渴、脉弱等症状,是病将自行好转。

下利,脉数,假如有轻微发热、汗自出等症状,是病将自行好转。假如脉再转为紧象,是病未好转的征兆。

下利,寸脉反而浮数,尺部脉涩,病人一定便下脓血。

下利,手足厥冷,摸之无脉,灸法治疗后手足未见转温,脉象不能恢复,反而呼吸微喘,则容易死亡。

少阴太溪脉比趺阳冲阳脉跳动稍弱,是顺证。

下利,脉象浮数(一作口渴),是病将自然痊愈。假如下利不愈,病人一定便下脓血,是热迫血行的缘故。

下利后,脉微欲绝,手足厥冷,一昼夜后脉又恢复,手足转温,是病有生机;如果脉不恢复,则容易死亡。

下利,脉象反弦,见到发热而汗出的症状,下利就会自然停止。

【按语】六腑阳气欲绝不能外达,四肢失温,则手足厥冷;阴寒之气上逆,肺气不降,则上气喘促;筋脉失于温养,寒气收引,则足挛缩。五脏阳气衰竭于内,不能温中固摄,则下利不止;下利太甚,气血大伤,手足失养,则麻木不仁。

下利,脉沉弦,沉为在里,弦为肝气不疏,肝气乘脾,气滞不舒,则下利里急后重;脉大为邪气方盛,病势正旺,故下利不止;脉微弱而数,是邪气已衰,正气将复,虽有发热,是余热未尽,故病欲自止,不会死亡。

脉滑而有力本主实热,现虽滑但重按虚弱无力、微细欲绝,为阳气虚衰,不能温中固摄,故必然下利。

下利有微热,是阳气未衰;兼口渴,是胃有阳气;脉弱,是正虚而邪热不甚,故此种下利有自行好转的趋势。

下利,兼见脉数、有微热、出汗等症,说明外有风热表证,是热邪内迫而引起的下利,此时正气祛邪外出,热随汗解,表去而里和,则下利自止。若脉紧,为外感寒邪,表气不透,里气不和,则病还未解。

下利,寸脉反浮数,是热邪壅盛;尺脉涩,是阴血伤,热毒深入血分,迫血妄行,则大便下利脓血。

下利,脉微欲绝,手足厥冷,是阳气欲脱,急用灸法,回阳救逆。灸后脉不能复,反而气喘,是阴寒太盛,虚阳上脱,故多主死证。

少阴太溪脉比趺阳冲阳脉弱,是肾水不及胃土,土能制水,则其病为顺。

下利,脉浮数,是胃中阳热有余,热势外张,故病有自愈的趋势;如果病邪不解,里热炽盛,深入血分,迫血妄行,则大便下利脓血。

下利后,脉微欲绝,手足厥冷,是阳气大衰。如果一昼夜后,脉象复出,手足暖和,是阳气回复,故有治疗前途;如果脉不复还,是阴寒极盛,阳气欲脱,故易死亡。

下利见弦脉,是病在少阳。少阳之气向外升发,引起发热汗出,带动病邪随汗而解,故下利可以自愈。

【原文】下利气者,当利其小便。

下利清谷,不可攻其表,汗出必胀满。其脏寒者,当温之。

下利,脉沉而迟,其人面少赤,身有微热。

下利清谷,必郁冒[1],汗出而解,其人微厥,所以然者,其面戴阳[2],下虚故也。

下利,腹胀满,身体疼痛,先温其里,乃攻其表。

下利,脉迟而滑者,实也。利未欲止,当下之。

下利,脉反滑者,当有所去,下乃愈。

下利差,至其年、月、日、时复发,此为病不尽,当复下之。

下利而谵语者,为有燥屎也,宜下之。

下利而腹痛满,为寒实,当下之。

下利,腹中坚者,当下之。

下利后更烦,按其心下濡者,为虚烦也。

下利后,脉三部皆平,按其心下坚者,可下之。

下利,脉浮大者,虚也,以强下之故也。设脉浮革,因尔肠鸣,当温之。

病者痿黄,躁而不渴,胃中寒实,而下利不止者死。

夫风寒下者,不可下之。下之后,心下坚痛。脉迟者,为寒,但当温之。脉沉紧,下之亦然。脉大浮弦,下之当已。

【注释】[1]郁冒:此指头眩昏闷。[2]戴阳:阴盛于下,格阳于上,虚阳浮越的证候。

【语译】下利伴有放屁的症状,应用通利小便的方法治疗。

下利,大便溏稀夹有不消化食物残渣,不可用发表法治疗。若发表汗出,必致腹部胀满。此是病人内脏虚寒,当用温药治疗。

下利,若脉象沉迟,病人可见面色略红、身有微热等症状。

下利,大便清稀,完谷不化,必然引起头眩昏闷之症,汗出病情可以好转。四肢轻微发冷,是因为病人出现面红如妆的戴阳症,为下焦虚寒的缘故。

下利,见到腹部胀满、全身疼痛等症,治疗应当先温其里,然后才能解其表。

下利,脉象迟滑,属于实证。下利尚未停止,应当用攻下法治疗。

下利,脉象反滑,是有应当除去的实热邪气,用攻下法才能治愈。

本来下利已经好转,到了来年发病的年、月、日、时又会复发,这是因为原来的病邪还未消除,应当再用攻下法治疗。

下利伴发神昏谵语的症状,是大肠有燥屎内结,应当用攻下法治疗。

下利,腹痛胀满,是寒实内盛,应当用温药攻下治疗。

下利,腹中硬满,应当用攻下法治疗。

下利后更觉心烦,病人心下按之柔软,是虚烦的表现。

下利后,脉象寸、关、尺三部平和,但按之心下坚硬,可用攻下法治疗。

下利,脉象浮大,属于虚证,是强用攻下法所致。假如脉象浮革、肠鸣,应当用温法治疗。

病人面色淡黄,枯槁无光,烦躁而不渴,是胃中有寒实,如果下利不止,属于死证。

外感风寒而兼下利,不可用攻下法治疗。误下之后,会出现心下坚硬疼痛。脉象迟,是属于寒证,应当用温法。脉象沉紧,若用攻下,也会出现心下坚硬疼痛的症状。脉大浮弦,用攻下法治疗后,可以治愈。

【按语】下利兼见矢气(放屁),是水与气滞于肠间,故通利小便,使水从小便排除,气机调畅,则下利、矢气均可消除。

下利清谷,是脾肾阳虚、腐熟无能所致,故不能用发汗解表法治疗;若误汗伤阳,脾肾更虚,寒凝气滞,则腹部胀满,故只能用温补脾肾的方法治疗。

下利脉沉迟,是下焦有寒,阴寒盛于下,阳浮于上,则面色略红;阳浮于表,则身有微热。此为虚寒性下利。

下利清谷,脾肾阳虚,阴寒盛于下,虚阳上越,则见面红如妆的戴阳证;虚阳上干清阳之位,则为头眩郁冒;汗出浮阳外解,则眩冒可以缓解;阴寒内盛,阳气不达四肢,则可见轻微厥冷的表现。

下利腹满,是阳虚气滞所致;身体疼痛,是外有表证。此时里阳已虚,救里为急,治疗大法应当先用温药以救里,然后再用发汗法以解表。

下利脉迟滑,迟脉为气滞血行缓慢,滑脉为内有宿食,故属实证。如果病人继续下利,是病邪有下解之势,故当用下法,因势利导,邪去而病解。

下利脉不当滑,现见脉反滑,是有宿食、实热等应当排除的邪气在内,故用下法去邪。

下利本已好转,到了来年相同的时间再度复发,是旧病未除。如果病情属实,虽然病程偏长,只要正气未衰,仍可以用下法治疗。

下利伴见谵语,是阳明腑实,肠中有燥屎内结,腑气不通,邪热上扰心神所致。此时的下利,是热结旁流,故宜用攻下法治疗。

下利,有寒实之邪在内,寒凝气滞,则引起腹部胀满疼痛;寒湿下注,则为下利;当用温下实寒的方法治疗。

下利,腹中坚硬,是有实邪内停,故用下法治疗,此乃通因通用之法。

　　下利后,正气虚弱,邪气内陷心下,气机郁滞,则为心下痞满,按之濡软;下利后,心中更烦,是邪气扰心,故为虚烦。

　　下利后三部脉平,是正气未伤;心下坚硬,是有形之实邪,故仍可用攻下法治疗。

　　下利后脉浮大,是强下伤阳,虚阳外浮,故属虚证;假设脉浮革,是下后亡津,气随液脱所致;阳虚寒盛,则腹中肠鸣,故当用温法治疗。

　　病人面色萎黄,为气血虚弱。胃中有寒实之邪,阴寒偏盛,则心中烦躁而不渴;寒湿下注,则下利不止;本已气血亏损,再加下利耗气伤津,故病重易死。

　　外感风寒而引起的下利,因外有表邪,故不能用攻下法治疗;误下,邪气内陷,结于心下,则心下坚硬疼痛;如果脉迟,是内有虚寒,故当用温法治疗;如果脉沉紧,是内有寒实之邪,故当用温下法治疗;如果脉大浮弦,下后里通表和,则病情可痊愈。

平肺痿肺痈咳逆上气痰饮脉证第十五

　　【提要】论述肺痿、肺痈、咳逆上气、痰饮等病的病因、病机、脉证表现及临床治疗。

　　【原文】问曰:热在上焦者,因咳为肺痿。肺痿之病,从何得之? 师曰:或从汗出,或从呕吐,或从消渴,小便利数,或从便难,数被驶^[1]药下利,重亡津液,故得之。

寸口脉不出,而反发汗,阳脉早索^[2],阴脉不涩,三焦踟蹰^[3],入而不出。阴脉不涩,身体反冷,其内反烦,多唾唇燥,小便反难,此为肺痿,伤于津液。便如烂瓜,亦如豚脑,但坐^[4]发汗故也。

肺痿,其人欲咳不得咳,咳则出干沫,久久小便不利,甚则脉浮弱。

肺痿,吐涎沫而不咳者,其人不渴,必遗溺,小便数,所以然者,以上虚不能制下也。此为肺中冷,必眩,多涎唾,甘草干姜汤以温其脏。

师曰:肺痿咳唾,咽燥欲饮水者自愈。自张口者,短气也。

咳而口中自有津液,舌上胎滑,此为浮寒,非肺痿也。

问曰:寸口脉数,其人咳,口中反有浊唾涎沫者,何也? 师曰:此为肺痿之病。若口中辟辟^[4]燥,咳则胸中隐隐痛,脉反滑数,此为肺痈。

咳唾脓血,脉数虚者,为肺痿;脉数实者,为肺痈。

【注释】[1]驶(音快):通"快"。[2]索:散,尽之意。[3]踟蹰(音持楚):形容脉象迟缓。[4]坐:因为,由于。[4]辟辟:形容口中干燥起裂。

【语译】问道:病人邪热在上焦,可因咳嗽而成为肺痿。肺痿病,是怎样引起的? 老师回答说:有因发汗太多,有因呕吐过度,有因患消渴病而小便频数,有因大便秘结,经常用峻下药通便,严重损伤津液,因此而形成肺痿病。

寸口未见浮脉,却反而用发汗法治疗,使阳脉过早散失,阴脉不见滞涩,三焦上下气机升降出入迟缓,阳气内入而不外出。

中医经典导读丛书 脉经

若沉取的阴脉不见滞涩，身体反见寒冷，病人心中反觉烦躁，口中多唾，口唇干燥，小便反而困难，这是肺痿病的表现，是因津液受伤引起。若大便像烂瓜，或像猪脑的样子，这些也是因为错误使用汗法的缘故。

肺痿，病人欲咳又咳不出，有时咳出较干的涎沫，病程长久，则小便不利，严重时可见脉象浮弱。

肺痿，口吐稀痰而不咳嗽，病人口中不渴，必然引起遗尿和小便频数等症。之所以这样，是因肺虚，上不能制下，膀胱失约而尿液自出。这是因为肺中虚寒，病人必然出现眩晕、多吐痰涎等症，可用甘草干姜汤温补肺脏。

老师说：肺痿见到咳嗽吐唾沫、咽中干燥而喜饮水的表现，病将自行好转。病人无故张口喘息，是呼吸气短的表现。

咳嗽而病人自觉口中有津液，舌上苔滑润，这是外感寒邪，不是肺痿病。

问道：寸口脉数，病人见到咳嗽、口中反吐稠浊痰液等症，是什么病呢？老师回答说：这是肺痿病。假如口中干燥，咳嗽牵引胸中隐隐作痛，脉象反见滑数，这是肺痈病。

咳唾脓血，脉象数虚，是肺痿；脉象数实，是肺痈病。

【按语】肺痿的成因是：发汗过多，或呕吐频繁发作，或患消渴病小便太多，或便秘攻利太过，使津液大伤，阴虚生内热，虚热熏灼于肺，肺叶焦枯而成肺痿。

寸脉不出，是邪热在肺，不欲外解，反发其汗，阳脉损伤，阴脉不通畅，三焦气化失司，邪热入而不出，内郁于肺中，损伤津液而成肺痿。阴脉不畅通，阳气不达肌表，则身体反冷；热郁于内，扰动心神，则心烦；三焦气化不行，肺失宣发，津液失于输布，则多唾；肺热津伤，则唇焦；肺失肃降，津液不能下输膀胱，则小便困难；肺与大肠相表里，误发其汗，损伤肺气，邪气下迫大肠，大便失调，则如烂瓜或猪脑。

患肺痿病,虚热内扰,津伤痰少,肺失肃降,气逆而咳,故欲咳不得,咯痰不利,只能咳出少许痰沫;病久津伤,化源不足,则小便不利;严重时阴损及阳,不仅肺阴损伤,肺气亦伤,则脉象浮弱。

肺痿因肺中虚冷,肺气不能布津,津停化饮,故吐涎沫;肺阳虚,气逆不甚,则咳嗽较少;津液未伤,则口中不渴;肺阳虚,治节不行,肺气失去对膀胱的约束,则小便频多或遗尿;虚寒性肺痿,水饮停肺,则多涎唾;水气上犯于头,则头眩。故用甘草干姜汤温肺散寒进行治疗。虚寒性肺痿,咳嗽、吐涎唾、口咽干燥、欲饮水者,是阳气回复,故病情好转,可以自愈。肺气虚,呼吸无力,张口喘息,只有加快呼吸,才能缓解呼吸困难,故短气。

口中津液较多,舌苔滑润,是外有寒邪、津液未伤的表寒证,而不是肺中寒冷、津液失布的虚寒性肺痿。

寸口脉数,是热在上焦,热伤肺阴,肺气上逆,则咳嗽;热灼肺叶枯萎,通调失职,不能敷布津液,加之受热熏灼,变为稠痰白沫,随肺气上逆而吐,故为反吐浊唾涎沫,此为虚热性肺痿的特征;如果口中干燥,咳嗽胸痛,脉滑数,是邪热在肺,热伤津液则口渴;热聚成痈,则咳嗽胸痛;实热在肺,则脉滑数。以上是肺痈病的特征。

咳嗽、吐脓血、脉虚数,是阴虚内热,迫血妄行,同时使肺叶枯萎,故为肺痿;脉数实,为热邪壅肺,腐肉败血,故为肺痈。

【原文】问曰:病咳逆,脉之何以知此为肺痈?当有脓血,吐之则死,后竟吐脓死,其脉何类?师曰:寸口脉微而数,微则为风,数则为热,微则汗出,数则恶寒。风中于卫,呼气不入;热过于荣,吸而不出。风伤皮毛,热伤血脉。风舍于肺,其人则咳,口干,喘满,咽燥不渴,多唾浊沫,时时振寒。热之所过,血为凝滞,畜结痈脓,吐如米粥。始萌可救,脓成则死。

咳而胸满，振寒，脉数，咽干不渴，时时出浊唾腥臭，久久吐脓如粳米粥者，为肺痈，桔梗汤主之。

　　肺痈，胸满胀，一身面目浮肿，鼻塞清涕出，不闻香臭酸辛，咳逆上气，喘鸣迫塞，葶苈大枣泻肺汤主之。

　　寸口脉数，跌阳脉紧，寒热相搏，故振寒而咳。跌阳脉浮缓，胃气如经，此为肺痈。

　　问曰：振寒发热，寸口脉滑而数，其人饮食起居如故，此为痈肿病。医反不知，而以伤寒治之，应不愈也。何以知有脓？脓之所在，何以别知其处？师曰：假令脓在胸中者，为肺痈。其人脉数，咳唾有脓血。设脓未成，其脉自紧数。紧去但数，脓为已成也。

　　【语译】问道：患咳嗽气喘病，怎样通过切脉知道是肺痈？此病应当出现咳吐脓血的症状，一旦出现吐脓血，就容易死亡，其后真的吐脓血而死，他的脉象应属于哪一类呢？老师回答说：寸口脉微而数，微脉是有风邪外侵，数脉是有热邪内郁；微脉可见汗出，数脉可见恶寒。风邪中伤卫分，随呼气而出，不易内入；热邪进入营分，随呼吸入内，而不易外出。风伤人皮毛，热邪伤人血脉。风邪闭肺，引起咳嗽、口干、气喘、胸满、咽燥不渴、多吐稠痰、时时寒战等症。热邪所经过的地方，血液凝滞，蓄结成痈，化而为脓，吐出像米粥一样的痰液。初起病轻尚可救治，脓成就会死亡。

　　咳嗽而兼见胸部胀满、寒战、脉数等症，病人咽喉干燥，但不渴不饮，时常吐出腥臭的脓痰，病程迁延日久，吐脓痰像粳米粥一样，就是肺痈，用桔梗汤治疗。

　　肺痈病，见到胸部胀满，全身及面目浮肿，鼻塞不通，清涕，不闻香臭酸辛等气味，同时又见咳嗽气逆、气喘痰鸣等症状，可用葶苈大枣泻肺汤治疗。

寸口脉数,趺阳脉紧,寒邪与热邪相互搏击,引起寒战、咳嗽等症。如果趺阳脉变成浮缓,胃气正常,这是已经形成肺痈病。

问道:寒战高热,寸口脉象滑数,病人饮食起居如常,这是肺痈病。医生不认识此病,而用治伤寒的方法治疗,当然不能治愈。怎样知道已经有脓?脓在什么地方,怎样分辨脓所在的部位?老师回答说:假如脓在胸中,则是肺痈。如果病人脉数,咳嗽吐痰则带有脓血。假如脓未形成,病人的脉象自然应当为紧数。如果紧脉消失,只见数象,是脓已形成的重要标志。

【按语】肺痈寸脉微是外感风邪,寸脉数是外感热邪。风热在表,则发热恶寒;风性疏泄,则出汗。这是肺痈的初起阶段,风热初伤卫分,病位较浅,容易排除;风舍于肺,是肺痈的酿脓期,热邪入肺,肺热壅盛,肺失肃降,则咳嗽、气喘胸满;热盛伤津,则口干咽燥;水津失布,停于肺中,则不渴、多唾浊沫;热壅于肺,肺气闭郁而不能向外宣发,卫表失温,则时时振寒;如果热入营分,是肺痈的溃脓期,热毒难于排除,热盛血壅,腐肉败血,成为痈脓;脓溃,咳吐脓血腥臭痰,形如米粥;初期病轻易治,脓成病重则不易治疗,有可能死亡。

风热郁肺,肺气不利,则咳而胸满;肺气闭郁,不能向外宣散,则振寒;热迫血行,则脉数;肺津不布,停留于肺,则咽干不渴、时吐浊唾;热伤血脉,蓄结化脓,则咳吐脓血腥臭痰,形如米粥;病程较长,正气已虚,故不用泻肺攻痰的峻剂,而用排脓解毒的桔梗汤治疗。

肺痈痰热壅盛,则胸满而胀;肺失通调,水气泛溢,则一身面目浮肿;肺气失宣,则鼻塞清涕出、不闻香臭酸辛;肺失肃降,则咳逆上气,气喘痰鸣。此为肺实气闭,故用葶苈大枣泻肺汤开泻肺气进行治疗。

寸口脉数为肺中有热,趺阳脉紧,为胃中有寒,寒热相互作用,热壅于内,肺气闭郁,则振寒而咳逆;如果趺阳脉不紧而变得浮缓,是胃气已经恢复正常,邪热集中于肺,这就是肺痈已经形成。

振寒发热脉数是肺痈成脓的重要标志,不能用治伤寒的方法治疗。鉴别脓成的方法:脉数,咳吐脓血腥臭痰,则脓已成;如果脉紧数,是寒邪在表,还未完全化热,故知脓未成;直到紧脉去,寒邪入里化热,才标志脓已形成。

【原文】夫病吐血,喘咳上气,其脉数,有热,不得卧者,死。上气,面浮肿,肩息,其脉浮大,不治。又加利尤甚。上气躁而喘者,属肺胀,欲作风水,发汗则愈。一云:咳而上气,肺胀;其脉沉,心下有水气也。《要略》、《千金》、《外台》沉作浮。

夫酒客咳者,必致吐血,此坐极饮[1]过度所致也。

咳家,脉弦为有水,可与十枣汤下之。

咳而脉浮,其人不咳不食,如是四十日乃已。一云:三十日。

咳而时发热,脉卒弦者,非虚也,此为胸中寒实所致也,当吐之。

咳家,其脉弦,欲行吐药,当相人强弱,而无热乃可吐之。其脉沉者,不可发汗。

久咳数岁,其脉弱者,可治;实大数者,不可治。

其脉虚者,必苦冒,其人本有支饮在胸中故也,治属饮家。

【注释】[1]极饮:即狂饮,饮酒无度。

【语译】患吐血病,见到喘促、咳嗽气逆、脉数、发热、不能安卧等症,容易死亡。见到气上逆、面部浮肿、呼吸困难、张口抬肩、脉象浮大等表现,是不治之证。若再兼腹泻下利表现,则更危险。见到气上逆、烦躁、喘满的表现,是肺胀病,将要发生风水,用发汗的方法治疗就会使病情痊愈(一说:咳嗽而气上逆,属肺胀;如果脉沉,是心下有水气所致。《金匮要略》、《千金要方》、《外台秘要》中脉沉作脉浮)。

经常饮酒的人出现咳嗽的症状,一定吐血,这是因饮酒过度所致。

经常咳嗽的人,见到脉弦,是内有水气,可用十枣汤攻下进行治疗。

咳嗽而脉浮,此时病人口中不渴,不思饮食,这样要经过四十天(一云:三十天)才能痊愈。

咳嗽,时有发热,如果突然出现弦脉,不属虚证,这是胸中有寒实邪气所致,当用吐法治疗。

经常咳嗽的人,见到脉弦,医生要用呕吐药治疗之前,应当观察病人体质的强弱,不见发热,才能使用呕吐的方法治疗。如果病人脉象沉,就不能用发汗的方法治疗。

咳嗽已数年,病人脉弱,还可以治疗;脉象实大数,则难以治愈。

病人脉象虚弱,会感觉头目眩晕,这是病人本来有支饮在胸中的缘故,应按治疗水饮的方法处理。

【按语】患吐血病,本已大伤气血,再见到邪热壅肺而引起的喘促、咳嗽、气逆、脉数、发热、不能安卧等症,是热盛损伤气津,故属死证。见到气逆、面部浮肿、呼吸困难、张口抬肩、脉象浮大等症,是阳气虚衰、元气欲脱的表现,故属不治之证。又兼腹泻下利,再伤气津,则病情更加危险。水湿痰饮停肺,肺气大伤,肺失肃降,则为气上逆症;痰饮水湿停聚肺中,阻碍肺气,则为喘满;阳气虚,不养心神,则烦躁;以上水饮停于胸中引起的肺胀病,因肺不通调水道,水津不布,则将要发生风水病,此时采用发汗行水的方法就能治愈。

饮酒过度,酒体阴而用阳,内生湿热,上犯于肺,肺失肃降,则为咳嗽;酒毒化火,迫血妄行,则可引起吐血的症状。

经常咳嗽,是水气痰饮停肺,肺气上逆所致;痰阻气机,脉气紧张,故见弦脉,可用十枣汤直达痰水结聚之处,攻下痰饮。

咳嗽而脉浮,是外邪犯肺、肺气失宣引起;病人不咳,说明外邪已解,但不能饮食,为脾胃虚弱,因此这种情况则要经过三四十天正气才能完全恢复,疾病才能痊愈。

咳嗽时有发热,是由寒实邪气侵犯胸中引起,肺气失宣,则咳嗽;寒邪遏表,卫阳抗邪,故时有轻微发热;寒邪收引,则突然脉弦。此为邪实所致,故不属虚证。病邪在胸中,有从上解的趋势,故当用吐法治疗。

经常咳嗽、脉弦,为痰饮内停,若要用吐法,必须是身体强壮、无发热的症状,即无化热的趋势,才能呕吐,这是痰饮病使用吐法应当遵守的重要原则。脉沉,病位在里,不能用发汗法治疗。

咳嗽已数年,正气已虚,脉弱,是久病见虚脉,脉症相符,故还有治疗前途;脉象实大数,是久病见实脉,脉症不符,故不易治愈。

病人脉象虚弱,是心中有痰饮,水饮上干清阳之位,故必然感到头目眩晕,应按治疗水饮方法温阳散饮处理。

【原文】问曰:夫饮有四,何谓也? 师曰:有淡饮,一云留饮。有悬饮,有溢饮,有支饮。问曰:四饮何以为异? 师曰:其人素盛今瘦,水走肠间,沥沥[1]有声,谓之淡饮。饮后水流在胁下,咳唾引痛,谓之悬饮。饮水流行,归于四肢,当汗出而不汗出,身体疼重,谓之溢饮。咳逆倚息[2],短气不得卧,其形如肿,谓之支饮。

留饮者,胁下痛引缺盆,咳嗽转甚。一云辄已。

胸中有留饮,其人短气而渴,四肢历节痛,其脉沉者,有留饮。

夫心下有留饮,其人背寒冷大如手。

【注释】[1]沥沥:指水饮在胃肠流动发出的肠鸣声。[2]咳逆倚息:咳嗽气逆,不得平卧,须靠床而坐。

【语译】问道:饮病分为四种,有哪些呢? 老师说:有淡饮(即今之狭义痰饮,一云留饮),有悬饮,有溢饮,有支饮。问道:四饮有什么区别呢? 老师回答说:病人平素身体肥胖,现在反而消瘦,水在肠间流动,发出肠鸣样响声,叫做痰饮。饮后水停胁下,咳嗽吐痰牵引两胁作痛,叫做悬饮。饮后水液流行,泛溢于四肢,应当出汗而不能出汗,身体疼痛沉重,叫做溢饮。咳嗽气逆,须靠床而坐进行呼吸,气息短促不能平卧,外形看起来好像有水肿,叫做支饮。

水饮停留于胁下,引起胁下疼痛牵引缺盆,咳嗽时则疼痛加剧(一说停止)。

胸中有痰饮停留,病人表现有呼吸短促、口渴、四肢关节疼痛、脉沉等症状,说明有水饮停留。

心下有痰饮停留,病人背部有手掌大小的地方发冷。

【按语】痰饮的病位在胃肠,是脾失健运,水谷精微不能营养形体肌肤,故原来形体较盛,现在变瘦;水湿不运,大量下走肠间,则发出肠鸣响声。

悬饮的病位在胸胁,是脾失健运,肺气不宣,三焦气机阻滞,水液流注于胁下,引起肝肺气机升降失调,饮邪上逆于肺则咳嗽,牵引胁下则作痛。

溢饮的病位在四肢,是肺气不宣,脾气不运,水液不能下输膀胱,反而流行于四肢,闭塞玄府,水饮不能从汗而解,停留于肌肉皮肤,则引起身体沉重疼痛。

支饮的病位在胸肺,是脾失健运,肺失宣发,水饮停留于肺,聚于胸膈。肺气上逆,心气不宁,则咳嗽气逆,不能平卧,只能靠床而坐;肺气虚,则呼吸短促;气不化津上承,则口渴;肺合皮毛,饮邪犯肺而走皮肤,则外形如肿。

水饮停留胁下,影响肝肺气机升降,肝气郁滞,则胁下疼痛上引缺盆;肺气不利,则咳嗽振动胁下,使胁痛加剧。

水饮停留于胸肺,肺气不利,则呼吸短气;气不布津,则口渴;水气流行于四肢关节,影响筋骨关节气血的运行,则四肢关节疼痛;脉沉,是水饮病位在里。以上说明水饮流注的部位不同,表现的症状有所差异。

水饮停留在心下,饮为阴邪,阻遏阳气,背为胸中之府,阳气不能达于背部,故背部有手掌大小的地方发冷。

【原文】病者脉伏,其人欲自利,利者反快。虽利,心下续坚满,此为留饮欲去故也,甘遂半夏汤主之。

病痰饮者,当以温药和之。

心下有痰饮,胸胁支满,目眩,甘草草一作遂。汤主之。

病溢饮者,当发其汗,小青龙汤主之。

支饮,亦喘而不能卧,加短气,其脉平也。

膈间支饮,其人喘满,心下痞坚,面色黧黑[1],其脉沉紧,得之数十日,医吐下之不愈,木防己汤主之。

心下有支饮,其人苦冒眩,泽泻汤主之。

呕家本渴,渴者为欲解,今反不渴,心下有支饮故也,小半夏汤主之。

夫有支饮家,咳烦,胸中痛者,不卒死,至一百日或一岁,可与十枣汤。

【注释】[1]黧(音离)黑:形容面黑而晦暗无光。

【语译】病人脉象沉伏,是将要出现下利的征兆,下利后反而会感觉舒畅。但是,虽然已经下利,病人仍觉心下坚硬胀满,这是留饮将去的表现,故可用甘遂半夏汤攻下留饮。

凡患痰饮病,应用温药调和治疗。

心下有痰饮的病人,见到胸胁支撑胀满、头目昏眩等症,可用甘草汤(另一版本作"草"作"遂")治疗。

患溢饮病,应当用发汗的方法进行治疗,可用小青龙汤。

支饮,亦可见到气喘,不能平卧,呼吸气短等表现,但脉象却正常和平。

膈间有支饮,病人可见气喘胀满,心下痞满坚硬,面色黑暗无光,脉象沉紧等症。得病数十天,医生已用吐下等法治疗,病未好转,可用木防己汤治疗。

心下有支饮,病人感到头目昏眩、痛苦不堪,可用泽泻汤治疗。

呕吐的病人,本应口渴,此是病情好转的征兆,如今反而不渴,是心下有支饮,可用小半夏汤治疗。

素有支饮的病人,见到咳嗽烦躁、胸中疼痛的症状,若不突然死亡,病程可延长到一百天或一年以上。此时,仍可用十枣汤治疗。

【按语】水饮停留,阳气不通,故病人脉伏。如果出现下利,利后反觉舒畅,这是水饮欲从下解的征兆。但是,虽已下利,心下仍觉坚满,这是旧饮虽去、新饮又积于心下,故当用甘遂半夏汤攻逐水饮,下而去之,以断绝病根。

痰饮为阴邪,最易伤人阳气,当用温药振奋阳气,疏通水道以进行治疗,这是治疗痰饮的大法。

心下有痰饮,阻碍气机,则引起胸胁支满的症状;饮阻于中,清阳不升,则头目昏眩,可用甘草汤健脾益气、温阳化饮治疗。

溢饮是脾失健运、肺失宣发，水饮泛溢四肢、汗出不彻引起，故应宣通水道，可用小青龙汤发汗行水治疗。

支饮，水停于肺，肺失宣降，故亦可见到气喘不卧、呼吸气短等症；痰湿内停，阻碍脉气，脉来怠缓，如像平人的脉象。

膈间有支饮，阻碍肺气宣降，故可见气喘胀满之症；脾气郁滞，痰热互结，则心下痞坚；痰停气阻血瘀，面部血脉运行不畅，则面色黑而晦暗；痰饮留伏，结聚不散，则脉象沉紧；得病已经数十天，曾用吐下法治疗，病未好转，说明正气已虚，痰热结聚深重，当用木防己汤补虚清热、通阳利水治疗。

心下有支饮，水停心下，清阳不升，浊阴上冒，故头目昏眩，可用泽泻汤补脾利水治疗。

经常呕吐的病人，呕吐伤津，本应口渴，是饮随呕去，故知口渴是病将好转的征兆；现反而不渴，知水饮仍在心下，故用小半夏汤和胃降逆止呕治疗。

素有支饮的病人，饮停心肺，肺气上逆，心神不宁，则咳嗽烦躁，胸中疼痛。此为水气结聚，正气还未受到大的损伤，故不会突然死亡；病程延至一百天或一年，正气尚未大虚，故仍可用十枣汤破结逐水，除去病根。

【原文】膈上之病，满喘咳吐，发则寒热，背痛，腰疼，目泣自出，目泣自出，一作目眩。其人振振身瞤剧，必有伏饮。

夫病人饮水多，必暴喘满。凡食少饮多，心下水停，甚者则悸，微者短气。

脉双弦者寒也，皆大下后喜虚。脉偏弦者饮也。肺饮不弦，但喜喘短气。

病人一臂不随，时复转移在一臂，其脉沉细，非风也，必有饮在上焦。其脉虚者为微劳，荣卫气不周故也,久久自差。—云冬自差。

腹满,口苦干燥,此肠间有水气也。防己椒目葶苈大黄丸主之。

假令瘦人脐下悸,吐涎沫而巅眩者,水也,五苓散主之。

先渴却呕,为水停心下,此属饮家,半夏加茯苓汤主之。

水在心,心下坚筑[1],短气,恶水不欲饮。

水在肺,吐涎沫欲饮水。

水在脾,少气身重。

水在肝,胁下支满,嚏而痛。

水在肾,心下悸。

【注释】[1]坚筑:形容心下痞硬,心跳有力。

【语译】位于胸膈上的病证,常见胸部胀满、气喘咳嗽吐痰等症,发时兼见恶寒发热、腰背疼痛、眼自泪流(另一版本作目眩)等表现,病人身体颤抖,肌肉跳动剧烈,一定是伏饮内停。

病人口渴饮水过多,一定会突然发生气喘胀满。凡进食量少而饮水量多,为水停心下,严重的会发生心悸,轻微的则引起呼吸短气。

两手脉象均弦,主内有寒证,是大下后身体虚弱的缘故。若一只手出现弦脉,主内有饮证。水饮犯肺,不易见到弦脉,只是感到气喘和短气。

病人一侧肩臂不能随意活动,有时又转到另一肩臂,脉多沉细,不是风邪所致,必然有水饮停留在上焦。病人脉象虚弱,为有轻微的劳损,是营卫之气不能运行全身的缘故,此类病证,时间久了可以自行好转(另一种说法:到了冬天就自然痊愈)。

病人感到腹部胀满，口苦干燥，这是肠间有水气为患，可用防己椒目葶苈大黄丸治疗。

假如形体消瘦的人出现脐下跳动、口中吐涎沫、头目眩晕等症状，是水气为患，可用五苓散治疗。

病人先口渴，饮水后呕吐，是水停心下，这是素有痰饮内停的病人，可用半夏加茯苓汤治疗。

水停在心，见心下痞满坚硬、心跳有力、呼吸短气、恶水不思饮水等症状。

水停在肺，易见到口中吐涎沫而口渴想饮水的症状。

水停在脾，易见到呼吸少气、身体沉重等症状。

水停在肝，易见到胁下支撑胀满、打喷嚏时牵引胁肋疼痛等症状。

水停在肾，易见到心下跳动不安的症状。

【按语】水饮停留于胸膈之上，肺气失宣，水津失布，则胸满咳嗽气喘吐痰；外有寒邪，营卫失调，则恶寒发热，眼泪较多；经气阻滞，则腰背疼痛；水饮内停，阻碍阳气对肌肉的温养，则身体肌肉颤抖。

凡饮水过多，水停心下，上犯于肺，则暴发喘满，此属一时性，饮消则喘止；如果脾胃虚弱，食少饮多，饮不能消，则水停心下，水气凌心，心阳不振，则心下悸动明显；水气犯肺，肺气虚，则呼吸短气。

大下后，阳气大虚，全身虚寒，寒主收引，脉气紧张，则见双手脉弦；痰饮属阴邪，其脉象多偏弦。水饮犯肺，病位偏表，脉多浮，不易见到弦脉，肺气上逆，则易致气喘短气等症。

水饮停留在上焦，流注于肩臂，或左或右，阻碍气血的供养而致手臂运动失常；饮结于内，阻碍脉气，故脉沉细。以上是饮邪为患，不是外感风邪引起的病证。如果脉虚弱，是劳伤阳气，不能推动营卫之气周流所致。病程过长，正气渐复，则可自行好转。

卷第八・平肺痿肺痈咳逆上气痰饮脉证第十五

水走肠间,饮滞肠气,则腹部胀满;水气不化,津不上承,则口苦舌燥;可用防己椒目葶苈大黄丸分消水饮,导邪下行。

素胖今瘦的痰饮病人,饮停下焦,水动于下,则脐下悸动;水气不能下行,下无出路,反而上逆,则吐涎沫而头眩;饮在下焦,故用五苓散化气行水,令水气下行。

口渴是因饮停心下、气不化津引起;饮水过多,水停心下,则发生呕吐。此属新饮,但亦属饮家,故用小半夏加茯苓汤行水止呕。

水饮侵犯心脏,心阳受损,寒水凝滞,则心下痞闷,跳动有力;水饮阻遏心肺阳气,肺气虚弱,呼吸无力而气短;水停心下,则恶水不欲饮。

水饮犯肺,肺气不利,气凝液聚,则为涎沫而时常欲吐;气不化津,津不上滋,则口干而想饮水。

水饮犯脾,脾不能化生气血以上养于肺,肺气虚,则呼吸少气;脾主肌肉,水饮困脾,泛溢全身肌肉,则身体沉重。

水饮犯肝,流注胁下经脉,阻碍肝气,则胁下支撑胀满;水饮波及于肺,肺气不宣,故打喷嚏,并牵引胁肋疼痛。

水饮犯肾,水气随经上凌于心,则为心下悸动不安。

平痈肿肠痈金疮侵淫脉证第十六

【提要】讨论痈肿、肠痈、金疮、浸淫疮的脉证表现和临床治疗。

【原文】脉数,身无热,内有痈也。一云:腹无积聚,身体(一

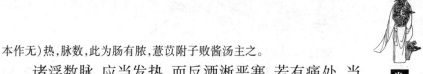

本作无)热,脉数,此为肠有脓,薏苡附子败酱汤主之。

诸浮数脉,应当发热,而反洒淅恶寒,若有痛处,当发其痈。

脉微而迟,必发热;弱而数,为振寒,当发痈肿。

脉浮而数,身体无热,其形嘿嘿[1],胸中微躁,一作胃中微躁。不知痛之所在,此人当发痈肿。

【注释】[1]嘿嘿(音墨墨):形容沉默不语。

【语译】病人脉数,身体不热,为肠内有痈肿。(另一种说法:腹中没有包块,身体发热或不发热,脉数,这是肠内患有痈脓,用薏苡附子败酱汤治疗。)

凡是脉象浮数,应该见到发热的症状,但反而出现怕冷,假如身体某一局部再见到疼痛,是将要发生痈肿。

病人脉象微迟,必然身发热;脉象弱数,发生恶寒颤抖,是要发生痈肿。

病人脉象浮数,身体不发热,常沉默不语,胸中轻微烦躁(另一种说法:胃中轻微燥热),自己不知疼痛的部位所在,这是病人将要发痈肿。

【按语】肠痈为热毒与气血郁滞,由于病变已经局限,热毒已化脓血,故全身不发热;血分有热,加快血行,故脉仍较快。肠痈,痈肿已化脓,故腹无积聚硬块;由于病位在里,性质属阴,故用排脓解毒、通阳散结的薏苡附子败酱汤治疗。

脉浮主表,脉数主热,为外感风热,应见发热恶寒等表证,当以发热为主,现反恶寒明显,说明脉症不符。风热外感的疼痛,应以全身疼痛为主,现局限某一部位,是热与卫气相搏,壅阻营血,而化生痈疡;卫气被遏,失于温煦,才引起洒淅恶寒的表现。此为痈肿初起的脉症和病机。

卷第八 · 平痈肿肠痈金疮侵淫脉证第十六

痈肿病,热毒外蒸,故多发热;热毒日久,损伤阳气,运血无力,则脉象微细迟缓;痈肿初起,热毒与卫气相搏,卫气被遏,则外见振寒;热迫血行,则脉数;热伤营血,则脉弱。

痈肿初发,内有热结,则脉浮数;病已局限,故身体无热;热邪扰神不甚,则胸中微烦;因疼痛不剧烈,故默默不语;痈肿在内,故外部感觉不到痛处。

【原文】脉滑而数,数则为热,滑则为实;滑则主荣,数则主卫,荣卫相逢,则结为痈。热之所过,则为脓也。

师曰:诸痈肿欲知有脓与无脓,以手掩肿上,热者为有脓,不热者为无脓。

问曰:官羽林妇[1]病,医脉之,何以知妇人肠中有脓,为下之则愈? 师曰:寸口脉滑而数,滑则为实,数则为热;滑则为荣,数则为卫。卫数下降,荣滑上升,荣卫相干,血为浊败,少腹痞坚,小便或涩,或时汗出,或复恶寒,脓为已成。设脉迟紧,聚为瘀血,血下则愈。

【注释】[1]官羽林妇:此指官家妇人。

【语译】脉象滑数,数脉为有热,滑脉为有实邪;滑脉主营气,数脉主卫气,营卫二气相互搏击,就会结成痈肿。如果再受热邪煎熬,痈肿则会化脓。

老师说:凡患痈肿,要想知道是否化脓,可用手按在痈肿上,感觉发热的是已化脓,不发热的是还未化脓。

问道:官宦人家的妇人患病,医生切脉,如何知道妇人肠中有脓? 为什么用下法就能治愈呢? 老师回答说:寸口脉象滑数,滑为实证,数为热邪;滑脉主营分,数脉主卫表病变。若营卫失常,则卫气下降,营气上升,营卫互相作用,则血肉化浊腐败,少腹痞满坚实,小便有时滞涩不利,或有时汗出,或又感觉怕冷,以上说明脓已形成。假如脉象迟紧,是痈肿聚结而成的瘀血证,内停瘀血,用攻下法就可获愈。

【按语】脉滑数是实热之邪侵犯营卫,热毒壅塞营卫,营卫结聚而成痈,热毒腐肉败血而成脓。

判断痈肿是否成脓,可以手扪肿处,有热感,为热毒壅聚,血肉腐败而脓成;无热感,为热毒未聚,血肉未腐,故知脓未形成。

肠中痈肿是否成脓,应将脉症结合判断。脉象滑数,是热毒壅遏营卫,结聚成痈,肉腐血败,脓已酿成,此时可见少腹痞块坚硬之症;热结少腹,影响膀胱气化,则为小便滞涩不通;热邪外蒸,则时有发热;热邪遏卫,则时有恶寒。综合脉象和症状,则可判断脓成。如果脉见迟紧,是瘀血内聚、阻碍气血运行所致,故攻下瘀血,痈肿则可消散而好转。

【原文】肠痈之为病,其身体甲错,腹皮—作支。急,按之濡,如肿状。

肠痈者,少腹肿,按之则痛,小便数如淋,时时发热,自汗出,复恶寒,其脉迟紧者,脓未成,可下之,当有血。脉洪数者,脓已成,不可下也,大黄牡丹汤主之。

【语译】患肠痈病的人,身体皮肤粗糙,肌肤甲错,腹皮(一作"支")紧张,按之却柔软,腹壁隆起,像肿胀一样。

患肠痈病的人,少腹肿胀,按之疼痛,小便像淋证一样频数而滞涩不通,经常发热、自汗,又怕冷,病人脉象迟紧,是脓未形成,可用下法治疗,大便当有血排出。若脉象洪数,是脓已形成,不能攻下,可用大黄牡丹汤治疗。

【按语】肠痈,热毒结聚气血,不能外荣皮肤,则皮肤粗糙不润,形如鱼鳞;痈肿内结于肠,气血结聚,则腹皮紧张隆起如肿状;腹无积聚,痈肿已化脓,故按之柔软。

肠痈为热毒内聚,营血瘀结肠中,则少腹肿胀;此属实证,故腹痛拒按;热邪波及膀胱,影响膀胱气化,则小便故淋证一样频数而滞涩不通;热阻营卫失调,则经常发热、自汗出,又怕冷;热毒蓄结,气血瘀阻,则脉象迟紧,故可用下法攻下瘀血,当有瘀血排出,则肠痈可愈。如果脉象洪数,是脓已形成,不能用下法,可用大黄牡丹汤清热解毒、消肿排脓治疗。

【原文】问曰:寸口脉微而涩,法当亡血,若汗出,设不汗者云何? 答曰:若身有疮,被刀器所伤,亡血故也。

侵淫疮[1],从口起流向四肢者可治,从四肢流来入口者不可治。

【注释】[1]侵淫疮:即浸淫疮,又叫黄水疮,是湿热火毒形成的皮肤小粟疮,先痒后痛,分泌黄汁,蔓延全身。

【语译】问道:寸口脉象微涩,应当有失血,或有出汗,如果无汗出,是什么原因呢? 回答说:如果身上有创伤,或被刀器所伤,是因失血引起。

浸淫疮,病灶从口起蔓延到四肢,病轻易治;从四肢蔓延到口部,病重难治。

【按语】外伤引起失血,血虚不能充养血脉,则脉微而涩;津血同源,津液是组成血液的成分之一,失血伤津较少时,病人可以汗出;如果失血伤津太过,则不能出汗。

浸淫疮,病灶从口部起流散到四肢,是疮毒向外流散,有外解之势,故病轻易治;从四肢流向口部,是疮毒内聚深入脏腑,故病重难治。

卷第九

平妊娠分别男女将产诸证第一

【提要】论述妊娠脉象的表现,辨别胎儿性别的脉象和方法、临产的脉证。

【原文】脉平而虚者,乳子法[1]也。经云:阴搏阳别[2],谓之有子。此是血气和调,阳施阴化[3]也。诊其手少阴脉动甚者,妊子也。少阴,心脉也,心主血脉。又肾名胞门子户,尺中肾脉也,尺中之脉按之不绝,法妊娠也。三部脉沉浮正等,按之无绝者,有娠也。妊娠初时,寸微小,呼吸五至。三月而尺数也。脉滑疾,重以手按之散者,胎已三月也。脉重手按之不散,但疾不滑者,五月也。

【注释】[1]乳子法:指妇女产后哺乳期的常见脉象。[2]阴搏阳别:指尺脉搏击跳动与寸口有别。[3]阳施阴化:此指男女性交、孕育成胎的过程。

【语译】脉象平和而略见虚软,是妇女产后哺乳期的常见脉象。《内经》说:尺脉的搏击跳动与寸脉有别,为妊娠,这是气血和调、男女交媾、孕育成子的缘故。若诊得妇人左寸口手少阴心脉往来滑利明显,是怀孕之脉。因为手少阴是心脉,心主血脉,血旺心脉才跳动明显。又因肾主胞门、子户,尺脉候肾,故尺脉按之不绝,通常情况下也是怀孕的征象。若寸、关、尺三部,沉取与浮取脉象形态大小相同,按之滑利不绝,也是有孕的脉象。妊娠早期,寸脉微小,呼吸一息脉跳五至。妊娠三月尺部可见数脉。脉滑疾,重按而浮散不聚,是怀孕已经三个月。脉重按不散,不见滑脉,是妊娠已经五个月。

【按语】产后哺乳,气血稍感不足,故脉象平和而略感虚弱,这是产后正常生理现象。尺脉以候肾,主胞宫,尺脉搏击有力,与主心的寸脉有别,是宫内有妊,气血旺盛的表现,故为妊娠之脉;左寸手少阴以候心,为心之脉,心主血脉,心脉滑利,是血旺养胎,故左寸脉滑,主有胎妊;尺脉以候肾,肾主胞门、子户,尺脉有力,按之不绝,亦是胞宫育胎、气血旺盛引起;寸关尺三部脉浮沉相同,按之滑利不绝,亦为胎妊后气血旺盛所致,故主妊娠。妊娠初期,气血调匀,故寸脉微小,一息五次;三月后,气血养胎而逐渐旺盛,则脉来滑数,按之浮散不聚;妊娠五月,胎已逐渐成形,故脉重按不散,不兼滑脉。

【原文】妇人妊娠四月,欲知男女法,左疾为男,右疾为女,俱疾为生二子。

又法:得太阴脉为男,得太阳脉为女。太阴脉沉,太阳脉浮。

又法:左手沉实为男,右手浮大为女。左右手俱沉实,猥[1]生二男;左右手俱浮大,猥生二女。

又法:尺脉左偏大为男,右偏大为女,左右俱大产二子。大者如实状。

又法:左右尺俱浮为产二男,不尔则女作男生[2]。左右尺俱沉为产二女,不尔则男作女生[3]也。

又法:遣[4]妊娠人面南行,还复呼之,左回首者是男,右回首者是女也。

665

又法：看上圊时，夫从后急呼之，左回首是男，右回首是女也。

又法：妇人妊娠，其夫左乳房有核是男，右乳房有核是女也。

【注释】[1]猥（音委）：多。此指多数情况下。[2]女作男生：指左右尺脉俱浮一般的规律本应生二男，但亦有人因个体的差异而生女。[3]男作女生：指尺脉俱沉一般的规律本应生二女，但亦有个别的人生男。[4]遣：指令之意。

【语译】妇女妊娠四个月，想要知道胎儿是男还是女，具体的方法是：左手脉跳得很快的为男，右手脉跳得很快的为女，左右手脉都跳得很快的为双胞胎。

又一方法是：出现太阴脉为生男，出现太阳脉为生女。太阴脉应沉，太阳脉应浮。

又一方法是：左手脉象重按沉实为生男，右手脉象轻取浮大为生女。左右两手脉象都沉实，大多数情况下生双男；左右手脉象都浮大，大多数情况下生双女。

又一方法是：左尺脉象偏大的是生男，右尺脉偏大的是生女，左右两手尺脉都大，是将生两个孩子。尺脉大如实脉，按之有力。

又一方法是：左右两手尺脉都浮，为生二男，不然，则生女。左右两手尺脉都沉，为生二女，不然，则生男。

又一方法是：叫孕妇面向南行，从后呼唤她，孕妇向左侧回头应答的是男，向右侧回头应答的是女。

又一方法是：看到孕妇上厕所时，丈夫从后面急切地叫她，如果向左侧回头应答的是男，向右侧回头应答的是女。

又一方法是：妇人怀孕时，观察她的丈夫，左乳房有核块的是怀男，右乳房有核块的是怀女。

【按语】从脉象上辨别孕妇生男生女,以左右分辨,男子以气为本,故左侧脉盛,无论寸尺,或向左转,多生男孩;女子以血为本,右侧脉盛,无论寸尺,或向右转,多生女孩。以上是前人在实践经验的总结,可供临床参考。至于是否真实可靠,还有待进一步研究。

【原文】妇人怀娠离经,其脉浮。设腹痛引腰脊,为今欲生也。但离经者,不病也。

又法:妇人欲生,其脉离经,夜半觉,日中则生也。

【语译】妇女怀孕,诊得脉象与平常不同,脉位变得表浅。假如此时又兼见腹痛,连及腰脊,是将要分娩的征象。如果只是背离常度的脉象,无其他表现,则不是分娩。

又孕妇快要临产时,见到背离平常的脉象,若半夜感觉腹痛,到了第二天中午就会分娩。

【按语】离经脉是孕妇临产前因胎动气乱,脉象发生突然变化,与平素脉象有较大差异,如昨大今细、昨沉今浮、昨迟今数等。孕妇见到离经脉,又伴见腹腰阵痛,是临产的先兆。

平妊娠胎动血分水分吐下腹痛证第二

【提要】论述妊娠养胎和妊娠诸病的病因、病机、脉症表现和临床治疗,以及双胎形成机理、妊娠诊断、鉴别诊断和判断胎儿生死的方法。此外还对居经、激经、血分、水分、吐下、腹痛等病进行了探讨。

【原文】妇人怀胎，一月之时，足厥阴脉养。二月，足少阳脉养。三月，手心主脉养，四月，手少阳脉养。五月，足太阴脉养，六月，足阳明脉养。七月，手太阴脉养。八月，手阳明脉养。九月，足少阴脉养。十月，足太阳脉养。诸阴阳各养三十日活儿。手太阳、少阴不养者，下主月水，上为乳汁，活儿养母。怀娠者不可灸刺其经，必堕胎。

妇人怀娠三月而渴，其脉反迟者，欲为水分[1]。复腹痛者，必堕胎。

脉浮汗出者，必闭。其脉数者，必发痛脓。五月、六月脉数者，必向坏。脉紧者，必胞漏[2]。脉迟者，必腹满而喘。脉浮者，必水坏为肿[3]。

【注释】[1]水分：此指水液方面的病变。[2]胞漏：指妇女怀孕后，阴道不时下血，俗称胎漏。[3]水坏为肿：指妊娠水肿。

【语译】妇女怀孕，一个月内是足厥阴肝经养胎，两个月内是足少阳胆经养胎，三个月内是手厥阴心包经养胎，四个月内是手少阳三焦经养胎，五个月内是足太阴脾经养胎，六个月内是足阳明胃经养胎，七个月内是手太阴肺经养胎，八个月内是手阳明大肠经养胎，九个月内是足少阴肾经养胎，十个月内是足太阳膀胱经养胎。阴经、阳经各养胎三十日，故能使胎儿成活。手太阳小肠经和手少阴心经无养胎作用，是因为它们下部主持月经，上部形成乳汁，滋养胎儿，护养母体。对怀孕的妇女，不可用艾灸或针刺其当月养胎的经脉，否则一定会引起流产。

妇女怀孕三月，口中干渴，反而见到迟脉，是将要发生水液方面的病证。如果又伴腹痛，一定会引起流产。

孕妇出现脉浮汗出的症状，必然是邪热内闭。如果见到数脉，必定发生痈肿化脓。如果怀妊五六月，出现数脉，病情会向坏的方面发展。如果是紧脉，必然发生胎漏。如果是迟脉，必然发生腹部胀满、呼吸喘促的症状。如果是浮脉，必然水湿泛滥进而发展成为水肿病。

【按语】一到十月分别由肝、胆、心胞络、三焦、胃、脾、肺、大肠、肾、膀胱等经脉养胎，小肠在下主持月经，心在上生成乳汁。说明十二经脉与胎孕均有密切的关系，妊娠期间应慎用针灸治疗。

妇人怀孕三月，脾胃阳虚，出现水湿停留，气不化津，津不上承则口渴；水湿阻碍脉气，则脉反迟缓；如果寒凝气滞而引起腹痛，则容易损耗胎气而引起堕胎。

孕妇邪热闭郁在内，热蒸则引起脉浮汗出；热迫血行，则为脉数；热腐血肉，则发为痈脓；妊娠五六月，脉数，为邪热太盛，对怀胎极为不利；脉紧，为寒气动胎，则易发生胎漏；脉迟，为阳虚寒盛，寒凝气滞，则腹满；寒气上逆则气喘；脉浮，为水气泛溢，则浮肿。提示妊娠见到浮、数、紧、迟等脉象均属坏证。

【原文】问曰：有一妇人，年二十所，其脉浮数，发热呕咳，时下利，不欲食，脉复浮，经水绝，何也？师曰：法当有娠。何以故？此虚家，法当微弱，而反浮数，此为戴阳。阴阳和合，法当有娠。到立秋，热当自去。何以知然？数则为热，热者是火，火是木之子，死于未[1]。未为六月位，土王，火休废，阴气生，秋节气至，火气当罢，热自除去，其病即愈。

【注释】[1]死于未：此指热气在季夏六月未时消退。

【语译】问道：有一妇女，年龄二十岁左右，脉象浮数，见到发热、呕吐、咳嗽、时时泄泻、不思饮食等症，又再兼脉浮，月经停止，这是为什么呢？老师回答说：这妇女应当怀有身孕。为什么这样说呢？此人身体虚弱，按理应见到微弱脉象，反见浮数脉，这是阳气上浮的缘故。阴阳和调，理应有孕。到立秋的时令，这种发热就会自然消退。如何知道呢？因为数脉主热，热和火的性质一样，火是木之子，故火热到了季夏六月应消退。未时一年中处于六月，属于土位，土气旺盛之时，火就自然退位，阴气渐生；到了秋季时节，火气就该消退，妊妇的内热自然除去，所患的病就会痊愈。

【按语】体虚人怀孕时阴血不足，阳气外浮，则脉浮数、发热，形如戴阳证的面红；妊娠冲气上逆，则呕咳、不思饮食；到了立秋，土气旺盛，火气退位，气候变凉，阴气增长，则火气当罢，孕妇的发热可除。

【原文】师曰：乳后三月有所见，后三月来脉，无所见，此便是躯。有儿者护之，恐病利也。何以故？怀妊阳气内养，乳中虚冷，故令儿利。

【语译】老师说：产后三个月月经开始来潮，过了三个月后再来诊脉，月经停止不来，这便是已经怀孕。应注意保护哺乳的小儿，恐怕患下利病，为什么呢？怀孕以后，阳气内养胎儿，乳汁虚冷，所以会使婴儿吮乳后引起泄泻。

【按语】产后三月，月经来潮，过后三月，月经又停止，是又怀有孕。此时正属于哺乳期，阳气养胎，会使乳汁变冷，婴儿吃乳后则易引起腹泻。

【原文】妇人怀娠六月、七月，脉弦，发热，其胎瑜腹，腹痛恶寒，寒者小腹如扇之状，所以然者，子脏开故也。当以附子汤温其脏。

　妇人妊娠七月，脉实大牢强者生，沉细者死。

　妇人妊娠八月，脉实大牢强弦紧者生，沉细者死。

　妇人怀躯六月、七月，暴下斗余水，其胎必倚而堕，此非时，孤浆[1]预下故也。

【注释】[1]孤浆：胞裹胎儿的浆水，即羊水。

【语译】妇女怀孕六七个月，出现弦脉、发热等症，其胎儿超过正常腹位，腹痛恶寒，小腹寒冷如风扇动。所以会这样，是因为子宫开张。应当用附子汤温暖胞宫进行治疗。

　妇女怀孕七个月，脉象实大牢强，胎儿容易成活；如果脉象沉细，胎儿容易死亡。

　妇女怀孕八个月，脉象实大牢强弦紧，胎儿容易成活；如果脉象沉细，胎儿容易死亡。

　妇女怀孕六七个月，突然流出很多水浆，胎儿必然随着堕下，此非妊娠足月之时，是羊水比预定的时间提早流出的缘故。

【按语】妊娠到六七月，胎儿已形成，由于子脏失去封藏而开张，寒邪侵入，寒凝少腹，气机郁滞，则腹部疼痛；阳失温煦，则腹部寒冷；寒主收引，故见弦脉；寒邪伤表，卫阳被遏而发热。此为阴寒内盛，故当以附子汤温阳散寒。

　怀孕七月、八月，脉象实大牢强，或脉弦紧，说明气血充盛，故胎儿能够成活；脉象沉细，说明气血不足，故胎儿容易死亡。

　怀孕六七个月，羊水提早流出，必然引起堕胎。

【原文】师曰：寸口脉洪而涩，洪则为气，涩则为血。气动丹田，其形即温。涩在于下，胎冷若冰。阳气胎活，阴气必终。欲别阴阳，其下必彊[1]。假令阳终，畜然[2]若杯。

【注释】[1]彊：指脉有直挺挺的感觉。[2]畜然：聚积起来。

【语译】老师说：寸口脉洪而涩，脉洪主阳气盛，脉涩主阴血少。阳气温暖丹田，胎儿的形体才会温暖。涩脉在下，则胎冷如冰。所以阳气盛则胎儿能活，阴气盛则胎儿一定死亡。若要辨别阴气或阳气偏盛，一定要从脉象沉取是否挺直来判断，假如沉取脉象无挺直感，是阳气衰绝，下腹部就会有物聚积，形状好像杯子。

【按语】脉洪为阳气有余，脉涩为阴血不足。阳气温于丹田，胎儿的形体就温暖，则能成活。涩脉在下，阳气失温，阴血失养，则胎冷如冰，容易死亡。辨别阴阳气盛，一定要从脉象沉取是否挺直来判断，假如沉取脉象无挺直感，是阳气衰绝，胎儿死在腹中，下腹部有物积聚，好像杯子一样。

【原文】问曰：妇人妊娠病，师脉之，何以知此妇人双胎，其一独死，其一独生？而为下其死者，其病即愈，然后竟免[1]躯，其脉何类？何以别之？

师曰：寸口脉，卫气平调，荣气缓舒，阳施阴化，精盛有余，阴阳俱盛，故成双躯。今少阴微紧，血即浊凝，经养不周，胎则偏夭。少腹冷满，膝膑疼痛，腰重起难，此为血理，若不早去，害母失胎。

【注释】[1]免:通娩。

【语译】问道:妇女妊娠患病,老师诊脉,怎样知道妇女怀有双胎,并且能判断其中一个是死胎,一个还活着? 而为她下了死胎后,病就立即痊愈,以后终于分娩生出活的胎儿。这种情况脉象应当怎样? 如何进行鉴别?

老师回答说:寸口脉象正常能提示卫气平和协调,营气和缓舒畅,阳气布施,阴气化生,精气旺盛有余,寸部、尺部都大而有力,所以必然怀有双胎。现少阴脉微紧,寒邪凝闭阻滞,阴血运行不畅,不能全面供养两个胎儿生长,故一胎夭折。如果少腹冷而胀满,双膝疼痛,腰部重坠,难于起立,这是血液运行失常,若不早去死胎,既会损害母亲健康,又不能保住活的胎儿。

【按语】怀双胎必须精气旺盛,寸、尺脉俱盛。如果少阴肾脉微紧,是阳虚寒凝,气血运行不畅,不能供养两个胎儿同时生长,则一胎夭折。再见到少腹冷满、腰膝酸软冷痛,是肾阳虚衰,故必须去掉死胎,才能保证母亲和另一胎儿的健康。

【原文】师曰:妇人有胎腹痛,其人不安,若胎病不长,欲知生死,令人摸之,如覆杯者则男,如肘头参差起者女也。冷在何面? 冷者为死,温者为生。

【语译】老师说:妇女怀孕时腹部疼痛,表现有心神不安的情况,说明胎气受到损害,影响胎儿生长发育,如果想了解胎儿的生死状况,可摸触胎妊部,若感觉形状像覆盖着的杯子,说明是男胎;像肘头参差突起,说明是女胎。面对胎冷,当何看待? 冷的为胎死,温暖的为胎生。

【按语】提出从胎的形状分辨男女,从胎的冷暖辨别生死,有重要的临床意义。

【原文】师曰:妇人有漏下[1]者,有中生[2]后因续下血都不绝者,有妊娠下血者。假令妊娠腹中痛,为胞漏[3],一云阻。胶艾汤主之。

妇人妊娠,经断三月,而得漏下,下血四十日不止,胎欲动,在于脐上,此为癥痼害。妊娠六月动者,前三月经水利时,胎也。下血者,后断三月衃[4]也。所以下血不止者,其癥不去故也。当下其癥,宜桂枝茯苓丸。

【注释】[1]漏下:非行经期间,阴道下血。[2]中生:未足月而流产。三个月以前称为小产,以后称为中生或半产。[3]胞漏:妊娠下血,腹中痛,叫胞漏。[4]衃:坏血,瘀血。

【语译】老师说:妇女非月经期间阴道流血,为漏下;有患中生病,流产后阴道继续下血不止;有的妊娠期阴道流血。假如妊娠下血,腹中疼痛,是为胞漏(另一说法:胞阻),宜用胶艾汤治疗。

妇女怀孕,月经中断三月,而患漏下病,阴道出血四十日不止,胎气欲动,如果胎动的部位在脐上,这是癥病。怀孕六月,脐上转动不安,孕前三月经水通利,经期正常,是妊娠后引起的胎动。如果先有月经出血,而后经停三月,则不属妊娠,而是坏血内停,所以引起出血不止,是癥积未除,应当攻下瘀血,宜用桂枝茯苓丸治疗。

【按语】漏下病、中生病、胞漏病,三种不同的出血病证,病机上都是由于冲任脉虚寒、失于固摄所致。胞漏虽然还有寒凝气机引起的腹痛，总不外血虚寒凝，故用补血止血、温养冲任的胶艾汤进行治疗。

素有癥病，月经停止三个月而下血淋漓，脐上转动不安，是坏血下行，不是胎动。如果停经前三月，经水已经不利，说明不是怀胎，而是癥瘕引起的下血，故应用化瘀消癥的桂枝茯苓丸治疗。如果妊娠六月出现胎动，是胎儿已经形成，但必须是在停经前三个月，月经经水通利，经期正常，才可能为胎动，而非癥病，这里指出胎动与癥病的鉴别。

【原文】问曰：妇人病，经水断一、二月，而反经来，今脉反微涩，何也？师曰：此前月中，若当下利，故令妨经。利止，月经当自下，此非躯也。

妇人经自断而有躯，其脉反弦，恐其后必大下，不成躯也。

妇人怀躯七月而不可知，时时衄血而转筋者，此为躯也；衄时嚏而动者，非躯也。

脉来近去远，故曰反，以为有躯，而反断，此为有阳无阴故也。

【语译】问道：妇女患病后，月经停止一两个月，又再度来潮，诊脉反见微涩，是什么原因呢？老师回答说：这是上次月经来潮时，正当腹泻下利，影响月经来潮，故停经一两月。现在泄泻停止，月经自然复来，这不是怀孕。

妇女月经自然停止而怀孕，但是反见弦脉，恐怕以后会发生大的崩漏，不能怀孕。

妇女怀孕已经七个月而不知道，如果经常鼻中流血、小腿抽筋，这是怀孕的标志；若衄血时打喷嚏而且腹中引动，则不是怀孕。

妇女脉象为来盛去衰的洪脉,所以是反常现象,自己以为怀孕,而月经反而停止中断,这是阳气亢盛、阴液损耗的缘故。

【按语】月经期间患腹泻下利,损伤阴血,则脉微涩,月经中断;腹泻停止,阴津不再损耗,经血调和,则月经自下。故此种停经,不是怀孕。

正常怀孕,气血调和,脉当滑利,现反见弦脉,是胎气受到损伤,故有可能引起大的崩漏下血,影响胎儿的生长发育。

已孕七月,但不知晓,是气血不足,胎儿发育不良;气血养胎,阴虚火炎,则经常鼻血;阴血不能濡养筋脉,则引起转筋,故知是有胎孕。如果流鼻血而兼有打喷嚏而引起腹动,是外感邪气所致,故不是胎孕。

脉来盛去衰,是阳热亢盛有余,阴血严重亏损,冲任失养而致月经中断,此非胎孕。

【原文】妇人经月下,但为微少。师脉之,反言有躯,其后审然,其脉何类?何以别之?师曰:寸口脉阴阳俱平,荣卫调和,按之滑,浮之则轻,阳明、少阴,各如经法,身反洒淅,不欲食饮,头痛心乱,呕哕欲吐,呼则微数,吸则不惊,阳多气溢[1],阴滑[2]气盛,滑则多实,六经养成。所以月见,阴见阳精,汁凝胞散[3],散者损堕。设复阳盛,双妊二胎。今阳不足,故令激经[4]也。

【注释】[1]阳多气溢:指怀孕初期,阴血下聚,阳气偏盛,冲脉上逆。[2]阴滑:指重按脉滑。[3]阴见阳精,汁凝胞散:指女受男精成胞胎后,若阳气不足,就会流产。[4]激经:又称盛胎。怀孕后仍有月经,无损胎儿,待胎儿渐长,月经方停,称为激经。此属特异生理现象。

【语译】妇女月经按时来潮，但是经量极少。老师诊脉后，反而说是怀孕，后来证实果然是有胎孕，脉象应属于哪一类？如何进行鉴别呢？老师回答说：寸部和尺部脉都正常，说明营卫调和；重按脉滑，浮取则为轻度滑脉，阳明、少阴各经的脉象都正常，而病人反见身体怕冷、不思饮食、头痛、心中烦乱、呕哕欲吐、呼气稍快、吸气不乱的表现，这是由于阳气偏盛、冲气上逆引起；重按得滑脉是气血充盛、六经经脉得于濡养所致。所以月经虽然每月照常来潮，女受男精后仍然能发育成胎儿。如果胞气离散，就会堕胎。假如阳气充盛，就会怀双胎。现在阳气不足，所以产生激经。

【按语】妇女怀孕后，月经按时而来，经量稍少，寸尺脉滑利，各条经脉的功能正常，叫做激经。由于妊娠阴血下聚养胎，阴盛于下，阳亢于上，则为头痛、心中烦乱，同时引起呼吸稍快；阳气不能温暖肌表，则身反恶寒；冲气上逆，则不思饮食、恶心呕吐，这些为妊娠的正常反应。脉象滑利，是气血充盛，六经得养，故冲任脉饱满，虽已怀孕，月经仍然按时来潮。如果母体阳虚，受精成胎发育不良，胞胎就会分离、消散而堕胎；如果母体阳气旺盛，就会形成双胎。

【原文】妇人妊娠，小便难，饮如故，当归贝母苦参丸主之。

　　妇人妊娠有水气，身重，小便不利，洒洒恶寒，起即头眩，葵子茯苓散主之。

　　妇人妊娠，宜服当归散，即易产无疾苦。

【语译】妇女怀孕，表现为小便困难、饮食正常，可用当归贝母苦参丸治疗。

　　妇女怀孕，患水肿病，见到身体沉重、小便不利、微微恶寒、起立时头晕眼花等表现,可用葵子茯苓散治疗。

妇女怀孕,适当服当归散,分娩就比较容易而无多大痛苦。

【按语】妊娠,饮食如故,是脾胃功能正常;小便难,是因妊娠阴血不足,肺阴失养,阴虚生热,肺燥津亏,不能输津于膀胱所致,故用当归贝母苦参丸补血清热、润燥宣肺进行治疗。

妊娠患水气病,膀胱气化不行,水气泛溢肌肤,则身体肿重、小便不利;水气干扰,阳气不能温暖肌肤,则洒淅恶寒;水气上犯清阳之位,故起则头眩。此为妊娠水肿的实证,故用通窍利水的葵子茯苓散治疗。

妊娠无病,不必服药。如果血虚有热,可用当归散治疗,补血清热,消除疾病,有利于分娩。运用此方时,应当有病治病,不宜常服。

【原文】师曰:有一妇人来诊,一作脉。自道经断不来。师言:一月为衃,二月为血,三月为居经[1],是定作躯也,或为血积,譬如鸡乳子[2],热者为禄[3],寒者多浊,且当须后月复来,经当入月几日来。假令以七日所来,因言且须后月十日所来相问。设其主复来者,因脉之,脉反沉而涩,因问曾经半生,若漏下亡血者,定为有躯。其人言实有是,宜当护之。今经微弱,恐复不安。设言当奈何?当为合药治之。

【注释】[1]居经:指月经三月来潮一次,属正常生理现象。[2]鸡乳子:即鸡孵卵之意。[3]禄:好的征兆。

【语译】老师说:有一妇女来诊病(另一本作来诊脉),自诉月经停止未来。老师说:停经一月是因为有瘀血内阻;停经二月是血分有病;月经三月来一次是居经,属正常的生理现象。

至于判断是怀孕还是血积,就好像鸡孵卵一样,热的则有生机,寒冷的多混浊而无生机,所以还要等到下次月经再来时才能判断,了解月经应当入月后几日才来。假如每月后七天来潮,就要等到下月十日左右再来讯问。如果说明月经已经来潮,则可进行诊脉,发现脉反沉涩,因而问曾经是否小产,如果又有漏下失血的病史,就一定是怀孕。病人反映情况属实,就应当很好护理。现在月经量微少,恐胎孕不安。应该如何处理?应当配合药物进行治疗。

【按语】对停经妇女要辨别是否怀孕,必须等到下次月经来潮,了解有无小产病史。如果月经来潮,脉象沉涩,又有小产、漏下失血史,则说明是胎孕。此是因为怀孕受寒,不能温养,冲任虚损,不能统摄所致;如像母鸡孵蛋,得热则生、遇寒则坏一个道理。如果月经量少,说明气血已亏,不能养胎,则容易流产。既应注意护理,又应配合适当的药物进行治疗。

【原文】师曰:有一妇人来诊,自道经断即去。师曰:一月血为闭,二月若有若无,三月为血积。譬如鸡伏子,中寒即浊,中热即禄。欲令胎寿,当治其母。侠寒怀子,命则不寿也。譬如鸡伏子,试取鸡一,毛拔去,覆子不遍,中寒者浊。今夫人有躯,少腹寒,手掌反逆,奈何得有躯?妇人因言:当奈何?师曰:当与温经汤。设与夫家俱来者,有躯;与父母家俱来者,当言寒多,久不作躯。

【语译】老师说:有一妇人来就诊,自诉月经停止。老师说:已停经一月仍未来为闭经;停经二月后仍不来,好像有孕,又像无孕;停经三月不来为瘀血积聚。妇人怀孕,如同鸡孵蛋,受寒就变混浊,受热则有生机。想要胎儿成活,应治疗胎儿的母亲。

怀孕受到寒邪侵袭,胎儿就不易成活。如像鸡孵蛋一样,试取一只母鸡,拔去它的鸡毛,羽毛不能周全地覆盖鸡蛋,鸡蛋受到寒邪侵袭,就会变得混浊。如今妇人怀孕后,少腹受寒,手掌反而逆冷,怎么能够有孕呢? 妇人问道:应当怎样对待? 老师说:应当服温经汤治疗。如果这妇人是和丈夫家的人一起来诊病,就是有孕;若与父母家的人一起来求诊病,应该说是多有寒气,停经虽然很久,也不会怀孕。

【按语】妊娠后应当注意保暖,防止寒邪侵袭。如果怀孕受寒,引起少腹寒冷、手足逆冷,则不能怀孕,胎儿也不易成活。故停经后受到寒邪侵袭,应当服温经汤以温经散寒。

【原文】师曰:有一妇人来诊,因言阴阳俱和调,阳气长,阴气短[1],但出不入[2],去近来远[3],故曰反。以为有躯,偏反血断,断来几日,假令审实者,因言急当治,恐经复下。设令宫中人,若寡妇无夫,曾夜梦魇交通邪气,或怀久作癥瘕,急当治下。服二汤,设复不愈,因言发汤当中。下胎而反不下,此何等意邪? 可使且将视赤乌[4]。一作赤乌。

师曰:若宫里张氏不差,复来相问。臣亿等详此文理脱误不属,无本可校,以示阙疑。余皆仿此。

【注释】[1]阳气长,阴气短:指寸脉长、尺脉短。[2]但出不入:指脉只浮不沉。[3]去近来远:指脉回落时盛大、上升时微弱。[4]赤乌:即赤鸟,为预示吉凶祸福的神鸟。

【语译】老师说:有一妇人来诊病,发现尺寸部的脉基本调和,只是寸脉略长,尺脉略短,浮而不沉,脉回落时盛大,上升时微弱,称为反常脉,提示可能有孕,刚好月经又中断,中断不过几天,假如审察是怀孕,因此说,应当尽快治疗,恐怕月经还会再来。假如是宫女,就像寡妇没丈夫一样,曾夜梦与鬼邪梦交,或怀情抑郁过久而成癥痕,应当赶快用下瘀血的方法治疗。服两剂汤药,仍然不愈,就说用汤药治疗应当中病。如果用下胎方而不见胎下,这又是什么意思呢?可以认为即将见到赤乌,预示患了不治之证("乌"一本作"马")。

老师说:像宫里姓张的妇女病不痊愈,可以让她再来相问(臣亿等详上文有脱漏错误不相连属,没有书可以校勘,说明有缺漏或疑问。以后之文都与此相同)。

【按语】寸脉长浮旺盛是有孕的脉象,月经停后又来,说明是妊娠下血,故必须及时治疗,防止流产。如果像宫女一样,忧思抑郁,气滞血瘀,形成癥病,就要用攻下瘀血的方药治疗;如果服药后无效,则病情预后不良。

【原文】师曰:脉妇人得平脉,阴脉小弱,其人渴,不能食,无寒热,名为躯,桂枝主之。法六十日当有娠。设有医治逆者,却一月加吐下者,则绝之。方在《伤寒》中。

【语译】老师说:诊得妇女为正常脉象,只是尺脉细弱,病人有口渴、不能饮食等症,但无恶寒发热的表现,这是妊娠,可用桂枝汤治疗。按理六十日应当有妊娠的表现,假如医生治疗不正确,经过一个月又增加呕吐下利等症状,则再也不能使用桂枝汤。桂枝汤方在《伤寒论》中。

【按语】病人身有病而脉如常人,只是尺脉细弱,为怀孕初期,阴血养胎所致;无寒热,是外无表证;口渴为阴血亏少,不能润口;不能食,是冲气上逆,脾胃虚寒,故用桂枝汤温运脾胃进行治疗。妇人停经六十天后当有此证,为早孕反应,如果不知是妊娠恶阻而误治,经过一个月,又加呕吐下利,胃气更伤,则不能再用桂枝汤治疗。

【原文】妇人脉平而虚者,乳子法也。平而微实者,奄续[1]法也。而反微涩,其人不亡血、下利,而反甚其脉虚,但坐乳[2]大儿及乳[3]小儿,此自其常,不能令甚虚竭,病与亡血虚等,必眩冒而短气也。

师曰:有一妇人好装衣来诊,而得脉涩,因问曾乳子,下利?乃当得此脉耳,曾半生、漏下者可;设不者,经断三月、六月。设乳子漏下,可为奄续,断小儿勿乳,须利止复来相问,脉之。

【注释】[1]奄续:指继续怀孕。[2]坐乳:因为喂乳。[3]乳:此指孕育。

【语译】妇人脉象平和而偏虚弱,是产后哺乳的正常脉象。脉象平和而略微有力的是继续怀孕的脉象。脉象反而微涩,又无失血、下利等症,脉象反而更加虚弱,这是因为既要给大儿喂奶又要孕育小儿,故自然属正常现象,不能使其过于虚弱,病人的表现与失血病所致的虚证相同,所以会引起头晕眼花和短气等症状。

老师说:有一穿着盛装的妇女来就诊,诊得脉涩,问她是否哺乳或曾患过泄泻病?如果有上述情况,才会见到这种脉象。如果曾经有小产、漏下病史,也可能出现此种脉象;假若未患,则是已停经三月、六月。假如因哺乳或患漏下,可能是仍在怀孕,应给小儿断乳,等泄泻已止,再来询问病情,为她诊脉而作出判断。

【按语】哺乳期,血化为奶,故脉象平和而略带虚弱;继续怀孕时,供养胎儿而气血充盛,故脉象平和而微实。现在反而微涩,是因为既要喂奶,又要孕子,气血供应不及,故脉象较虚。气血不能上养,则引起头晕眼花和短气等症。

哺乳、下利、小产、漏下损伤阴血,则见涩脉。月经停止3~6月,供养胎儿生长而气血耗损,亦可见到涩脉。如果在哺乳期发生漏下,可能是继续怀孕,这是因为气血不足,为保证继续妊娠,必须给小儿断奶。

【原文】师曰:寸口脉微迟,尺微于寸,寸迟为寒,在上焦,但当吐耳。今尺反虚,复为强下之,如此发胸满而痛者,必吐血;少腹痛腰脊痛者,必下血。

师曰:寸口脉微而弱,气血俱虚,若下血,呕吐,汗出者可。不者,趺阳脉微而弱。春以胃气为本,吐利者可。不者,此为水气,其腹必漏,小便则难。

【语译】老师说:寸口脉象微迟,尺脉比寸脉更微小,寸脉迟表示受到寒邪侵袭,病在上焦,应当用吐法治疗。如今尺脉反而虚弱,再强行用攻下法,如果发生胸满疼痛的症状,一定会引起吐血;若出现少腹、腰脊疼痛症状,一定会发生下部出血。

老师说:寸口脉象微弱,是气血两虚,如果有下血、呕吐、汗出的情况,即可出现这种脉象,否则,就会表现为趺阳脉微弱。春天以胃气为本,木旺克土,引起呕吐、泄泻,否则,会引起水气病,病人腹部一定胀满,小便一定困难。

【按语】寸脉迟,为上焦有寒,因势利导,可用吐法治疗;尺脉微是阳虚,强行攻下,虚阳上逆,寒凝胸中而致胸满疼痛;气不摄血,则引起吐血。寒凝腰腹,亦可引起少腹、腰脊疼痛;气不摄血于下,又可引起下血。下血、呕吐、汗出都会耗气伤血,引起气血两虚,故寸口、跌阳脉都容易见到微弱脉。春天木气旺盛,木旺乘土,脾胃失和,引起呕吐、下利,不然,脾胃失运,水气泛溢,则可引起腹胀、小便困难等症。

【原文】妇人常呕吐而胃反,若常喘,一作多唾。其经又断,设来者必少。

师曰:有一妇人,年六十所,经水常自下,设久得病利,少腹坚满者为难治。

师曰:有一妇人来诊,言经水少,不如前者,何也?师曰:曾更下利,若汗出、小便利者可,何以故?师曰:亡其津液,故令经水少。设经下反多于前者,当所苦困。当言恐大便难,身无复汗也。

【语译】妇女经常呕吐、胃反,或经常气喘(另一版本作多唾),月经又停止来潮,假如月经来潮,必然经量较少。

老师说:有一妇女,年龄六十岁左右,月经经常来潮,假若久患泄泻病,病人少腹硬满,较为难治。

老师说:有一妇女来诊病,自述月经经量减少,不如过去那样量多,这是为什么呢?老师说:病人曾经发生过泄泻,如果再加上汗出、小便多,则可如此。为什么呢?老师说:因为耗伤津液,所以使月经经量减少。如果月经来潮反而比以前增多,病人会感到痛苦。应告诉病人,可能会出现大便困难、身体无汗等症。

【按语】妇女经常呕吐、胃反,或多唾,均会损伤津血;经常气喘则会导致气虚;病人气血不足,不能滋养冲任,所以容易引起停经。气血不足,冲任空虚,即使月经来潮,经量必然很少。

妇女年已六十,月经常来,是冲任虚损,不能统摄,气血易耗;如果久患泄泻,则更易耗伤津血;加上气血瘀滞而形成的少腹坚满,说明气血已经大伤,故病重难治。

月经经量减少，是因患泄泻、汗出过多、小便通利等病而损伤津液所致。如果月经来潮反而比以前增多，津液耗伤更加严重，故会引起大便困难、不再出汗等症。

【原文】师曰：寸口脉沉而迟，沉则为水，迟则为寒，寒水相搏，趺阳脉伏，水谷不化，脾气衰则鹜溏，胃气衰则身体肿。少阳脉卑，少阴脉细，男子则小便不利，妇人则经水不通。经为血，血不利则为水，名曰血分。一作水分。

【语译】老师说：寸口脉象沉迟，沉脉主有水气，迟脉主有寒邪，寒邪与水气相互作用，趺阳脉沉伏，水谷不能运化，脾气虚衰则会引起大便稀溏如鸭粪，胃气虚弱则身体出现浮肿。少阳脉沉而无力，少阴脉细，男子就会引起小便不利，妇女就会引起月经停闭。月经是血，血不通利则引起水病，故名做血分病（另一版本作"水分"）。

【按语】寸口脉沉迟为寒水内伏，损伤脾胃，则趺阳脉沉伏。脾胃阳虚，水谷失运，水湿不化，水湿下注，则为大便溏稀；水湿泛溢，则为身体水肿。少阳脉弱，为三焦水气不化；少阴脉细，肾气不能蒸腾气化，故男子膀胱气化不行而小便不利，女子冲任失调而经水不通。月经是血液变化而成，血中含有津液，血不运行，则水液停聚，故名血分。

【原文】师曰：寸口脉沉而数，数则为出，沉则为入，出则为阳实，入则为阴结。趺阳脉微而弦，微则无胃气，弦则不得息。少阴脉沉而滑，沉则为在里，滑则为实，沉滑相搏，血结胞门，其藏不泻，经络不通，名曰血分。

【语译】老师说:寸口脉沉数,脉数为出,脉沉为入,出则属阳脉为阳气实,入则属阴脉为阴分气结。趺阳脉微弦,微则胃气衰微,弦则引起呼吸喘息。少阴脉沉滑,沉脉主病在里,滑脉主病属实证,沉脉与滑脉并见,是阴血瘀结于胞宫,其脏气闭塞,经络不通,叫做血分病。

【按语】寸口脉沉数,为阳气实,阴分气结。趺阳脉微弦,为胃气衰微;土不生金则气喘不得息。少阴脉沉滑,为下焦实证,是阴血瘀结于胞宫,脏气闭塞,经络不通,叫做血分病。

【原文】问曰:病有血分,何谓也? 师曰:经水前断,后病水,名曰血分。此病为难治。

问曰:病有水分,何谓也? 师曰:先病水,后经水断,名曰水分,此病易治。何以故? 去水,其经自当下。

【语译】问道:什么叫血分病? 老师回答说:是先出现月经停闭,后来才患水肿病,叫做血分病,此病较难治疗。

问道:什么叫水分病? 老师回答说:先患水肿病,后来才引起月经停闭,叫水分病。此病较易治疗,为什么这样说呢? 因为只要利其水,月经会自然来潮。

【按语】月经先闭,因血停不能行水,水气泛溢则成水肿,叫做血分病。血病难除,则水肿难消,故此病难治。

先患水肿,水湿停滞,冲任失养,而致月经闭阻,叫做水分病。此病因水肿引起,只要除去水湿,冲任调畅,则月经自然来潮。

【原文】脉濡而弱,弱反在关,濡反在颠。迟在上,紧在下。迟则为寒,名曰浑。阳浊则湿,名曰雾。紧则阴气慄。脉反濡弱,濡则中湿,弱则中寒,寒湿相搏,名曰痹。腰脊骨节苦烦,肌为不仁,此当为痹,而反怀躯,迟归经。体重,以下脚为跗重,按之没指,腰冷不仁,此为水怀。喘则倚息,小便不通,紧脉为呕,血气无余,此为水分,荣卫乖亡,此为非躯。

【语译】妇人脉濡弱,弱脉见于关部,濡脉见于寸部。迟脉位于寸部,紧脉位于尺部。脉迟表示内有寒邪,这叫做浑。阳气浑浊,水气停聚则为湿,叫做雾。尺脉紧为阴气亢盛,则引起畏寒战抖。脉反见濡弱,濡脉是有湿邪中伤,弱脉是有寒邪中伤,寒湿相互结合,叫做痹。腰脊骨节酸楚烦疼,肌肤麻木不仁,这些应当是痹证的表现,反认为是怀孕,是因月经迟来。如果病人身体沉重,下肢足跗浮肿,按之凹陷没指,腰冷麻木不仁,这是水液蓄积。喘息不能平卧,小便不通,紧脉为呕吐,又兼血气不足,这是水分病,是由于荣卫不和所致,并不是怀孕的表现。

【按语】迟脉在寸部,紧脉在尺部。脉迟则为有寒,寒伤阳气,凝滞气血,气血运行不畅,因而凝结,故叫做浑。阳气浑浊不能行水则聚,叫做雾。尺脉紧则阴气盛,失于温煦,则畏寒战慄。脉见濡弱为寒湿中伤,叫做痹,临床可见湿流关节引起的腰脊骨节酸楚烦疼、肌肤麻木不仁等症。寒湿阻碍血行,则月经来迟,容易与痹证混淆,而误认为妊娠。寒湿内伤,水气泛溢,则身体沉重,下肢浮肿、按之没指,腰冷麻木不仁,这是水肿。水气上犯于肺,呼吸不利,则喘促倚息;水气不能下输膀胱,则小便不通;寒邪犯胃,胃气上逆,则为呕吐,并引起血气不足,荣卫不和,这是水分病,与妊娠不同。此节主要指出痹证、水气等病与妊娠的鉴别。

平产后诸病郁冒中风发热烦呕下利证第三

【提要】论述产后痉病、郁冒、中风、腹痛、烦乱、呕逆、下利、大便难等妇科常见病的脉证和临床治疗。

【原文】问曰:新产妇人有三病。一者病痉,亦作痓。二者病郁冒[1],三者大便难,何谓也? 师曰:新产亡血虚,多汗出,喜中风,故令病痉。何故郁冒? 师曰:亡血复汗,寒多,故令郁冒。何故大便难? 师曰:亡津液,胃燥,故大便难。产妇郁冒,其脉微弱,呕不能食,大便反坚,但头汗出。所以然者,血虚而厥,厥而必冒,冒家欲解,必大汗出,以血虚下厥,孤阳上出,故但头汗出。所以生妇喜汗出者,亡阴血虚,阳气独盛,故当汗出,阴阳乃复。所以便坚者,呕不能食也,小柴胡汤主之。病解能食,七、八日而更发热者,此为胃热气实,承气汤主之。方在《伤寒》中。

【注释】[1]郁冒:郁,是郁闷不适;冒,昏朦而目无所见。

【语译】问道:新产的妇女有三种病证:一是痉病(痉亦作痓),二是郁冒病,三是大便困难,这是为什么呢? 老师回答说:新产妇女因产后失血过多,血液亏虚,出汗过多,容易感受风邪,因此易致痉病。为什么会发生郁冒病呢? 老师回答说:产后失血,又加上出汗较多,外感寒邪,故容易发生眩晕昏冒。为什么会发生大便困难呢? 老师回答说:产后津液亡失,胃肠干燥,故容易导致大便困难。产妇患郁冒病,脉象微弱,易见呕吐不能进食、大便反而坚硬、只是头部汗出等症,之所以如此,是因为产后阴血虚而气血逆乱,气血逆乱而发生郁冒。郁冒病将要好转时,必然出大汗,这是因为阴血虚于下,阳失依附,虚阳上越,所以头部出汗。产妇容易出汗的原因,是因为阴液耗伤,血液亏损,阳气亢盛,故当出汗,才能使阴阳恢复平衡。所以大便坚硬、呕吐不能进食的产妇,可用小柴胡汤治疗。病愈后能进食,七八天又出现发热,是胃有实热,可用承气汤治疗。以上处方在《伤寒论》中。

【按语】痉病、郁冒、大便困难是产后的三大常见病证。痉病是因新产妇失血过多,营卫失调,腠理不固,容易出汗,易受风邪,加上新产失血伤津,风邪侵犯更易化燥,筋脉失养而拘挛,故容易发生痉病。郁冒病是因产后失血、出汗较多,复感寒邪,郁闭于内,血虚不能上养于头,故易发生眩晕昏冒。大便难是因产后耗损津液,胃肠干燥,大便失濡,故便干而排便困难。三种病证,均是产后血虚伤津所致。产妇患郁冒病,脉象微弱,呕吐不能进食,大便反而坚硬,只是头部汗出,是因为阴血虚而气血逆乱,气血逆乱而发生郁冒。郁冒将愈时,必定大汗不止,是因阴血虚于下,阳无所附,虚阳上越所致。产妇容易出汗的原因,是因为分娩耗伤阴液,阴血不足,阳气偏盛,故当出汗使阳气减退才能使阴阳平衡恢复。至于大便坚硬、呕吐不能进食,是阳气上行,胃气上逆,津液下亏,故用小柴胡汤和利枢机,使胃气调和、津液下布而诸症自愈。病愈后能进食,七八天又出现发热,是胃有邪热的阳明腑实证,故用承气汤通腑泻热进行治疗。

【原文】妇人产得风,续之数十日不解,头微痛,恶寒,时时有热,心下坚,干呕,汗出虽久,阳旦证[1]续在,可与阳旦,方在《伤寒》中,桂枝是也。

妇人产后,中风发热,面正赤,喘而头痛,竹叶汤主之。

妇人产后,腹中疞痛[2],可与当归羊肉汤。

师曰:产妇腹痛,烦满不得卧,法当枳实芍药散主之。假令不愈者,此为腹中有干血著脐下,与下瘀血汤。

【注释】[1]阳旦证:即桂枝汤证。[2]疞(朽)痛:形容绵绵而痛。

【语译】妇人分娩时感受风邪,持续数十日不能好转,出现头微痛、恶寒、时常发热、心下坚满、干呕、汗出等症。时间虽久,阳旦证仍然存在,可用阳旦汤治疗。阳旦汤方在《伤寒论》中,即桂枝汤。

妇人产后,感受风邪而引起发热、面色红赤、气喘、头痛等症,可用竹叶汤治疗。

妇人产后,腹中绵绵作痛,可用当归羊肉汤治疗。

老师说:产妇腹痛,心烦胸满,不能安卧,应当用枳实芍药散治疗。服药后,假如病仍不愈,这是腹中有干血瘀滞于脐下,当用下瘀血汤治疗。

【按语】产后正虚,外感风寒,持续十几天不愈,表证仍在,见到头痛、发热、恶寒、心下满、干呕、汗出等症,仍属于太阳中风证,故仍以桂枝汤调和营卫进行治疗。

产后中风,头痛发热,是外感风寒所致;面赤气喘,是阴寒下盛、虚阳上越所致。此为产后正气大虚,又外感风寒,大伤正气,形成正虚邪实的病机,故用扶正祛邪、表里双解的竹叶汤治疗。

产后血虚,又损伤阳气,阳虚于内,寒凝气滞,则腹中隐痛,喜温喜按,为血虚兼寒的病证,故用当归生姜羊肉汤养血温中、补虚止痛进行治疗。

产后腹痛,烦满不卧,如果由气滞血不调和所致,当用枳实芍药散行气和血进行治疗。服药无效,是因有干血瘀滞于脐下,可兼见腹刺痛、拒按等症,故可用破血逐瘀的下瘀血汤治疗。

【原文】妇人产后七、八日,无太阳证,少腹坚痛,此恶露不尽。不大便四、五日,趺阳脉微实,再倍其人发热,日晡所[1]烦躁者,不能食,谵语,利之则愈,宜承气汤。以热在里,结在膀胱也。方在《伤寒》中。

【注释】[1]日晡所:下午3~5时。

【语译】妇人产后七八日,外无太阳表证,内见少腹坚硬疼痛的表现,是恶露未尽所致。大便未解四五天,趺阳脉微实,再加倍出现发热,下午3~5时见到烦躁、不思饮食、谵语等症状,运用通下的方法可使病情痊愈,宜用承气汤,这是因热邪壅盛于里、瘀结在膀胱所致。承气汤方在《伤寒论》中。

【按语】妇人产后七八日,外无太阳表证,内见少腹坚硬疼痛,这是瘀血停留子宫、恶露未尽的缘故。如不大便四五天;出现高热、傍晚潮热烦躁、不能饮食、谵语、脉微实的症状,是热邪在里、瘀结在膀胱,又兼阳明腑实,故宜用承气汤泻热通便,大便一通,瘀血随之下行,则病可痊愈。

【原文】妇人产中虚,烦乱呕逆,安中益气,竹皮大丸主之。

妇人热利,重下,新产虚极,白头翁加甘草汤主之。《千金方》又加阿胶。

【语译】妇人在哺乳期中,身体虚弱,出现心烦意乱、呕吐呃逆等症,宜用安中益气的竹皮大丸治疗。

妇人热盛下利,出现里急后重的症状,又正当产后不久,气血极虚,宜用白头翁加甘草汤治疗(《千金方》在本方中又加阿胶)。

【按语】产后哺乳期,阴血亏损,中气不足,致虚火内扰而心烦意乱;胃气上逆,则呕吐呃逆,故用安中益气的竹皮大丸治疗。

产后气血两虚,又患热利伤阴,热邪下迫,引起里急后重之症,此为正气极虚而兼湿热下利,故用白头翁加甘草汤再加阿胶养血滋阴、清热利湿进行治疗。

平带下绝产无子亡血居经证第四

【提要】论述妇女带下、绝产、无子、亡血、疝瘕、腹痛和各种月经病的脉证和临床治疗,并对居经、避年等特殊月经现象的脉证和机理进行阐述。

【原文】师曰:妇人带下、六极[1]之病,脉浮则为肠鸣腹满,紧则为腹中痛,数则为阴中痒,洪则生疮,弦则阴疼掣痛。

师曰:带下有三门:一曰胞门,二曰龙门,三曰玉门。已产属胞门,未产属龙门,未嫁女属玉门。

问曰:未出门女有三病,何谓也?师曰:一病者,经水初下,阴中热,或有当风,或有扇者。二病者,或有以寒水洗之。三病者,或见丹下[2],惊怖得病。属带下。

师曰:妇人带下,九实[3]中事。假令得鼠乳之病,剧易。当剧有期,当庚辛为期,余皆做此。

【注释】[1]六极:指气、血、筋、骨、肌、精等六种极度劳伤虚损的病证。[2]丹下:此指阴道有红色液体流出。[3]九实:疑为《诸病源候论》的带下九痛:"一者阴中痛伤,二者阴中流淋痛,三者小便即痛,四者寒冷痛,五者月水来腹痛,六者气满并痛,七者汁出,阴中如虫啮痛,八者胁下皮痛,九者腰痛。"

【语译】老师说:妇人有带下、六极虚劳病,脉浮主肠鸣、腹部胀满,脉紧主腹中疼痛,脉数主外阴瘙痒,脉洪主生疮疡,脉弦主下阴牵引抽痛。

老师说:带下病有三种类型:一是胞门,二是龙门,三是玉门。已生育过的属胞门,未生育过属龙门,未婚的疾病属玉门。

问道:未婚女子有三种病,具体指哪些呢?老师回答说:一种是月经初来,自觉前阴发热,有的是当风受凉,或用扇子扇风所致;二种是月经来时用冷水冲洗所致;三种是阴道流出红色液体,因受惊恐的刺激而得病。这些均属带下病。

老师说:妇女患带下病,属九实之中的病证,假如再患鼠瘘、乳病,病情容易加剧。病情加剧有一定日期,每逢含庚辛的日期就会加重。其余病证,以此类推。

【按语】妇人的病证有带下病,有因六极过度的虚损病。如见脉浮是阳气虚衰,脾失健运,则引起肠鸣、腹部胀满等症;脉紧是寒气内犯,气滞于中,则为腹中疼痛;脉数是湿热下注,则为下阴瘙痒;脉洪是阳热有余,腐肉败血,则生疮疡;脉弦是阴血失养,筋脉拘急,则下阴牵引抽痛。

未婚女子有三种带下病,一种感受风邪,郁而化热,湿热下注,引起前阴发热,而为湿热带下;二是冷水洗澡,感受寒湿,而为寒湿带下;三是惊恐刺激,肝气郁结,气郁化火,热迫血行,而为赤带。

妇女带下,属九实之中的病证,易耗伤气血,假如再患鼠瘘、乳腺方面的疾病,气血更易损伤,故病易加剧。妇女疾病多与肝经有关,如果遇到肺气旺盛的庚辛日,金旺乘木,疾病就会加重。

【原文】问曰:有一妇人,年五十所,病但苦背痛,时时腹中痛,少食多厌,喜膹胀,其脉阳微,关、尺小紧,形脉不相应,愿知所说。师曰:当问病者饮食何如。假令病者言,我不欲饮食,闻谷气臭者,病为在上焦;假令病者言,我少多为欲食,不食亦可,病为在中焦;假令病者言,我自饮食如故,病为在下焦,为病属带下,当以带下治之。

妇人带下,经水不利,少腹满痛,经一月再见,土瓜根散主之。

妇人带下,脉浮、恶寒、漏下者,不治。

【语译】问道:有一妇人,年龄五十岁左右,发病时背部感到疼痛,时常腹痛,饮食较少,又多厌食,容易腹胀,位于阳部的寸脉微,关、尺部脉小紧,症状和脉象不相符,很想了解为什么会有这些现象。老师回答说:应当询问病人的饮食情况。假如病人回答,不思吃饮食,一闻饮食便觉有臭味,是病在上焦;假如病人回答，多少想吃一点饮食，不吃也可以，是病在中焦；假如病人说，饮食正常，是病在下焦，属带下病，应按治带下病的方法治疗。

妇女患带下病，月经不调，少腹出现胀满疼痛，月经一月来两次，可用土瓜根散治疗。

妇女患带下病，见到脉浮、恶寒、崩漏等症，不容易治疗。

【按语】五十多岁的妇女，腰背痛，食少厌食，腹胀腹痛，多为湿邪侵犯，属实证，而见主虚证的微小紧脉，是脉证不合，应结合饮食状况进行鉴别。如果见到不思饮食，恶闻食臭，是湿阻胸膈，病在上焦；见到不食少食，是湿邪困脾，脾失健运，病在中焦；饮食正常，是湿流下焦，故成为带下病。

瘀血停滞下焦，则少腹疼痛；阻滞冲任，则月经不利；瘀血不去，新血不生，血不归经，则月经一月再行。可用逐瘀通经、活血止痛的土瓜根散治疗。

妇女带下过多，本已损伤气血，再见到阳气虚衰引起的脉浮、恶寒症以及气不摄血引起的漏下症，为气血阴阳大伤，不易治愈。

【原文】师曰：有一妇人，将一女子年十五所来诊，言女十四时经水自下，今经反断，其母言恐怖。师曰：此女为是夫人亲女非耶？若亲者，当相为说之。妇人因答言：自是女尔。师曰：所以问者无他，夫人年十四时，亦以经水下？所以断，此为避年，勿怪，后当自下。

【语译】老师说：有一妇人，带一个十五岁的女子来看病，说此女子十四岁时开始来月经，如今反而停止，女子的母亲感到十分担心。老师问道：女子是夫人亲生的女儿吗？如果是你亲生，我就要和你说明原因。妇人答道：是我亲生的女儿。老师

卷第九·平带下绝产无子亡血居经证第四

695

说:我之所以这样问你,没有其他的意思,大概夫人也是在十四岁时才来月经吧?现在女儿月经停止,这是一年月经来潮一次的避年,属特殊生理现象,不必惊恐,以后月经会自然来潮。

【按语】健康妇女月经周期一年来潮一次,叫避年,是属特殊生理现象。

【原文】妇人少腹冷,恶寒久,年少者得之,此为无子;年大者得之,绝产。

师曰:脉微弱而涩,年少得此为无子,中年得此为绝产。

师曰:少阴脉浮而紧,紧则疝瘕,腹中痛,半产而堕伤;浮则亡血,绝产,恶寒。

师曰:肥人脉细,胞有寒,故令少子。其色黄者,胸上有寒。

妇人少腹碨磊转痛[1]而复自解,发作无常,经反断,膀胱中结坚急痛,下引阴中,气冲者,久必两胁拘急。

【注释】[1]碨(音滚)磊(音累)转痛:痉挛样绞痛。

【语译】妇人少腹寒冷,恶寒时间已久,若年轻时患此病,就不能怀孕而无子;年长得此病,会终生不孕。

老师说:病人脉象微弱而涩,年轻人得此脉为无子,中年人得此脉为终生不孕。

老师说:少阴脉浮紧,脉紧为患疝气痞块、腹痛、小产、堕胎等病;脉浮易患失血、终生不孕、恶寒等。

老师说:肥胖妇人见到脉细,是胞宫虚寒,所以难于怀孕而少生子女。如果见到肤色发黄，为胸上有寒。

妇女少腹痉挛绞痛，发作一段时间后能自行缓解，发作没有规律，月经反而停止，膀胱部位出现硬结、拘急疼痛，牵引到下阴，气上冲逆，日久必牵引两胁拘急。

【按语】妇人阳气虚衰，失于温煦，则少腹长期寒冷。年轻时患此病，不能温养胞宫，则会无子；年长得此病，肾精已绝，则会绝产。

脉微弱而涩，是气血虚弱，故年轻时得此脉象，气血不能养胎，则无子；中年得此脉，气血大衰，故会绝产。

少阴脉浮而紧，脉紧为寒凝气滞血瘀，则为疝气、痞块、腹痛、小产、堕胎；脉浮为虚阳外越，气不摄血，则失血、绝产；阳失温煦，则恶寒。

肥胖妇人阳气虚衰，不能充养脉气，则脉细；胞宫有寒，难于养胎，所以少生子女；胸上有寒，不能推动气血上营于面，则肤色萎黄。

妇女肝气郁结，气滞不疏，则少腹痉挛绞痛；此为无形气结，故可缓解而无规律；肝郁气滞，引起冲任不调，则月经反停；肝气不疏，影响膀胱气化，气滞血瘀，则膀胱硬结；肝气不调，筋脉失养，则拘急疼痛，向下牵引到下阴；气上冲逆，必牵引两胁拘急。

【原文】问曰：妇人年五十所，病下利数十日不止，暮则发热，少腹里急痛，腹满，手掌热，唇口干燥，何也？师曰：此病属带下，何以故？曾经半产，瘀血在少腹中不去。何以知之？其证唇口干燥，故知之。当与温经汤。

问曰：妇人病下利，而经水反断者，何也？师曰：但当止利，经自当下，勿怪。所以利不止而血当断者，但下利亡津液，故经断。利止，津液复，经当自下。

妇人血下，咽干而不渴，其经必断，此荣不足，本自有微寒，故不引饮。渴而引饮者，津液得通，荣卫自和，其经必复下。

【语译】问道：妇女年龄五十岁左右，阴道流血几十天不止，到了傍晚定时发热，出现少腹拘急疼痛、腹部胀满、手掌心发热、口干唇燥等症，是什么原因呢？老师回答说：此为妇科的带下病，为什么呢？因为病人曾经发生小产，还有瘀血残留少腹不去。怎么知道呢？因为口干唇燥，治疗应当用温经汤治疗。

问道：妇人腹泻下利，月经反而停止，是什么原因呢？老师回答说：此因下利所致，只要止住下利，月经就会自然来潮，不必奇怪。之所以下利不止而月经中断，是因下利津液大伤，所以月经停止。若利止津液恢复，月经自然来潮。

妇人大便出血，咽干而无口渴，月经必然停止。这是因为营血不足，不能化生月经，加之本身又有微寒，所以不思饮水。如果口渴而喜欢饮水，则津液自然通畅，营卫自然调和，月经一定再来。

【按语】妇女年已五十，阴道流血几十天，是由于冲任虚寒，又曾经小产，少腹有瘀血残留所致。下血日久，阴虚生内热，故暮则发热，手掌心发热；瘀血阻滞，则少腹拘急疼痛，腹部胀满；瘀血阻滞，津液不能上承，则口干唇燥，应当用温补冲任、养血祛瘀的温经汤治疗。

下利耗竭津液，津亏血虚，冲任失养，所以月经断止，但当治利，下利止则津液恢复，月经自然来潮。

妇人便血，营血不足，冲任失养，月经必然停止。津液失养，则咽干；本身又有微寒，所以不想饮水。如果口渴喜饮，则津液得以通畅，营卫自然调和，月经自然来潮。

【原文】师曰：寸口脉微而涩，微则卫气不足，涩则血气无余。卫不足其息短，其形燥；血不足，其形逆；荣卫俱虚，言语谬误。趺阳脉浮而涩，涩则胃气虚，虚则短气，咽燥而口苦，胃气涩则失液。少阴脉微而迟，微则无精，迟则阴中寒，涩则血不来，此为居经，三月一来。

师曰：脉微血气俱虚，年少者亡血也。乳子下利为可，不者，此为居经，三月一来。

【语译】老师说：寸口脉象微涩，微脉主卫气不足，涩脉主气血亏少。卫气不足则呼吸气短，形体干燥；血虚不足，则形体不同平常；营卫两虚，则言语错乱。趺阳脉象浮涩，涩主胃气虚弱，引起呼吸气短、咽喉干燥而口苦，胃气涩则胃中津液耗失。少阴脉象微迟，微脉主精亏血少，迟脉主阴中寒冷，涩则经血不来，这是居经，月经三个月才来一次。

老师说：脉象微是气血两虚，年轻人则为失血所致。如果正值哺乳或患有下利，亦可见微脉；不然，这是居经，月经三个月才来一次。

【按语】寸口脉微而涩，是营卫气血亏少。卫气不足，肺气亏少，则呼吸气短；卫气失于温煦肌肤、皮毛，则形体干燥；血不足则形体失养；营卫俱虚，心神失养，不主神志而言语错乱。趺阳脉浮而涩，胃气虚不能生成宗气，则呼吸气短；胃气不能化津，则津液耗失，咽喉干燥而口苦。少阴脉微而迟，微是精血少，迟则阴中寒，是肾的阳气阴精亏损，血不定期充养冲任，故引起居经，月经三个月才来一次。

脉象微是气血两虚，年轻人阳气失于统摄，则为失血。如果在哺乳期或患下利病，津血亏损，亦可见微脉；否则，津血不能定期充养冲任，则为居经。

【原文】问曰:妇人妊娠三月,师脉之,言此妇人非躯,今月经当下,其脉何类?何以别之?师曰:寸口脉,卫浮而大,荣反而弱,浮大则气强,反弱则少血,孤阳独呼,阴不能吸,二气不停,卫降荣竭,阴为积寒,阳为聚热,阳盛不润,经络不足,阴虚阳往,一作实。故令少血。时发洒淅,咽燥汗出,或溲稠数,多唾涎沫,此令重虚,津液漏泄,故知非躯,畜烦满洫[1],月禀一经,三月一来,阴盛则泻,名曰居经。

【注释】[1]畜烦满洫(音恤):阴血积聚很多,满溢经脉。洫,指水道、沟渠,此指经脉。

【语译】问道:妇女自己认为怀孕已经三月,老师诊脉后,认为不是怀孕,当月月经一定来潮。这种情况脉象怎样?如何鉴别有孕无孕?老师回答说:寸口脉象,轻按浮大,重按沉弱,浮大主阳气亢盛,沉弱主阴血亏少,阳气单独亢盛而外出,阴血亏损而不能内守,阴阳二气不调,卫气下降,营血衰竭,阴盛为积寒,阳盛为积热,阳气亢盛则干燥失润,经络不足,阴虚阳气亢盛,所以血少。病人时常洒淅恶寒,同时兼见口咽干燥、汗出较多,或小便稠浊频数、多唾涎沫等症,这样虚上加虚,津液外泄,所以判断不是怀孕。经血积聚,溢满经脉,月经一月一次,如今三月一次,这是等待阴血充盛才能来潮,称为居经。

【按语】停经三月,寸口脉轻取浮大,重按反弱,是阳气亢盛,阴血亏少,亢阳外出,阴血不能内守,阴阳失调,营血衰竭,阴盛为积寒,阳盛为积热,阳盛伤津,经络不足,阴虚阳亢,更耗津液,而致经血不足。本已营血不足,加上时而洒淅恶寒、口咽干燥、汗出较多,或小便浓浊频数、多唾涎沫、津液外泄等症,是虚上加虚,冲任亏损,故非怀孕。经血积聚,满盈经脉,月经才能一月一次;今三月来一次月经,是等待阴血充盛才能来潮,称为居经。

【原文】问曰:妇人年五十所,一朝而清血,二、三日不止,何以治之?师曰:此妇人前绝生,经水不下,今反清血,此为居经,不须治,当自止。经水下常五日止者,五日愈。

妇人月经一月再来者,经来其脉欲自如常,而反微,不利,不汗出者,其经二月必来。

【语译】问道:妇女年龄已五十岁左右,突然下血,二三日不止,应该怎样治疗呢?老师回答说:这妇女已经不能生育,月经停闭,现在反而月经下血,这是居经,不需治疗,出血会自然停止。如果这妇女平时月经来潮五天停止,则下血五日痊愈。

妇女月经一月二次,月经来时,脉象应当如同平常。现在反见脉微,又无下利及出汗等症,月经第二个月必然会来。

【按语】妇女年已五十余,冲任已虚,月经已停,突然下血,二三日不止,是未曾生育、阴血蓄聚引起的居经。此不必治疗,下血当会自然停止。若平素来经五天停止,则下血五日便会痊愈。

妇女月经一个月来二次,不见平脉而见微脉,是阳气虚弱、不能统血引起;只要不兼下利、出汗等病再伤津血,冲任逐渐蓄血,第二个月月经必会再来。

平郁冒五崩漏下经闭不利腹中诸病证第五

【提要】论述郁冒、崩漏、闭经、腹痛、带下等病的脉证。

【原文】问曰:妇人病经水适下,而发其汗,则郁冒不知人,何也? 师曰:经水下,故为里虚,而发其汗,为表复虚,此为表里俱虚,故令郁冒也。

问曰:妇人病如癫疾郁冒,一月二十余发。师脉之,反言带下,皆如师言,其脉何类? 何以别之? 师曰:寸口脉濡而紧,濡则阳气微,紧则荣中寒,阳微卫气虚,血竭凝寒,阴阳不和,邪气舍于荣卫。疾疾,一作候。起年少时,经水来以合房室,移时过度,精感命门开[1],经下血虚,百脉皆张,中极感阳动,微风激成寒,因虚舍荣卫,冷积于丹田,发动上冲,奔在胸膈,津液掩口入,涎唾涌溢出,眩冒状如厥,气冲髀里热,粗医名为癫,灸之,因大剧。

【注释】[1]移时过度,精感命门开:此指同房时间过久,过度劳累,精气损伤,命门开泄。

【语译】问道:妇女患病,月经来潮,误用发汗方法,引起昏迷而不省人事,是什么原因呢? 老师回答说:正当经水来潮,已是里虚,又误发其汗,造成表虚,此为表里俱虚,所以发生郁冒病。

问道：妇人患病，如像癫病、郁冒，一月发作二十多次。老师切脉后，反说是带下病，真的如老师所说的那样。脉象怎样？如何鉴别？老师回答说：寸口脉濡而紧，濡脉主阳气衰微，紧脉主营血虚寒，阳气衰微则卫气虚弱，血虚寒疑，阴阳不和，邪气留于营卫之中。此病（疾病，另一本作病候）起于年轻时，经期同房，时间过久，劳累过度，损伤精气而使命门开张，经水下泄，血海空虚，百脉开张，中极穴位处感觉到阳气浮动，微感风邪，就变成寒，寒邪因体虚而留于营卫，冷气积于丹田，引动气逆而上冲，奔于胸膈，津液时时上泛，掩口吞下，痰涎唾液涌口而出，病人头目晕如像昏厥，气冲穴及大腿内侧发热，医术不精的医生诊断为癫病，用艾灸治，因此病情加重。

【按语】月经来潮，耗损阴血，故致里虚不足，又误发其汗，汗出伤津，造成表虚。这是表里都虚，气血不能上养清阳之位，所以发生郁冒病。

寸口脉濡而紧，是阳气衰微，卫气虚弱，血虚寒疑，阴阳不和，邪气留于营卫。疾病起于年轻时，月经来潮而行房事，历时过久，过度劳累，损伤命门，肾不封藏，经水下泄，血海空虚，百脉弛张，中极穴位处感觉到阳气浮动，稍微感受微风，则变为寒，寒邪因体虚而留于营卫，冷气积于丹田，发动上冲，奔于胸膈，津液时时上泛，掩口而吞，痰涎唾液涌溢而出，头晕眼花，如像昏厥；营弱阴亏，虚热内生，则气冲穴及大腿内侧发热。此为房室过度、阳损阴亏而引起的郁冒病，粗医认为是癫病，用艾灸治，故使病情加重。

【原文】问曰：妇人病苦气上冲胸，眩冒，吐涎沫，髀里气冲热。师脉之，不名带下，其脉何类，何以别之？师曰：寸口脉沉而微，沉则卫气伏，微则荣气绝，阳伏则为疹[1]，阴绝则亡血。病当小便不利，津液闭塞，今反小便通,微汗出,沉变为寒,咳逆呕沫,其肺成痿,津液竭少,亡血损经络,因寒为血厥,手足苦痹,气从丹田起,上至胸胁,沉寒怫郁于上,胸中窒塞,气历阳部,面翕如醉,形体似肥,此乃浮虚。医反下之,长针,复重虚荣卫,久发眩冒,故知为血厥也。

【注释】[1]疹(音趁):指温热病发疹。

【语译】问道:妇人患病,感到气上冲胸,引起头晕眼花、口吐涎沫、大腿内侧气冲穴附近发热等症。老师切脉后,并未诊断为带下病。这种情况脉象怎样? 如何鉴别呢? 老师回答说:寸口脉沉微,沉脉是卫气潜伏,微脉是营气衰竭,阳气潜伏则为热病发疹,营阴衰绝则出血。此病应当小便不利,津液闭塞,现在反而小便通利,微微汗出,脉象沉伏为寒,咳嗽气逆,呕吐涎沫,形成肺痿;津液枯竭,失血损伤经络,由于阴寒内盛而形成血厥,病人感到手足麻痹;气从脐下丹田上冲胸胁,沉寒蓄积于上焦,胸中产生窒塞感;气向上达头面,则面部发热潮红,形如酒醉;形体似乎肥胖,此为虚肿的表现。医生反而攻下,又用长针针治,使营卫更加虚损,久则发生眩晕,所以知道这是血厥病。

【按语】血厥病发生眩冒、气上冲胸、吐涎沫、大腿部发热等症,是因为营血亏损、阴虚阳浮所致;阴血不能养肺,则为肺痿,肺叶焦枯,水津失布,则咳嗽气逆、呕吐涎沫;津少血亏,不能营养四肢,则为血痹,手足麻木;由于营血亏虚,阴损及阳,阳气虚衰,阳虚于下,阴寒上逆,则为胸中窒塞;虚阳上越,则面红如醉;形似肥胖,为阳虚水肿。反用攻下、针刺,重伤其阳,营卫更虚,则眩冒更甚。

【原文】问曰:五崩何等类? 师曰:白崩者形如涕,赤崩者形如绛津,黄崩者形如烂瓜,青崩者形如蓝色,黑崩者形如衃血也。

【语译】问道:妇女的五种崩证如何分类? 老师回答说:白崩病,带色白形如鼻涕;赤崩病,带色深红形如津液;黄崩病,带色黄形如烂瓜;青崩病,带色青蓝;黑崩病,带色紫红形如坏血。

【按语】白崩为阴寒内盛,赤崩为热盛迫血,黄崩为湿热蕴结,青崩为肝气郁结,黑崩为瘀血停滞,病机不同,表现各异。

【原文】师曰:有一妇人来脉,反得微涩,法当吐,若下利,而言不,因言夫人年几何? 夫人年七七四十九,经水当断,反至今不止,以故致此虚也。

寸口脉弦而大,弦则为减,大则为芤,减则为寒,芤则为虚,虚寒相搏,脉则为革,妇人则半产、漏下,旋复花汤主之。

妇人陷经漏下,黑不解,胶姜汤主之。

【语译】老师说:有一妇女月经来潮前来诊脉,切得脉象微涩,按理应有呕吐或下利等症,病人反说没有,于是问她有多大年龄,知其年龄已四十九岁,月经应当断绝,反而还未停止,所以见到气血俱虚的脉象。

寸口脉弦大,虽为弦脉但重按力量却比弦脉衰减,脉形虽大,中心却空而似芤脉;重按而衰减的弦脉是主寒证,大而中空的芤脉则主虚证;寒和虚相互结合,则成为革脉,妇女见到这种脉象,会有小产、崩漏,可用旋覆花汤治疗。

妇人经气下陷而漏下不止，经色黯黑，日久不愈，可用胶姜汤治疗。

【按语】妇女年近五十岁，天癸已绝，冲任干枯，月经当停，反而月经来潮，是气血亏损，不能固摄，故脉来微涩。

革脉浮而中空，主气虚血寒，气虚不能摄胎，血寒不能养胎，因而引起小产；气虚不能摄血，冲任不固，阴血不能内守，则为漏下。旋覆花汤疏肝开郁，活血通络，对半产漏下因肝气郁结者有效。若因气虚血寒引起者，本方不太适用，宜养气固冲、止漏安胎为要。

妇人冲任虚寒，经气下陷，漏血不止，经色黯黑，可用温补冲任、养血止血的胶姜汤治疗。

【原文】妇人经水不利，抵当汤主之。方在《伤寒》中。

妇人经水闭不利，脏坚癖不止[1]，中有干血。下白物，矾石丸主之。

妇人腹中诸疾痛，当归芍药散主之。一云：治怀妊腹中疼痛。

妇人腹中痛，小建中汤主之。方在《伤寒》中。一云：腹中痛小便利，理中汤主之。

【注释】[1]脏坚癖不止：指胞宫内干血坚结不散。

【语译】妇人月经不通利，可用抵当汤治疗。抵当汤方在《伤寒论》中。

妇人月经闭塞不通，子宫内有坚硬的癥块积聚不散，是因子宫内有干血瘀积，下白带，可用矾石丸。

妇人腹中各种疼痛，可用当归芍药散治疗（另一说法：当归芍药散可治妊娠腹中疼痛)。

妇人腹痛,可用小建中汤治疗。方在《伤寒论》中(另一说法:腹中疼痛、小便通利,用理中汤治疗)。

【按语】妇人瘀血内停而致月经不通,可用破血逐瘀的抵当汤治疗。

妇人子宫内有干血瘀积,而致月经闭塞不通,少腹坚硬,痞块不散。干血不去,郁久化生湿热,久而腐化,变生白带。先用矾石丸纳入阴中,清热除湿而止白带。带止后宜活血逐瘀以通经。

妇人腹痛以气滞血瘀者为最多,若兼水湿内停,可用当归芍药散通调气血、祛除水湿进行治疗(另一说法:当归芍药散可治妊娠腹中疼痛)。

妇人因虚寒凝滞而引起的腹痛,可用小建中汤温中补虚进行治疗(另一说法:腹中疼痛、小便通利,用理中汤治疗)。

平咽中如有炙脔喜悲热入血室腹满证第六

【提要】论述妇女热入血室、咽中如有炙脔、脏躁、腹满等病的脉证及临床治疗。

【原文】妇人咽中如有炙脔状,半夏厚朴汤主之。

妇人脏躁,喜悲伤欲哭,象如神灵所作,数欠,甘草小麦汤主之。

【语译】妇人自觉咽部有异物感,如烤肉块梗塞之状,可用半夏厚朴汤治疗。

妇人患脏躁病,容易悲伤,经常想哭,好像神灵作怪,常打呵欠,可用甘草小麦汤治疗。

【按语】妇女情志不疏,气郁生痰,痰气郁结咽喉,则见咽中异物感,吐之不出,吞之不下,可用行气开郁化痰的半夏厚朴汤治疗。

忧思抑郁,情志不遂,气郁化火,阴液伤损,而为脏躁。血不养心,神思不宁,则喜悲伤欲哭,如有神灵所作;脾气不足,精神不振,故喜打呵欠。故用甘缓益脾、润燥养心的甘草小麦汤治疗。

【原文】妇人中风,发热恶寒,经水适来,得之七、八日,热除,脉迟,身凉,胸胁下满如结胸状,其人谵语,此为热入血室[1],当刺期门,随其虚实而取之。

妇人中风,七、八日,续有寒热,发作有时,经水适断者,此为热入血室,其血必结,故使如疟状,发作有时,小柴胡汤主之。方在《伤寒》中。

妇人伤寒,发热,经水适来,昼日了了,暮则谵语,如见鬼状,此为热入血室,无犯胃气若上二焦,必当自愈。二字疑。

阳明病,下血而谵语,此为热入血室。但头汗出者,当刺期门,随其实而写之,濈然汗出者则愈。

妇人少腹满如敦敦[2]状。《要略》云:满而热。小便微难而不渴,生后生后疑。者,此为水与血并结在血室,大黄甘遂汤主之。

【注释】[1]血室:此指子宫。[2]敦敦:形容少腹胀满高起。

【语译】妇人患太阳中风证,症见发热恶寒,刚好月经来潮,得病七八日后,发热已退,脉象迟缓,身体凉和,但胸胁部仍然胀满,如同结胸,病人口中谵语,这是热入血室所致,应当针刺期门穴,随病证的虚实而使用不同手法治疗。

妇人患太阳中风证,七八天仍然恶寒发热,发作有一定时间,月经刚好在此时停止,这是邪热侵入血室,与血互结而形成的证候,像疟疾一样,寒热往来,发作有时,可用小柴胡汤治疗。小柴胡汤方在《伤寒论》中。

妇人患太阳伤寒证,症见发热,此时月经刚好来潮,白天病人还神志清醒,一到傍晚则语言错乱,如见鬼神一样,这是热入血室的表现,治疗时不要伤害胃气及上、中二焦,病必然会瘥愈("瘥愈"二字存疑)。

阳明病,出现下血、谵语之症,这是热入血室的表现。病人只是头部出汗,应当刺期门穴,随其邪实而泻其热邪,使周身微微出汗,病就会瘥愈。

妇女少腹胀满,腹壁高高突起(《金匮要略》说:腹满而热),小便略感困难,口中不渴,产后("产后"二字存疑)出现这种情况,这是水与血郁结血室,可用大黄甘遂汤治疗。

【按语】月经来潮时患太阳中风证,七八天后,热退,脉迟身凉,是表证已去。病人发生谵语,这是热入血室、上扰心神所致。瘀热于肝,则胸胁疼痛,故应当针刺期门穴,根据病证的虚实而使用不同手法治疗。

妇人患太阳中风证,七八天仍恶寒发热,发作有时,如月经刚好停止,这是邪热乘虚侵入血室,与血相搏,而成瘀热互结证。正邪相争,故像疟疾一样,寒热往来,发作有时,可用小柴胡汤清解内陷的瘀热进行治疗。

患太阳伤寒证,发热时,月经适来,热邪内陷,热与血搏,热在血分,白天热在卫分,心神未受干扰,则神智清楚;一到傍晚热入营分,扰乱神明,则语言错乱,如见鬼状,这是热入血室的表现。治疗时病不在表亦不在阳明,故不要伤害胃气及上、中二焦,应从下焦入手,病必然会痊愈。

阳明病,里热太重,热邪直入血室,里热熏蒸逼迫,则出现下血、谵语、但头汗出等症。血室属于肝经,故应当刺期门穴,泻其热邪,使周身微微出汗,病就会痊愈。

妇女少腹胀满如鼓,是水与血结于少腹;气化不行,则小便困难;津液不能上承,则口中不渴,可用祛瘀逐水的大黄甘遂汤治疗。

平阴中寒转胞阴吹阴生疮脱下证第七

【提要】论述妇女阴寒、转胞、阴吹、阴疮、阴挺等病的脉证及临床治疗。

【原文】妇人阴寒,温中坐药,蛇床子散主之。

妇人著坐药,强下其经,目眶为痛,足跟难以践地,心中状如悬。

【语译】妇人前阴寒冷,可用温暖阴部的坐药,用蛇床子散纳入阴道之中进行治疗。

在妇人阴道内放入坐药,强迫使她的月经通下,这就会出现目眶疼痛、足跟疼痛难以着地、心中感觉空虚等症状。

【按语】妇人前阴寒冷,为阳虚寒凝,可用温阳祛寒的坐药蛇床子散治疗。

妇人阴道内放入坐药,强行通经,则耗伤气血,损及肝肾。肝血失养则目眶疼痛;肾精不足,则足跟难以着地;气血不能养心,则心中感觉空虚。

【原文】问曰:有一妇人病,饮食如故,烦热不得卧,而反倚息者,何也? 师曰:得病转胞[1],不得溺也。何以故? 师曰:此人故肌盛,头举身满,今反羸瘦,头举中空感,一作减。胞系了戾[2],故致此病,但利小便则愈。宜服肾气丸,以中有茯苓故也。方在《虚劳》中。

【注释】[1]转胞:指膀胱急痛、小便不通的病证。[2]胞系了戾:膀胱之系扭转不顺。

【语译】问道:有一妇女患病,饮食正常,但感心中烦热,不能安睡,反要靠床呼吸,这是为什么呢? 老师回答说:因患了转胞病,小便不通。为什么如此? 老师回答:此人过去肌肉丰盛,抬头仰胸,身体强壮,现在反而身体瘦弱,抬头则感头脑空虚("感"一本作"减"),这是因为膀胱之系扭转,而致小便不通,只要通利小便就会痊愈。宜服肾气丸,因为方中有茯苓的缘故。肾气丸方在《虚劳篇》中。

【按语】转胞病是由于肾气虚弱,膀胱气化不行,而致小便不通所致。病不在胃,则饮食如故;水气不化,上犯于心,则心烦不得卧;饮犯于肺,肺气不降,则气喘倚息。故宜服肾气丸,振奋肾阳,方中茯苓利尿通便,小便通利则转胞可愈。

【原文】师曰:脉得浮紧,法当身躯疼痛,设不痛者,

卷第九 · 平阴中寒转胞阴吹阴生疮脱下证第七

当射[1]云何,因当射言。若肠中痛、腹中鸣、咳者,因失便[2],妇人得此脉者,法当阴吹[3]。

师曰:寸口脉浮而弱,浮则为虚,弱则无血,浮则短气,弱则有热,而自汗出。趺阳脉浮而涩,浮则气满,涩则有寒,喜噫吞酸。其气而下,少腹则寒。少阴脉弱而微,微则少血,弱则生风,微弱相搏,阴中恶寒,胃气下泄,吹而正喧。

师曰:胃气下泄,吹而正喧,此谷气之实也,膏发煎导之。

【注释】[1]射:测度、推测之意。[2]失便:此指失于大便,大便不通。[3]阴吹:指前阴出气有声。

【语译】老师说:病人脉象浮紧,应当有身体疼痛的症状,假若身体不痛,应当推测病在何处,因而可以根据病人所诉来推测。假若病人告诉有腹中疼痛、肠鸣、咳嗽等症,又因为失于大便而便结不通,妇人见到这种脉象,应当出现阴吹病。

老师说:寸口脉浮弱,浮脉主阳气虚,弱脉主阴血少,浮则呼吸喘急,弱则生热,因而自汗出。趺阳脉浮涩,浮主气滞胀满,涩主阴寒内盛,常见打呃吞酸等症。寒气在下,少腹部出现寒冷。少阴脉微弱,微主血液减少,弱主血虚生风,微弱脉相互并见,是前阴怕冷,胃气下泄,气从前阴排出,引起阴吹,声大嘈杂。

老师说:胃气下泄,从阴道排出,形气阴吹,喧叫有声,这是谷气充实所致,用猪膏发煎润导治疗。

【按语】脉象浮紧,为风寒束表,应见身体疼痛的症状,若不疼痛,说明并非外邪所致。病人有腹中疼痛、肠鸣、咳嗽等症,是因大便不通,腑气不降,气逆上冲引起;阳气外张,则引起浮紧脉;肠中浊气干及阴道,则为阴吹。此为实热性阴吹。

寸口脉浮而弱,是阳气虚、阴血少,气虚上逆则引起短气,血虚则生内热,热迫而自汗出。趺阳脉浮而涩,是脾胃有虚寒,胃气上逆则打呃吞酸;寒气下降,则少腹寒冷。少阴脉弱而微,是血虚生风,微弱脉并见,是肾阳虚失于温煦,则前阴怕冷;胃气下泄,浊气从前阴排出,则为阴吹,声大嘈杂。此为虚寒性阴吹。

胃气下泄,气从阴道中排出,喧然有声,这是谷气充实,肠道气滞,腑气不通,干及阴道所致的阴吹,故用猪膏发煎润导通便治疗。大便通利,浊气从后阴排泄,则阴吹自停。

【原文】少阴脉滑而数者,阴中则生疮。

少阴脉数则气淋,阴中生疮。

妇人阴中蚀疮烂,狼牙汤洗之。

妇人脏肿如瓜,阴中疼引腰痛者,杏仁汤主之。

少阴脉弦者,白肠必挺核。

少阴脉浮而动,浮则为虚,动则为虚,妇人则脱下。

【语译】少阴脉滑而数,阴中生疮。

少阴脉数则为小便气淋,阴中生疮。

妇人阴中虫蚀溃烂,用狼牙汤洗治。

妇人子宫肿大如瓜,牵引阴道、腰部疼痛,可用杏仁汤治疗。

少阴脉弦,子宫脱垂如核状。

少阴脉浮动,浮则主虚,动则主痛,妇女则子宫脱垂。

【按语】少阴肾脉滑数,说明有实热在下焦,热盛血壅,则前阴生疮。

少阴脉数是气郁化火,阻滞膀胱,小便淋漓不通,而为气淋;同时热郁下焦,壅结气血,则为阴中生疮。

妇人湿热聚于前阴,郁积腐蚀,致前阴糜烂痒痛,如有虫咬,可用燥湿清热的狼牙汤外洗,能收杀虫止痒的效果。

子宫肿大如瓜,牵引阴道、腰部疼痛,是寒凝肝脉,寒主收引所致。用杏仁汤肃降肺气,金能制木,肝气通调,寒气宣散,则诸症可解。

少阴属肾,脉弦为阴寒内盛,脉气紧张;肾虚不固,脾虚气陷,则子宫脱出如核。

少阴脉浮动,为肾虚阳气外浮所致;肾气不固,脾虚气陷,则子宫脱垂。

平妇人病生死证第八

【提要】论述妇人漏下、疝瘕、积聚等杂病和产后热病的生死脉证,以及判断产后生死的脉象。

【原文】诊妇人漏血,下赤白,日下血数升,脉急疾者死,迟者生。

诊妇人漏下,赤白不止,脉小虚滑者生,大紧实数者死。

诊妇人新生乳子,脉沉小滑者生,实大坚弦急者死。

诊妇人疝瘕、积聚,脉弦急者生,虚弱小者死。

诊妇人新生乳子,因得热病,其脉悬小,四肢温者生,寒清者死。

诊妇人生产,因中风、伤寒、热病,喘鸣而肩息,脉实大浮缓者生,小急者死。

诊妇人生产之后,寸口脉焱[1]疾不调者死,沉微附骨不绝者生。

金疮在阴处,出血不绝,阴脉不能至阳者死,接阳而复出者生。

【注释】[1]焱(音焰):火花。此喻脉象浮大无根。

【语译】诊察妇人阴道漏下出血,赤白相兼,每天下血数升,脉象来去急疾,则会死亡;脉来迟缓,则有生机。

诊察妇人患有漏下,赤白相兼,出血不止,脉小虚滑,则有生机;脉大紧实数,则会死亡。

诊察妇人新产哺乳时,脉沉小滑,则有生机;脉实大坚弦急,则会死亡。

诊察妇人患疝瘕、积聚病,脉象弦急,则有生机;脉虚弱小,则会死亡。

诊察妇人新产哺乳时,得了热病,脉象悬小,如果四肢温暖,则有生机;四肢寒冷,则会死亡。

诊察妇人分娩,因患中风、伤寒或热病,出现气喘痰鸣、呼吸困难、抬肩呼吸等症,如果脉实大浮缓,则有生机,脉象小急,则会死亡。

诊察妇人产后,寸口脉象浮大无根,急疾不齐的则会死亡;如果脉象沉微,深伏至骨,连续不断,则有生机。

阴部创伤,流血不止,尺脉不达寸部,则会死亡;尺脉到达寸部,表现出来,则有生机。

【按语】妇女漏下出血,量大或持续时间过长,气血大伤,脉象若细小迟缓,为虚病见虚脉,故多生机;若脉象大紧实数急疾,为虚阳外越,虚病见实脉,故多死亡。

妇女哺乳期，气血亏损，故见沉小滑等虚脉者生，见实大坚弦急等实脉则死。

妇人患疝瘕、积聚病，为气血瘀滞，故脉象以弦急为顺，为有生机；若脉虚弱细小，为正气大伤，故易死亡。

妇人哺乳期患热病，阴损及阳，脉象悬小，四肢温暖，说明阳气亏损不甚，故有生机；若四肢寒冷，是阳气大伤，则会死亡。

妇人分娩失血，又患中风、伤寒或热病，引起气喘痰鸣、呼吸抬肩等症，气血亏损，见到实大浮缓之脉，说明气血伤损不甚，则有生机；若脉象小急，为气血大伤，则会死亡。

妇人产后，寸口脉象浮大无根，急疾不齐，为虚阳外越，则会死亡；如果脉象沉微，深伏至骨，为气血内守，则有生机。

外伤阴部，流血不止，尺脉不达寸部，是阳气大衰，则会死亡；尺脉能达寸部，为气血调和，则有生机。

平小儿杂病证第九

【提要】论述小儿的正常脉象、变蒸脉证，以及某些儿科杂病的脉证和预后。

【原文】小儿脉，呼吸八至者平，九至者伤，十至者困。

诊小儿脉，法多雀斗[1]，要以三部脉为主。若紧为风痫[2]，沉者乳不消，弦急者客忤[3]气。

小儿是其日数应变蒸[4]之时，身热而脉乱，汗不出，不欲食，食辄吐呗[5]者，脉乱无苦也。

小儿脉沉而数者，骨间有热，欲以腹按冷清也。

【注释】[1]雀斗:形容脉来如雀鸟相斗,急疾短促。[2]风痫:此指外感风邪而引起的抽搐,多指小儿急惊风。[3]客忤(午):小儿神气怯弱,容易引起惊吓啼哭。[4]变蒸:小儿出生后,三十二日为一变,六十四日为一蒸,虽见身热、脉乱、汗出等症,而身无大病。[5]唲(音现):小儿吐乳。

【语译】小儿脉搏,一呼一吸七到八至为正常脉象,九至为身体有所损伤,十至为病危。

诊察小儿的脉搏,脉来如雀鸟争斗,急疾短促,要用一指总按寸、关、尺三部脉的手法为主。若脉紧为风痫病,脉沉为乳积不消,脉弦急的为客忤病。

小儿生长发育按时间到了变蒸的日期,出现身热而脉乱、汗不出、不思食、食即呕吐乳汁等情况,虽然脉乱,也无多大痛苦。

小儿脉象沉数,是骨间有热,喜欢以冷凉的东西按压腹部。

【按语】小儿脉搏,一息七到八至为正常,九至为有损伤,十至为病危的脉象。

小儿脉搏,较为急数,脉位较短,可用一指按三关的方法诊断。若出现紧脉为风痫病,沉脉为食积,弦急脉为受惊吓引起客忤病。

小儿变蒸,出现身热而脉乱、汗不出、不思食、食即呕吐乳汁等情况,是生长发育中的正常现象。由于小儿为稚阳之体,阳气蒸发,则身体发热;不是外感,则不汗出;热在胃中,胃气上逆,则不思食,食即吐乳。虽然脉乱,不是病态,故无多大痛苦。

小儿脉象沉而数,是阴虚内热,自觉有热从骨间向外透发,故想接触冷的东西。

【原文】小儿大便赤,青瓣,飧泄,脉小,手足寒难已,脉小手足温易已。

小儿病困,汗出如珠,著身不流者死。

小儿病,其头毛皆上逆者,必死。耳间青脉起者,瘈痛。

小儿病而囟陷入,其口唇干,目皮反,口中气出冷,足与头相抵[1],卧不举身,手足四肢垂,其卧正直如得缚,其掌中冷,皆死。至十日,不可复治之。

【注释】[1]足与头相抵:指头项软弱无力而下垂,与足相触。

【语译】小儿大便色赤,或有青绿色瓣状物,或夹有不消化的食物残渣,如果见到脉小而手脚厥冷,则难以痊愈;见到脉小而手足温暖,则容易痊愈。

小儿病危,汗出如珠,稠黏附身,不易流走,是死证。

小儿患病,见到头发直立上翘的症状,容易死亡。见到耳后青筋暴露的症状,则可引起筋脉拘急挛缩而疼痛。

小儿患病,囟门下陷,口唇干燥,眼皮上翻,口中呼出冷气,头颈软弱无力而下垂,几乎与足相触,身体平卧,不能起身,四肢下垂,卧床姿态僵硬笔直,像被绳子捆住一样,手足掌心发冷,以上表现都是死证。延至十日,就更不容易治疗了。

【按语】小儿大便色赤,或有青瓣物,或完谷不化,脉小而手脚厥冷,是下利导致阳气衰微,故难以痊愈;如果脉小而手足温暖,是阳气未亡,则可以痊愈。

小儿病危,汗出如珠,黏附身上而不流,是热盛伤阴、阴津欲绝出现的亡阴症状,故容易死亡。

小儿患病,见到头发上翘的症状,发为精血所生,发卷是气血大伤,不能上养,故容易死亡;见到耳后青筋暴露,是肝风内动的表现,则易引起筋脉拘急而疼痛的症状。

小儿患病,囟门下陷,是脏腑精气大衰;口唇干燥,眼皮上翻,是热极生风;口中呼出冷气,头颈软弱无力,下垂几乎与足相触,身卧不起,四肢下垂,卧床姿态僵硬,手足掌心发冷,是阳气大衰,这些都是死证。

卷第十

朝散大夫守光禄卿直秘阁判登闻检院上护军臣林亿等类次

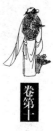

【提要】论述寸口九道脉的部位,从不同部位诊察十二经脉、奇经八脉的意义,五脏生理和病理脉象,十四脉的主病。

【原文】经言:肺者,人之五脏华盖[1]也,上以应天,解理万物,主行精气,法五行、四时,知五味。寸口之中,阴阳交会,中有五部。前、后、左、右,各有所主,上、下、中央,分为九道[2]。浮、沉、结、散,知邪所在,其道奈何?岐伯曰:脉大而弱者,气实血虚也;脉大而长者,病在下候。浮直上下交通者,阳脉也。坚在肾,急在肝,实在肺。前如外者[3],足太阳也;中央如外者,足阳明也;后如外者,足少阳也。中央直前者[4],手少阴也;中央直中者,手心主[5]也;中央直后者,手太阴也。前如内者[6],足厥阴也;中央如内者,足太阴也;后如内者,足少阴也。前部左右弹[7]者,阳跷也;中部左右弹者,带脉也;后部左右弹者,阴跷也。从少阳之厥阴者[8],阴维也;从少阴之太阳者,阳维也。来大时小者,阴络也;来小时大者,阳络也。

【注释】[1]华盖:指帝王专用车上的伞盖。肺位最高,覆盖五脏六腑,状如伞盖,故称华盖。[2]九道:指寸口诊脉法中的九个切脉部位,即前部中央直(寸脉)、中部中央直(关脉)、后部中央直(尺脉),前如外(寸外)、中如外(关外)、后如外(尺外)、前如内(寸内)、中如内(关内)、后如内(尺内)等九个诊脉部位。[3]前如外:前,指寸脉;如,作"往"解;外,指拇指侧,即桡侧。前如外,指切脉时食指从寸脉向外桡侧微微移动。[4]中央直前:中央,指中间部位;直,作"正"解;前,指寸脉。此指寸脉的正中间部位,即诊寸脉。[5]手心主:指手厥阴心包络经。[6]前如内:内,指小指侧,即尺侧。此指切脉时食指从寸脉向内尺侧微微移动。[7]

前部左右弹:左右,指外(桡)、内(尺)两侧。弹,指脉动搏指。此处指寸脉左右两侧处脉动搏指的现象。[8]从少阳之厥阴:指从尺脉外侧处(后如外者)的足少阳斜向至寸脉内侧处(前如内者)的足厥阴。

【语译】医经说:肺脏,是人身位置最高的脏腑,称为五脏的华盖,上与天气相接,有治理调节万物,主司运行精微气血,顺应五行、四时,辨识五味等功能。诊脉所取的寸口,是全身阴阳气血的交会之处,其中诊脉的部位可分五部:即前、后、左、右,各有所主的部位,再有上、下、中央,共分为九道。从不同部位反映出来的浮、沉、结、散等脉象,可知道邪气在什么地方,这个道理应当如何理解呢?岐伯回答说:形大而软弱的脉象,说明是气实血虚;形大而体长的脉象,说明有病证在下部。轻取即得、从上到下沟通的脉象,其性属阳。管壁坚硬的脉象,说明病位在肾;管壁紧急的脉象,说明病位在肝;应指充实有力的脉象,说明病位在肺。寸部往外桡侧处,可诊断足太阳经的病证;关部往外桡侧处,可诊断足阳明经的病证;尺部往外桡侧处,可诊断足少阳经的病证。寸脉正当中间处,可诊断手少阴经的病证;关脉正当中间处,可诊断手厥阴心包络经的病证;尺脉正当中间处,可诊断手太阴经的病证。寸部往内尺侧处,可诊断足厥阴经的病证;关部往内尺侧处,可诊断足太阴经的病证;尺部往内尺侧处,可诊断足少阴经的病证。寸脉左右两侧处弹指的脉象,可诊断阳跷脉的病证;关脉左右两侧处弹指的脉象,可诊断带脉的病证;尺部左右两侧处弹指的脉象,可诊断阴跷脉的病证。从尺部外侧的足少阳经脉斜向到寸部内侧的足厥阴经脉处,可诊断阴维脉的病证;从尺部内侧的足少阴经脉斜向到寸部外侧的足太阳经脉处,可诊断阳维脉的病证。脉形跳动时大时小的脉象,可诊断阴络脉的病证;脉形跳动时小时大的脉象,可诊断阳络脉的病证。

【按语】寸口,为手太阴肺经经脉循行的部位,搏动最明显,又是人体十二经脉经气流行起止的地方。肺主气、司呼吸,故与天气相应。肺主治节,能治理调节人体的气血阴阳,与全身有着密切的关系,故独取寸口可以诊断十二经脉、奇经八脉的病证。

寸口诊脉有九个不同部位,即前部中央直者(寸部脉正中)、中部中央直者(关部脉正中)、后部中央直者(尺部脉正中)、前如外者(寸脉外侧)、中如外者(关脉外侧)、后如外者(尺脉外侧)、前如内者(寸脉内侧)、中如内者(关脉内侧)、后如内者(尺脉内侧)等,称为九道。寸、关、尺脉分别诊断手三阴(少阴、厥阴、太阴)经,即心、心包络、肺的病证;寸外、关外、尺外,分别诊断足三阳(太阳、阳明、少阳)经,即膀胱、胃、胆的病证;寸内、关内、尺内分别诊断足三阴(厥阴、太阴、少阴)经,即肝、脾、肾的病证。这里的寸口脏腑部位划分,与后世有所不同,其意义有待进一步探讨。

奇经八脉只提到阴跷阳跷、阴维阳维、带脉的诊脉部位,未提及督脉、任脉、冲脉,这样的诊脉部位似乎还不太成熟,只能供参考。

【原文】前如外者,足太阳也。动[1]苦头、项、腰痛。浮为风,涩为寒热,紧为宿食。

前如外者,足太阳也。动苦目眩,头、颈、项、腰、背强痛也。男子阴下湿,女子月水[2]不利,少腹痛,引命门、阴中痛,子脏[3]闭。浮为风,涩为寒血,滑为劳热,紧为宿食。针入九分,却至六分。

中央如外者,足阳明也。动苦头痛,面赤。微滑苦大便不利,肠鸣,不能食,足胫痹。

中央如外者,足阳明也。动苦头痛,面赤热。浮微滑,苦大便不利,喜气满。滑者为饮。涩为嗜卧,肠鸣不能食,足胻[4]痹。针入九分,却至六分。

后如外者,足少阳也。动苦腰、背、胻、股、肢节痛。

后如外者,足少阳也。浮为气涩,涩为风血,急为转筋,弦为劳。针入九分,却至六分。

右足三阳脉。

【注释】[1]动:变动。此指邪气侵犯经脉,经气发生变化而引起脉跳变动。[2]月水:指妇女的月经。[3]子脏:指妇女的子宫。[4]胻(音衡):又作骺,指足胫骨部分。

【语译】寸脉外侧处,可诊断足太阳膀胱经的病证。此经发生病变时,感到头项、腰部疼痛。若为浮脉,是外感风邪;若为涩脉,则有恶寒发热的表现;若为紧脉,则有消化不良的表现。

寸脉外侧处,可诊断足太阳膀胱经的病证。此经发生病变,可使人感到眼花,头、颈项及腰背部有强硬疼痛感。男性患者出现阴囊周围潮湿,女性患者引起月经不调、少腹疼痛,牵引腰部的命门穴和下阴等部位疼痛,这是子宫脏气受到邪气的阻闭。若表现为浮脉,是外感风邪;若为涩脉,是由于寒凝血滞;若为滑脉,是劳伤发热;若为紧脉,是因饮食停积于胃肠。针刺治疗时可先进针九分,然后又退针至六分。

关脉外侧处,可诊断足阳明胃经的病证,此经发生病变,常引起头痛、面红等表现。如果出现微滑脉,可见大便秘结、肠鸣、不思饮食、小腿痹痛等症。

关脉外侧处,可诊断足阳明胃经的病证,此经发生病变,可见头痛、面红而热之症。如果出现浮而微滑的脉,可致大便秘结不通、腹部经常胀满;若为滑脉,可诊断为痰饮病;若为涩脉,则病人易见嗜卧、肠鸣、不思饮食、小腿痹痛等症。针刺治疗时可先进针九分,然后退至六分。

尺脉外侧处,可诊断足少阳胆经的病证。此经发生病变,可引起腰、背、小腿、大腿和四肢关节疼痛。

尺脉外侧处，可诊断足少阳胆经的病证。如果出现浮脉，主有气机阻滞；若为涩脉主有风病和血病；若为急脉，可引起小腿转筋；若为弦脉，主有虚劳病证。针刺治疗时可先进针九分，然后退至六分。

以上是论述足三阳经脉的脉证。

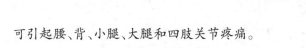

【按语】足太阳膀胱经脉起于目内眦，向上达头额，上头顶，从后头下项，沿脊柱两旁，经腰部、臀部，从大腿、小腿后侧外缘下行至小趾外侧端。太阳主一身之表，最易受外邪侵犯而发病。经气遏郁，则头昏眼花；经气阻塞，则沿经络循行部位的头、颈、项、背、腰、腿疼痛。膀胱居小腹，经气不利，故可引起小腹疼痛，牵引腰部、阴中疼痛。由于膀胱与肾互为表里，腑病及脏，肾经失调，男性则引起阴部潮湿，女性则引起月经不调。寸脉外侧见浮脉，为外感风邪，正气抗邪于外；见涩脉，为邪阻营卫，气血不利，并引起卫强营弱而恶寒发热；见滑脉，为劳伤气血，虚热内扰，引起血行增快；见紧脉，为宿食内停，使经气紧张。针刺治疗用泻邪之法。

足阳明胃经脉起于头面，下行经人迎，入缺盆，穿膈属胃、络脾，下行气街，经下肢外侧前缘入第二趾外侧端。此经发病，经气不利，故头痛、头面红热；阳明为多气多血之经，邪阻经气，脉来易流利而滑；胃气不降，腑气不通，则易引起腹胀、肠鸣、大便秘结不通等症；胃主纳食，故不能食；经气不通，则小腿痹塞而痛。此外，由胃及脾，脾胃气伤，水津失布，可化生痰饮，痰饮内停，脉气搏击，而见滑脉；胃气损伤，气失化生，气少失运，脉气不利，而见涩脉；气少神疲，而困倦嗜卧。治疗仍宜用泻法。

足少阳胆经脉行于体侧，过季胁，沿下肢外缘至足。发病时，经气不利，可引起腰、背、大小腿关节疼痛。少阳脉浮而涩，为风邪或血病阻碍气血;若脉拘急,为筋脉挛急,故易引起小腿转筋。治疗仍用泻法。

以上是根据经脉循行部位阐述足三阳经经气变动时的脉象和不同形证。

【原文】前如内者,足厥阴也。动苦少腹痛,月经不利,子脏闭。

前如内者,足厥阴也。动苦少腹痛,与腰相连,大便不利,小便难,茎中痛,女子月水不利,阴中寒,子门[1]壅绝内,少腹急;男子疝气,两丸上入,淋也。针入六分,却至三分。

中央如内者,足太阴也。动苦胃中痛,食不下,咳唾有血,足胫寒,少气,身重,从腰上状如居水中。

中央如内者,足太阴也。动苦腹满,上管有寒,食不下,病以饮食得之。沉涩者,苦身重,四肢不动,食不化,烦满,不能卧,足胫痛,苦寒,时咳血,泄利黄。针入六分,却至三分。

后如内者,足少阴也。动苦少腹痛,与心相引背痛,淋。从高堕下,伤于内,小便血。

后如内者,足少阴也。动苦少腹痛,与心相引背痛,淋。从高堕下,伤于尻[2]内,便血里急。月水来,上抢[3]心,胸胁满拘急,股里急也。针入六分,却至三分。

右足三阴脉。

【注释】[1]子门:子宫外口。[2]尻(音考阴平):尾骶、臀部的通称。[3]抢:冲之意。

【语译】寸脉内侧处,可诊断足厥阴肝经的病证。此经发生

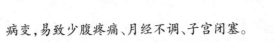

病变,易致少腹疼痛、月经不调、子宫闭塞。

寸脉内侧处,可诊断足厥阴肝经的病证。此经发生病变,易致少腹疼痛,牵引至腰部,使大便秘结不通,小便困难,排尿时尿道有疼痛感,女子易致月经不调,前阴部有寒冷的感觉,子宫外口阻绝不通,少腹拘急不适;男子易致疝气病,伴发两个睾丸向上收缩,小便滞涩疼痛。针刺治疗时可先进针六分,然后退至三分。

关脉内侧处,可诊断足太阴脾经的病证。此经发生病变,易致胃中疼痛,不思饮食,咳吐痰血,小腿部有寒冷的感觉,呼吸短气,身体有沉重感,腰以上有冷感,如同浸泡在冷水中一样。

关脉内侧处,可诊断足太阴脾经的病证。此经发生病变,易感觉腹脘胀满,上脘部有寒冷感觉,不思饮食,此病是因为饮食不节引起。若见脉来沉涩,病人易觉得身体有沉重感,四肢不能活动,食后不能消化,心中烦躁满闷,不能安睡,小腿部疼痛、怕冷,时时咳吐痰血,大便泄泻,便色微黄。针刺治疗时可先进针六分,然后退至三分。

尺脉内侧处,可诊断足少阴肾经的病证。此经发生病变,易致少腹疼痛,牵引心窝部、背部疼痛,小便淋漓疼痛。如果从高处坠下摔伤,考虑伤及内脏,小便可见出血。

尺脉内侧处,可诊断足少阴肾经的病证。此经发生病变,易致少腹疼痛,牵引心窝部、背部疼痛,小便淋漓疼痛。如果从高处坠下摔伤,要考虑伤及尾骶、臀部,可见大便出血,并有里急后重感觉。月经来时,自觉小腹部有气向上冲心,胸胁胀满紧急,大腿筋脉拘急痉挛。针刺治疗时可先进针六分,然后退至三分。

以上是论述足三阴经脉的脉证。

【按语】足厥阴肝经脉循行少腹两侧,故肝经发生病变时,经气不利,可引起少腹疼痛。又因肝肾同源,肝气不利可致肾气失调,故当少腹疼痛时,常牵引至腰部;肝有调节冲任二脉的生理功能,肝气不利时,可使子宫功能失常,从而影响冲任二脉而使月经失调;肝主疏泄,可影响二便的功能。肝气郁滞,不能推动大肠传导功能,可使大便秘结不通;影响膀胱气化功能,可使小便不利,排尿时尿道疼痛。前阴亦为肝经循行之处,若寒凝肝经经脉,可致前阴寒冷,男子疝气,少腹疼痛、牵引睾丸上缩等症。三阴为脏病,针刺强度不宜过大,以下同理。

大腹属脾,脾主运化。足太阴脾病,失其健运,气滞中焦,故胃脘疼痛、腹胀,不思饮食,食而不化,大便溏泄,这类病证皆属伤食所致。脾阳虚衰,则脘腹怕冷,腰部怕冷,如坐水中;脾不运化水湿,湿阻经气,故脉来沉涩,身体沉重,足胫疼痛,四肢活动受限;脾病犯肺,肺失宣降,可致咳嗽;咳甚伤络,可致痰血。

足少阴肾经脉,从足上股内侧入腹,穿过脊柱,属肾,再穿过肝膈向上行。肾经经气不通时,可致小腹疼痛,牵引心下、腰背疼痛,亦可引起大腿内侧拘急,胸胁胀满。肾司二便,肾气不行,可致小便淋漓涩痛;从高处坠下,摔伤尾骶,肾气受损,二便失司,则致二便出血,大便里急后重;此外,肾主生殖,与月经有密切关系,故肾经病变,可致月经失调;肾气上逆,可致气从小腹上冲,发生奔豚病证。

以上是根据经络的循行及生理功能论述足三阴经的脉象和病证。

【原文】前部左右弹者,阳跷也。动苦腰背痛,微涩为风痹。取阳跷。

前部左右弹者,阳跷也。动苦腰痛,癫痫,恶风,偏枯,僵仆[1]羊鸣,痹[2]痹,皮肤身体强一作淫。痹。直取阳跷,在外踝上三寸,直绝骨是。

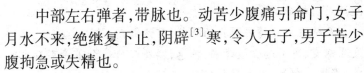

中部左右弹者,带脉也。动苦少腹痛引命门,女子月水不来,绝继复下止,阴辟[3]寒,令人无子,男子苦少腹拘急或失精也。

后部左右弹者,阴跻也。动苦癫痫,寒热,皮肤强一作淫。痹。

后部左右弹者,阴跻也。动苦少腹痛,里急,腰及髋窌[4]下相连阴中痛,男子阴疝[5],女子漏下不止。

右阳跻、阴跻、带脉。

【注释】[1]僵仆:僵,有强硬、挺直之意。仆,指突然倒地。僵仆,是指筋骨强直、突然倒地而无所知。[2]痹(音顽):手足麻痹。[3]辟:作"邪"、"聚"解释。[4]髋窌(音缭):髋,指髋骨;窌,指骨节空隙处。髋窌,此指骨盆部。[5]阴疝:阴,指外生殖器。阴疝,指少腹、睾丸肿痛。

【语译】寸脉左右处出现搏击弹指的脉象,可诊断阳跻脉的病证。此经发生病变,可致腰背疼痛,若见微涩脉,多为风痹病。针刺治疗时可取阳跻经脉。

寸脉左右处出现搏击弹指的脉象,可诊断阳跻脉的病证。此经发生病变,可引起腰部疼痛,癫痫,恶风,半身肢体瘫痪,肢体强直,突然倒地,同时口中发出羊叫样的声音,手足顽麻,肢节疼痛,屈伸不利,皮肤身体强硬痹痛,或因邪气浸淫而麻痹。治疗可以直取阳跻脉,针刺外踝上三寸处的跗阳穴,该穴的位置与绝骨平行。

关脉左右处搏击弹指的脉象,可诊断带脉的病证。此经发生病变,可引起少腹疼痛,放射至腰部命门处,女子月经停闭,或经停后复来,来后又停,前阴邪聚而引起寒冷,使人失去生育能力,男子可致少腹拘急或无精。

尺脉左右处搏击弹指的脉象,可诊断阴跻脉的病证。此经发生病变,可引起癫痫、恶寒发热、皮肤强硬而疼痛,或因邪气浸淫而引起麻痹等。

尺脉左右处搏击弹指的脉象，可诊断阴跷脉的病证。此经发生病变，可引起少腹疼痛、拘急，腰及骨盆部向下牵引阴部疼痛，男性引起阴疝，女性引起崩漏、下血不止。

以上是论述阳跷、阴跷、带脉等的病证。

【按语】阳跷脉，起于足踝下，沿下肢外、内侧，上行至头部。分主一身左右之阴阳，并与肢体的运动有密切的关系。阳跷脉主身体外、阳侧，发生病变时，经气受阻或不利，可引起腰背疼痛，半身瘫痪，皮肤身体麻木、强硬、疼痛等症。阳气受阻失运，津停化痰，蒙窍生风，可引起癫痫等病。

阴跷脉主身体的内侧、阴部，发生病变时，可导致少腹拘急、疼痛，腰背、骨盆连阴部疼痛，引起疝气、崩漏等前阴部的病变。

带脉围腰一周，约束纵行诸脉，与妇女病证密切相关。发生病变时，可引起少腹、腰背疼痛，妇女月经失调，男子少精，导致生育功能障碍。

【原文】中央直前者，手少阴也。动苦心痛。微坚，腹胁急。实坚者，为感忤[1]；纯虚者，为下利，肠鸣；滑者，为有娠，女子阴中痒痛，痛出玉门上一分前。

中央直中者，手心主也。动苦心痛，面赤，食苦，咽多，喜怒。微浮者，苦悲伤，恍惚不乐也。涩为心下寒；沉为恐怖，如人捕之状也。时寒热，有血气。

中央直后者，手太阴也。动苦咳逆，气不得息。浮为内风；紧涩者，胸中有积热，时咳血也，有沉热。

右手三阴脉。

【注释】[1]感忤(音午):忤,是指触害、干犯。感忤,指受到突然干犯而引起精神失调。

【语译】寸脉的正中间处,可诊断手少阴心经的病证。该经发生病变,可引起心痛。若脉略有坚实感,可见腹、胁部拘急;脉来坚实而有力,说明有精神失调的病证;脉虚无力,可见大便泄泻、肠鸣等症;脉往来流利而滑,提示有妊娠的征兆,或女性下阴有痒痛,其痒痛可延及阴道口上一分的前方。

关脉的正中间处,可诊断手厥阴心包经的病证。该经发生病变,可致心前区痛、面红、口中感到有苦味、常吞口水、容易发怒。如果脉象略浮,易见情绪悲伤、精神恍惚、闷闷不乐等症;如果脉不流利而见涩脉,易见心下寒冷;如果见到沉脉,病人常怀恐慌惧怕感,好像有人要捕捉一样。如果病人出现恶寒发热,说明气血犹存,尚未虚衰。

尺脉的正中间处,可诊断手太阴肺经的病证。该经发生病变,常致咳嗽气喘,引起呼吸困难。若是脉浮,说明有内风;脉来紧张而不流利,为积热在胸,时常引起咯血,是因里有伏热。

以上是论述手三阴经脉的病证。

【按语】手少阴经脉,起于心中,下络小肠,横出腋下,行于上肢内侧后缘。发生病变时,经气不利,可引起心痛,臂、胁拘急引痛。心主神志,邪气干扰,心失神主,故脉来坚实,精神失调。心与小肠互为表里,心虚则影响小肠泌别清浊的功能,故脉虚乏力、腹泻肠鸣。心主血脉,妊娠需要大量气血养胎,故脉往来流利而见滑脉。

心主的经脉叫手厥阴心包络经,起于胸中,出属心包络。发病时,邪阻经气,则易致心痛。心包代心受邪,邪犯心包,邪火上炎,故易见面红、口苦、善怒等症;包络本身虚衰,影响心主神志,当神错乱时,则脉微浮虚、善悲不乐、精神恍惚;当心神不安时,则脉沉虚,心怀恐惧,如有人要捕捉一样;如果阳气不足,失于温煦,则见心下寒冷。

手太阴肺的经脉,起于中焦,下络大肠,环绕胃口,上膈入肺。邪气犯肺,肺失宣降,则为咳嗽气喘、呼吸困难。脉浮多为外风所致,但亦有因脏气失调而化生内风的病证。积热内伏,邪正剧争,困阻脉气,可见紧涩的脉象,并因损伤肺络,而致咳嗽、痰中带血。

【原文】从少阴斜至太阳,是阳维也。动苦肌肉痹痒。

从少阴斜至太阳,是阳维也。动苦癫,僵仆羊鸣,手足相引,甚者失音不能言。癫疾,直取客主人,两阳维脉,在外踝绝骨下二寸。

从少阳斜至厥阴,是阴维也。动苦癫痫,僵仆羊鸣。

从少阳斜至厥阴,是阴维也。动苦僵仆,失音,肌肉淫[1]痒痹,汗出恶风。

脉来暂[2]大暂小,是阴络也。一作结。动苦肉痹,应时自发,身洗洗也。

脉来暂小暂大者,是阳络也。一作结。动苦皮肤痛,下部不仁,汗出而寒也。

【注释】[1]淫:此处有邪气侵蚀、侵害之意。[2]暂:不久,霎时间。

【语译】尺脉内侧足少阴斜至寸脉外侧足太阳经处,可诊断阳维脉的病证。该经发生病变,可引起肌肉麻痹疼痛发痒等症。

尺脉内侧足少阴斜至寸脉外侧足太阳经处,可诊断阳维脉的病证。该经发生病变，可引起癫痫，出现身体强直、突然昏倒、口中发出羊叫的声音、手足抽动，严重时失音、不能说话。癫病的治疗，可直接针刺上关穴，或取两边阳维脉的穴位，在外踝绝骨穴下二寸的地方。

尺脉外侧足少阳斜至寸脉内侧足厥阴经处，可诊断阴维脉的病证。该经发生病变，可致癫痫，发作时身体僵直、突然倒地、口中发出羊叫的声音。

尺脉外侧足少阳斜至寸脉内侧足厥阴经处，可诊断阴维脉的病证。该经发生病变，可致身体僵直、突然倒地、不能说话，肌肉受邪侵犯而引起痒痛、麻痹、汗出恶风等症。

脉形时大时小，可判断为阴络的疾病，或为阴络郁滞。阴络发生病变，可引起肌肉痹痛，遇到寒冷或阴雨天气，则会发作，身上寒冷，好像用冷水冲洗过一样。

脉形忽小忽大，可判断阳络的病变，或为阳络郁滞。阴络发生病变，可见皮肤疼痛、身体下部麻木不仁、汗出而恶寒等症。

【按语】阳维、阴维相互对应，行于身体的外内两侧，有维系人体阳经、阴经，蓄存十二经环流灌溉中溢于脉外的气血的作用。两经发生病变，均可引起皮肤肌肉麻痹疼痛和癫痫病，主要影响气血的调节。从临床角度而言，针刺阳跷阴跷脉治疗癫痫病者较多，而阳维主要用于调和营卫治疗寒热，阴维则用于治疗心痛较多。

阴络阳络脉都是人体的细小血脉，位置表浅，经气易受邪气干扰而郁滞，从而影响对皮肤肌肉的调节，故易致皮肤肌肉麻痹疼痛；若影响对营卫的调节，则致汗出恶风等症。

【原文】肺脉之来也，如循榆叶，曰平。如风吹毛，曰病。状如连珠者死。期丙丁日，禺中、日中。

心脉之来也,如反笋莞大[1],曰平。如连珠,曰病。前曲后居[2]如带钩者死。期壬癸日,人定、夜半。

肝脉之来也,搏而弱,曰平。如张新弓弦,曰病。如鸡践地者死。期庚辛日,晡时、日入。

脾脉之来也,阿阿[3]如缓,曰平。来如鸡举足,曰病。如鸟之啄,如水之漏者死。期甲乙日,平旦、日出。

肾脉之来也,微细以长,曰平。来如弹石,曰病。去如解索者死。期戊己日,食时、日昳、黄昏、鸡鸣。

【注释】[1]反笋莞(音关)大:指脉来轻取大而柔软。反笋,倒置的竹笋,上大下小。莞,蒲草,圆滑柔软。[2]前曲后居:前曲,指脉的头部呈上升之势,卷曲不伸;后居,指脉的后部直居而不动,缺乏柔和之象。[3]阿阿:形容脉来柔软。

【语译】肺脉搏动时,如按摩在榆树叶上,脉形轻虚浮软,是肺的平脉。脉形如风吹羽毛,飘浮不定,散动无根,是肺的病脉。如果脉形像一颗颗连续不断的珠子,这是肺的死脉。肺病的死期是丙丁之日的巳时和午时。

心脉搏动时,轻取脉形宽大而柔软,是心的平脉。如果脉来指下感觉像一颗颗珠子,连续不断地流过,是心的病脉。如果脉的头部呈上升之势,卷曲不伸;脉的后部直居不动,缺乏柔和之象,如带钩一样,失去冲和之气,是心的死脉。心病的死期是壬癸之日的亥时与子时。

肝脉跳动时,脉象应指柔和,是肝的正常生理脉象。如果脉形如新张开的弓弦,强劲失柔,是肝的病脉。如果脉象像鸡足行走,缓而无力,是肝的死脉。肝病的死期是庚辛之日的申时与酉时。

脾脉跳动时,脉形从容柔软,是脾的正常生理脉象。如果脉跳如鸡足上举,急慢迟缓,是脾的病脉。如果脉跳如鸟啄食状,急数不调,止而复作,或如屋漏滴水,良久一动,溅起无力,是脾的死脉。脾病的死期是甲乙之日的寅时与卯时。

肾脉跳动时,脉形细小而长,是肾的正常生理脉象。如果脉象按之坚硬,如弹石一样,是肾的病脉。如果脉跳如解索一样,时快时慢,散乱无序,是肾的死脉。肾病的死期是戊己之日的辰时、未时,戌时和丑时。

【按语】此节讨论五脏的生理、病理和危重脉象。凡五脏之脉,来去从容和缓、具有柔和之性的为生理性脉象;节律失调,缺乏柔和之性的为病理性脉象;节律严重紊乱,过大过小,过强过弱,毫无生气,是胃气已绝,真脏脉现,为危重脉象。判断五脏脉的死期,是以五行克我之期为死日,生我之时为死时,临床有一定的参考价值。

【原文】寸口中脉躁,竟[1]尺、关中无脉应,阳干阴也。动苦腰、背、腹痛,阴中若伤,足寒。刺足太阳、少阴直绝骨,入九分,灸太阴五壮。

尺中脉坚实,竟关、寸口无脉应,阴干阳也。动苦两胫腰重,少腹痛,癫疾。刺足太阴踝上三寸,针入五分,又灸太阳、阳跷,在足外踝上三寸直绝骨是也。

寸口脉紧,直至鱼际下,小按之如持维干[2]—作鸡毛。状,其病肠鸣,足痹痛酸,腹满,不能食。得之寒湿。刺阳维,在外踝上三寸间也,入五分。此脉出鱼—作原。际。

寸口脉沉著骨,反仰其手[3]乃得之,此肾脉也。动苦少腹痛,腰体酸,癫疾。刺肾俞,入七分,又刺阴维,入五分。

【注释】[1]竟:有"穷"、"尽"之意,引申为到达尽头的意思。[2]维干:维,连接东西用的绳索。维干,这里指绳索。[3]反仰其手:指反诊法。病人覆掌向下、医生仰掌向上的诊脉方法。

【语译】寸部脉躁动,直到尺部、关部无脉跳动,是阳气干扰阴气。发生这类病变时,易致腰背痛、腹痛,前阴部像受了伤似的疼痛,下肢寒冷。可针刺足太阳经、足少阴经与绝骨穴平行的穴位,进针九分,艾灸足太阴经(三阴交穴)五壮。

尺脉坚实,直到关部、寸部无脉跳动,是阴气干扰阳气。发生这类病变,易致两胫及腰部沉重、少腹痛、癫疾等。可针刺足太阴经于内踝上三寸的穴位(如三阴交穴),进针五分,并灸足太阳、阳跷经脉,在足外踝上与绝骨穴平行的穴位(如跗阳穴)。

寸口脉紧,直到鱼际处,轻按之如握绳索(或如按在鸡毛上)一样,绷急而长。其病易见肠鸣、下肢麻痹酸痛、腹部胀满、不思饮食等症。此病是因感受寒湿而得。治疗可针刺阳维脉在外踝上三寸处的地方,进针五分。此脉上出鱼(一作原)际。

寸口脉沉,重按至骨都难以感觉脉搏跳动,此时让病人手掌向下,医生反仰其手才能感觉到脉搏跳动,这是肾病的脉象。发生病变时,可引起少腹痛、腰部身体酸痛、癫痫等。治疗可针刺肾俞穴,进针七分;或刺阴维脉,进针五分。

【按语】寸部脉躁动,而尺关无脉,是上部阳气过盛,损伤下部阴气。阳盛于上,格阴于下,下部失却阳气温养,则下肢寒冷;阴寒凝滞,则腰、背、腹、前阴等部疼痛。故治疗应针刺足太阳经泻热,针刺足少阴经以除寒,灸足太阴经以温阳。

尺部脉坚实,而寸关无脉,是下部阴寒积聚,损伤上部阳气。下部腰腹失却温养,故腰腹酸重疼痛;阴盛于下,阳虚于上,心神蒙蔽,则发生癫病。故治疗灸太阳、阳跷以散寒温阳。

寸脉轻取为紧脉,为寒湿之邪由表犯里。寒湿伤及脾胃,脾失健运则腹满、肠鸣,胃失受纳,则不思饮食;寒湿侵犯下肢

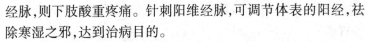

经脉，则下肢酸重疼痛。针刺阳维经脉，可调节体表的阳经，祛除寒湿之邪，达到治病目的。

寸脉沉弱，是肾的阳气虚衰，不能上养所致。腰为肾之府，肾的经脉循行少腹，肾阳虚，少腹失却温养，则少腹腰部酸痛。阳盛则狂，阴盛则癫，肾阳虚，阴寒内盛，心神蒙蔽，则为癫病。针刺肾俞，以补肾阳，再针阴维以温暖阳气，为正确的治法。

【原文】初持寸口中脉，如细坚状，久按之大而深。动苦心下有寒，胸胁苦痛，阴中痛，不欲近丈夫也，此阴逆。刺期门，入六分，又刺肾俞，入五分，可灸胃管七壮。

初持寸口中脉，如躁状洪大，久按之，细而牢坚。动苦腰腹相引痛，以下至足胻重也，不能食。刺肾俞，入四分至五分，亦可灸胃管七壮。

【语译】初按寸部脉，好像脉形细小坚实有力，久按则脉宽大而深沉。见到这种脉象，病人可见心窝下部寒冷、胸胁疼痛、前阴部痛、性功能下降、不欲同房等，这是由于阴气上逆所致。治疗可针刺期门穴，进针六分，再刺肾俞穴，进针五分，同时还可配合灸胃脘处七壮。

初按寸部脉，好像脉来躁动、脉形洪大有力，久按则感觉脉形细小而牢坚。见到这种脉象，易发生腰腹相引疼痛，腰以下至小腿部沉重，不思饮食。治疗可针刺肾俞穴，进针四分至五分，也可灸胃脘处七壮。

【按语】初按脉易见假象，久按则见真象。沉为在下，属阴，久按见于寸口，提示在下之肾脏有阴寒之气上犯，寒主收引凝滞，上犯于胃脘，则为心下疼痛；上犯于肝经所循行的胸胁、前阴部位，即引起胸胁前阴等处疼痛；肾阳虚衰，性功能下降，故不欲同房。针刺治疗故取肾经的俞穴、肝经的募穴和脾胃所居的胃脘处。

寸脉初按脉洪大躁动，是阳气浮越于上，是为假象；久按脉细小坚牢，是肾阳虚衰，阴寒偏盛，凝聚于下，才反映疾病的本质。腰为肾之府，肾阳虚，腰部失却温煦，故易见腰腹相引疼痛、下肢疼痛；肾阳虚，火不暖土，胃不受纳，则不思饮食。治疗只需针刺肾俞以温补肾阳，同时配合温灸胃脘，补火生土，即可收到较好疗效。

【原文】尺寸俱沉，但有关上脉，苦寒，心下痛。

尺寸俱沉，关上无有者，苦心下喘。

尺寸俱数，有热，俱迟，有寒。

尺寸俱微，厥，血气不足，其人少气。

尺寸俱濡弱，发热，恶寒，汗出。一云内愠热，手足逆冷，汗出。

【语译】切脉时感觉尺、寸部脉位偏沉，但关部脉象较为明显，易见到怕冷、心窝下部疼痛等症状。

切脉时感觉尺、寸部脉位较沉，关部重按亦无脉跳动，见到心下气逆而喘之症。

尺、寸部脉疾数，主有热证；寸、尺部脉迟慢，主有寒证。

尺、寸部脉微弱，主四肢厥冷、气血不足、呼吸气息微弱等症。

尺、寸部脉濡软无力，易引起发热、恶寒、多汗等症，或见到内有蕴热、手足逆冷、汗出等表现。

【按语】寸尺脉沉，说明阳气不足，失于温煦，则为恶寒怕冷；胃寒气滞，故关脉略为显著，并见心下疼痛。

寸尺脉沉，关上无脉，说明肺脾肾阳气虚衰，气化不行，水

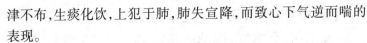

津不布,生痰化饮,上犯于肺,肺失宣降,而致心下气逆而喘的表现。

寸尺脉数,为里热炽盛,热迫血行;寸尺脉迟,为阴寒内盛,寒凝血运迟缓。

寸尺脉微弱无力,说明阳气虚衰,不能温煦四肢,则为手足逆冷;气血不足,气少不司呼吸,故气息微弱。

寸脉属肺,迟脉属肾,卫气源于肾而宣发于肺,寸尺濡弱,肺肾气虚,卫气不固,易受外邪侵犯,致营卫失调而引起发热、恶寒、汗出等症。若邪热亢盛,闭郁阳气于内,脉气受遏,亦可见寸尺微细之脉,此时,阳盛格阴,四肢失于温煦,则为手足厥冷;卫表失固,则易致汗出。

【原文】寸口沉,胸中痛引背。一云短气。

关上沉,心痛,上吞酸。

尺中沉,引背痛。

【语译】寸脉沉,易致胸中疼痛,牵引背部;或有呼吸短促困难的症状。

关脉沉,易出现胃脘部疼痛、嗳气吞酸的症状。

尺脉沉,易出现胸痛引背的症状。

【按语】寸主心肺,脉沉为心肺阳虚,胸阳不振,阴寒凝聚,心脉痹阻,则为胸背引痛;肺的阳气虚衰,不司呼吸,则为呼吸短促困难。

关脉沉弱,为胃阳不足,寒滞胃气,则为胃脘疼痛;胃失和降,则为嗳气吞酸。

尺脉沉弱,为肾阳虚衰。肾阳虚,不能温暖胸中阳气,则会引起胸痛引背的症状。

【原文】寸口伏,胸中有逆气。

关上伏,有水气,泄溏。

尺中伏,水谷不消。

【语译】寸脉沉伏,会引起胸中气上逆的现象。

关脉沉伏,会引起水气病,见大便溏泄的症状。

尺脉沉伏,会引起腹泻,大便有不消化的食物残渣。

【按语】寸脉沉伏,为胸中阳气衰微,阳虚肺气失降,则会引起肺气上逆的病机。

关脉沉伏,为脾阳虚衰,水液失运,从而易引起水气泛滥的病证;脾虚失运,水湿下渗大肠,则为腹泻便溏之症。

迟脉沉伏,为肾阳虚衰,火不暖土,不能腐熟水谷,则腹泻、大便中有食物残渣。

【原文】寸口弦,胃中拘急。一作心下愊愊。

关上弦,胃中有寒,心下拘急。

尺中弦,少腹、脐下拘急。

【语译】寸脉弦,可致胃脘部拘急不适,或为心下跳动不安。

关脉弦,可致胃中有寒,见胃脘部出现拘急疼痛。

尺脉弦,可致少腹部及脐下拘急疼痛。

【按语】心属火,胃属土,正常生理情况下,心火应暖胃土。如果胃阳虚衰,寒主收引,胃脘拘急不适,子病及母,引起心火不足,亦可致寸脉弦急;同时,心的阳气不足,心神失养,还可致心动不安而见心下跳动之症。

关部主脾胃,关脉弦,为胃中受寒,寒主收引,故致胃脘部拘急疼痛。

尺部主肾,尺脉弦,为肾阳虚衰,失于温煦,肾的经脉循行腹部,故可引起少腹脐下拘急疼痛。

【原文】寸口紧,头痛,逆气。

关上紧,心下痛。

尺中紧,脐下少腹痛。

【语译】寸脉紧,会引起头痛、气上逆之症。

关脉紧,会引起心窝下胃脘部疼痛。

尺脉紧,会引起脐下少腹疼痛。

【按语】紧脉主寒,寸脉紧,为寒邪犯表,经气阻滞,而致头痛;寒邪束肺,肺失宣降,可致肺气上逆而引起咳喘等症。

关脉紧,为寒邪犯胃,胃寒气滞,则致心下胃脘部疼痛。

尺脉紧,为寒邪犯肾,寒气收引,则为少腹脐下疼痛。

【原文】寸口涩,无阳,少气。

关上涩,无血,厥冷。

尺中涩,无阴,厥冷。

【语译】寸脉涩,是为肺阳衰败,可致呼吸短气。

关脉涩,是为血少枯竭,可致四肢厥冷。

尺脉涩,是为阴精衰竭,可致四肢厥冷。

【按语】寸脉滞涩,是肺中阳气衰败,不能推动气血运行,而致脉往来不流利而为涩脉;不司呼吸,可致呼吸短气。

关脉滞涩,是脾胃亏虚,不能生血,血少失养,不充血脉,则脉涩;不充四肢,阳气不能依附血液运达肢端,则为手足发冷。

尺脉涩,是为肾的阴精衰竭,精血同源,精亏血少,则尺脉涩;不能携带阳气充养四肢,故亦可引起手足发冷。

【原文】寸口微,无阳,外寒。

关上微,中实—作胃虚。能食,故里急。一作无胃气。

尺中微,无阴,厥冷,腹中拘急。

【语译】寸脉微,是阳气衰败,故在外有怕冷的感觉。

关脉微,是中焦邪实(或为胃气虚弱),但仍能饮食,所以会有里急后重之症(或无胃气)。

尺脉微,不是伤阴,而是阳气衰弱,可致四肢厥冷,腹部有拘挛急迫的感觉。

【按语】寸脉微弱,是肺的阳气虚弱,肌表失温,故外有怕冷的感觉。

关脉微弱,是脾为邪气所困,脉气遏而不伸,故关脉微弱;脾失健运,邪气下迫,大肠传导失司,则为腹泻,见里急后重之症。病未影响到胃,胃能受纳,故仍能饮食。关脉微弱,亦可为胃气虚弱,甚至无胃气。

尺脉微弱,是肾阳虚衰,阳气不达四肢而为肢冷,不能温暖腹部,寒主收引而致腹部拘急。

【原文】寸口滑,胸满逆。

关上滑,中实逆。

尺中滑,下利,少气。

【语译】寸脉滑,可致胸满气逆之症。

关脉滑,是为中焦邪实,可致胃气上逆。

尺脉滑,可引起泄泻痢疾,呼吸少气等症。

【按语】邪热犯肺,肺气壅塞,故致寸脉滑利;肺失宣降,气滞胸中,则为胸满;肺气上逆,则为气逆。

关脉主胃,滑脉主实热,关脉滑,提示胃有实热之邪;胃失和降,则致胃气上逆,可引起嗳气呃逆、恶心呕吐等症。

尺脉以候下焦,尺脉滑,提示大肠有湿热之邪,大肠传导失司,可引起泄泻痢疾等病证。肺与大肠相表里,大肠腑气不通,影响肺气下降,逆而向上,可致呼吸少气等症。

【原文】寸口数,即吐。

关上数,胃中有热。

尺中数,恶寒,小便赤黄。

【语译】寸脉数,会出现呕吐。

关脉数,是胃中热盛。

尺脉数,会引起恶寒、小便黄赤等症。

【按语】寸脉主上焦,数脉主热,上焦心肺热甚,当食入热饮之类食物时,两热相拒,食入反出而致呕吐。

关脉主中焦,数为热犯中焦,故云胃中热盛。

尺脉以候膀胱,尺脉数,是邪热侵犯足太阳膀胱经脉,表卫失调,故可见恶寒发热之症;热入膀胱,热邪煎熬,气化不行,则为小便黄赤。

【原文】寸口实,即生热,虚,即生寒。

关上实,即痛;虚,即胀满。

尺中实,即小便难,少腹牢痛;虚,即闭涩。

【语译】寸脉实,容易生热;寸脉虚,容易生寒。

关脉实,容易引起疼痛证;关脉虚,容易引起胀满。

尺脉实,容易引起小便困难、少腹部硬痛等症;尺脉虚,容易引起小便闭涩。

【按语】寸脉实,邪气束表,卫阳抗邪于外,阳浮肌表,故易生热;寸脉虚,心肺表卫阳虚,失却温煦,则易生寒。

关脉实,邪气侵犯中焦,脾胃气滞,则易引起疼痛的表现;关脉虚,中焦脾胃虚弱,运化失职,气滞中焦,则引起腹部胀满。

尺脉实,热结下焦,膀胱气化失司,则小便困难;瘀热互结,则为少腹硬痛。尺脉虚,肾阳虚弱,气化不行,则为小便闭涩。

【原文】寸口芤,吐血;微芤,衄血。

关上芤,胃中虚。

尺中芤,下血;微芤,小便血。

【语译】寸脉芤,会引起吐血;微芤,会引起衄血。

关脉芤,主胃中虚弱。

尺脉芤,会引起大便下血;微芤,会引起小便出血。

【按语】芤脉主失血伤阴,寸脉芤,是心肺有大失血;脉微芤,是上焦口、鼻、舌有出血量较少的衄血。

关脉芤,脾气虚弱,脾不统血,则引起呕血、便血等大失血。

尺脉芤,可由大便大量出血所致;微芤,可由小便少量出血引起。

【原文】寸口浮,其人中风,发热头痛。

关上浮,腹痛,心下满。

尺中浮,小便难。

【语译】寸脉浮,是由外感风邪所致,可见发热、头痛等症。

关脉浮,可引起腹痛、心下胃脘胀满等症。

尺脉浮,可见小便困难。

【按语】浮脉主表证、虚证。寸脉浮,为风邪犯表,正气抗邪,阳浮肌表,则发热;邪阻经气,则头痛。

关脉浮,为脾气虚弱,运化失职,气滞中焦,则为心下胃脘胀满、腹痛等症。

尺脉浮,为肾气虚弱,气化不行,故可致小便困难。

【原文】寸口迟,上焦有寒。

关上迟弱,无胃气,有热。

尺中迟,下焦有寒,背痛。

【语译】寸脉迟,是上焦有寒。

关脉迟弱,是胃气虚弱,有热。

尺脉迟,是下焦有寒,可见背痛。

【按语】寸脉迟,为心肺阳气虚衰,失于温煦,故上焦阳虚寒盛。

关脉迟弱,是脾胃气虚,气虚可致发热。

尺脉迟,为肾阳虚,故下焦有寒。腰背属肾,肾阳虚表,寒凝气滞,则腰背疼痛。

【原文】寸口濡,阳弱,自汗出。

关上濡,下重。

尺中濡,少血,发热,恶寒。

【语译】寸脉濡,为阳气虚弱,易引起自汗。

关脉濡,易引起里急后重。

尺脉濡,易致血虚,可见发热、恶寒等症。

【按语】濡脉主诸虚不足,寸脉濡,肺阳虚弱,卫外不固,故易致汗出,称为自汗。

关脉濡,脾气虚弱,中气下陷,肛门气坠,故可见腹泻、里急后重的表现。此症是因气坠肛门,导致时时欲便而里急;临厕久蹲,解便甚少,便意难尽而后重。

尺脉濡,为肾精不足,精不化血,可致血虚。尺脉濡亦可为肾阳虚弱,不能激发卫阳,卫阳不固,易感外邪,故可见发热、恶寒等症。

【原文】寸弱,阳气少。

关弱,无胃气。

尺弱,少血。

【语译】寸脉弱,为阳气虚少。

关脉弱,是无胃气。

尺脉弱,为血虚。

【按语】寸脉弱,说明心肺阳气不足,故存在阳气虚少的病机。

关脉弱,说明胃气大虚,故称无胃气。

尺脉弱,说明肾精亏损,精不化血,故易致血虚。

王氏脉经后序

【原文】医之学以七经[1]为本，犹儒家之六艺[2]也。然七经中，其论脉理精微，莫详于王氏《脉经》。纲举目分，言近旨远，是以自西晋至于今日，与黄帝、卢扁之书[3]并传，学者咸宗师之。

【注释】[1]七经：指古代的七部经典著作。[2]六艺：亦称六经，先秦时儒家的代表著作。[3]卢扁之书：此指《难经》。

【语译】医学思想以七经为根本，如同儒家思想以六艺为本一样。然而在医学七经当中，论述脉学理论的精细微妙，没有任何一经比王叔和《脉经》更为详细。《脉经》的纲领突出，条目分明，语言浅显，含义深奥，从西晋直到现在，能与《内经》、《难经》一并流传于世，学医的人全都尊奉为师。

【原文】南渡[1]以来，此经罕得善本，凡所刊行，类多讹舛[2]，大任每切病[3]之。有家藏绍圣小字监本[4]，历岁既深，陈故漫灭，字划不能无谬，然昔贤参考，必不失真。久欲校正传[5]之，未暇。兹再承乏医学，偶一时教官，如毛君升、李君邦彦、王君邦佐、高君宗卿，皆洽闻[6]者，知大任有志于斯，乃同博览群书，孜孜凡累月，正其误千有余字，遂鸠[7]工创刊于本局，与众共之。其中旧有阙文、意涉疑似者，亦不敢妄加补注，尚赖后之贤者。

嘉定丁丑仲夏望日,濠梁[8]何大任后序。

【注释】[1]南渡:此指宋高宗渡江迁都,建立南宋。[2]讹舛(音俄喘):讹,错误。舛,错乱。讹舛,指错误紊乱。[3]病:担忧。[4]监本:此指北宋国子监所刻的版本。[5]传(撰):注释。[6]洽闻:洽,遍也,指广见。[7]鸠(音究):聚集。[8]濠梁:古地名,在今安徽省凤阳县东北。

【语译】宋朝南渡迁都以来,《脉经》一书很难找到善本,世上所刊行流传的版本,每类书均有很多错误紊乱,我常常深感担忧。我家中藏有绍圣年间的小字体国子监版本,经历年岁已久,已陈旧不堪,模糊不清,字的笔画不能无误,然而前贤参与考订过的《脉经》,一定不会失真。很久以来我就想进行校正注释,一直没有空闲时间。此次担任医学之职,又遇到同时任职的教官,如毛升、李邦彦、王邦佐、高宗卿,他们都是广见博识之人,知道我有志于刊校这一工作,就一起博览群书,孜孜不倦,共同努力,历经数月之久,校正一千余字的错误,于是聚集工匠在本局进行雕刻,以便大家共同学习。对其中原有阙漏文字和意义有疑似的地方,均不敢随便增加补注,还有赖后世贤人来更正。

嘉定丁丑年五月十五日,濠梁何大任后序